MANUEL

DE

MÉDECINE

ANTISEPTIQUE

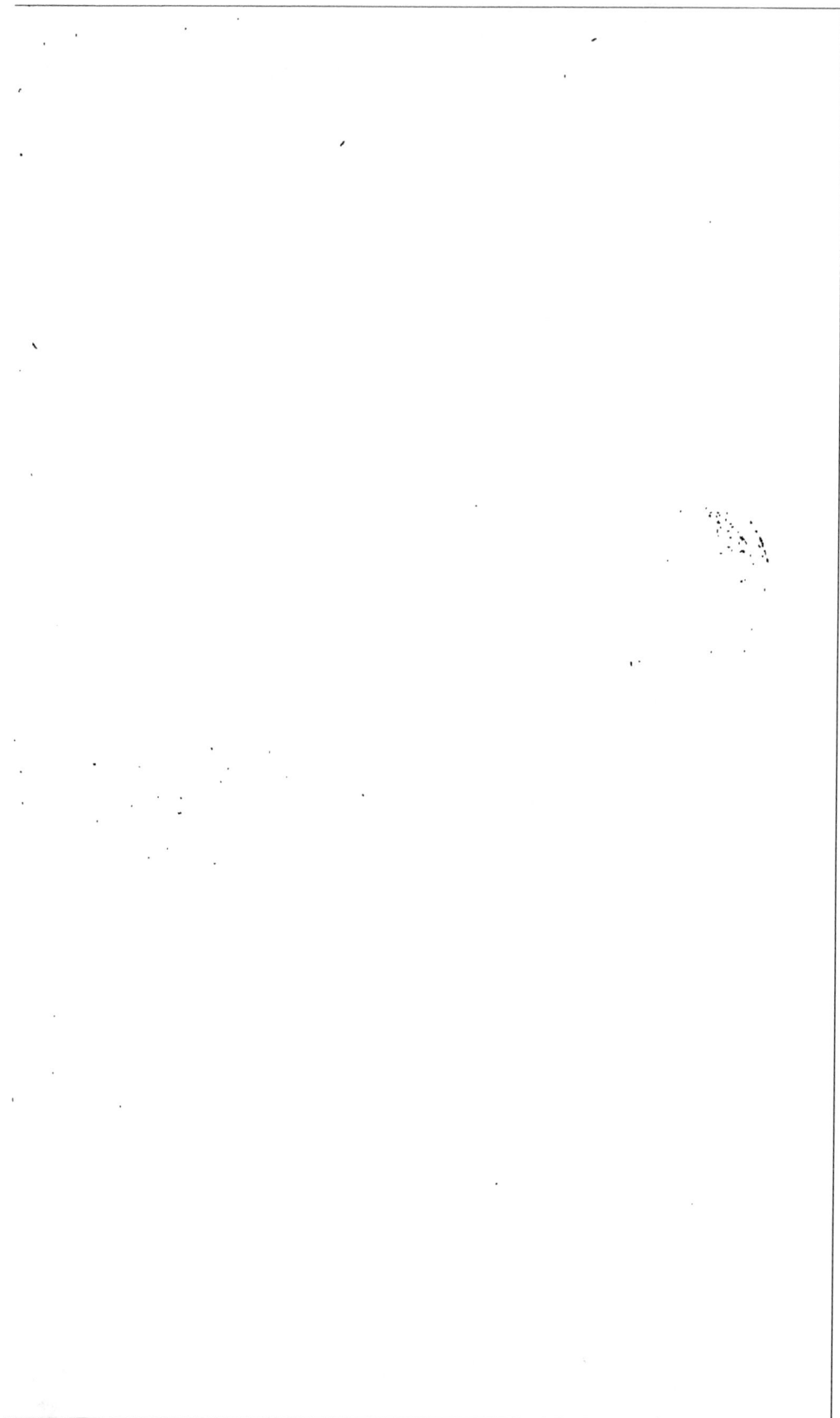

UN LIVRE UTILE

MANUEL

DE

MÉDECINE

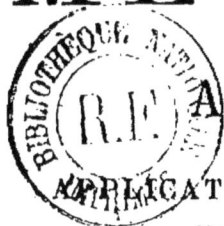 ANTISEPTIQUE

APPLICATIONS DE L'ACIDE PHÉNIQUE
ET DE SES COMPOSÉS

PAR

LE Dr DÉCLAT

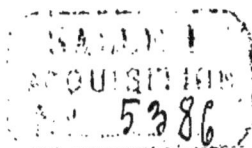

PARIS

O. DOIN, LIBRAIRE-ÉDITEUR

8, PLACE DE L'ODÉON, 8

1890

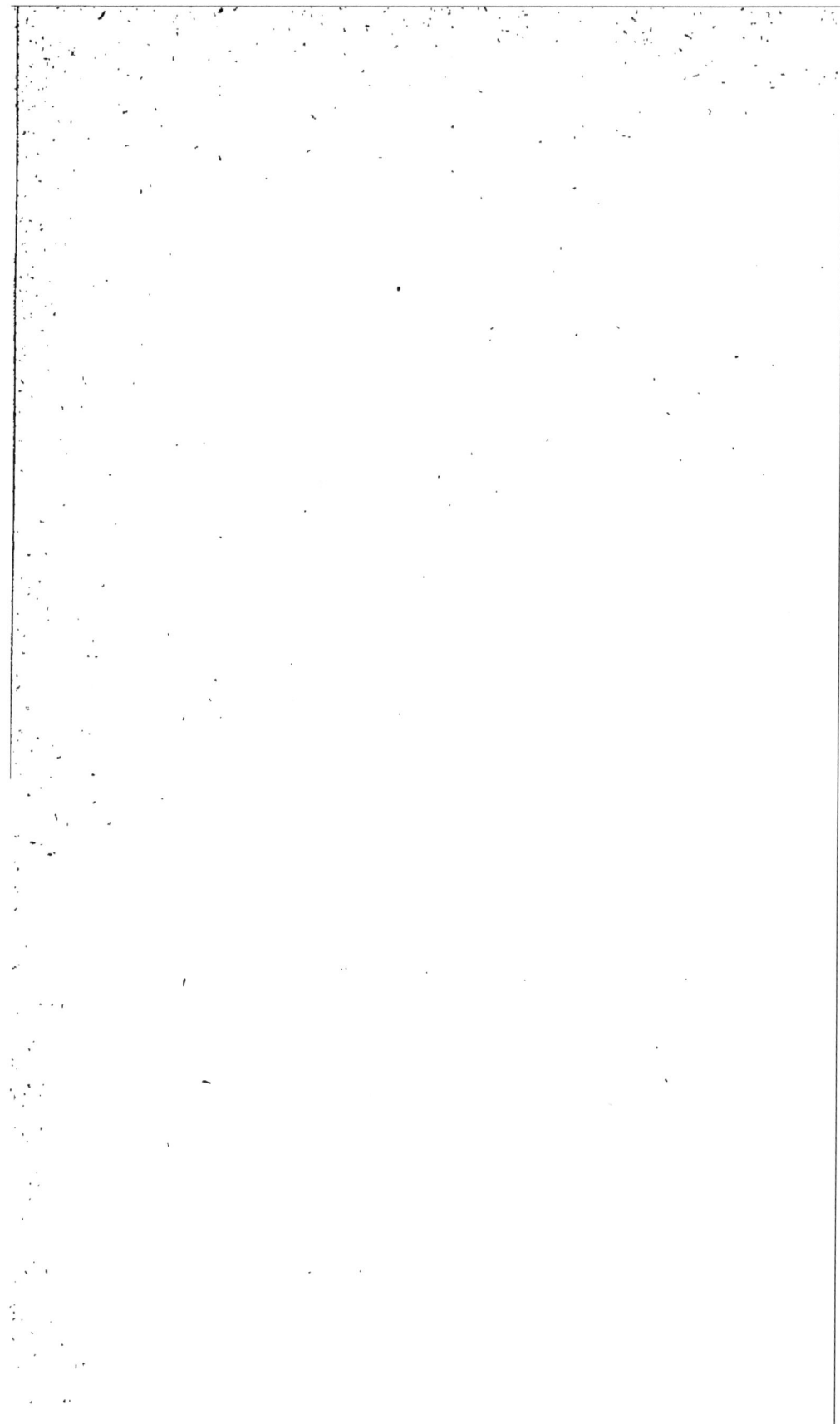

AVANT-PROPOS

Au moment de terminer une longue carrière, j'ai eu la pensée de résumer dans un livre pratique les résultats de mes recherches et des études auxquelles je me félicite chaque jour davantage d'avoir consacré ma vie. Ce livre, je le dédie à mes amis et à mes ennemis. Les uns m'ont encouragé et soutenu; les autres, en m'obligeant à lutter, m'ont donné la patience et l'énergie qu'un succès facile aurait peut-être diminuées et endormies en moi. L'injustice, la malveillance, la légèreté et la méchanceté sont des venins dont il convient à un médecin de savoir tirer parti pour se guérir et se fortifier lui-même. J'ai au moins essayé de les convertir en remèdes à mon usage, et je ne puis mieux faire que de remercier ceux qui ont involontairement contribué à mon amélioration, ceux surtout qui n'ont pas encore désarmé et qui raniment et soutiennent une « ardeur qui s'éteint ».

Cela dit sans ironie et en toute sincérité, je dois payer mon tribut de reconnaissance à ceux qui m'ont ouvert les voies nouvelles où tant d'autres m'ont suivi et m'auront bientôt dépassé, les voies où la médecine trouvera son chemin de Damas et sa rénovation.

Raspail avait dit en 1843 que toutes nos maladies étaient dues à l'action d'êtres vivants sur nos organes ; il avait, dans une intuition de génie, vu clairement le rôle des microbes, des ptomaïnes, des leucomaïnes. J'ai souvent eu l'occasion de dire que si Raspail avait fondé sa thérapeutique sur l'emploi d'un médicament plus assimilable et plus maniable, que si le camphre eût été aussi soluble et aussi diffusible dans le sang qu'il est puissant contre certains microbes, ce grand homme aurait laissé peu à faire à ses successeurs. Mais je confesse que j'avais eu le tort de n'être point assez frappé de cette affirmation géniale. Les luttes de Pasteur et de Pouchet à propos de la génération spontanée m'ouvrirent les yeux. « Que les ferments naissent en nous de nous-mêmes ou qu'ils viennent du dehors, qu'ils s'engendrent eux-mêmes ou qu'ils aient des ancêtres, le fait important est incontestable, c'est qu'ils sont en nous et qu'ils y causent la maladie. » Telle fut ma première formule. Quant à leur provenance, c'est un point sur lequel Pasteur et ses expériences eurent promptement confirmé mes inductions, fondées sur l'axiome ex nihilo nihil. Sur la foi de ces expériences, qui sont la gloire de notre siècle et le salut des générations à venir, j'entrai résolument dans la carrière. C'est aux travaux de Pasteur que je dois le peu que j'ai fait et le peu que je suis, puisqu'ils m'ont donné l'impulsion première. En 1864, cédant aux sollicitations de quelques amis que mes convictions avaient entraînés, je fis une conférence à la rue de la Paix, intitulée : « Des Êtres infiniment petits et de leur rôle dans le monde. » Cette conférence a paru dans le Grand Journal d'Albéric Second ; le texte en est à peu près authentique : Alexandre Dumas m'avait fait répéter ce que j'y avais dit, et l'avait écrit presque sous ma dictée. Je lui donnais le fond, et il improvisait la forme.

La conférence finie, M. Pasteur, que je ne connaissais encore que de nom, vint à moi et, après les compliments d'usage, me fit ses critiques. Mes inductions

avaient troublé l'expérimentateur. « Les arguments
» par lesquels vous avez soutenu mes théories, me
» dit-il, sont fort ingénieux, mais manquent de ri-
» gueur. L'analogie n'est pas une preuve. » Je lui
répondis que j'étais loin de confondre l'induction et la
déduction ; que je savais que l'induction et l'observation seraient toujours séparées par la différence qu'il
y a entre le réel et le potentiel, mais que je croyais
également que les raisonnements qui s'appuient sur la
constance des lois naturelles peuvent, dans bien des
occasions, avoir plus de valeur que des expériences
sujettes à mille causes d'erreur et de variation ;
qu'enfin, les expériences même n'ont de valeur pratique que celle que leur donne l'induction : d'une série
de faits observés on conclut à une loi qui présuppose
la constance des faits dans des conditions données,
c'est-à-dire la constance des lois naturelles ; que, dès
lors, nos divergences étaient plus apparentes que
réelles, et le désaccord moins grand qu'il ne paraissait entre l'expérimentation et l'induction.

Cependant, ce débat s'est renouvelé plusieurs fois
sans que les opinions des partis aient pu se modifier.
D'une part, je ne pouvais songer à l'expérimentation
pour elle-même. Je n'avais ni les moyens, ni peut-être
les aptitudes nécessaires : j'étais d'ailleurs forcé par
état de me limiter au champ de la thérapeutique. Or,
dans ce domaine, les faits de guérison et les découvertes successives des microbes pathogènes spécifiques
venaient chaque jour vérifier mes inductions et m'en-
joindre la persévérance. D'autre part, M. Pasteur de
jour en jour établissait plus solidement son renom
sur des expériences de plus en plus précises, rigou-
reuses et démonstratives. En 1878, alors que nous
avions eu l'un et l'autre le temps de réfléchir, je sou-
mettais à M. Pasteur les épreuves d'un article des-

tiné à paraître dans mon journal, la Médecine des Ferments, sous le titre de : la Doctrine fermentative ; la Médication fermenticide du Charbon. Tout naturellement, je revenais à ma thèse, la seule que je crois vraie, croyance qui explique ma persistance, la thèse de l'origine ou-de la complication microbienne de toutes les maladies dites pathologiques. M. Pasteur écrivait en marge de ces épreuves : « Je repousse les » spéculations. Nous avons des manières de raisonner » tout à fait différentes. Vous voulez qu'il y ait des » parasites partout par des raisonnements a priori ; » moi, je ne veux croire aux parasites que quand je » les ai vus et vus dans leurs actions pathogéniques. » Nous ne pouvons pas nous entendre. »

C'est malgré tout par là que nous avons fini. Les expériences les plus obstinées n'ont pas encore isolé de ses ptomaïnes le microbe de la rage. Cependant, M. Pasteur traite la rage comme une maladie microbienne (1). La loi de constance et d'unité d'action de la nature s'est imposée à lui, et je suis heureux que la force des choses ait porté dans ce grand esprit la conviction que mes raisonnements n'avaient pu déterminer. Il a vu les effets pathogéniques du microbe, mais il n'a pas vu le microbe. Peut-être ne sera-t-il pas satisfait. Mais s'il guérit la rage ou s'il en préserve les animaux et les hommes, l'humanité, moins rigoureuse pour lui que lui-même, tiendra la démonstration suffisante.

Il y avait eu cependant quelques rapprochements

---

(1) Nous avons traité de même le choléra, et nous apprenons à l'instant que le Dr Ferran, dont les commis-voyageurs en science se sont tant moqués et que nous avons soutenu autant qu'il était en nous, aurait découvert le microbe de la rage, l'aurait isolé, cultivé et photographié, espérons-le !...

momentanés, comme des trèves dues aux succès de la médication anti-fermentative, dont j'avais eu plusieurs fois l'occasion de soumettre les preuves à M. Pasteur. En 1865, je lui avais fait hommage de mon premier travail, dont le présent livre est comme une troisième édition accrue par vingt ans d'expérience. M. Pasteur m'écrivait le 10 décembre de la même année :

Plusieurs de vos guérisons m'ont vivement intéressé, et il est évident (pour la plupart) que c'est l'agent que vous avez employé qui a guéri vos malades.

Or, cet agent, M. Pasteur savait que je l'employais, u'au moins je l'expérimentais, à titre d'antiseptique. Il se rendait à l'évidence des effets, et c'est tout ce que je pouvais demander. Il était bon qu'un pareil esprit ne se départît pas un moment de la rigueur qui fait le fond même de sa méthode.

Plus tard, en 1873, je lui soumis les épreuves de l'introduction que je voulais placer en tête du Traité de l'Acide Phénique, dont j'allais publier une nouvelle édition, Il voulut bien me faire quelques remarques et m'indiquer quelques corrections. Mais, à l'endroit de la théorie générale, il m'écrivait, le 25 novembre 1873 :

Je ne sais pas si vous êtes complètement dans le vrai, mais vous y êtes certainement pour une grande part. Je n'ai jamais été plus frappé de la vérité du principe que je soutiens et que vous soutenez vous-même à d'autres points de vue, que dans le travail qui m'occupe depuis trois ans et dont je viens de donner lundi dernier un résumé à l'Académie des Sciences. C'est incroyable de netteté, de précision, maintenant que c'est terminé; car ces résultats si simples, si clairs, m'ont fait passer de bien mauvaises nuits avant de se présenter à moi aussi bien démontrés qu'ils le sont aujourd'hui, etc.

PASTEUR.

En 1869 — bien avant que M. Pasteur eût pensé à appliquer ses découvertes à la thérapeutique (1) — j'appris qu'une épidémie de mal de montagne régnait dans le Cantal. J'avais demandé à M. Lefèvre de Sainte-Marie, directeur de l'Agriculture, l'autorisation d'expérimenter à mes frais ma médication sur les maladies infectieuses des animaux. Il m'indiqua le lieu de l'épidémie, et j'y allai après le passsage d'une commission qui avait surtout constaté que la fille était muette. Avec le seul membre sérieux de cette commission, M. Baillet, avec M. Marrette, vétérinaire de la commune, et M. le Dr Bonnet, je parcourus les lieux atteints par la contagion. Je guéris des animaux abandonnés par les bouviers, je m'assurai de la valeur du remède et de la méthode des injections sous-cutanées. J'appris à ce moment que M. Pasteur, souffrant, était allé se reposer à Clermont, et qu'il travail-

---

(1)   Arbois (Jura), 8 octobre 1873.

     Cher Monsieur,

     Au retour d'un petit voyage dans nos montagnes, je trouve ici la lettre et la note que vous avez eu l'obligeance de m'adresser. En vous remerciant cordialement, je souhaite bonne chance et continuation de succès à votre traitement. *Combien je voudrais avoir la santé et les connaissances spéciales nécessaires pour me jeter à corps perdu dans l'étude expérimentale de quelqu'une de nos maladies contagieuses* (*)

     Agréez, je vous prie, l'assurance de mes sentiments bien dévoués.

L. PASTEUR.

(*) Ce passage n'est pas souligné dans le texte, il l'a été par nous, parce qu'il démontre que le 8 octobre 1873, M. Pasteur ne s'était pas encore jeté à corps perdu dans l'étude expérimentale des maladies.

lait là dans le laboratoire de M. Duclaux. Je me rendis près de lui vers le 10 juillet 1869 ; je lui fis part de mes succès devant M. Duclaux, qui, dans son cours à la Sorbonne, en 1880, semble avoir perdu la mémoire, je ne dis pas de mon nom, que je lui laisse le droit d'oublier, mais d'expériences qui appartiennent à la science et qu'il aurait dû relater, puisqu'il en avait été le premier informé. M. Pasteur ne me mesura pas les encouragements. Le 30 avril 1876, il soutenait contre M. Frémy, à l'Académie des Sciences, que la maladie charbonneuse était bien due au microbe du charbon et non à des ptomaïnes, ni aux matières diverses dont il peut être accompagné quand on injecte à un sujet d'expérience une goutte de sang charbonneux. Je ne pouvais vraiment accuser l'induction qui m'avait engagé à combattre dans le charbon la bactérie de Rayer et Davenne, car c'était bien un être vivant et non un virus que j'avais attaqué au moyen de l'acide phénique dans l'épizootie de 1869. M. Pasteur me donnait raison contre lui-même et contre ses défiances.

Je dois dire dès l'abord que M. Pasteur avait à me reprocher autre chose qu'une confiance exagérée dans l'analogie et l'induction. J'étais ardent, convaincu ; je soutenais avec enthousiasme des idées nouvelles et des idées qui, malheureusement pour moi, acheminaient la médecine vers des théories et des pratiques nouvelles. Il était naturel que j'eusse contre moi à priori bon nombre de partisans du statu quo. Une idée nouvelle est une pierre dans la mare. Je l'avais jetée ; j'avais lapidé la mare. Le résultat de cette lapidation — je puis en parler avec moins d'irritation qu'autrefois — fut que la médication phéniquée, pendant un temps, partagea l'ostracisme dont on frappait son promoteur. Je dois dire que c'est

surtout pour elle que je m'indignais. Je comprenais
que mon nom ne fût pas en odeur de sainteté à l'Académie de médecine et dans la section médicale de
l'Institut, dont les livres étaient menacés de disparaître. Je comprenais qu'un doyen d'une faculté
française pût, à la lecture d'une communication
signée de ce nom, dire tout haut sans être rappelé
par ses collègues à la pudeur et au respect de la
langue : « c'est de la blague. » Mais je me refusais
à admettre qu'on fît expier mes torts à l'acide phénique. Je ne l'admets pas davantage aujourd'hui,
mais je me l'explique, et je regrette de n'avoir pas
été d'un autre tempérament.

« Il faut, de par le monde, une vertu traitable »,
dit Philinte. J'estimais que ces vertus traitables
risquent fort de conduire leur homme à la domes-
tication, à l'émasculation, par les pentes douces
des prébendes et de l'admiration mutuelle. J'ai eu
tort de penser ainsi, tort pour l'acide phénique,
auquel j'ai fermé des portes qui se sont beaucoup
plus tard, presque trop tard, ouvertes devant lui,
lorsqu'il a été présenté par des parrains moins
agressifs. En ce point, je serais tenté de regretter
mes résistances. M. Pasteur avait beaucoup fait
pour la médecine phéniquée. Il avait présenté mon
livre aux Académies (1). Il avait rendu témoignage
à des guérisons de fièvres intermittentes que j'avais

---

(1) Académie des Sciences, séance du 20 novembre 1874.
Présidence de M. Frémy, vice-président.
M. Pasteur présente à l'Académie l'excellent *Traité de l'Acide
Phénique appliqué à la Médecine*, du Dr Déclat. « On ne doit
pas oublier, dit à ce propos M. Pasteur, que M. Déclat a été
le premier à préconiser l'emploi de ce précieux agent, et c'est là
une innovation thérapeutique dont on devra toujours lui être
reconnaissant. »

*obtenues par l'acide phénique dans sa famille même.
C'est à l'occasion de ces guérisons qu'il m'écrivait le
20 octobre 1876 :*

Arbois, ce 20 octobre 1876.

Cher Monsieur,

*Je vous remercie et vous félicite grandement du succès que
vous m'annoncez ; mais permettez-moi de vous dire que je suis
particulièrement frappé de la guérison du jeune homme que
je vous ai adressé et dont je me suis informé à maintes reprises pendant ces vacances.*

*Je connaissais également les tentatives sur deux Solognots et
leur résultat.*

*Soyez persuadé que je m'efforcerai de multiplier les occa-
sions de faits du même ordre et que je n'hésiterai pas, quand
je serai bien convaincu, de dire la vérité dans nos Académies.
quelque péril qu'il y ait à vous mettre en avant, par les raisons mêmes que vous m'énumérez longuement dans votre lettre.
Mais la vérité est au-dessus des personnes. Laissez-la donc agir
elle-même, faire son chemin, et amendez-vous le plus possible
dans la discussion, afin de ne pas retarder le moment où elle
pourra être proclamée par vos confrères eux-mêmes. Quel est
celui d'entre eux, un peu autorisé, qui prendra la parole en
votre faveur, si vous les blessez tous successivement dans leur
amour-propre? Nous causerons de tout cela à l'occasion. En
attendant, veuillez agréer l'assurance de mes meilleurs sentiments.*

L. PASTEUR.

Un peu plus tard, M. Pasteur m'écrivait encore :

Paris, ce 15 février 1877.

Cher Monsieur Déclat,

*Je vous remercie beaucoup de votre communication. Tout
cela me paraît probant, et je voudrais avoir le droit d'en
parler à l'Académie, et que vous-même surtout fussiez en mesure de le faire d'une manière efficace. En ce qui me concerne,
j'ai fait tout ce que je pouvais et ce que je devais (1). L'insis-*

(1) M. Pasteur avait présenté à l'Académie de médecine la
note suivante :

« A l'occasion de la note que vient de lire M. le Dr Gueneau
de Mussy, et dans laquelle il a rappelé les travaux considé-

a.

*tance vous nuirait plutôt, mais ceux de vos confrères qui ont
assisté à l'observation qui vous est personnelle devraient, à mon
avis, multiplier les cas de guérison bien choisis, en faire un
ensemble et publier leurs résultats, sans omettre les insuccès,
s'ils en rencontraient.*

*Veuillez agréer l'assurance de mes sentiments les plus dis-
tingués.*

L. PASTEUR.

---

rables accomplis dans ces dernières années en Angleterre sur
la fièvre typhoïde, je prie l'Académie de me permettre de lui
signaler un fait de guérison de fièvres intermittentes, dont j'ai
été le témoin dans les circonstances suivantes :

« Un jeune homme que je connais tout particulièrement souf-
» frait de fièvres intermittentes depuis l'automne de l'année
» dernière; les accès étaient devenus fort inquiétants. Au
» mois de juin dernier, ils se produisaient régulièrement tous
» les trois jours. Le sulfate de quinine ayant été impuissant
» à faire disparaître le mal, je dis un jour à ce jeune homme :
» — Vous pourriez peut-être essayer des injections sous-cuta-
» nées à l'acide phénique; j'ai vu dans le courant de cette
» semaine M. le Dr Déclat, qui prétend guérir facilement par
» ce moyen toutes les fièvres intermittentes.
» Ce jeune homme alla trouver le Dr Déclat, qui lui fit suc-
» cessivement, du 20 juin au 2 juillet, onze injections de cent
» gouttes chacune, soit d'acide phénique à 2 1/2 pour 100,
» soit de phénate d'ammoniaque au même titre.
» L'accès du 6 juillet ne revint pas et, depuis lors, le malade
» va très bien et n'a pas eu le moindre accès de fièvre. Les
» injections ont toutes été faites sur le ventre et de côté, à
» droite et à gauche.
» Le jeune homme dont je parle ayant été chasser en So-
» logne pendant les dernières vacances, trouva dans la maison
» qu'il habitait deux manœuvres, l'homme et la femme, très
» malades de la fièvre intermittente. Les accès revenaient pour
» chacun d'eux tous les jours vers midi. Pour le mari, qui
» était le plus malade et alité, la fièvre durait depuis six se-
» maines; pour la femme, depuis quelques jours seulement.
» Un étudiant en médecine, ami du jeune homme qui avait
» été guéri à Paris, et qui se trouvait alors son compagnon
» de chasse, fit deux injections de cinquante gouttes chacune
» au mari, qui eut le soir un accès très violent, avec délire,
» pendant six heures; dès le lendemain, l'appétit lui revint

J'aurais dû être frappé de cette vérité qui, pour n'être pas à la louange des hommes, n'en est pas moins inéluctable, que certaines passions ne connaissent pas de limites ; que des gens irrités ne raisonnent pas et que les immortels ne sont pas tous des dieux. J'aurais dû m'adoucir ; M. Pasteur m'avait quelquefois fait des concessions. Au moment où fut exhumé par M. Berthelot le travail posthume de Claude Bernard sur la fermentation du raisin, j'écrivis, contre ces attaques venues d'outre-tombe et qui n'ont nui qu'à la mémoire de leur auteur, un article très dur que je soumis à M. Pasteur. Il me permit, à son corps défendant, il est vrai, mais enfin il me permit de rester dans mon tempérament (1). Il me disait :

Paris, ce 7 avril 1879.

Cher Monsieur Déclat.

Votre épreuve est là, depuis plusieurs jours, sur mon bureau, et je ne sais à quel parti m'arrêter. Vous êtes pour moi d'une indulgence qui dépasse les bornes et qui est encore exal-

---

» sans accès nouveau ; depuis le 10 septembre, il est tout à fait
» guéri.

» La femme reçut deux injections de cent gouttes ; le soir,
» elle eut une fièvre assez intense, beaucoup moins intense ce
» pendant que celle provoquée par le dernier accès chez son
» mari ; le lendemain, l'accès quotidien ne revint pas, et de
» puis lors, la fièvre n'a pas reparu ; elle est également com
» plètement guérie.

» Je m'empresse d'ajouter que ma seule prétention est de
» communiquer à l'Académie et de soumettre à son appnécia
» tion des faits dont le hasard m'a rendu témoin. Je ne me
» fais aucunement juge d'une doctrine, encore moins d'une
» pratique médicale ; mais j'ai pensé que l'Académie serait la
» première à me blâmer de ne pas avoir porté à sa con
» naissance des faits qui sont de nature à intéresser l'art mé
» dical.

» *Bulletin officiel de l'Académie de Médecine,*
novembre 1876, p. 1112. »

(1) V. *Médecine des Ferments,* n° 19.

tée par la rigueur et la vivacité de vos jugements sur mes contradicteurs. Ceux-ci ne méritent pas cet excès d'indignité, pas plus que je n'ai droit à cet excès d'honneur.

Annoter, changer, modifier? Mais il faudrait se livrer à ce travail pour chaque alinéa. Mieux vaut que vous restiez vous-même, puisque c'est votre manière et votre tempérament, et votre talent, car il y en a beaucoup dans votre article. Je me décide donc à vous le renvoyer sans observation. Excusez-moi, mais je ne vois pas le moyen de sortir autrement de mon embarras.

Veuillez n'en agréer pas moins l'assurance de mes sentiments les plus sympathiques et mes vœux de bon rétablissement.

L. PASTEUR.

Oui, j'aurais dû m'adoucir. Mais quoi! je me sentais en possession d'une vérité, je voulais forcer les hommages et ne pas la faire entrer par la porte basse. Je croyais alors que la vérité ne doit jamais faire antichambre et qu'il est de l'honneur des corps savants de lui ouvrir sans marchander les deux battants. J'ai vu plus tard qu'ils servent en effet à lui donner l'élan et l'essor, comme les parois du corps de pompe donnent de la puissance au jet d'eau, en prêtant au piston l'aide passive de leur résistance. J'étais en possession d'un témoignage qui était à mes yeux instar omnium, car M. Pasteur avait écrit dans ses Études sur la Bière (1876, p. 44) :

Le Lr Déclat a fondé toute une médecine des maladies infectieuses sur l'emploi d'un des meilleurs antiseptiques connus, l'acide phénique, d'après cette présomption que l'auteur dit lui avoir été suggérée également par mes études sur les fermentations, savoir : que les maladies qui se transmettent sont le produit, chacune, d'un ferment spécial, et que la thérapeutique médicale et chirurgicale doit s'efforcer d'empêcher la pénétration des ferments venus de l'extérieur dans les liquides de l'économie, ou, s'ils y ont pénétré, de trouver des antiferments pour les y détruire, sans toutefois altérer la vitalité des éléments histologiques des liquides ou des tissus.

On serait entier à moins !

Mais je vis doublement, à propos de M. Lister, à quel point j'étais indéfendable. M. Lister, sans réclamer la priorité de l'application de l'acide phénique à la chirurgie, avait concouru pour le prix Monthyon. Sédillot, dont je m'honorerai toujours d'avoir été l'élève et l'ami jusqu'à sa mort, était rapporteur. M. Lister lui fournit ses documents; de mon côté, je lui démontrai sans peine que la priorité de cette application m'appartenait. M. Lister aurait pu à distance trouver ce que j'avais trouvé, c'est incontestable. Mais le malheur voulait qu'en novembre 1865, j'eusse adressé au Dr Simpson, mon Traité de l'Acide Phénique, où était relatée tout au long l'histoire d'une gangrène traumatique arrêtée par moi au moyen de pansements à l'acide phénique, à l'hôpital Saint-Jean-de-Dieu, devant les docteurs Gros et Maisonneuve en 1861. Le Dr Simpson était le maître de M. Lister, qu'il avait dans son service. Ne lisant pas le français, il lui avait donné mon livre. Les dates étaient éloquentes. J'étais de plus de sept ans en avance sur M. Lister. Sédillot conclut contre lui, et il n'obtint pas le prix. Mais Sédillot fut puni de son indépendance; on violenta les us et coutumes et on lui refusa obstinément l'impression de son rapport. Tout son courage, toute sa fermeté échouèrent devant les rancunes cantonnées dans les coins des commissions. Cela se passait en 1877. Un peu plus tard, il s'agissait de décerner le prix Boudet à la meilleure application des travaux de Pasteur. Je lui demandai à lui-même s'il me conseillait de concourir. Je n'étais jamais entré en lice, je n'avais nul goût pour les joutes académiques et je pressentais ce qui en effet arriva. M. Pasteur me répondit : « Tâchez de faire quelque chose d'original. » Je ne sais jusqu'à quel point j'y avais réussi. Ce que je ne puis ignorer, c'est *qu'à minuit, le 31 mai, veille du jour de la fermeture du concours, il n'y avait que trois mémoires déposés, y compris le mien, et qu'aucun des trois n'était l'œuvre de M. Lister. Ce que je ne puis ignorer, c'est que longtemps avant, j'avais éclairé la religion de M. Pasteur sur cette question de priorité d'une façon si démonstrative, que M. Pasteur m'avait écrit le 2 avril 1875, la lettre suivante :*

Paris, 2 avril 1874.

> *Cher Monsieur,*
>
> *Je vous remercie de votre lettre et de votre envoi. Dans la lettre que j'ai reçue du Dr Lister, à la date du 10 février dernier, il s'exprime ainsi :..... du système antiseptique que, depuis ces neuf dernières années, je tâche d'amener à la perfection.*
>
> ***Vous avez donc, en effet, d'après la date citée page 69 de votre opuscule, la priorité, ce que j'ignorais.***
>
> *Quant au traitement de M. Alphonse Guérin, il m'intrigue beaucoup, et je me propose d'en suivre l'application par des observations microscopiques à mon retour des congés de Pâques.*
>
> *Agréez, cher Monsieur, l'assurance de mes meilleurs souvenirs.*

L. PASTEUR.

Néanmoins, le 7 décembre 1880, il m'adressait un billet ainsi conçu :

> *Cher Monsieur Déclat,*
>
> *J'ai ouï dire, en effet, qu'on avait découvert en Suède le parasite produisant la lèpre.*
>
> *Je ne crois pas être indiscret vis-à-vis de la commission du Prix Boudet, en vous informant qu'elle a arrêté son choix sur le Dr Lister, dont le procédé de pansement est aujourd'hui si universellement appliqué avec succès de l'aveu de la plus grande majorité des chirurgiens dans le monde entier.*
>
> *Veuillez agréer l'expression de mes sentiments les plus distingués.*

L. PASTEUR.

*Je ne compris pas, étant alors en pleine lutte, sur
le champ de bataille, que j'avais contre moi la force
des choses. Je fis, dans la fièvre que me donnait non
l'insuccès, il y a des insuccès honorables, mais un déni
de justice, une réponse que je ne ferais pas aujour-
d'hui, mais que je devrais faire encore en pareille
occurence. J'écrivis à M. Pasteur :*

On a trois jours au Palais pour maudire ses juges ; je n'at-
tendrai pas ce délai pour vous dire, Monsieur, que vous avez
laissé faire une mauvaise action.

*L'action était mauvaise. On couronnait en France
un étranger pour une découverte toute française. Cela
ne valait pas mieux que la tentative qu'on avait faite
jadis d'enlever à Raspail l'honneur d'avoir découvert
la cellule, pour en faire hommage à Wirchow. C'est
un jugement que je maintiens sans aucun sentiment de
colère et dont le public peut apprécier la justesse. Il a
dans les mains mes livres, au moins celui de 1874, qui
résume les autres ; il a les lettres de M. Pasteur* (1),

---

(1) Voici la première de ces lettres, relatives à M. Lister :

« Paris, le 3 septembre 1871.

» Cher Monsieur,

» Je vous renvoie votre épreuve. Revoyez seulement, dans la
note, une phrase un peu défectueuse. Tout le reste est excellent, d'une appréciation très fine, sans en excepter la très judi-
cieuse hypothèse de la fin. Je suis très heureux de voir un
médecin donner une attention intelligente à mes travaux sur
la dissymétrie moléculaire, qui est un immense avenir, comme
vous le pressentez d'ailleurs, sous le rapport de la vie et de
ses mystères, les plus éloignés comme les plus prochains. Peut-
être aurai-je le temps, si Dieu veut bien me donner encore
quelques années de bon travail, de conduire très loin mes idées
dans cette direction. Tout récemment encore, pendant un court
séjour que je viens de faire à Londres, j'ai eu sur ce sujet une
conversation très attachante avec le grand physicien anglais
Tyndall. A ce propos, savez-vous qu'un célèbre chirurgien an-

du Dr Péan, et, heureusement, le Bulletin de l'Acadé-
mie des sciences a accordé au rapport de M. Gosselin
sur le prix Boudet, en 1880, l'honneur de l'impression
qu'on avait refusé à celui de Sédillot sur le prix Mon-
thyon refusé à M. Lister. (Académie des Sciences,
Comptes rendus, 1880, p. 54 et suiv.) Voir ce rapport
aux pièces justificatives, à la fin du volume.

M. Gosselin a montré, dit-on, surtout de l'habileté
politique dans sa carrière médicale. Ce n'est pas ce
rapport, dont les termes embarrassés et honteux con-
tiennent un aveu et une condamnation de son auteur,
qui a pu lui valoir sa réputation.

Faisons d'abord observer qu'il est d'usage dans ces
rapports de relater le nombre de mémoires déposés et
les noms des concurrents. On peut s'en convaincre en

---

glais, Lister, d'Edimbourg, a établi toute une pratique nouvelle reposant sur mes travaux, et qu'il est imité présentement
(n'est-ce pas également ce qu'a imité M. Guérin ?) par les médecins et chirurgiens de Londres avec les plus grands succès?
C'est de Tyndall que je tiens tout ceci. Vous devriez vous procurer les mémoires correspondant à ces travaux. Je les lirais
pour ma part avec un vif plaisir.

» Recevez, cher Monsieur, l'assurance de mes sentiments de
haute et affectueuse estime.

　　　　　　　　　　　　　　　　　　» L. PASTEUR. »

On voit à quel point il est difficile d'effacer une première
impression. M. Pasteur avait eu autre chose à faire qu'à suivre
dans le détail le livre que je lui avais offert en 1865; il n'avait
pas remarqué sans doute que cette pratique nouvelle, reposant
sur ses travaux, était une pratique française datant juste de dix
ans, inaugurée par moi, suivie dès 1862 par Maisonneuve, Péan,
Richard et d'autres; mais, malgré les preuves que je fus obligé
de donner à M. Pasteur de ma priorité, qu'il reconnut formel-
lement en 1874, c'est encore M. Lister qui tenait la corde,
comme on voit, en 1880. C'était sans doute le sort de l'antisepsie chirurgicale d'être dénaturalisée. Tant mieux, si c'était
une condition de succès et de vulgarisation; plus tard, l'histoire médicale établira la vérité.

reculant d'une page dans le volume où il est inséré. Il y avait pour M. Gosselin deux raisons de déroger à la coutume : la première, c'est qu'un des mémoires portait mon nom, et qu'il eût été difficile de supprimer d'un trait de plume tout ce que j'avais imprimé, tous mes succès constatés, avérés, communiqués à l'Académie par M. Pasteur lui-même : en un mot, toutes les preuves de ma priorité datant de 1861. Il était plus simple d'ensevelir tout cela dans le silence. La seconde raison, c'est que M. Lister n'avait pas concouru, et qu'on allait le chercher en Angleterre au détriment de celui qui avait découvert l'antisepsie des plaies, de ceux qui en France avaient fait de ce principe les applications publiques : Maisonneuve, Péan et d'autres, au détriment d'étrangers — si l'on voulait à toute force un étranger — autrement méritants, je parle des docteurs Mundy, Mosétig, Arendrup, qui avaient, à Paris, en 1870, sauvé au moyen des pansements à l'acide phénique, nos blessés que tous les autres laissaient mourir à foison (1).

M. Gosselin ne considérait pas comme réalisées les espérances que plusieurs médecins anonymes (M. Gosselin est modeste pour les autres) avaient fondées sur le traitement antiseptique de la variole et de la fièvre typhoïde — il oublie la phtisie et bien d'autres maladies, dont les cas de guérison étaient, quoi qu'il en dise, irréfutables et irrécusables. Soit. Mais dans ce qu'il ajoute au sujet du charbon, il laisse trop voir le bout de l'oreille. Il ne me nomme pas, alors que j'avais à mon actif des études faites sur des animaux et nombre de guérisons de la pustule maligne de l'homme, obtenues et constatées par des témoignages irréfragables. M. Rouillard, inspecteur de l'abattoir de

(1) V. *Du pansement des plaies*, siège de Paris. Lemerre, éd. 1873.

Grenelle, dans un rapport du mois de novembre 1870, adressé à M. Lefebvre de Sainte-Marie, Directeur de l'Agriculture, après avoir relaté sept guérisons de pustule maligne que j'avais obtenues sur son personnel, ajoutait :

De plus, M. le Dr Déclat m'ayant laissé une bouteille d'une préparation à l'acide phénique ordinaire et de l'acide phénique pur, je cautérisai les coupures et les boutons de tous les garçons qui étaient atteints ou qui paraissaient l'être, et je dois à la vérité de déclarer que, depuis, je n'ai pas eu un seul accident, et que j'ai soigné par la préparation de M. Déclat plus de cinquante garçons bouchers avec succès.

En me transmettant une copie de ce rapport, M. le Directeur général de l'Agriculture voulut bien y joindre une lettre de sa main, dont voici la copie :

Paris, 12 novembre 1870.

Monsieur,

Je m'empresse de vous adresser la copie certifiée d'un rapport que j'ai reçu ce matin de M. Rouillard, inspecteur de l'abattoir de Grenelle.

Il a trait aux cas de charbon qui se sont produits à l'abattoir sur les hommes que vous avez traités et guéris d'une manière si heureuse et si prompte.

En vous félicitant de ces résultats, je dois, au nom de l'administration, vous remercier de vos soins désintéressés et du dévouement absolu dont vous avez donné tant de preuves.

La reconnaissance des hommes que vous avez sauvés d'une mort presque certaine sera sans doute votre meilleure récompense. Permettez-moi d'y ajouter le témoignage de ma gratitude personnelle et de ma sincère estime.

Veuillez agréer, Monsieur, etc.

Le Directeur de l'Agriculture,

LEFEBVRE DE SAINTE-MARIE.

Cette lettre est imprimée, avec toutes les autres preuves, dans mon Traité de l'Acide Phénique, *édi-*

tion de 1874, et cet ouvrage avait été présenté à
l'Académie des Sciences par M. Pasteur. M. Gosselin, rapporteur d'une commission qui, pour donner
un prix, avait dû comparer, s'éclairer, n'avait pas
le droit d'ignorer ce que je répète ici, et j'ose dire
qu'il ne l'ignorait pas. Mais il faisait partie d'une
commission dont un autre membre, son collègue
A. Bouley, avait dit qu'il se fût plutôt laissé couper la tête sur un billot (1) que de me laisser avoir
le prix Boudet. Que de pareilles gens gardent leur
tête sur les épaules, après comme avant leurs peti-
tesses : je n'ai nulle envie de savoir ce qu'ils ont dans
les veines. Il me suffit de pouvoir les mépriser. En
cédant à ses sentiments et à ceux de quelques-uns de
ses confrères, M. Gosselin compromit sa réputation
d'homme habile.

Que dire maintenant de l'adresse avec laquelle il
se glisse dans le prix Boudet et partage ses propres
faveurs avec M. Lister? En terme de commerce, cela
s'appelle toucher une commission. Seulement la commission ne figure pas dans les contrats commerciaux.
Ici elle figure ; elle n'est pas polie, pas modeste ; elle
prend la bonne place à la fin du rapport ; elle con-
fisque Lister. C'est M. Gosselin qui est le mot de la
fin dans le rapport de M. Gosselin. Il avait trouvé
avant Lister l'imputrescence absolue par l'Acide
phén., ou, tout au moins, une diminution notable de
l'aptitude de nos liquides à s'altérer, c'est-à-dire
une imputrescence toute relative. Relatif et absolu
peuvent bien être synonymes pour qui mensonge et
vérité le sont aussi. Vraiment, si c'est là de l'habileté,
me préserve le ciel d'être jamais habile.

_____

(1) Phrase citée, publiée et non démentie du vivant de l'honorable académicien.

Ce sont là des pauvretés qui m'ont fort révolté.
M. Pasteur les avait tolérées sans doute parce qu'il
ne pouvait les empêcher. Qui sondera les cœurs et les
reins? D'ailleurs, il avait ses préoccupations, ses
nécessités. Il avait à aplanir la route à ses découvertes et aux admirables applications qu'il en a faites.
Il savait, lui qui m'avait dit à propos des médecins
et de leur attachement légendaire aux vieilleries :
« je les ferai bien marcher », que c'est chose plus
aisée à dire qu'à faire. Je ne pouvais, d'ailleurs,
lui demander d'avoir pour la médication phéniquée
le même intérêt que moi. J'aurais dû me souvenir
qu'au moment où il avait fait ses premiers pas sur
le terrain de la thérapeutique, car la prophylaxie
est une partie de la thérapeutique, il avait éveillé la
défiance des médecins; que le jour où il voulut bien
communiquer à l'Académie les faits de guérison de
fièvre intermittente dont je parlais plus haut, un
médecin qui ne savait pas par quels merveilleux
succès M. Pasteur justifierait cette intrusion, l'avait
peu poliment renvoyé à ses cornues, incivilité qui
n'a pas empêché son auteur d'arriver à l'Académie.
Un homme qui travaille à une grande œuvre n'a pas
à s'exposer à de pareils coups de boutoir, quelque
inoffensifs qu'ils puissent être. Mais je trouvais que
le caractère chez M. Pasteur n'était pas à la hauteur
du génie. Dans une autre occasion, je l'avais prié de
constater un fait de guérison de cancer par des
injections interstitielles. Craignant qu'on ne l'accusât
de se poser en médecin, il s'était récusé par la lettre
suivante :

Albiate, près Milan, ce 23 mai 1878.

Cher Monsieur,

Je reçois l'épreuve que vous me faites l'honneur de m'adresser; mais, je vous en prie, ne me donnez pas le ridicule de

faire croire que je puisse constater l'état d'un malade : que diraient vos confrères? On est déjà assez disposé à transformer mes convictions et mon ardeur à les soutenir en je ne sais quelle absurde prétention à l'infaillibilité. On croirait qu'avec vous je joue au médecin, au praticien. Donc, de grâce, ne me nommez plus ainsi et pour de telles observations qui sont en dehors de ma compétence, quoique je sois bien certain d'avoir vu de très maladive apparence un homme que vous m'avez plus tard renvoyé guéri, autant que je pouvais en juger sur la mine.

Agréez l'expression de mes sentiments les plus distingués et mes excuses pour le retard involontaire apporté dans ma réponse à votre obligeante communication.

L. Pasteur.

Là s'arrêtèrent mes relations avec M. Pasteur, *mais mon admiration et ma reconnaissance ont persisté et persisteront toujours. Je m'en voudrais davantage de cette brusque interruption, si je n'avais conscience que je pouvais, tout petit que j'étais, devenir pour lui à certains moments un embarras et une gêne.*

Je ne voudrais pas fatiguer mes lecteurs de ma personne. Mais comme la question de personne n'est ici qu'une question de choses et de faits; comme c'est d'une doctrine, d'un principe, et non d'un homme qu'il s'agit, je craindrai moins d'insister.

On m'a fait d'autres objections dont je dois me défendre.

A plusieurs reprises, mes adversaires m'ont reproché de généraliser trop, non seulement mes théories de l'origine microbienne des maladies, mais l'application du remède. En autres termes, on m'a reproché de vouloir faire de l'Acide Phénique une panacée.

Je dois dire d'abord que je crois, dans de certaines limites, aux panacées. Je crois à un genre, sinon à une espèce de panacées. Je crois que les seuls remèdes qui agissent, agissent à titre d'antiseptiques, et l'ensemble des antiseptiques connus et à connaître sera un jour cette panacée générique. Cela posé, j'estime qu'il était logique, même en admettant la diversité des ferments, d'essayer dans des cas divers un même antiseptique. La cause morbide ne varie que dans l'espèce, et comme la thérapeutique doit tenir compte du mal et du sujet affecté, le sujet ne variant aussi que dans l'espèce, il y avait des deux côtés un substratum commun, sur lequel j'étais en droit d'essayer la puissance d'un médicament fondamental. Mais il est facile de voir que j'ai promptement été conduit à varier aussi le remède dans l'espèce, ce que j'ai fait en l'associant à d'autres antiseptiques puissants, l'iode, le soufre, et à des adjuvants tels que le gaz ammoniaque, les phosphates, le fer. Les noms et les formules des médicaments que j'emploie suffisent à réfuter l'accusation et à démontrer que l'acide phénique n'est pas à mes yeux une panacée. Il est simplement de tous les antiseptiques le plus applicable, le plus inoffensif, celui qui s'accumule le moins dans l'organisme, celui dont on peut le plus longtemps prolonger l'usage sans danger et avec fruit, celui qui m'a donné les résultats les plus constants. Une preuve encore que je n'en fais point une panacée, c'est que j'ai déclaré l'avoir trouvé par lui-même sans action sur certains ferments, celui de la syphilis, par exemple, et n'en avoir obtenu de bons effets dans d'autres cas qu'en l'associant à d'autres agents, en le donnant concurremment, par exemple, avec la quinine dans certaines fièvres rebelles.

La question des médicaments m'amène à examiner un dernier reproche qui me toucherait plus vivement que tous les autres, si je n'avais conscience de m'y être exposé par nécessité et dans le seul intérêt de la thérapeutique. J'ai dit souvent que l'acide phénique peut être d'une application délicate pour deux raisons : c'est que d'abord il s'altère très promptement s'il n'est pas incorporé au sucre, à la glycérine ou à l'huile à son état naissant, et qu'il est d'un usage qui n'est pas sans danger dès qu'il cesse d'être pur ; ensuite, que les doses du médicament même pur doivent dans la pratique être soigneusement observées. Toutes ces précautions sont indispensables, car chaque jour les journaux ont occasion de relater des accidents dus à de mauvaises préparations phéniquées ou à des doses mal calculées. Telles sont les considérations qui m'ont décidé à vaincre mes répugnances pour ce qu'on appelle l'exploitation d'une spécialité. Cette spécialité, je l'ai immédiatement signée de mon nom, ce qui n'est pas, on le sait, la règle commune, et j'en ai, dès le premier jour, pris toute la responsabilité. J'ai assuré l'absolue innocuité des médicaments qui portent la garantie de ma signature, j'en ai fixé et réglé le dosage. C'est une sécurité que j'ai voulu donner aux praticiens et aux malades qui les emploient, et j'ai à me louer d'avoir pris ce parti, puisque je n'ai jamais eu le moindre accident dans ma pratique, et que jamais je n'en ai causé à ceux qui se sont servis sur ma foi des produits dont je surveille la préparation. Quant à la question qui fait le fond de l'objection, la question d'argent, je dirai simplement que mes spécialités ne m'ont pas enrichi ; que tel n'était pas mon but en les créant. Je ne patronne pas une invention douteuse ; je n'ai pas lancé à grand renfort de réclames de ces spécifiques dont le plus grand mérite est de ne pas faire de mal. Si je recueille maintenant le bénéfice modeste d'un travail persévérant, en cela je ne fais que suivre d'irréprochables exemples ; on pourra peut-être me l'envier,

mais on ne saurait dire qu'il est immérité. Je ne
sache pas qu'on puisse, pour finir comme j'ai commencé, par un nom illustre, et sans vouloir comparer
les petites choses aux grandes, exiger de M. Pasteur
qu'il ait toute sa vie travaillé pour la gloire et qu'il
ne tire nul profit de ses découvertes.

DÉCLAT.

INTRODUCTION

Ces pages ont été écrites pour la seconde édition de notre Traité de l'Acide Phénique (1874). Bien qu'elles datent d'une époque où la doctrine microbienne appartenait presque exclusivement au domaine de la théorie, où le mot *microbe* même n'était pas encore créé, elles restent vraies après les progrès de cette doctrine et son passage dans le domaine de la thérapeutique. Nous les reproduisons presque sans modification.

Je me permets d'appeler sur ce livre l'attention et la sympathie des lecteurs savants ou non savants. Il n'est, comme son nom l'indique, qu'une monographie des applications médicales thérapeutiques de l'acide phénique ; mais les principes sur lesquels ces applications sont basées, principes que la médication phéniquée a puissamment contribué à mettre en lumière, sont d'ordre général, et quand ils seront connus et justement appréciés de tout le monde, je crois qu'un grand nombre de causes de souffrances et de mort pour l'homme et ses utiles compagnons, les animaux domestiques, seront conjurées, ou même disparaîtront de la surface du globe. Pénétré de l'extrême importance du but que je poursuis, et convaincu que, pour l'atteindre promptement, le concours de tous les amis du progrès est nécessaire, à quelque profession qu'ils appartiennent, je me suis efforcé de rendre intelligible aux personnes même peu versées dans l'étude des sciences une doctrine médicale plusieurs fois soutenue déjà et abandonnée faute de preuves, mais que les admirables travaux d'un de nos savants les plus éminents, M. Pasteur, et nos études sur l'action physiologique et curative de l'acide phénique ont établie sur des bases désormais inébranlables. Cette condition d'écrire pour tout le monde, que je me suis imposée, m'a mis dans la nécessité de ne pas donner trop de développements aux démonstrations techniques et d'être le plus laconique possible.

Mais ce que je dirai en substance dans cet aperçu général est exposé dans les divers articles du livre et plus amplement dans nos livres antérieurs, de sorte que les lecteurs qui voudront examiner mes preuves jusque dans leurs plus petits détails, pourront se reporter à ces articles et à ces ouvrages.

La théorie que nous professons depuis longtemps et qui tous les jours prend faveur est bien simple d'ailleurs, — et peut-être est-ce là son principal tort, — quand on la compare aux innombrables théories, obscures ou bizarres, dont l'histoire de la médecine est encombrée. Elle consiste dans cette généralisation, que *toutes* les maladies contagieuses et toutes celles qui sont dites *spontanées*, ce qui comprend *toutes* les maladies *médicales*, sont dues à l'action d'êtres organisés infiniment petits, végétaux ou animaux, qui vivent ou pénètrent dans les liquides ou les tissus de l'homme, ou se fixent à la surface de son enveloppe cutanée, et y accomplissent, en tout ou en partie, leur évolution. Les maladies des animaux, et, je crois pouvoir le dire, les maladies des végétaux sont dans le même cas que celles de l'homme ; de sorte que cette grande pensée, que le poète-philosophe n'appliquait qu'à la vie morale, « *la vie est un combat* », ne s'applique pas moins à la vie physique non seulement de l'homme, mais de tout le règne organique, animal et végétal. Toute existence est donc entourée d'autres existences ennemies ou les porte en elle-même, et soutient contre elles une lutte incessante. Tant que la victoire est facile, c'est la santé ; quand elle est difficile ou incertaine, c'est la maladie ; quand elle est impossible, c'est la mort.

Voilà la théorie. Sur quoi repose-t-elle ? A peu près sur tout ce que la physiologie et la médecine offrent de positif, et sur tout ce que les analogies les plus intimes permettent d'y entrevoir de plus probable. Elle rend compte à peu près de tous les faits médicaux que les doctrines de l'école laissent sans explication ou dont elles ne donnent que des explications absurdes ; enfin elle a conduit, comme conséquence, à la méthode curative la plus efficace, on pourrait presque dire la seule efficace. Quelques développements rapides mettront hors de doute toutes ces propositions.

C'est désormais une vérité démontrée par les plus belles recherches de M. Pasteur, que la grande opération qui ramène à ses éléments minéraux la matière organisée, la *fermentation*, est causée par le développement et l'évolution d'êtres organisés, dont l'espèce diffère suivant l'espèce de décomposition ou de fermentation accomplie. On discute encore sur l'origine de ces êtres ou *ferments organisés* ; on ne discute plus guère sur leur fonction, c'est-à-dire sur les conséquences de leur développement. Ainsi, le ferment type, celui de la levure de bière, est universellement considéré comme constitué par un végétal microscopique, le *saccharomyces cerevisiæ*. Seulement, quelques-uns prétendent encore que ce végétal est en germe dans les cellules organiques normales du grain, ou, pour mieux dire, que ces cellules sont

elles-mêmes les germes, tandis que presque tout le
monde admet aujourd'hui, avec M. Pasteur, que ces
germes sont étrangers aux cellules, qu'ils viennent du
dehors, et qu'on en empêche le développement, soit en
mettant la substance fermentescible à l'abri du contact de
l'air, soit en la plaçant dans un air soumis à une température qui a détruit tous les germes organiques qu'il
tient constamment en suspension. Réduit à ces termes,
le problème consiste uniquement dans une expérience
bien faite ; mais elle est difficile à faire. On comprend,
en effet, que la moindre parcelle d'air non dépouillé de
ses germes qui s'introduit dans un vaisseau renfermant
une substance fermentescible peut suffire pour déterminer la fermentation ; or, la conclusion d'une telle expérience est que la substance en question a fermenté *spontanément*. Il résulte, en un mot, de la nature même du
problème que, dans une expérience où les précautions
à prendre sont d'une extrême difficulté, toute insuffisance de précaution, si minime qu'elle soit, tourne contre
l'expérimentateur qui croit à la nécessité des germes,
et devient un appui pour ses adversaires. Disons-le tout
de suite, ce sont ces difficultés d'une expérimentation
irréprochable qui ont fait pendant quelque temps la force
des partisans de la fermentation ou, si l'on veut, de la
décomposition spontanée. Mais leur assurance a failli
devant celle de M. Pasteur. Confiant dans la sûreté de
ses procédés, dans sa merveilleuse habileté expérimentale, cet esprit hardi et sévère à la fois, a mis ses adversaires au pied du mur. Voulant clore une discussion
mémorable qui a eu lieu à l'Académie des Sciences :
Qu'on me donne, dit-il, une substance fermentescible
quelconque ; si, lorsque j'aurai détruit les germes étrangers qu'elle renferme et que j'aurai pris les précautions
que je jugerai nécessaires pour empêcher l'introduction
de germes nouveaux, la substance fermente néanmoins,

je consens à confesser mon erreur; mais si, dans tous
les cas, j'empêche la fermentation, M. Frémy conviendra
qu'il a soutenu une opinion erronée. C'était, en effet,
M. Frémy qui, dans ce débat solennel, s'était posé en
contradicteur de M. Pasteur. Il était, disait-il, certain
que l'expérience lui donnerait raison; néanmoins, il re-
cula devant l'expérience : on ne pouvait plus hum-
blement s'avouer vaincu, mais on pouvait l'avouer plus
franchement.

Tout ce qu'il y a d'esprits sévères dans le monde savant
demeura comme il demeure convaincu que le *primum
movens*, qui ramène à leur premier état les éléments
organiques que la vie a abandonnés, est un agent
vivant, qui opère la transformation en parcourant lui-
même les phases de son éphémère existence.

Ayant démontré d'une manière directe et par une
expérimentation admirable la réalité des ferments
vivants, M. Pasteur avait démontré par cela même indirectement la fausseté des autres opinions, et notamment
celle de Liebig, qui jouissait d'une faveur bien difficile
à comprendre. Mais M. Dumas a voulu réfuter cette
dernière théorie par une démonstration directe, et nous
devons dire quelques mots de ses belles expériences,
parce qu'elles sont appelées à jeter une vive lumière sur
la pathologie et la thérapeutique, et qu'elles confirment
d'une manière éclatante la doctrine que je soutiens.

Je viens de dire que la théorie de Liebig a joui d'une
faveur bien difficile à comprendre et qui prouve combien, parfois, des esprits même très distingués sont
disposés à se payer de mots. Suivant cet habile chimiste, la fermentation est une décomposition produite
*par influence, au moment où le ferment tombe en pourri-
ture, par un mouvement qui se communique à distance*. Si
c'est là une théorie, on peut dire qu'elle n'a pas dû
coûter de grands frais d'imagination : *le mouvement se*

communique à distance ; mais avant de se communiquer, il faut sans doute qu'il existe ou qu'il commence ; or, qui produit le *premier* mouvement, celui qui doit *se communiquer ?* Liebig n'avait oublié que ce petit détail. Le mouvement *se communique au moment où le ferment tombe en pourriture ;* mais qui fait que le ferment *tombe en pourriture ?* C'est encore de quoi les partisans de la fermentation *par influence* ne se sont point préoccupés. Il y a plus ; ce mouvement, dont ils ne connaissaient point l'origine, la seule chose importante à connaître, se communique-t-il du moins à distance ? Même cela, Liebig n'avait point songé à le constater ; il le croyait uniquement par intuition. Eh bien, c'est cette constatation que M. Dumas a voulu faire dans une série d'expériences ingénieuses et du plus haut intérêt, et il a trouvé — ce qui pour moi était certain d'avance — que ce mouvement, supposé si communicatif, *ne se communique pàs !* (Voir *Compt. rend. des séances de l'Acad. des Sc.,* 5 août 1872.) Il n'entre point dans le cadre de ce travail de rapporter ici en détail toutes ces belles expériences ; qu'il me suffise de dire qu'elles ont été conçues et exécutées de façon à rendre impossible toute contradiction.

M. Dumas ne s'est pas borné à étudier la transmission prétendue du *mouvement* de fermentation ; il a expérimenté l'*action* d'un grand nombre de substances sur les ferments, et il est arrivé à établir, parmi celles qu'il a expérimentées, trois catégories formées, l'une de substances qui favorisent la fermentation, la seconde de substances qui n'ont aucune action sur elle, et la troisième de substances qui la contrarient, la ralentissent ou même l'empêchent complètement. Cette dernière catégorie se compose de substances qui détruisent la vie des organismes inférieurs, circonstance qui, à elle seule, prouverait déjà que la fermentation est due à l'évolution de ces organismes, et qui devient une preuve pour ainsi dire surabondante, après les expériences directes de M. Pasteur. Mais ce qui n'est qu'une preuve surabondante au point de vue de la théorie chimique et physiologique, est un fait capital au point de vue de la médecine et surtout de la médecine curative; et j'ai lieu de me féliciter grandement que ce point de vue, sur lequel depuis 27 ans j'appelle incessamment l'attention des médecins et des savants (1), ait frappé l'illustre secrétaire perpétuel de l'Académie. « Ainsi, dit M. Dumas, dans le mémoire auquel j'ai déjà renvoyé, le borax, par une propriété aussi étrange qu'imprévue, neutralise la levure, la synaptase, la diastase et la myrosine. *Il pourrait bien exercer* sur quelques virus l'action étrange qu'il exerce sur les diastases. » Telle est en effet la grande question qui doit opérer une révolution fondamentale dans la médecine, et spécialement dans la partie de cette science qui seule intéresse l'humanité. C'est cette grande question qu'il me faut maintenant aborder.

Ainsi il est bien établi que l'opération qui ramène à ses éléments minéraux les matières organiques mortes est accomplie par des êtres organisés, des parasites, qui trouvent dans les phases de cette opération les conditions de leur existence. La question est maintenant de savoir par quel mécanisme ces matières organisées sont ramenées de la vie à la mort. Pour moi et, je crois, pour tout esprit doué de quelque faculté d'induction, cette question ne saurait être douteuse : LE SECOND MÉCANISME EST ABSOLUMENT SEMBLABLE AU PREMIER; ce sont

---

(1) *Nouvelles applications de l'Acide Phénique à la médecine et à la chirurgie.* Octobre 1865. [Première et incontestable application publique de l'acide phénique, dans l'hospice des Frères Saint-Jean-de-Dieu, novembre 1861.]

des ferments organisés, c'est-à-dire des microphytes et
des microzoaires, et parfois des êtres animaux ou végétaux qui n'ont rien de microscopique, qui troublent ou
suspendent les fonctions de la vie. LES FERMENTS DES
FERMENTATIONS PROPREMENT DITES SONT DES PARASITES DE
LA MORT; LES FERMENTS DE LA MALADIE SONT DES PARA-
SITES DE LA VIE : les premiers terminent la besogne
commencée par les seconds. Cette besogne est donc, en
définitive, la même, et déjà, à ce premier point de vue,
il paraît naturel qu'elle soit exécutée par des agents
semblables. Mais il s'en faut bien que ce soit là le seul
argument en faveur de cette théorie.

Voyons sur quelles bases cette doctrine se fonde,
outre celle que lui donnent les découvertes de M. Pasteur.

Pour un certain nombre de maladies, elle se fonde
sur l'observation directe, et pour toutes les autres, sur
des analogies puissantes et sur tous les grands faits
médicaux, qui sont restés jusqu'à ce jour sans explication plausible, et qui en reçoivent une très naturelle dès qu'on les envisage au point de vue de la doctrine parasitaire. Je vais passer rapidement en revue ces
trois ordres de preuves.

Il n'y a pas à insister longtemps sur le premier :
depuis l'origine de la médecine, il a été unanimement
reconnu que la présence de vers dans le canal intestinal causait des accidents et même la mort; il ne s'est
pas trouvé d'esprits assez déraisonnables, — et l'on peut
jusqu'à un certain point s'en étonner, tant la médecine
fourmille d'opinions bizarres ou absurdes, — pour attribuer à des causes fantastiques les effets produits par les
tænias, les ascarides, les oxyures, etc. Mais ce qu'on n'a
pas osé faire pour ces parasites, on n'a pas craint de le
faire pour d'autres dont la découverte est moins ancienne, et l'on trouve peut-être encore, à l'heure actuelle,

tel médecin qui attribue la gale à autre chose qu'à l'*acarus scabiei*, à une cause mystérieuse dont l'acarus lui-même serait le produit. Malgré ces opinions excentriques, derniers vestiges d'une époque médicale qui heureusement tire à sa fin, on peut considérer comme définitivement démontré par l'observation directe et *incontestée* le parasitisme d'un grand nombre de maladies.

Quoique contesté encore, le parasitisme de plusieurs autres n'en est pas moins démontré expérimentalement à mes yeux : toutes les *maladies* proprement dites, *internes*, contagieuses ou spontanées, ne sont pas moins parasitaires que celles dont le parasitisme est démontré par l'observation directe.

J'ai invoqué d'abord l'analogie; que nous apprend-elle? Que toutes les maladies des végétaux sont causées par des parasites qui pénètrent dans leur intérieur ou vivent à leur surface. J'ai cité dans mon traité *De la curation des maladies organiques de la langue* (1) une lettre d'un confrère, botaniste distingué, qui me donnait une pleine confirmation de ce fait que j'avais pu vérifier moi-même toutes les fois que j'en avais eu l'occasion. Depuis, ses observations se sont considérablement étendues; j'ai pu aussi multiplier notablement les miennes et jamais ni mon confrère ni moi nous n'avons rencontré ni maladie ni production anormale sur un végétal, sans en avoir trouvé la cause dans l'action d'un parasite qui avait laissé des traces ou qui était encore présent sur la plante atteinte. Rien de plus remarquable que ce parasitisme sur les champignons dont l'existence est pourtant, en général, si éphémère : nous avons pu voir non seulement un premier parasite sur un cham-

---

(1) 1 vol. grand in-8. Paris, 1868, chez Delahaye, libraire-éditeur, place de l'École-de-Médecine.

pignon, mais un second sur le premier ; peut-être, en poussant plus loin nos investigations, en aurions-nous trouvé un troisième sur le second, et ainsi de suite. Je reviendrai sur cette observation un peu plus loin, en parlant de la dégénérescence des maladies.

Ainsi, dans le règne végétal, pas d'exception connue : toutes les maladies sont causées par des parasites.

Mais, dira-t-on sans doute, le règne végétal est bien loin des animaux supérieurs et surtout de l'homme. Peut-être pas aussi loin qu'on pourrait le supposer, et il est conforme aux procédés de la nature que les grands actes des transformations de la matière s'opèrent, dans tous les règnes, par un mécanisme analogue sinon identique.

Je conviens toutefois que si la doctrine parasitaire n'avait pour elle que cette considération générale, elle ne serait pas bien solidement assise. Mais là ne se bornent pas ses points d'appui. Après les analogies tirées des maladies du règne végétal, il y en a de plus intimes, tirées des maladies des animaux et de l'homme lui-même. Nous l'avons déjà vu, il y a toute une section de ces maladies où le parasitisme est démontré par l'observation directe, fait très important auquel il faut en ajouter un autre non moins considérable, c'est que ces maladies sont les seules dont l'étiologie soit bien connue. Sur toutes les autres, moins les maladies contagieuses sur lesquelles je vais revenir, il n'y a, en fait de doctrine étiologique ou de science des causes, que de savantes divagations qu'il est inutile de discuter.

Quant aux maladies contagieuses, leur cause était moins inconnue : on savait que les unes, comme la morve, la variole, la syphilis, etc., étaient dues à l'introduction dans l'organisme d'une substance particulière sécrétée par l'animal malade, et l'on supposait avec toute raison que les autres, comme la coqueluche, etc., étaient causées par une substance analogue, mais qui, au lieu d'être liquide ou solide et de pouvoir être fixée à la pointe d'une lancette ou déposée sur une lame de verre, était gazeuse et n'était transportable que par les molécules de l'air. Cette substance, dont on n'avait vu que le véhicule dans le premier cas, dont on n'avait rien vu du tout dans le second, avait même reçu un nom : on l'appelait le *contage* ou le *contagium*. Mais ce contage ou contagium, suivant qu'on veut parler français ou latin, quelle en est la nature ?

Les expériences de M. Pasteur nous démontrent que ce contage a toutes les propriétés d'un ferment, et que, de même que celui-ci, il doit être *nécessairement* constitué par un être vivant. Quel est en effet le caractère essentiel d'un ferment ou d'un virus ? Celui de tout être organisé : *croître et multiplier* ; et certes aucun être ne possède ce caractère à un plus haut degré que les ferments virulents, puisque avec une quantité impondérable — et je prends le mot à son sens littéral — de virus varioleux ou syphilitique, il y a de quoi infecter l'univers. Mais la contagion elle-même qu'est-ce autre chose, sinon la multiplication ? Est-ce que les deux termes ne sont pas pour ainsi dire synonymes ? Est-ce qu'il peut venir à l'idée d'un homme sensé qu'en déposant une molécule de plâtre ou de silex sur la peau d'un animal, on puisse faire de son corps une carrière ? Est-ce que les sables du désert, transportés par les vents à travers les montagnes, font pousser des sables nouveaux dans les vallées où leurs molécules se déposent ? Est-ce que les contages ou virus volatils qui se transmettent à distance, suspendus dans l'atmosphère, peuvent être autre chose qu'une sorte de pollen ou plutôt de graine ailée qui vient germer sur le premier terrain propice qu'elle rencontre ? Non, ce ne sont point là de simples vues ; ce ne sont point des théories dans le mauvais sens du mot. C'est l'interprétation rationnelle de lois naturelles indéniables. Je crois donc pouvoir le répéter : contagion et fermentation sont synonymes, de même que fermentation est synonyme d'évolution organique. Or, il en est des vérités comme des quantités : deux vérités identiques à une troisième sont identiques entre elles. Contagion et évolution organique sont donc deux vérités identiques ou plutôt une seule et même vérité. Arrivée à ce point, la démonstration serait déjà suffisante. Mais elle repose sur d'autres preuves encore ; seulement, celles-ci s'appliquant également à toutes les maladies, contagieuses et non contagieuses, je vais les envisager dans leur généralité. Je les rapporterai à plusieurs questions sur lesquelles la science officielle garde à peu près complètement le silence, et qui sont pourtant ou de la plus haute importance ou du plus vif intérêt, comme on en va juger.

Puisque toutes les maladies sont dues au développement, dans ou sur le corps de l'homme et des animaux, d'êtres organisés, pourquoi ne sont-elles pas toutes contagieuses ? Cette question n'a pas été faite que je sache, mais elle pourrait l'être par des adversaires de la doctrine parasitaire qui n'auraient pas suffisamment réfléchi au caractère, aux modes divers de reproduction et de développement des organismes inférieurs. Un moment de réflexion suffira pour prouver que la contagion n'est nullement une conséquence nécessaire du parasitisme. Le plus volumineux des parasites, le tænia, en fournit lui-même une première et décisive preuve. Personne assurément ne s'aviserait de contester que ce ne soit là le parasite par excellence, et cependant personne n'a prétendu qu'il dût ni qu'il pût se transmettre de l'homme à l'homme. Mais les recherches modernes ont

établi que, s'il ne se transmet pas à l'homme dans sa
forme de tænia, il se transmet sous forme de larves à
divers animaux, peut-être à l'homme lui-même, larves
qui vont former dans divers organes, le foie, le poumon, le cerveau, des vers vésiculaires qui, ingérés
dans le canal intestinal de l'homme avec la chair de ces
animaux, reproduisent le tænia sous sa forme primitive. C'est là un mode de contagion particulier, auquel
la médecine n'avait jamais songé, que les progrès
récents de l'histoire naturelle nous ont fait connaître,
grâce au volume des parasites étudiés. Mais il est infiniment probable qu'on ne pourra jamais constater sur
des êtres microscopiques un mode de contagion semblable ou analogue, s'il existe, ce qui est d'ailleurs
infiniment probable. Rien ne défend même de croire
que les êtres microscopiques ou même extra-microsco-
piques, si l'on nous passe le mot — car nous ne voyons
pas tout, même avec le microscope — puissent éprouver des transformations plus nombreuses que celles
des vers ou des insectes que nous connaissons, et
constituer ainsi des contagions qu'on pourrait appeler
ternaires ou quaternaires, qui nous seront à jamais
inconnues.

On le voit donc, si la contagion a pour conséquence
nécessaire le parasitisme, la non-contagion ne prouve
rien contre lui: c'est un fait tout aussi naturel que
le premier, négatif d'ailleurs, et qui ne pourrait être
opposé, fût-il inexpliqué, à un fait positif et, suivant
moi, parfaitement concluant.

Marche des maladies. — Cette marche comprend plusieurs circonstances distinctes, que la médecine ordinaire s'est bornée à constater, dont elle n'a cherché et
dont elle n'aurait trouvé, du reste, aucune explication
satisfaisante. La doctrine parasitaire les aurait facile-

ment prévues, si elle était née plus tôt. Aujourd'hui, elle n'a qu'à en donner une explication qui s'accorde avec les faits : cette explication n'est pas à chercher, elle s'impose d'elle-même.

Incubation. — Dans toutes les maladies contagieuses, lorsqu'il est permis de fixer d'une manière certaine le moment où le contage a été mis en contact avec nos tissus, il s'écoule, entre ce moment et celui où les premiers symptômes de maladie apparaissent, un certain temps, variable suivant les maladies, et pendant lequel la santé n'éprouve aucun trouble. C'est à cet intervalle de santé apparente qu'on a donné le nom de période d'incubation, dénomination parfaitement appropriée au phénomène, car il rappelle celui de l'incubation de l'œuf qui, pendant qu'on le maintient à la température animale, paraît n'éprouver aucun changement, et dont on voit, à un moment déterminé, toujours le même à de très légères différences près, surgir tout à coup un animal. Il s'est trouvé des esprits assez aveugles ou assez possédés du besoin de contredire, de se singulariser, pour nier cette période d'incubation dans les maladies contagieuses, et un médecin qui a fait de très belles théories... financières sur la syphilis l'a résolument niée dans cette maladie. Mais cette fantaisie n'a été prise au sérieux que par un certain nombre d'adeptes impuissants à penser par eux-mêmes, et les esprits même à demi sérieux reconnaissent que la syphilis ne fait pas, sous ce rapport, exception à la loi générale des maladies contagieuses. La loi existe-t-elle pour toutes les autres maladies? Pour mon compte, je considère le fait comme certain. Pour bon nombre de ces maladies, il est établi rigoureusement. Il est arrivé plusieurs fois, par exemple, que des individus ont contracté la fièvre intermittente en séjournant quelques heures près d'un marais ou même en le traversant ou le côtoyant seulement; mais dans ces cas ce n'est jamais ni quelques minutes ni quelques heures après un pareil séjour que la fièvre s'est déclarée : c'est plusieurs jours, quelquefois plusieurs mois après. Le même fait a été observé pour quelques autres maladies. Il serait sans doute observé pour toutes, si pour toutes on pouvait fixer rigoureusement le jour et l'heure où l'agent qui les cause a commencé d'agir.

Quelles explications la médecine de l'école a-t-elle données de ce fait important ? Aucune, ou des explications absurdes. Quelques-uns, notamment tous les partisans de l'illustre Broussais, chef de l'école dite *physiologique*, ont, ainsi que je l'ai dit ailleurs, purement et simplement nié le fait, ce qui les dispensait de toute explication. D'autres ont prétendu que l'incubation ne durait que le temps nécessaire pour permettre à l'agent morbide de provoquer une réaction dans les tissus, ce qui est une contre-vérité d'observation tellement flagrante, qu'il est inutile de la réfuter : tout le monde s'est brûlé le doigt, s'est fait quelque coupure, a été piqué par une abeille (1), a été cautérisé par un caustique chimique quelconque, etc.; tout le monde sait donc si, dans ces cas, il s'écoule plusieurs heures et surtout 40 ou même 80 jours, comme dans la rage, ou 4 à 5 comme dans presque toutes les maladies contagieuses, avant que les premiers symptômes morbides apparaissent. On ne saurait comprendre de

_____

(1) Ce n'est pas que je veuille établir une complète similitude entre les venins et les agents purement chimiques ou physiques. Ces produits doivent avoir une place très distincte dans la série des agents morbigènes.

telles erreurs, encore moins les qualifier. Il faut seulement constater qu'elles ont été soutenues par des professeurs qui ont occupé les plus hautes positions officielles et joui de la plus grande célébrité que la profession médicale puisse donner.

Ce phénomène si remarquable et si incontestable de l'incubation, qui a fait errer si monstrueusement la science officielle ou qui l'a trouvée muette, est il donc inexplicable et incompréhensible ? L'explication ne s'en présente-t-elle pas au contraire d'emblée à quiconque possède les premières notions de la doctrine parasitaire ? Comment s'introduisent dans le corps des animaux les parasites ou ferments morbides ? presque toujours, du moins souvent, à l'état de spores ou de germes. Or, il est infiniment probable, on pourrait presque dire certain, que ces ferments n'agissent qu'à l'époque où ils entrent dans la phase ou les phases actives de leur existence. De là une incubation variable en durée suivant les espèces, comme est variable en durée l'incubation des œufs des grandes espèces ovipares. Il est permis de supposer que, dans certains cas, cette incubation peut être extrêmement courte, parce qu'il n'est pas irrationnel d'admettre que certains parasites accomplissent toutes les phases de leur existence avec une très grande rapidité, que quelques-uns pénètrent peut-être dans nos tissus dans une période active de leur vie, et qu'ils peuvent ainsi commencer leur action destructive dès qu'ils s'y sont introduits. Quant aux germes transmis par hérédité, ils se développent quelquefois dès la naissance, et même dans la vie intra-utérine; d'autres fois la période d'incubation dure plusieurs années, comme dans bien des cas de phtisie ou de goutte. Dans toutes ces conditions, la doctrine parasitaire donne la raison plausible d'un phénomène important et inexpliqué de l'histoire des maladies, et elle trouve dans cette explication même une nouvelle preuve de sa rationalité.

Marche proprement dite : — *régulière, irrégulière, aiguë, chronique, lente, rapide, foudroyante, continue, rémittente, ou intermittente.* — Quand la période d'incubation finit, le cours de la maladie proprement dite, c'est-à-dire de son caractère apparent, commence. Ce cours, suivant qu'il s'accomplit en quelques jours, en quelques semaines au plus, ou suivant qu'il dure des mois entiers ou des années, a donné lieu à la grande division des maladies aiguës et chroniques. Dans les maladies aiguës, on peut encore en distinguer de relativement lentes, de rapides et de foudroyantes, ou de très rapides, car il n'y en a pas de foudroyantes dans l'acception littérale du mot, comme l'est, par exemple, la maladie ou plutôt la mort causée par la foudre, par l'acide prussique ou par la rupture d'un gros vaisseau.

Ces divers caractères des maladies ont-ils reçu des doctrines médicales passées ou présentes, des explications acceptables? Pas plus que l'incubation. Il était réservé à la doctrine parasitaire de donner ces explications.

Il faut remarquer d'abord que les plus usuelles d'entre les maladies aiguës, la fluxion de poitrine, le rhume de poitrine ou de cerveau, la grippe, l'angine, la fièvre typhoïde, la rougeole, la scarlatine, le rhumatisme articulaire aigu, etc., ont une marche assez régulière pour que les anciens médecins, à commencer par le père de la médecine, aient cru pouvoir fixer le jour et presque l'heure où elles se *jugeaient,* c'est-à-dire où se décidait la convalescence, de même que le jour ou les jours funestes où le mal prenait irrévocablement un caractère mortel. Les observations de ces médecins et les règles qu'ils en avaient

déduites étaient loin d'avoir une exactitude mathématique, mais elles étaient suffisamment fondées pour
établir que les maladies aiguës ont, dans leur évolution,
une régularité que n'ont pas les lésions purement
physiques, brûlures, plaies, contusions, etc. Non seulement la marche de ces maladies est régulière dans
son ensemble, mais elle l'est encore dans les trois
phases qu'elles présentent : accroissement, état et
déclin. Rien de plus naturel à expliquer d'après les
principes de la doctrine parasitaire que cette évolution
régulière, que la médecine de l'école n'a pu que constater. Il paraît nécessaire qu'il en soit ainsi, du moment
que la maladie est causée par une évolution de parasites
dont l'accroissement, le développement complet et la
mort doivent correspondre aux périodes d'accroissement,
d'état stationnaire et de déclin de la maladie, comme
la période d'incubation du germe a correspondu à la
période d'incubation du mal.

La doctrine parasitaire trouve donc encore un nouvel
appui dans la régularité de la marche des maladies.

Mais cette régularité n'est pas absolue, elle n'est
pas même constante. Les exceptions à la règle infir-
ment-elles la doctrine que la règle confirmait? je ne
le pense pas; il y a même lieu de s'étonner que la
régularité soit aussi grande qu'elle l'est quand on
songe aux conditions si diverses où on l'observe :
nombre, vigueur, durée de la vie des parasites; force
de réaction générale de l'individu atteint et résistance
spéciale des tissus affectés, voilà autant d'éléments
variables qui doivent influer sur la marche des maladies, et avec de tels éléments on peut dire que la
régularité constatée de cette marche est aussi grande,
sinon plus, que la théorie ne permettait de le prévoir. Il me paraît très facile à comprendre et très naturel que l'invasion d'un petit nombre de parasites, ou

d'un plus grand nombre de parasites languissants, ne cause que des réactions faibles et lentes, et que l'invasion soudaine d'une immense quantité de parasites vigoureux puisse causer des symptômes presque foudroyants, ainsi que je le dirai en parlant des maladies épidémiques. Il est bien entendu d'ailleurs que ce que je dis des variations de la marche s'applique à une même maladie, car les maladies différentes étant certainement produites par des ferments différents, ainsi que je le dirai un peu loin, il est évident qu'il serait irrationnel de comparer la marche d'une maladie à la marche d'une autre, par exemple la marche de la pneumonie à celle du typhus ou celle du typhus à celle du choléra.

Rémittence et intermittence. — La médecine a divisé les maladies et notamment les fièvres en intermittentes, rémittentes et continues. Elle n'a donné de ces divers types aucune explication. Il faut bien avouer qu'il ne paraît pas facile d'expliquer comment une cause de maladie qui existe dans l'organisme à l'état latent y produit tout à coup des désordres violents, puis redevient inactive pendant 24, 36, 48 heures ou plus, pour reproduire les mêmes troubles, et ainsi de suite. Il semble toutefois que si une explication peut être trouvée à ces étranges phénomènes, c'est dans la doctrine parasitaire, c'est-à-dire dans des générations ou dans l'action intermittente d'êtres vivants. Cette explication est déjà en partie démontrée pour les maladies rémittentes : les sarcoptes ne travaillent activement à leurs sillons que le soir et la nuit; les oxyures, qui, dans la région où ils vivent ne peuvent distinguer la nuit du jour, s'agitent pourtant principalement et parfois exclusivement vers le soir. Il y a évidemment des raisons de croire qu'il doit en être de beaucoup de parasites, sinon de tous, comme des sarcoptes et des oxyures, et il en est à peu près ainsi en effet. Car d'une part les fièvres les plus continues sont plus ou moins rémittentes, et d'autre part les fièvres intermittentes les plus caractérisées peuvent, dans leur forme très grave, devenir presque continues, c'est-à-dire qu'un accès à peine terminé, un autre commence. On a même donné à cette variété le nom particulier de *sub-intrante*.

Ainsi la doctrine parasitaire ne se trouve pas muette devant ces phénomènes, au premier abord si étranges, et elle seule jusqu'à présent peut en donner une explication rationnelle.

Je ne compte pas dans les différences de marche d'une même maladie l'état chronique et l'état aigu. C'est une grande erreur de la médecine officielle de désigner par un même nom les maladies d'un même organe qui revêtent deux états aussi différents : la bronchite aiguë n'est pas plus la bronchite chronique que la chlorose n'est l'anémie hémorragique. Il n'est pas impossible, comme je le dirai plus tard, que l'une succède à l'autre, mais cette succession n'est ni nécessaire ni générale : elle est purement fortuite et quand elle a lieu, il y a eu substitution de parasites avant qu'il se produisît une succession de maladies. La doctrine parasitaire éclaire toutes ces questions d'un jour nouveau, ou plutôt elle y fait succéder le jour aux ténèbres, car les ténèbres seules y ont régné jusqu'à ce moment.

Idiosyncrasies. — J'ai parlé des variations que les résistances diverses particulières à chaque individu peuvent apporter à la marche des maladies. Cette diversité de résistances ou d'aptitudes à être impressionné par les agents morbides est ce qu'on a désigné

sous le nom d'*idiosyncrasie* ; c'est à peu près synonyme de tempérament (ἴδιος, *propre*, σύν, *ensemble*,
κρᾶσις, *mélange*). L'idiosyncrasie peut aller et va souvent jusqu'à constituer l'individu dans un état d'inaptitude à être affecté par certains germes morbides :
c'est ce qu'on voit d'une manière frappante dans les
grandes épidémies, où, de plusieurs individus habitant une même maison, parfois une même chambre,
les uns sont atteints, tandis que les autres ne le sont
pas. D'où viennent ces deux dispositions opposées ? Les
doctrines de l'école sont muettes sur cette question, et
il n'en pouvait être autrement. Si le chaud et le froid,
le sec et l'humide, si des agents physiques ou chimiques en un mot étaient les seules causes des maladies, comme le prétendent ces doctrines, l'inaptitude
à être atteint ne s'expliquerait pas et paraîtrait même
impossible. Il y a, sans doute, des individus qui sont
moins sensibles que d'autres au froid et au chaud, mais
entre une impression plus ou moins vive et une inaptitude à l'impression, il y a une différence du tout au
tout, c'est-à-dire une impossibilité. La doctrine parasitaire ne nous révèle pas sans doute l'état intime qui
constitue chaque idiosyncrasie, mais elle nous apprend
du moins que cet état est conforme aux lois de développement des êtres organisés. Tout le monde sait que
certains parasites nullement microscopiques ont des
prédilections beaucoup plus marquées pour certains individus que pour d'autres. Pendant même que j'é-
cris ces lignes, j'ai sous les yeux deux jeunes enfants,
deux petites cousines, l'une d'un an, l'autre de dix-
huit mois, qui couchent à la campagne dans la même
chambre : l'une est dévorée par les cousins, l'autre a
reçu deux ou trois piqûres à peine pendant toute la saison. Si un pareil privilège, une pareille *idiosyncrasie*
peut exister contre des parasites comme les cousins, on

comprend qu'elle puisse être bien plus efficace contre
des êtres d'une organisation encore bien plus délicate.
N'y a-t-il pas quelque analogie, peut-être une similitude,
entre cette répulsion des parasites pour certaines idiosyncrasies et la répulsion des grands animaux pour
certains aliments qui ne peuvent avoir avec d'autres
aliments semblables que des différences absolument
inappréciables à tous nos moyens d'investigation? Un
exemple, entre beaucoup d'autres : la chèvre est friande
de pain et plus encore peut-être de tabac. Un de mes
amis m'a fait assister plusieurs fois à l'expérience suivante : il prend un morceau de pain, le rompt en deux
parties. Il présente l'une des moitiés à la chèvre, qui la
mange avec avidité. Il souffle pendant un dixième de
seconde peut-être sur l'autre moitié et la présente
aussi à l'animal, et celui-ci la repousse : aucun arti-
fice ne peut la lui faire manger. Et non seulement
l'animal repousse ce pain à l'instant où un souffle
à peine sensible vient de passer dessus, mais si l'on
conserve ce pain dans un lieu propre, et qu'on le présente de nouveau à la bête le lendemain, le surlende-
main, huit jours après, elle le refusera constamment.
L'expérience se renouvelle identique avec les deux moitiés d'un cigare. Il faut vraiment voir plusieurs fois
un pareil fait pour y croire et pour comprendre à
quel degré de délicatesse peuvent être portées la sensibilité des animaux et leurs antipathies. Les champi-
gnonnistes qui cultivent en si grande quantité les champignons dans les environs de Paris, ont beaucoup de
répugnance à laisser visiter leurs champignonnières
par des étrangers, parce qu'ils prétendent que le passage de certaines personnes près des couches suffit
pour diminuer la production de leur culture. Ils professent tous, notamment, l'opinion que l'entrée dans la
champignonnière d'une femme en état de menstrua-

tion peut non seulement diminuer, mais arrêter à peu
près complètement la végétation des couches : aussi,
aucune femme de champignonniste ne travaille-t-elle à
la récolte pendant son époque menstruelle, tandis que
la plupart aident leurs maris pendant les intervalles des
règles. Il y a très probablement entre ces répugnances
des champignons et celles des parasites pour certains
individus des analogies, et ces analogies nous appor-
tent une nouvelle preuve que ce sont bien des parasites
qui causent les maladies.

On doit rapprocher des idiosyncrasies, ou plutôt confondre avec elles les modifications que l'âge apporte
dans l'organisation des animaux et même des végétaux. Certaines maladies affectent principalement ou
presque exclusivement certains âges : les unes, l'enfance, les autres, la vieillesse. Ce n'est encore ni le
chaud ni le froid qui expliquent ces particularités, mais
bien la doctrine des ferments, qui nous montre que
certains germes poussent de préférence sur certains
terrains, et très difficilement ou même pas du tout sur
certains autres. L'économie animale et même végétale
est, en effet, le terrain où germent et se nourrissent
les parasites, et la question des terrains demande quelques développements de plus. Prenons encore un
exemple dans les champignons.

Chaque espèce de ces cryptogames a, comme on le
sait, son terrain de prédilection, son *habitat*, qui ne dépend pas seulement de la composition du sol, mais de son
exposition, de son degré d'humidité, de ses proportions
d'ombre et de lumière, des espèces d'herbes ou d'arbres
qui y croissent naturellement ou qu'on y cultive. Une
coupe de bois de quinze à vingt ans est fertile en champignons, notamment en bolets comestibles : on laisse la
coupe se transformer en futaie, les bolets diminuent ;
elle atteint quarante ans, ils y deviennent rares ; on l'a-

bat, ils disparaissent complètement; ils ne se montreront de nouveau que lorsque la coupe atteindra sa douzième ou quinzième année. Si, à la place du bolet comestible, on suppose un champignon microscopique malfaisant subissant les mêmes influences, suivant le même mode de développement, on pourra voir dans une même localité une maladie croître, diminuer, disparaître et renaître par des raisons qui resteraient ignorées sans les lumières que jette sur toute la pathologie la doctrine des ferments. La supposition que je fais est du reste, sur beaucoup de points, une réalité. Personne n'ignore que le défrichement des landes et le desséchement des marais et des nappes d'eaux stagnantes ont fait nombre de fois disparaître et font encore disparaître chaque jour des fièvres intermittentes d'un règne plusieurs fois séculaire. Mais ce qu'on ignorait naguère encore, c'est que les défrichements et la culture, qui sont un si grand bienfait, doivent entraîner aussi quelques inconvénients.

Si l'on veut bien se rappeler que chaque végétal et chaque animal ont leurs parasites, il est naturel, il est nécessaire d'admettre qu'en changeant la culture, c'est-à-dire les productions végétales et animales d'un pays, on en change forcément les parasites dans une proportion plus ou moins grande, suivant l'étendue des modifications imprimées au sol. C'est donc nécessairement à ce changement de parasites qu'il faut attribuer les changements dans le nombre et la nature des maladies qui règnent dans le pays, car il ne peut maintenant venir à l'esprit de personne d'attribuer ces changements aux légères modifications que les défrichements ou les changements de culture peuvent imprimer à la température ou à l'humidité d'un lieu. Il ne me paraît y avoir rien d'aventureux dans un tel raisonnement, et je crois

que si la médecine n'en avait jamais fait de plus
hasardés, elle serait un peu plus avancée. Au reste,
précisément à propos du charbon, j'avais dit, plusieurs années avant le premier travail de M. Pasteur sur ce sujet, avant même que la commission dite
du *mal de montagne* eût fait son rapport, qu'on ferait
disparaître ce mal des montagnes de l'Auvergne soit en
changeant les espèces qui composent les pâturages,
soit en empêchant par des moyens prophylactiques le
développement des parasites qui certainement, suivant
moi, causent la maladie. Ce que je disais à cette époque, je l'ai répété à propos du *charbon*, et je le répète
encore ici, avec le ferme espoir que le xixe siècle ne
finira pas sans que mes prévisions soient réalisées.
C'est un bienfait dont le pays et l'humanité seront rede-
vables à la doctrine parasitaire.

Ce que j'ai pu espérer pour le charbon, je l'espère
pour quelques autres maladies endémiques, sinon pour
toutes. Les endémies sont en effet avant tout, presque
avant les contagions, des maladies parasitaires. Cette
opinion s'impose tellement, qu'elle a été admise, incons-
ciemment il est vrai, par la presque unanimité des
médecins, qui, sauf quelques rares exceptions, ont
attribué les endémies à des *miasmes* et les ont dési-
gnées sous le nom de maladies miasmatiques. Mais que
sont ces miasmes? quelques-uns se sont abstenus
de se prononcer sur cette question ; la plupart les
ont considérés comme des particules organiques en
décomposition. De là à la doctrine des ferments il
n'y avait qu'un pas, et après les travaux féconds
de M. Pasteur ce pas ne pouvait manquer d'être
franchi. La décomposition des matières organiques n'est
en effet qu'une putréfaction, c'est-à-dire une variété de
fermentation, et c'est autour des foyers de fermentations
putrides que s'observent les maladies endémiques,

fièvres intermittentes, fièvre jaune, fièvre pestilentielle,
choléra. Or la fermentation est produite par des ferments que l'on appelle *microbes* depuis Sédillot, et qui
dit ferments dit désormais corps organisés vivants. Il
faudrait donc fermer les yeux à la lumière, ou plutôt
l'esprit à la raison, pour ne pas déduire de toutes ces
circonstances que les endémies sont causées par des parasites, et que le jour où l'on pourra détruire ces parasites
ou les empêcher de naître, on fera disparaître les endémies. C'est un point sur lequel la doctrine parasitaire
n'a pas même besoin d'être défendue : elle peut au
contraire y trouver un appui pour en démontrer d'autres
moins bien établis.

Dans les classifications pathologiques, à côté des
endémies se placent les maladies sporadiques (qu'on
pourrait appeler peut-être *sporadies*) et les épidémies.
Que nous ont enseigné sur les causes de ces maladies
les doctrines de l'école ?

Sur les épidémies qui ne sont pas contagieuses, elles
ne nous apprennent rien, sinon que ces épidémies sont
dues à une *constitution* ou à un *génie* épidémique. Ce
mot ne dit rien. Ne soyons pas trop sévères pourtant, et
reconnaissons que c'est déjà quelque chose que de
n'avoir pas attribué à un échauffement ou à un refroidissement ces fléaux qui s'étendent sur une province,
sur un pays, sur un ou plusieurs continents. La médecine officielle sentant le ridicule qu'il y aurait à prétendre que l'Asie, l'Europe, l'Amérique, voire l'Austra-
lie, se sont entendues pour se donner à jour dit
un refroidissement, a imaginé le *génie épidémique*.
L'invention aurait pu avoir son mérite, si l'on avait
défini ce qu'était ce génie, mais les inventeurs n'ont
pas cru devoir prendre ce soin. Il ne fallait pourtant
pas de grands efforts pour soupçonner au moins, sinon
pour démontrer, que ce génie ou plutôt ces génies —

car on ne peut admettre que ce soit le même qui produise toutes les épidémies — n'étaient autres que des ferments. Qui ne s'est promené quelquefois, qui n'a même tenu une ligne au bord d'un étang ? L'eau en est relativement limpide, et l'on voit distinctement les poissons passer à deux ou plusieurs pieds au-dessous de sa surface. Bientôt elle éprouve un léger trouble, et en quelques heures elle devient opaque, comme bourbeuse. Cet état dure deux, trois, quatre ou un plus grand nombre de jours, puis, à un moment donné, le trouble diminue et, en vingt-quatre heures, quelquefois en beaucoup moins, la limpidité première reparaît. C'est ordinairement dans des temps d'orage, avant ou pendant quelques variations atmosphériques, qu'on observe ce phénomène, plus rarement sans aucun trouble apparent de l'atmosphère. En quoi consiste-t-il et que s'est-il passé dans l'eau ? Des myriades d'infusoires sont nés, ont vécu et sont morts. Au moment où les premiers sont éclos, le trouble commençait ; au moment où leur développement était complet, le trouble était à son maximum, et, à mesure qu'ils mouraient et que leurs débris se précipitaient au fond de l'eau, la limpidité du liquide se rétablissait. Si ces animalcules s'étaient nourris de chair, une immense épidémie aurait sévi sur les poissons, et quand une de ces épidémies se déclare, car les poissons n'en sont point exempts, on ne saurait l'attribuer à une autre cause.

Ce qui se passe dans l'eau se passe exactement dans l'air. Au mois de mars 1872, Paris, ses environs et, croyons-nous, une partie de la France ont été envahis par une innombrable quantité d'insectes ailés, sorte de mouches longues et minces, de couleur noire : les habits, les meubles des appartements, le sol en étaient couverts. Si elles avaient été malfaisantes pour l'homme ou pour les animaux, nous aurions assisté à la plus terrible

des épidémies ou des épizooties. Le phénomène extraordinaire qui a effrayé à diverses époques des populations
ignorantes, connu sous le nom de *pluie de sang*, et qui
trouble parfois sur des étendues immenses la transpa-
rence de l'atmosphère, est de même nature que celui qui
se passe dans l'étang. Pendant quelque temps on a cru,
et Arago partageait cette croyance, que ces pluies, ces
brouillards, et ces neiges rougeâtres étaient composés de molécules de matière cosmique. Mais les observations microscopiques des parcelles qu'on en a
recueillies récemment ont démontré qu'ils sont formés
dans une certaine proportion (1/12 à 1/8 d'après
les analyses faites), d'une innombrable, on peut dire
d'une effrayante masse d'êtres organisés invisibles à
l'œil nu, au moins individuellement, où l'on a pu
distinguer plus de *cinq cents* espèces différentes ! Des
masses moins denses, mais renfermant encore des nom-
bres d'êtres que le langage ne saurait exprimer, peuvent
donc passer dans l'atmosphère sans que nous en ayons
aucune connaissance. Quelle puissante source d'épidémies, et quel argument en faveur de la doctrine parasitaire !

Ces faits, ces preuves, qui témoignent d'une manière
si éclatante en faveur de la nouvelle doctrine, crèvent
les yeux, et la médecine officielle, qui poursuit si souvent avec ardeur des recherches de quintessences, ne
les voit pas.

Comme les endémies, les épidémies sont donc le
résultat de ferments organisés : en théorie, on ne saurait
guère les expliquer ni même les concevoir autrement
et tous les faits connus concordent admirablement avec
la théorie.

Voyons maintenant ce que la raison et les faits nous
apprennent sur les maladies dites sporadiques.

Sous ce nom, qui vient de σποραδικός, *isolé*, on a désigné les maladies qui n'attaquent qu'un individu à la fois, ou que quelques individus isolément, c'est-à-dire, pour parler plus nettement, qui ne sont ni endémiques ni épidémiques. Un ouvrage classique dû à deux académiciens ajoute même : des maladies « qui surviennent *indifféremment* en tout temps et en tous lieux » (*Dict. de méd.* de Robin et Littré.) Si cette définition était exacte, les maladies sporadiques seraient un argument d'une certaine valeur contre la doctrine parasitaire, car les agents physiques et chimiques généraux, calorique, électricité, lumière, oxygène, hydrogène, azote, etc., etc., agissant probablement seuls d'une manière permanente dans tous les temps et en tous lieux, des maladies qui auraient le même caractère pourraient être rapportées avec beaucoup d'apparence de raison à l'action de ces agents. Mais rien n'est moins vrai que la définition que nous venons de citer, tout académique qu'elle est. La vraie vérité, c'est que les maladies les plus sporadiques, la fluxion de poitrine, la pleurésie, la bronchite, l'angine, le coryza, l'hépatite, la fièvre typhoïde, l'érysipèle, etc., ne sont également répandues ni dans tous les temps, ni dans tous les lieux, ni même dans toutes les saisons. La médecine officielle elle-même le reconnaît, puisqu'elle admet des maladies climatériques, qui ont même fait l'objet de nombreux traités, et des maladies saisonnières. Elles devaient exister si la doctrine parasitaire est fondée, puisque tout le monde sait que tous les animaux et tous les végétaux visibles à l'œil nu ne sont pas également répandus dans toutes les contrées, ni dans toutes les saisons, ni même dans toutes les années (1); que

---

(1) Pas un agronome, par exemple, n'ignore que les hannetons sont très abondants certaines années, ainsi que les vers blancs qu'ils engendrent. Quand le cultivateur voit beaucoup de hannetons, il prédit beaucoup de vers blancs, non pour l'année suivante mais pour celle qui suivra celle-ci. Nul doute que nos petites épidémies de grippes, d'angines, etc., ne tiennent à des apparitions de parasites microscopiques.

c.

beaucoup sont même spéciaux à certaines latitudes et altitudes, et qu'il doit très probablement, on peut même dire sûrement, en être des animaux et des végétaux invisibles qui constituent les ferments comme des autres. Dès lors, les maladies sporadiques s'expliquent très naturellement, comme les autres, par la doctrine parasitaire, et ne s'expliquent que par elle. Les doctrines de l'école n'ont jamais donné aucune raison plausible de la *sporadicité* pas plus que de l'*épidémicité* : à peine ont-elles donné un commencement d'explication sur l'*endémicité*. Nous avons vu ci-dessus en quoi il consiste.

Parmi les questions qu'on peut rapporter aux terrains, il en est une qui paraît bien faite pour dérouter toutes les théories, c'est celle des maladies qu'on n'a qu'une fois, à de rares exceptions près. Cette particularité est d'autant plus étrange qu'elle s'observe dans une foule de maladies contagieuses, c'est-à-dire dont le caractère parasitaire ne peut, suivant moi, être méconnu. Il faudrait admettre que certains parasites, une fois qu'ils ont vécu aux dépens d'une substance existant dans l'économie animale, la détruisent entièrement, et qu'elle ne peut se renouveler dans l'économie. Il y a des organes, tels que le thymus, qui disparaissent naturellement à un certain âge : y aurait-il des substances qui disparaîtraient accidentellement? Cela ne paraît ni impossible, ni contraire à aucune loi physiologique. Le fonctionnement de la vie fait que végétaux et animaux produisent des substances particulières, qui sont nuisibles à la continuation de leur vie et surtout à la reproduction de leur espèce. Ainsi l'alcool, qui est le résultat de la fermentation du sucre par la levure de bière, tue le ferment qui la produit, et tant qu'il y a dans le liquide fermenté de l'alcool en suffisante quantité, le *Saccharomyces cerevisiæ* ne peut plus transformer le sucre. Mais si une raison quelconque fait disparaître une partie de l'alcool et s'il reste du sucre dans le vin, la fermentation peut recommencer, comme il arrive dans les vins doux peu alcoolisés. C'est l'histoire des maladies à rechute comme la fièvre typhoïde. Dans les fermentations maladives produites par les ferments d'une petitesse extrême, cette sécrétion spéciale commence à pouvoir être isolée et il est probable que ces produits auxquels on a donné plusieurs noms, ptomaïnes, leucomaïnes, tant qu'ils ne sont pas éliminés, sont une seconde et puissante cause d'arrêt. La culture nous offre des exemples qui peuvent avoir une lointaine analogie avec les faits dont nous nous occupons : c'est la répugnance de beaucoup de plantes culturales pour le terrain qu'elles viennent d'occuper, d'où l'utilité, presque la nécessité, des cultures alternantes, nécessité qui deviendrait absolue après quelques années, si l'on s'obstinait à cultiver sans interruption une même plante, les petits pois notamment, sur un même terrain. Mais je le répète, cette analogie, quoique réelle, est peut-être bien éloignée, et je ne la veux point forcer, par cela même que j'attache aux déductions analogiques une grande valeur. Je laisse donc sans la résoudre cette étrange question des maladies qu'on n'a qu'une fois, en faisant remarquer toutefois, ce qui pourra paraître inutile, que les doctrines de l'école n'ont absolument rien fait pour l'éclairer, et que la doctrine parasitaire nous fournit au moins un aperçu qui peut ouvrir une voie à des recherches fécondes.

De la localisation des maladies. — Ce n'est pas seulement l'homme ou l'animal tout entier qui offre un terrain favorable ou réfractaire à certaines maladies, c'est chacun de ses tissus, de ses organes en particulier. Certaines maladies n'affectent que la peau, d'autres les membranes muqueuses, d'autres des organes parti-

culiers, cerveau, cœur, poumon, estomac, intestins, etc.
Pourquoi cela? Les agents physiques et chimiques n'ont
pas de prédilection. Cette remarque aurait dû suffire pour
mettre la médecine sur la voie du parasitisme. Elle
avait même constaté depuis longtemps que les tænias
et les lombrics vivent dans l'intestin grêle, tandis que
les oxyures ne se plaisent que dans le gros intestin;
que certains vers acéphalocystes vivent de préférence
dans le foie, d'autres dans le cerveau, d'autres dans le
poumon. La découverte de la trichinose était venue
prouver que les trichines habitent surtout les muscles.
Mais tout cela n'avait point ouvert les yeux de la routine,
et l'on continua d'attribuer les maladies au chaud et au
froid, sans songer que les êtres organisés ont seuls de
ces préférences qui leur sont imposées par les conditions
mêmes de leur existence. Le chaud et le froid peuvent
momentanément modifier la résistance des portes d'entrée ou les bouillons de culture de l'économie, et sont
des causes accidentelles de pénétration, de développement des microbes, mais non des causes réelles. Désormais les aveugles seuls pourront ne pas voir comment
doivent s'expliquer ces localisations, et tous les clair-
voyants y trouveront une preuve nouvelle et surabondante en faveur de la doctrine parasitaire.

Dispositions anatomiques de certaines maladies. — Les
lésions qui constituent certaines maladies sont dispersées
sans ordre dans un ou plusieurs organes ou groupées
irrégulièrement autour d'un point central, mais il en
est d'autres qui affectent des formes régulières, symétriques, presque géométriques : c'est ce qu'on voit particulièrement à la peau dans l'herpès circiné et le zona,
par exemple. Si quelque contexture anatomique rendait
nécessaires ces dispositions, il n'y aurait là qu'un fait
brut, mais il n'en est point ainsi. Les points de la peau

occupés par les vésicules de l'herpès ou du zona ne
diffèrent pas des points voisins. Il n'y a donc aucune
raison anatomique pour que ces vésicules forment un
cercle ou une bande plutôt qu'une figure sans forme
déterminée. Mais la raison de ces dispositions géométriques n'échappera certainement pas à celui qui a
remarqué comment croissent les champignons : les uns
poussent irrégulièrement dispersés sur le sol, quoique
toujours dans un habitat déterminé; d'autres sont plus
ou moins irrégulièrement disposés par groupes composés
d'un petit ou d'un grand nombre d'individus; d'autres
enfin, le plus petit nombre, naissent en lignes droites
ou courbes, lignes tantôt uniques, tantôt multiples, et
dans ce dernier cas généralement parallèles, plus rarement bifurquées ou se croisant sous un angle plus ou
moins ouvert. Le plus exquis de nos champignons,
l'oronge, affecte généralement la disposition en ligne
droite, ordinairement unique. Cette particularité aurait
pu faire soupçonner que certaines maladies de la peau
sont dues à des microphytes, fait mis hors de doute par
les découvertes dermatologiques modernes, qui sont
une confirmation importante de la doctrine parasitaire.

A propos de champignons, j'ai parlé précédemment
de dégénérescence. C'est le moment de donner quelques
explications à ce sujet.

Toute la vieille médecine parle de *dégénérescences*,
c'est-à-dire de tissus naturels qui se transforment en
tissus qu'on ne trouve pas dans l'économie saine, et
de maladies qui se transforment en des maladies différentes. Quant à la dégénérescence (1) des tissus, il
suffit d'avoir des yeux pour la voir : elle est incontes-

---

(1) Je crois inutile et étranger au but de cet ouvrage de discuter s'il y a réellement *dégénérescence* de tissu, c'est-à-dire
transformation d'une fibre musculaire par exemple en une
autre fibre, ou s'il y a destruction de cette fibre et substitution

table. Mais cette dégénérescence ne préjuge rien quant
à la cause dont elle dépend. Elle ne pourrait rien prouver
pour ou contre la doctrine parasitaire. Mais il n'en
serait point de même de la dégénérescence des maladies. Comme on n'a jamais vu un gland donner naissance à un chou, ni une graine de chou engendrer un
chêne, c'en serait fait de la doctrine parasitaire si une
fièvre typhoïde pouvait engendrer la variole, ou si la
syphilis engendrait la scrofule, comme le prétend ou
l'a prétendu un habile financier médical. Fort heureusement pour la doctrine des ferments et pour l'ordre
général de la nature, rien de pareil ne s'est vu. Mais
ce que l'ordre naturel et la doctrine peuvent admettre
sans en être nullement troublés, c'est qu'une maladie,
un ferment, un parasite succède à un autre, le remplace ou même se développe à ses dépens et se substitue
à lui. J'ai déjà dit que ce remplacement, cette substitution se voient fréquemment sans microscope dans la
tribu des champignons. La *dégénérescence* ainsi entendue,
loin d'être contraire à la doctrine parasitaire, reçoit au
contraire de cette doctrine une explication naturelle
que les doctrines de l'école sont impuissantes à donner
et qu'elles n'ont jamais d'ailleurs tenté de donner, quoiqu'elles ne se soient pas toujours arrêtées devant l'impossible ou l'absurde.

Si le lecteur a bien voulu suivre les développements
succincts mais suffisants que je viens de donner sur
les grandes questions, les points essentiels de l'histoire
des maladies, il doit être convaincu qu'à toutes ces
grandes questions les doctrines officielles n'ont pas de
réponses ou n'en ont que d'erronées ou d'absurdes, tandis que la doctrine parasitaire les résout toutes de la

---

d'un autre tissu, questions d'ailleurs un peu quintessenciées.
Le fait certain est qu'un tissu normal disparaît et qu'un tissu
anormal apparaît.

façon la plus naturelle, la plus conforme aux faits et aux analogies. Cette doctrine offre tous les caractères de la réalité. Comment se fait-il donc qu'elle prenne si difficilement rang dans la science, qu'elle n'y ait même jamais été que partiellement discutée, et n'y ait rencontré si longtemps qu'un dédain réel ou factice ? Mais, si je ne m'abuse, nous touchons à un moment où le parasitisme s'imposera (1) à l'attention des médecins, où l'on sera forcé de le discuter sérieusement, et du moment où on le discutera sérieusement, sa cause sera gagnée.

On n'a trouvé contre lui que les arguments suivants :

1° Il est bien vrai que l'on trouve des ferments animés dans toutes les fermentations. Il est bien vrai que l'on rencontre dans une foule de maladies des microphytes et des microzoaires, mais les uns et les autres sont la conséquence et non la cause de la fermentation et de la maladie.

2° Quant à l'origine de ces microphytes, de ces microzoaires, de ces ferments, elle se trouve dans certaines cellules normales des matières organiques mortes ou vivantes, cellules qui se transforment en véritables ferments morbides ou physiologiques dans certaines circonstances données.

Ainsi, d'après cette opinion, le sarcopte viendrait se nicher, *constamment*, dans la peau des galeux, uniquement parce qu'il y trouverait des nids et des terriers préparés d'avance, et probablement pour assister au spectacle des souffrances des malades. Cette doctrine serait bonne à proposer à des aveugles. Quant à ceux qui ont des yeux pour voir, ils savent très bien que les sarcoptes creusent eux-mêmes leurs nids et

_____

(1) Cette introduction a été publiée en 1874.

leurs sillons : on peut les voir tous les soirs et toutes
les nuits travailler à ce creusement, absolument comme
les lapins à leurs terriers. Ce qui est vrai des sarcoptes
est vrai de tous les parasites, depuis le tænia jusqu'aux
bactéries.

Quant aux circonstances *particulières*, et non moins
inconnues que particulières, qui transformeraient des
cellules normales des corps organisés, ces circonstances
particulières consistent en ceci, que la transformation
dont il s'agit n'a lieu qu'en présence de corpuscules
organisés venant de l'air extérieur. Ainsi les cellules
normales ne fermenteraient, ne deviendraient malades
qu'en présence de corps organisés extérieurs, mais ces
corps seraient étrangers à l'action : ils seraient là uniquement pour donner des ordres aux cellules normales
ou pour assister en amateurs aux phénomènes de décomposition organique! Mais même dans cette étrange
théorie, ne seraient-ils pas en réalité la cause de ces
phénomènes, puisque sans leur présence rien ne peut
se faire, et que dès leur apparition les phénomènes de
décomposition commencent? En vérité, peut-on
discuter sérieusement une telle théorie, qui semble
être un défi à la raison, qui est le complet renversement des faits, qui consiste rigoureusement à
placer la charrue devant les bœufs? Non, ces objections
ne sont pas sérieuses. Elles ont l'unique mérite, si c'en
est un, d'être les seules qu'on puisse adresser à la doctrine parasitaire des fermentations et des maladies.
Aussi, je le répète, et c'est par là que je termine, ce
qu'il faut à cette doctrine pour se faire accepter universellement, c'est que des esprits sérieux se donnent la
peine de l'examiner.

Encore quelques mots sur les conséquences de la doctrine nouvelle, et nous en aurons fini avec les généralités.

Conséquences pratiques de la doctrine parasitaire. — La découverte ou seulement la démonstration d'une doctrine scientifique nouvelle est toujours un grand progrès, car il ne saurait être indifférent à l'esprit humain de connaître une vérité de plus ou de moins. On ne peut se dissimuler toutefois que si l'homme ne vit pas seulement de pain, il en vit principalement, ainsi que de bien-être, et qu'avant tout il tient à vivre avec le moins de souffrances possible. Il n'y a donc rien d'étonnant qu'il soit plus particulièrement touché des découvertes qui peuvent améliorer sa condition matérielle, diminuer ses maux ou prolonger sa vie, que de celles qui ne font qu'accroître nos connaissances spéculatives. La doctrine parasitaire possède l'un et l'autre mérite : elle nous révèle une grande loi naturelle et elle arme la médecine de moyens plus puissants que ceux qu'elle possédait jusqu'à ce jour. C'est ce que démontrent irrécusablement les observations mentionnées dans les divers articles de cet ouvrage. Le lecteur voudra bien, je l'espère, se reporter à ces observations; je n'ai pas à en donner ici la nomenclature. Je veux démontrer seulement que les moyens employés étaient indiqués par la théorie, et que la théorie à son tour a été confirmée par les résultats obtenus.

Du moment que les fermentations de la matière organisée morte ou vivante étaient dues à des ferments répandus dans l'atmosphère, deux moyens se présentaient pour s'opposer à ces fermentations : empêcher le contact de l'air avec les matières fermentescibles; détruire ces germes ou ferments que l'atmosphère renferme à mesure qu'ils arrivent au contact de ces matières, après avoir détruit ceux qui peuvent déjà s'y être déposés. Les clôtures hermétiques précédées du chauffage sont une application du premier procédé. C'est ainsi qu'a été établie la belle industrie de la conservation des matières

d

alimentaires par la période empirique d'Appert, ratio-
nalisée par M. Pasteur, et que cet illustre savant a pu
lui-même créer la méthode de la conservation des vins
par le chauffage. Mais ces procédés n'étaient point applicables aux fermentations des matières organiques
vivantes, c'est-à-dire aux maladies des végétaux et des
animaux, qui ont besoin, les uns et les autres d'air
atmosphérique pour vivre. Pour empêcher ces fermentations, le second procédé était seul applicable : trouver
une substance qui détruisît la vie des parasites sans
porter atteinte à celle des êtres dont les parasites détruisent la substance, tel était le problème. Lorsque des
expériences d'un haut intérêt eurent prouvé que les fermentations de la matière organisée morte ne s'opèrent
pas en présence de l'acide phénique mêlé en très petites
proportions à l'air ou à l'eau, il était naturel de tenter
le même moyen contre les fermentations de la matière
organisée vivante. C'est cette tentative que j'ai eu le
faible mérite de faire le premier (1). Je la fis d'abord
avec beaucoup de réserve et pour une lésion extérieure,
où l'action de l'agent était facile à surveiller ; puis, le
résultat obtenu ayant rempli et au delà mes espérances,
je multipliai les applications du moyen nouveau à l'extérieur et à l'intérieur, au point que leur nombre ne se
chiffre pour ainsi dire plus. Les observations répandues
dans le cours de cet ouvrage prouvent que c'est plus
spécialement dans les maladies où tout le monde est
disposé à admettre la présence de ferments, dysentérie,

---

(1) Si mes lecteurs veulent bien se reporter aux dates de
mes premières publications et lire les anciens livres des académiciens, ils verront que j'ai eu aussi l'heureuse fortune de pouvoir
établir la doctrine parasitaire. Le reste n'est qu'affaire de méthode, d'introduction d'un médicament, tandis que les nouveaux
médicaments proposés se rattachent tous à la doctrine parasi-
air c.

fièvres intermittentes, charbon, fièvre typhoïde, etc.,
que l'acide phénique produit les effets les plus merveilleux. La théorie qui a indiqué d'avance pour ces cas
l'emploi d'un parasiticide est une théorie vraie.

Au reste, si des hommes réfléchis lui avaient accordé
une attention suffisante, ils l'auraient certainement
adoptée, même avant la découverte et les applications
de l'acide phénique. Il est bien remarquable, en effet,
que les plus puissants des agents dont la médecine dis-
posait avant mes applications de l'acide phénique, tels
que le fer, le mercure, l'arsenic, l'iode, le soufre, le
sulfate de quinine, etc., qui sont, avec l'acide phénique,
les armes par excellence de la thérapeutique, sont toutes
substances antifermentatives, destructives, à très petites
doses, des organismes inférieurs. Ainsi ce n'est pas
seulement sur les effets de l'acide phénique que se
fonde la doctrine parasitaire, mais bien sur ceux des
moyens curatifs les plus puissants de la médecine, on
pourrait dire les seuls vraiment puissants, à peu d'exceptions près. Et encore est-il bien certain que ce soient
là des exceptions ? Cette question d'un haut intérêt
demande quelques développements.

L'acide phénique, seul ou en combinaison, est assurément, quant à présent, le plus puissant en même
temps que le plus inoffensif des parasiticides, des antifermentatifs; cependant il n'empêche pas tous les développements organiques inférieurs, puisque des productions végétales peuvent avoir lieu même dans l'eau
phéniquée saturée. Son action est loin aussi d'être la
même sur tous les parasites et sur tous les ferments :
elle est faible, ainsi qu'on le verra plus loin, sur le
tænia, tandis qu'elle est presque toute-puissante sur les
oxyures; elle est aussi beaucoup moins efficace contre
le ferment syphilitique que contre celui du charbon, de
la fièvre typhoïde, de la fièvre intermittente, etc. D'un

autre côté, on voit dans le mémoire de M. Dumas, auquel nous avons déjà renvoyé, que certaines substances ont de l'influence sur certaines fermentations tandis qu'elles en ont peu ou point sur d'autres. Il serait donc très naturel d'admettre que des substances curatives qui n'ont pas d'action parasiticide sur les ferments que nous connaissons en eussent une sur des ferments que nous ne connaissons pas, que des maladies que nous croyons nous-mêmes étrangères au parasitisme, les névralgies entre autres, fussent réellement des maladies à ferments, et que ce fût en vertu d'une action antifermentative spéciale que le valérianate d'ammoniaque, par exemple, les améliore ou les guérit. Tout n'a donc pas été fait en médecine par les applications de l'acide phénique, et je ne prétends pas faire de ce nouvel agent, comme des critiques d'une bonne foi douteuse m'en ont accusé, une panacée. Mais ce que je prétends, parce que des faits irrécusables le démontrent, c'est que l'acide phénique est, à l'heure actuelle, l'agent curatif le plus puissant de la médecine; c'est que les remarquables et nombreuses guérisons qui lui sont dues sont une confirmation éclatante de la doctrine parasitaire, démontrée par toutes les analogies et par les expériences de M. Pasteur; c'est qu'enfin cette doctrine, loin de prétendre avoir posé dès aujourd'hui les colonnes d'Hercule de la science, ouvre des horizons nouveaux à la médecine et la fait sortir de l'ornière de l'empirisme où elle se trouve depuis sa naissance, malgré les efforts de quelques hommes de génie et les prétentions de beaucoup d'autres dont tout le génie se compose d'intrigue, de charlatanisme, d'ignorance et d'audace.

DE

L'ACIDE PHÉNIQUE

APPLIQUÉ A LA MÉDECINE

CHAPITRE PREMIER

HISTORIQUE DE LA MÉDICATION PARASITICIDE

Art. 1er. — Découverte et caractères physico-chimiques
de l'acide phénique.

§ I. — *Découverte.* — *Composition moléculaire.*
Synonymie. — *Équivalent.*

L'acide phénique a été découvert par Runge en 1834.
L'auteur lui donna le nom d'acide *carbolique* (de *carbo*,
charbon, et d'*oleum*, huile) nom convenable à tous
égards, car il ne faisait que rappeler le corps dont on
l'extrait habituellement (l'huile de goudron de houille),
sans rien préjuger sur les explications théoriques auxquelles il pouvait donner lieu. Ce nom cependant n'a
point été respecté : pour des raisons diverses, mais
toutes également contraires aux droits des inventeurs,
à la clarté de l'histoire de la science elle-même, ce corps
a reçu de Laurent le nom d'*acide phénique* (de φαίνω,
j'éclaire, quoiqu'il éclaire très peu), d'*hydrate de phényle*,
d'*oxyde de phène*; de Dumas, le nom d'*alcool phénique*;

1

de Gerhardt, celui de *phénate normal*, de *saliçone*, de Gerhardt encore et de Berthelot, celui de *phénol*, qui reproduit en un seul mot la dénomination de Dumas; enfin de Berzélius, le nom d'*oxyde phénique*. De toutes ces dénominations, la plus légitime a prévalu en Angleterre, mais celle d'*acide phénique* est à peu près universellement adoptée en France. C'est donc à elle que nous serons obligé de nous en tenir, d'autant plus que c'est celle qui figure déjà dans les premières éditions de cet ouvrage.

Depuis Runge, qui avait déjà poussé assez loin l'étude de l'acide phénique, quoiqu'il ne l'eût obtenu qu'à l'état liquide et rougeâtre, ce corps a été étudié par Laurent, Gerhardt, Woelher, Stadeler, Liebig, Berthelot, Calvert, Parisel, etc. Mais au point de vue chimique, les études de Laurent et de Berthelot se distinguent de celles de leurs confrères; au point de vue physiologique et, si l'on nous permet cette expression, biologique, l'étude de Liebig est très supérieure à toutes les autres; enfin, au point de vue pharmaceutique et industriel, on doit distinguer les études de MM. Parisel et Calvert.

L'acide phénique a été trouvé composé, par tous les chimistes qui en ont fait l'analyse élémentaire, de douze équivalents de carbone, six d'hydrogène, et deux d'oxygène; on écrit donc habituellement sa formule de la manière suivante : $C^{12} H^6 O^2$, ce qui représente en poids :

Carbone	76,593
Hydrogène	6,363
Oxygène............	17,044
	100,000

D'après la formule qui précède, l'équivalent de l'acide phénique serait de 94, celui de l'hydrogène étant pris

pour unité. Mais si tout le monde s'est trouvé d'accord
sur la composition moléculaire de l'acide phénique, il
n'en est pas de même sur la disposition intime de ses
molécules, ainsi que nous le dirons après avoir étudié
les propriétés de ce corps, si remarquable à tous
égards.

§ 11. — *Propriétés physico-chimiques.*

État. — Cristallisation. — Nous avons dit que Runge
avait découvert et obtenu l'acide phénique à l'état
liquide, mais à cet état, il était impur : le véritable
état de l'acide phénique est l'état solide et cristallisé, ce
qui semblerait indiquer le caractère de pureté parfaite,
conclusion qui n'est pas exacte, nous le démontrerons
plus loin. Sa cristallisation se fait en longues aiguilles
fines, rhomboïdales, faciles à séparer quand le corps
est fraîchement préparé, mais qui, par le repos, adhè-
rent fortement les unes aux autres, et forment une
masse compacte et très dure.

Fusibilité. — Volatilité. — L'acide phénique pur et
bien isolé de tout autre corps, tel qu'il se trouve rarement dans le commerce, n'est fusible qu'à 45°. Quand
cette température baisse, il se prend en aiguilles. Mais
si peu qu'il absorbe d'eau ou d'humidité, si peu qu'il
reste exposé à la lumière, il s'y produit des parties
fusibles à une température plus basse.

C'est un caractère bien remarquable de l'acide phénique que la plus petite quantité d'eau le maintient à
l'état liquide, quoiqu'il soit peu soluble dans ce véhicule,
ainsi que nous le dirons dans un instant.

Moins fusible que la plupart des huiles fixes, l'acide
phénique est en même temps plus volatil : il bout à
188 degrés centigr. Mais au-dessous de son point d'é-
bullition, et même à l'état solide, il s'évapore assez

abondamment pour que son odeur décèle sa présence
dans tout espace confiné où il se trouve en contact
avec l'air ambiant. Quand il est étendu à l'air libre sur
de larges surfaces, il disparaît assez promptement par
la volatilisation. C'est cette propriété de volatilisation
qu'on utilise dans les injections sous-cutanées et les
boissons.

Combustibilité. — Malgré l'étymologie de son nom,
l'acide phénique, nous l'avons déjà dit, éclaire très
peu; il brûle cependant, mais avec une flamme rougeâtre et fuligineuse qui donne beaucoup plus de fumée
que de lumière.

Couleur. — L'acide phénique est d'un beau blanc
quand il est solide et bien cristallisé, et il conserve
longtemps cette couleur quand il est maintenu à
l'abri de l'humidité et de la lumière. Mais dès qu'il
subit l'action, même très indirecte, des rayons solaires,
il ne tarde pas à se colorer peu à peu, jusqu'à ce qu'il
ait acquis une nuance rouge brun, se rapprochant
beaucoup de celle du cuivre. Cette action colorante de
la lumière s'opère plus rapidement sur l'acide liquide
que sur l'acide solide, et plus rapidement quand la
liquéfaction a été provoquée par une addition d'eau que
lorsqu'elle a lieu par la seule influence de la température.

L'acide phénique qui rougit peut devenir dangereux
même appliqué sur la peau. Dans cet état il doit être,
à plus forte raison, *absolument* proscrit par la thérapeutique interne.

Odeur. — L'odeur, surtout quand on la considère dans
ses nuances les plus délicates, est un des caractères
les plus fugaces ou du moins les plus *personnels* des
corps organiques et inorganiques : pour ce motif, pro-

bablement, les chimistes n'y attachent, en général, qu'une bien faible importance. Peut-être ont-ils raison, au point de vue exclusivement chimique. Ce qui est certain, c'est que ce caractère a une très réelle, parfois même une très grande importance, au point de vue de la physiologie générale.

Tous les acides phéniques cristallisés, quelle qu'en soit la provenance, ont une odeur *sui generis*, qu'il est très facile de se rappeler et de reconnaître quand une fois on l'a sentie, mais qu'il est impossible de décrire, comme toutes les odeurs. Cette odeur est la même foncièrement, si l'on nous permet ce mot, dans tous les acides ; cependant, lorsqu'on a une grande habitude de les manier, on trouve qu'elle offre des nuances très sensibles, et, ce qui ne laisse pas d'avoir un certain intérêt, que les acides d'une même provenance offrent à peu près invariablement la même nuance. L'odeur de la meilleure nuance n'est jamais précisément agréable ; mais on s'y habitue facilement, et même la plupart des personnes finissent par la trouver au moins très supportable. Il n'en est pas de même de certaines nuances : des acides étrangers, par exemple, que nous avons expérimentés, ont une odeur fade de côtelette brûlée à laquelle on s'habitue très difficilement. A quoi tiennent ces différences et quelle est l'importance de ces nuances en chimie, en physiologie, en thérapeutique ? Y aurait-il, suivant la pittoresque expression de M. Pasteur, un acide phénique *main droite* et un acide phénique *main gauche* (1), comme il y a un acide tartrique main droite

_____

(1) Pour bien faire saisir et rendre frappante la dyssymétrie moléculaire, M. Pasteur compare deux cristaux semblables d'un corps dyssymétrique, les deux acides tartriques, par exemple, l'un à la main gauche et l'autre à la main droite : les deux cristaux sont parfaitement semblables ; cependant il est évident qu'ils ne peuvent jamais ni être confondus à la vue l'un avec

et un acide main gauche? Cette différence, traduite
peut-être par un acide phénique bon goût et un acide
phénique mauvais goût, ne s'est jamais révélée dans
les actions thérapeutiques.

Nous croyons malgré cela devoir faire remarquer
que si le chimiste doit observer avec le soin le plus
scrupuleux et prendre en sérieuse considération les
nuances les plus délicates que présentent les propriétés
des corps, à plus forte raison doit-il en être de même
du physiologiste et du médecin, qui se servent de réactifs bien autrement sensibles, dans l'immense majorité
des cas, que ceux du laboratoire chimique. Rien ne
serait plus naturel, d'après les expériences de M. Pasteur, que de voir un corps déviant la lumière dans un
sens guérir une maladie (en empêchant une fermentation), tandis que le même corps, identique par toutes
les propriétés physico-chimiques moins le sens de la
déviation de la lumière, non seulement ne guérirait pas
la même maladie, mais pourrait même l'aggraver.

Saveur. — Les saveurs ne sont pas moins impossibles
à définir que les odeurs; ce n'est que par comparaison
avec les plus communes que l'on peut donner une idée
de celles qui le sont moins ou qui sont tout à fait
rares; on peut donc dire que la saveur de l'acide phénique ressemble beaucoup à celle d'un corps fortement
imprégné de fumée.

On sait qu'il y a une relation très générale et très
étroite entre les odeurs et les saveurs, et que beaucoup
de corps sont surtout sapides parce qu'ils sont odorants.
C'est le cas de l'acide phénique, du moins pour ce qui

---

l'autre, ni occuper les mêmes points de l'espace, ni produire
dans une glace une image identique à leur forme, mais bien
une image renversée, le cristal droit, comme la main droite,
donnant l'image du cristal gauche, et *vice versa*.

constitue son odeur *sui generis*. Mais outre cette odeur, mentionnée par tout le monde, l'acide phénique a une saveur que personne ne paraît avoir remarquée, quoiqu'elle soit pourtant bien tranchée : c'est une saveur sucrée, qui semble tenir le milieu entre la saveur franchement saccharine et celle des sels de plomb. Il est du reste assez difficile d'étudier cette saveur longtemps, parce qu'elle est toujours accompagnée et promptement dominée par une autre impression, qui n'est pas précisément une saveur, quoiqu'elle se perçoive sur la muqueuse buccale mieux que partout ailleurs : c'est cette impression causée par l'essence de menthe, et qui donne, quand elle n'est pas trop forte, une sensation de fraîcheur ; à un degré élevé, cette sensation passe à la stypticité et graduellement à la causticité. Dans la progression d'une de ces sensations à l'autre, l'acide phénique offre les nuances des essences ou de l'alcool plutôt que des acides.

Solubilité. — L'une des premières choses, sinon la première que fasse un chimiste quand il vient de découvrir un corps nouveau, c'est d'en rechercher et d'en étudier la solubilité, un des caractères les plus importants des corps chimiques ; il étudie cette solubilité au moins dans les dissolvants les plus communs, et par conséquent dans l'eau, le plus commun comme le plus précieux de tous. L'inventeur de l'acide phénique, Runge, n'eut garde de manquer à cette habitude ; il constata donc et il écrivit que l'acide phénique se dissout dans l'eau, dans la proportion de 3,26 p. 100, à la température de 15° cent.

Tous les chimistes qui s'occupèrent ou seulemen parlèrent de l'acide phénique après Runge, Laurent, Gerhardt, Liebig, Wœlher, Berthelot, etc., et, dans un ordre moins élevé, Parisel, Bouchardat, Calvert, Ques-

neville, etc., constatèrent et signalèrent le même fait ;
Parisel trouva même que la solubilité était de 3,50 à
4 %, au lieu de 3,26 indiquée par Runge. Elle est
en réalité de 5 à 6 %. La différence entre ce chiffre et
celui de Runge tient à ce qu'il n'obtenait pas l'acide
phénique pur et ne l'isolait pas aussi complètement
qu'on le fait aujourd'hui.

Dans l'alcool, l'acide phénique se dissout en toutes
proportions à une température supérieure à 20 degrés,
et même un peu moindre. Mais quand le thermomètre
s'abaisse au-dessous de 14°, de 12°, et à plus forte raison davantage, une partie de l'acide se solidifie, et il
en reste une proportion indéterminée en dissolution.
La partie cristallisée est entièrement séparée du crésol.
Dans un mélange à parties égales, la solution persiste
à toutes les températures, du moins aux environs de
zéro.

Comme l'alcool se dissout en toutes proportions dans
l'eau, celle-ci, quand elle est alcoolisée, dissout d'autant
plus d'acide phénique qu'elle contient plus d'alcool.

Éther. — L'éther dissout l'acide phénique comme
l'alcool, à peu près en toutes proportions. La volatilité
de l'éther étant de beaucoup supérieure à celle de l'alcool, sa propriété dissolvante de l'acide phénique peut
avoir de l'utilité dans quelques circonstances, bien que
l'activité de l'éther ne permette pas d'en faire un simple
véhicule.

Dissolvants divers. — Parmi les autres corps assez
nombreux dans lesquels se dissout encore l'acide phénique, nous ne signalerons que l'acide acétique, l'acide
pyro-ligneux et la glycérine, parce que les dissolutions
phéniquées de ces corps ont, dès à présent, une certaine
importance médicale.

L'acide phénique dissolvant. — L'acide phénique peut, à son tour, servir de véhicule : il dissout, en proportions plus ou moins considérables, l'eau (5 %), l'indigo, le soufre, l'iode, le copal, la colophane, etc.

Densité. — L'acide phénique est un peu plus pesant que l'eau ; sa densité est de 1,065 suivant certains chimistes, de 1,060 suivant d'autres , et enfin de 1,054 suivant quelques-uns. Ces divergences sembleraient indiquer qu'ils ont opéré sur des acides de pureté et de provenances diverses.

ART. II. — AFFINITÉS CHIMIQUES. — ACTION SUR LES ACIDES ET LES BASES. — NATURE.

Affinités chimiques. — **Action sur les bases.** — La coutume voudrait que l'on ne traitât des affinités de l'acide phénique qu'après avoir épuisé la discussion sur sa composition moléculaire et par conséquent sur sa nature. Mais comme, pour se faire une opinion motivée sur celle-ci, on doit prendre en grande considération l'action de l'acide phénique sur les autres corps chimiques, nous avons cru indispensable de dire d'abord quelques mots de cette action.

Plusieurs des chimistes qui se sont occupés de l'acide phénique ont décrit avec détails plusieurs sels formés par la combinaison de diverses bases avec l'acide phénique, entre autres la potasse, la soude, l'ammoniaque, la baryte et divers oxydes métalliques (ceux de fer, de zinc, de cuivre, de plomb, de mercure, etc.). Si ces combinaisons étaient bien définies, aussi stables que le disent ces expérimentateurs, nul doute que l'acide phénique ne jouât le rôle d'acide véritable, qu'il ne méritât, en un mot, son nom au même titre que l'acide carbonique ou un acide organique faible. Mais les expé-

1.

riences des auteurs qui croient aux véritables phénates
sont loin d'être toujours exactes et, quand elles sont
exactes, d'être concluantes. L'un des sels, par exemple, sur lesquels MM. Parisel père et fils insistent le
plus, et sur lequel ils auraient en effet le plus de raison d'insister, surtout au point de vue médical, le phénate d'ammoniaque, est loin, bien loin de posséder la
stabilité qu'ils lui attribuent, surtout quand ce prétendu
phénate d'ammoniaque a été obtenu comme il l'est
d'ordinaire, par la simple addition de gaz ammoniac
à l'eau phéniquée. Il est bien vrai que l'acide phénique se dissout dans l'ammoniaque liquide en beaucoup
plus grande proportion que dans l'eau ; il est bien vrai
même que l'acide phénique absorbe dans certaines
proportions le gaz ammoniac, mais il est non moins
vrai que la solution ammoniacale d'acide phénique,
abandonnée à l'air libre, laisse dégager progressivement
tout le gaz alcalin, et qu'il ne reste bientôt dans le
vaisseau qu'une solution phéniquée, ou cette solution
et en plus de l'acide phénique, si l'eau est en proportion
insuffisante pour dissoudre tout l'acide. De même le gaz
ammoniac, d'abord absorbé par l'acide pur, ne tarde pas
à se dégager de ses liens et à laisser seul l'acide phénique, en formant de l'aniline et de l'acide rosacique,
produit dangereux.

Pour assurer la conjonction de l'ammoniaque et de
l'acide phénique et la rendre stable, nous avons incorporé les deux corps à l'état naissant à la glycérine et
au sucre. Nous dirons plus loin pourquoi ce composé,
auquel nous avons conservé son nom impropre, est le
seul dont on puisse user avec sécurité.

Sans doute il est d'un grand intérêt chimique de
savoir si l'acide phénique peut ou non former de véritables sels avec les bases, mais au point de vue des
applications médicales, cet intérêt est immédiat et pal-

pitant : si, par exemple, on prescrivait un phénate de soude comme on prescrirait un sulfate de soude, dans la croyance que les deux composants caustiques se sont neutralisés par leur combinaison, on introduirait tout simplement dans l'économie deux caustiques au lieu d'un, et nous n'avons pas besoin de dire quel serait le résultat. Ainsi qu'on le verra dans un instant, les réactions qui se passent entre les alcalis et l'acide phénique nous paraissent offrir un certain mystère et appeler toute l'attention des chimistes, mais au point de vue médical, nous en savons assez pour conseiller d'agir avec prudence dans l'usage de ces prétendus phénates. Non, sans doute, l'ammoniaque ne forme pas avec l'acide phénique un véritable sel, mais la mise en contact de ces corps présente cette singularité, cette bizarrerie, que le gaz ammoniac qui est d'abord absorbé par l'acide phénique s'en dégage ensuite spontanément dans les mêmes conditions apparentes que celles où il a été absorbé, et il se passe quelque chose d'analogue avec les autres alcalis. C'est dans ces actions et réactions étranges que nous trouvons un certain mystère, gros peut-être de découvertes inattendues.

Réaction aux papiers colorés. — L'acide phénique n'a aucune action sur le papier de tournesol, et il ne le ramène pas au bleu quand il a été rougi par un acide.

Sous ce point de vue qui, sans être capital, a pourtant une certaine importance, l'acide phénique est donc un corps neutre.

Nature. — Cette dernière opinion est aujourd'hui celle de beaucoup de chimistes, et en particulier celle de notre éminent synthétiste, M. Berthelot, qui le considère comme une sorte d'*alcool phénylique*, ce qui lui avait fait donner par lui le nom de phénol : cependant ce n'est point un alcool proprement dit, et sa fonction chimique, dit l'ingénieux et profond chimiste, est « distincte des acides, des aldéhydes et des alcools ».

Art. III. — Origine, source, préparation.

Origine. — Sources. — L'acide phénique se trouve dans un grand nombre de produits de la nature : Wœlher l'a obtenu par la distillation sèche de l'acide quinique ; Kopp, par la distillation sèche du benjoin ; Gerhardt l'a préparé par le dédoublement de l'acide salicylique (1), sous l'influence de la chaux ; Sthenhouse l'a extrait du *xanthorrœa hastilis* (gomme jaune de Botany-Bay). L'huile que la distillation sépare du castoréum est de l'acide phénique presque pur. La plupart des chimistes font remarquer que la créosote du commerce est presque exclusivement composée d'acide phénique. C'est à ce point que Gerhardt trace l'histoire de la créosote dans l'article consacré à l'acide phénique, mais cette remarque n'est pas à la louange du commerce. La créosote découverte par Reichenbach, quoiqu'ayant d'assez grandes analogies avec l'acide phénique, en diffère cependant à beaucoup d'égards, et le commerce qui vend l'une pour l'autre, trompe impudemment le public, ce qui, malheureusement, est assez dans ses habitudes. Stœdeler en a trouvé dans les urines du cheval, de l'homme, etc. Enfin M. Berthelot est parvenu à le préparer de toutes pièces, ou, comme on dit, à le synthétiser, en faisant passer dans un tube de porcelaine chauffé au rouge des vapeurs d'alcool ou d'acide acétique.

Mais toutes ces sources n'ont qu'un intérêt purement

---

(1) Aujourd'hui l'acide salicylique se tire de l'acide phénique, auquel il doit ses propriétés antiseptiques et antirhumatismales.

chimique ou même de simple curiosité. La seule source pratique industrielle de l'acide phénique est l'huile lourde de goudron de houille ou deutocarbole, qui en renferme des quantités considérables et d'où l'on peut l'extraire avec économie pour les besoins de l'industrie et de la médecine.

Pour extraire l'acide phénique des huiles lourdes de houille, on agite ces dernières avec le double de leur poids d'une lessive de potasse moyennement concentrée, ou avec un lait de chaux. On décante la partie aqueuse d'avec l'huile surnageante, et on la décompose par l'acide chlorhydrique. L'acide phénique hydraté se sépare alors sous la forme d'une huile plus pesante que l'eau. On la rectifie, après y avoir ajouté 5 p. 100 d'hydrate de potasse. Il passe d'abord un mélange d'eau et d'acide phénique, mais bientôt ce dernier distille seul. Une seconde et, au besoin, une troisième distillation l'isolent complètement (1). Il se sublime alors en belles aiguilles rhomboïdales soyeuses, qui s'oxydent rapidement surtout au contact de l'air humide ou par l'exposition à la lumière. Il se forme par cette oxydation plusieurs corps dont les plus dangereux sont l'*acide rosacique* et la *rosaniline*. Cette substance fournit une couleur splendide, mais qu'on ne peut utiliser. Employée pour teindre des chaussettes, malgré le soin qu'on prenait de multiplier les lavages, ce qui en restait suffisait pour amener la vésication de tout le pied. Le meilleur remède contre ce mal était l'acide phénique même, dans la glycérine ou l'huile.

Le commerce ne prend pas la peine de préparer l'acide phénique avec le soin nécessaire. Une fois qu'il est grossièrement séparé des autres corps et qu'il est encore mélangé de créosote, d'acide crésilique, etc., il

_____

(1) V. *Formulaire*, au mot *Acide phénique.*

se contente de passer le tout à la turbine pour séparer les corps liquides des corps solides. Ainsi s'obtient le produit que l'on livre dans le commerce sous forme granulée. Beaucoup des accidents que l'on reproche à l'acide phénique sont dus surtout à son impureté.

ART. IV. — ACTION DE L'ACIDE PHÉNIQUE SUR LES MA-TIÈRES ORGANIQUES MORTES ET VIVANTES. — APPLICATION A L'INDUSTRIE, A L'HYGIÈNE, A LA MÉDECINE.

L'histoire de l'acide phénique est inséparable de celle de toutes les substances qui ont de l'analogie avec lui ou qui le renferment dans leur sein. C'est en compa-rant leur histoire à la sienne qu'on arrive à les bien comprendre l'une et l'autre, et qu'on peut rendre une exacte justice à chacun des ouvriers qui ont travaillé au progrès général.

Si tous les penseurs, tous les observateurs, tous les initiateurs surtout, n'avaient pas remarqué avec quelles difficultés le progrès, à quelque ordre de connaissances qu'il se rapporte, s'établit dans les idées et dans la pratique, cette remarque s'imposerait à propos des applications des produits asphaltés et goudronnés non seulement à la médecine, qui est presque toujours la der-nière à profiter des nouvelles découvertes, mais à l'in-dustrie, à laquelle les goudrons et les asphaltes rendent aujourd'hui des services qui pourraient presque soute-nir la comparaison avec ceux de la vapeur. Dès la plus haute antiquité, le goudron végétal était appliqué pour la conservation des bois et conseillé aussi dans le trai-tement de quelques maladies. Le bitume lui-même, connu beaucoup plus tard, reçut des applications ana-logues, mais qui restèrent toujours fort restreintes. En 1744, il prit fantaisie à un évêque irlandais, Berkeley, qui était du reste un penseur éminent et un physicien distingué, d'écrire une monographie du goudron végétal. L'expérience a rabattu un grand nombre des exagérations de l'évêque philanthrope. Cependant, nous ne saurions admettre avec Murray et plus tard avec MM. Trousseau et Pidoux, que Berkeley ait nui à la réputation du goudron. Il est certain au contraire que, depuis son travail, cette substance occupe dans la thérapeutique une place plus considérable que celle qu'elle y occupait auparavant.

Mais un homme d'une position plus modeste que celle de Berkeley aurait rendu des services bien autrement importants sans cette routine inepte, sans cette force d'inertie contre lesquelles viennent échouer tant d'innovations utiles. Cet homme, aujourd'hui à peu près inconnu de tout le monde, inconnu surtout des médecins quoiqu'il fût médecin lui-même, a pourtant découvert le premier asphalte qu'on ait trouvé en Europe (1710); il en a trouvé et décrit la plupart des applications industrielles et médicales; il a même eu la bonne fortune assez rare de trouver un appui dans les autorités de son temps. Malgré cela, sa découverte est restée presque stérile, et son nom a été voué à l'oubli.

C'était le docteur Eirini d'Eyrinys, professeur de grec dans la comté de Neufchâtel. Malgré le bon vouloir qu'il trouva, chose extraordinaire, dans les corps savants, malgré le rapport honorable de l'Académicien Morand, les travaux d'Eirini, philanthrope obstiné et sans nulle ambition, furent perdus pour la science, au point que nos deux thérapeutistes émérites, MM. Trousseau et Pidoux, consacrent aux asphaltes et à leurs dérivés ou analogues à peine quelques lignes dans la cinquième édition de leur *Traité de thérapeutique*. Après avoir brièvement parlé du succin, et avoir fait remarquer qu'on ne doit pas négliger les remèdes empiriques, les auteurs accordent *sept lignes* au pétrole, et terminent par ces mots: « *Il est fort inutile* de parler d'autres bitumes, tels que le naphte, la malthe, etc. » (*Trait. de thérap.*, t. II, p. 281, 5e édit.)

Voilà ce qu'avaient produit en médecine, après cent quarante ans, les remarquables travaux de d'Eyrinys. L'industrie avait été un peu moins oublieuse — pas beaucoup — que la médecine: après cent vingt ans d'attente, elle exécutait une des plus belles applications de l'asphalte déjà conseillée par d'Eyrinys, en établissant des trottoirs de cette substance (1838).

Mais avant cette application, une substance extraite aussi d'une sorte d'asphalte, c'est-à-dire d'un produit d'origine organique, enfoui depuis des milliers de siècles dans la terre, le goudron de houille, avait fait son apparition dans la science, et semblait propre à tous les usages pour lesquels d'Eyrinys préconisait l'asphalte, avec l'avantage probable d'une plus facile application. A peine lord Dondenald et ensuite le savant professeur de notre Muséum d'histoire naturelle, Faujas de Saint-Fond, eurent-ils extrait le goudron de la houille, que Chaumette en reconnut les propriétés antiseptiques en 1815. Dès 1817, la marine l'employait déjà et le préférait au goudron des conifères (1). Plus tard les Compagnies de chemin de fer s'en servirent avec de grands avantages pour enduire et conserver les traverses des rails.

En 1833 M. Guibourt et en 1837 M. Siret signalèrent ses propriétés désinfectantes, et M. le docteur Bayard, passant de la science à la pratique, composa une poudre avec du plâtre, de l'argile, du sulfate de fer et du goudron de houille et en fit de nombreuses applications à

_____

(1) Cette application devint générale dans la marine vers 1840.

la désinfection. Il reçut, pour ces applications, un prix de la Société d'encouragement en 1844.

Malgré ces dernières applications, qui touchaient de si près à la thérapeutique, la médecine, suivant les expressions de M. Parisel, « n'avait pas honoré du moindre regard le goudron de houille et la pharmacie le consignait à la porte », lorsqu'en 1859, M. Demeaux introduisit avec autant de succès que de bonheur dans le pansement des plaies une poudre de plâtre et de goudron minéral, préparée en vue de la désinfection par son compatriote, M. Corne, vétérinaire. La communication de M. Demeaux, faite à l'Académie des Sciences par M. Velpeau, qui était assez sympathique au progrès quand il était dû à son initiative ou à celle de ses élèves, eut un immense retentissement. Les expériences de M. Demeaux furent répétées par de nombreux chirurgiens; elles le furent sur un vaste théâtre, et avec de grand avantages, sur les blessés de notre armée d'Italie. De nombreuses imitations de la poudre Corne et Demeaux furent faites dans le but de perfectionner une méthode de traitement des plaies dont nul ne contestait la valeur.

Parmi les préparations auxquelles le *coaltar* (MM. Corne et Demeaux avaient préféré cette dénomination anglaise à la dénomination française, sans doute pour n'être pas obligés d'ajouter une épithète au mot goudron, mot qui, employé seul, se serait appliqué à l'ancien goudron végétal), parmi les préparations, disons-nous, auxquelles le coaltar donna lieu, celle d'un pharmacien de Bayonne eut seule la bonne fortune d'attirer l'attention publique. C'est une faveur qu'elle méritait du reste, car elle était à tous égards supérieure à la poudre de MM. Corne et Demeaux. M. Le Bœuf avait adressé à l'Académie des Sciences un mémoire dans lequel il faisait connaître ce fait, que les corps insolubles dans l'eau et solubles

dans l'alcool pouvaient former, quand on ajoutait de
la saponine à leur soluté alcoolique et qu'on mêlait à
de l'eau ce soluté ainsi additionné, des émulsions stables
qui équivalaient, selon lui, à une véritable dissolution.
Le coaltar, ou goudron de houille, étant précisément
dans le cas indiqué dans le mémoire de M. Le Beuf,
ce pharmacien pensa qu'on pourrait avantageusement
remplacer la poudre de MM. Corne et Demeaux par
une émulsion saponinée ou plutôt *panamisée*, car M. Le
Beuf n'a jamais employé la saponine, produit d'un prix
très élevé (800 francs le kilogr.), pour préparer son
émulsion, mais bien la teinture de bois de Panama
(Quillaya saponaria), à peu près sans valeur commer-
ciale.

M. Le Beuf, n'étant que pharmacien, chercha un médecin pour faire essayer son produit, et ses regards
tombèrent sur M. Lemaire, pharmacien devenu médecin.
De là le bruit que celui-ci a pu faire à propos du coaltar. Il a eu la bonne fortune d'être choisi pour maçon
par l'architecte M. Le Beuf, sans qu'il y ait eu de sa
part aucun mérite d'initiative. Nous reconnaîtrons
qu'il s'est acquitté avec zèle et, à beaucoup d'égards,
avec intelligence de la mission dont on l'avait chargé,
mais nous regrettons de ne pas pouvoir ajouter qu'il
s'en est toujours acquitté avec bonne foi (1).

M. Lemaire fit donc de nombreuses expériences, ainsi
que quelques autres amis de M. Le Beuf, d'où il résulta
que l'application de l'émulsion panamisée, dite saponinée, donnait tous les bons résultats de la poudre
Corne et Demeaux, et qu'elle était d'un emploi infiniment plus propre, plus facile et en outre utilisable
dans les cas où celle-ci ne l'était pas. M. Lemaire ne

---

(1) Voir notre *Traité de l'Acide phénique*. Lemerre, Paris,
1874, p. 39 et suiv.

se contenta point de faire des observations purement chirurgicales : il constata que l'émulsion de coaltar empêchait les fermentations, et par conséquent tuait très probablement les êtres microscopiques, végétaux ou animaux auxquels on savait, depuis les recherches de M. Pasteur, que les fermentations sont dues.

Tel a été le véritable rôle de M. Lemaire, telle est la part qu'il a prise à l'introduction du coaltar dans l'hygiène et la thérapeutique.

Quelque satisfaisantes que fussent les propriétés du coaltar comparées à celles des médicaments usités jusque-là, elles étaient loin cependant d'atteindre la perfection, soit comme facilité d'application, soit comme résultats curatifs. Avant même que M. Lemaire eût été chargé d'expérimenter la préparation de M. Le Beuf, on cherchait mieux que le coaltar ; et M. Calvert, de Manchester, écrivait que les propriétés désinfectantes du coaltar étaient dues sans aucun doute à l'acide phénique.

M. Bouchardat n'était pas moins certain de la puissante action de l'acide phénique : « Je suis convaincu, écrivait-il, qu'on l'emploiera au lieu du goudron de houille, dont la composition est très variable. » (*Ann. Thérap.*, 1860.)

De son côté, M. Parisel attribuait aussi à l'acide phénique les propriétés hygiéniques du coaltar, et comme s'il eût prévu les applications médicales qu'on en pourrait faire dans l'avenir, il n'hésitait pas à prédire qu'il ne pouvait manquer d'occuper un jour une place importante dans la thérapeutique. Au reste M. Parisel, comme M. Calvert, comme M. Bouchardat, ne faisait que tirer la conséquence naturelle de faits consignés dans la science depuis quinze ans par Liebig, et dont cet illustre chimiste n'avait pas été lui-même sans entrevoir l'im-

portance future. (Voy. t. III, p. 90 de la *Chimie organique*, édit. française de 1844.)

M. Velpeau, chargé de faire un rapport à l'Académie
des Sciences sur les désinfectants, se montra peu sensible aux prévisions de MM. Bouchardat, Calvert et
Parisel, et il ne manqua pas l'occasion d'exhiber son
étroite philosophie : « Que ce soit, disait-il dans son
rapport, l'acide phénique ou carbolique, comme le croit
M. Calvert, ou bien l'acide rosolique, brunolique, l'aniline, la picoline, etc., du coaltar qui désinfecte, peu
importe au fond. » C'est exactement comme si l'on avait
dit à Pelletier et Caventou : Que ce soit la quinine ou
la cinchonine ou le tannin, ou le rouge cinchonique,
ou... etc., qui guérit la fièvre... peu importe! On ne
répond pas à de pareilles... professions de foi. L'Académie garda le silence et les travailleurs continuèrent
leur œuvre.

M. Lemaire, quoique voué à la culture de l'émulsion
Le Bœuf, parut cependant ému du bruit qui se faisait
déjà autour de l'acide phénique. Il résolut de répéter
les expériences de Liebig, il les étendit même un peu,
et constata que, de même que le coaltar, l'acide phénique et quelques autres principes du goudron, notamment la benzine, l'aniline et la naphtaline, possédaient
à un haut degré les propriétés désinfectantes et empê-
chaient les fermentations. Les expériences nouvelles de
M. Lemaire, nous l'avons dit et nous le répétons malgré ses injures, offraient assurément un vif intérêt,
mais elles ne sortaient pas du domaine de la physiologie et de l'hygiène.

C'est dans cette situation qu'à la fin de 1861, entrant
dans un domaine signalé déjà par la théorie, mais encore
inexploré, je soumis l'acide phénique à l'expérimentation thérapeutique, et que j'obtins un premier résultat
qui émerveilla ceux qui en furent témoins, au nombre

desquels se trouvait M. Maisonneuve (1). M. Maisonneuve, qui n'était jamais des derniers à expérimenter les médications nouvelles, mais qui était malheureusement sujet à oublier les sources d'où elles lui étaient venues (2), ne tarda pas à introduire l'acide phénique dans son service, où il devint d'une application générale dans le pansement des plaies et dans le traitement de plusieurs autres maladies, ainsi que le constatent déjà quelques journaux de l'époque. Ce fut le premier pas que fit ma méthode dans les régions officielles. Ce fut là que M. Lemaire vit et étudia les effets d'une médication dont il essaya de s'attribuer la découverte. Se hâtant de réunir toutes les brochures qu'il avait publiées sur le coaltar, il les réimprima en 1863, en ajoutant partout au mot *coaltar* les mots *et l'acide phénique.*

---

(1) V. *Traité de l'Acide phénique.* Lemerre, Paris, 1874, p. 43 et suiv.

(2) La curieuse anecdote qui suit prouve jusqu'à quel point M. Maisonneuve était sujet aux distractions en ce point :

Quelques mois après le fait étonnant dont je l'avais rendu témoin, j'eus une nouvelle occasion de me rencontrer avec lui. Nos soins donnés au malade pour lequel nous étions réunis, il fut naturellement question entre nous de ce qui se passait dans le monde médical, et à M. Maisonneuve plus qu'à tout autre, on pouvait demander : Que faites-vous de nouveau ? Je lui adressai donc la question, et il me répondit : Je fais des choses admirables et qu'il faut que vous veniez voir, dans mon service. — De quoi s'agit-il donc ? — Il s'agit de diverses applications d'une nouvelle substance, l'acide phénique, qui me donne des résultats merveilleux. — S'il s'agit des résultats donnés par l'acide phénique, il me semble que je dois m'en douter un peu, lui dis-je, puisque le jour où je l'ai appliqué devant vous, vous ne saviez même pas que l'acide phénique existât. — Oh ! c'est vrai ! fit-il, en poussant une exclamation, riant et levant les bras en

Mais ce procédé enfantin ne pouvait persuader à personne que j'eusse, en 1861, puisé des renseignements dans un livre paru en 1863.

Tandis que M. Lemaire se hâtait, je passai deux ans encore à expérimenter l'acide phénique, et ne publiai mes résultats qu'en janvier et octobre 1865.

CHAPITRE SECOND

RÈGLES GÉNÉRALES DE L'APPLICATION DE L'ACIDE PHÉNIQUE ET DES MÉDICAMENTS PARASITICIENS

ART. Ier. — ACTION PHYSIOLOGIQUE DE L'ACIDE PHÉNIQUE.

Nous attacherons aux mots *action physiologique* le sens que les modernes thérapeutistes expérimentateurs leur ont donné, c'est-à-dire action des médicaments sur l'organisme sain ou à l'état *physiologique*, par opposition à leur action sur l'organisme malade ou action *thérapeutique*. Mais cette distinction, sur laquelle il y aurait beaucoup à dire, ne s'applique guère qu'aux animaux vertébrés et spécialement encore aux mammifères ; or, l'action de l'acide phénique sur les animaux inférieurs n'est pas moins importante à connaître, car c'est sur cette action, ainsi que nous l'avons démontré dans notre introduction, qu'est fondé son emploi thérapeutique et que devra être fondé, suivant toutes les probabilités, l'ensemble de la médication parasiticide, qui embrassera un jour certainement le traitement de toutes les maladies internes, spontanées ou communiquées, et de plusieurs maladies dites externes. Il est donc indispensable de dire quelques mots de l'action de l'acide phénique sur les organismes inférieurs.

Art. II. — ACTION DE L'ACIDE PHÉNIQUE SUR LES ANIMAUX
ET LES VÉGÉTAUX INFÉRIEURS, ET NOTAMMENT SUR LES
MICROPHYTES ET LES MICROZOAIRES.

Cette action se résume en peu de mots : L'acide phénique, à doses peu élevées pour les animaux et les
végétaux d'un certain volume, et à doses infiniment
moindres pour les êtres microscopiques, tue les uns et
les autres. Liebig avait déjà observé, dès 1840, que les
sangsues et même les poissons mouraient en quelques
minutes, sans convulsions, dans une solution d'acide
phénique, et que leurs cadavres résistaient longtemps
à la putréfaction, de même que les substances putrescibles qu'on avait mises en un contact quelque peu
prolongé avec une solution aqueuse phéniquée. Depuis
Liebig, ses observations ont été considérablement étendues. Nous n'avons pas le dessein de les rapporter et
d'en suivre le développement. Nous dirons en substance
que l'acide phénique, quelles que soient sa puissance et
surtout sa valeur thérapeutique, n'a pas le privilège de
l'universalité. Son champ d'action est très vaste, mais
il a des limites. Non seulement l'acide phénique ne tue
pas les microphytes et les microzoaires à toutes les
doses, circonstance de la plus haute importance, mais
il est absolument sans action sur quelques-uns d'entre
eux; c'est ainsi que nous avons vu maintes fois des
productions végétales se développer, même dans de
l'eau phéniquée saturée (5 à 6 d'acide pour 100 d'eau).
Nous n'avons pas eu le loisir de déterminer l'espèce ou
même le genre de ces productions, très visibles à l'œil
nu (1), mais leur développement est constant quand la

---

(1) Ces productions consistent en de longs filaments bar-
bus, ressemblant assez exactement à un cheveu autour duquel
il s'en développerait une foule d'autres rayonnant en tous sens.
L'ensemble de la production ressemble beaucoup à certaines
cristallisations s'opérant au sein d'un liquide.

solution phéniquée est placée dans des conditions favorables de lumière et de température. Ainsi, non seulement l'acide phénique ne tue pas à toutes les doses les organismes inférieurs, mais il ne les tue pas tous même à des doses assez élevées, telles que celle de la solution aqueuse saturée.

Que les larves des papillons et des hannetons, que les animaux articulés, que les mollusques, les mouches, les punaises, les fourmis soient plus ou moins sensibles à des doses plus ou moins grandes d'acide phénique, c'est une question qui intéresse l'histoire naturelle plus directement que la médecine, et sur laquelle nous ne nous arrêterons pas.

Quant aux expériences physiologiques, dont les unes ont pour but de découvrir et de déterminer le jeu des organes en les soumettant à diverses actions physiques, compressions, excitations, piqûres, incisions, sections; les autres, d'étudier l'action des diverses substances sur ces organes à l'état sain, elles peuvent avoir leur intérêt pour la chirurgie et pour la médecine. Mais nous attribuons une toute autre valeur, une toute autre importance à l'étude de l'action des parasiticides sur les substances organiques et inorganiques, la doctrine parasitaire étant, selon nous, le grand avenir de la pathologie et de la thérapeutique. Cependant nous résumerons quelques recherches faites sur l'action physiologique de l'acide phénique sur les mammifères et particulièrement sur l'homme.

§ 1. — *Action physiologique de l'acide phénique.*

L'action locale de l'acide phénique sur la peau des animaux est tout à fait semblable, en tenant compte de la différence de texture des tissus et notamment de l'épaisseur de l'épiderme, à celle qu'il exerce sur la peau de l'homme. Il suffira donc de nous occuper de cette dernière.

L'acide phénique pur est un véritable caustique, et, comme tous les caustiques, il produit une action en rapport avec la masse sous laquelle il agit et avec le temps pendant lequel on le fait agir. Il a pourtant comme caustique des caractères spéciaux qu'il est très important de connaître. Nous allons, en conséquence, les exposer avec quelques détails.

Quand l'acide phénique est appliqué sur la peau en couches très légères, il détermine sur les points touchés une coloration blanche ressemblant à une couche légère d'albumine coagulée. La surface ainsi blanchie ne tarde pas à s'entourer d'une auréole rouge, après qu'il s'est produit une douleur plus ou moins vive selon la place. Celle-ci dure habituellement un quart d'heure et se dissipe graduellement. La rougeur se dissipe de même, mais elle persiste beaucoup plus longtemps, vingt-quatre, quarante-huit heures, et même davantage. Quant à la tache blanche, elle disparaît par une exfoliation sèche de l'épiderme, pour laisser au-dessous d'elle une rougeur plus ou moins vive qui passe graduellement au rouge brun, au brun même, et qui persiste, sous cette dernière nuance, pendant quelques semaines, parfois pendant des mois aux bras et aux jambes, beaucoup moins au visage.

La couche blanche qui ressemble à de l'albumine coagulée n'en est point en effet. Ce qui a pu induire les observateurs en erreur, c'est que tous les lavages à l'eau que l'on peut faire sur cette tache sont impuissants à la faire disparaître. Mais si, au lieu de pratiquer les lavages avec de l'eau, on les pratique avec de l'alcool, de l'huile ou du lait, la tache disparaît aussitôt, preuve évidente qu'il n'y a point là d'albumine, dont le caractère, on le sait, est précisément d'être coagulée par l'alcool, bien loin d'être dissoute par ce liquide. Cette tache est donc constituée par une combinaison très instable de l'acide phénique avec l'épiderme ou avec les liquides de la superficie de la peau, combinaison détruite par l'affinité de l'alcool et de l'huile pour l'acide phénique. Celui-ci, rendu libre, se dissout aussitôt dans l'alcool, et il est enlevé comme le serait, par un lavage aqueux, une couche de sirop. La preuve que l'alcool et l'huile enlèvent bien l'acide phénique, c'est que celui-ci, qui continuait à agir dans la combinaison instable, n'agit plus du tout quand le lavage a été assez abondant, et que la douleur cesse presque aussitôt, si ce lavage a suivi de très près l'application de l'acide phénique. L'épiderme, sur les points touchés, ne tombe pas. Rien de semblable n'a lieu avec l'eau, dont les lotions, quelque abondantes qu'elles soient, ne font disparaître ni la tache ni la douleur qui l'accompagne ; elles diminuent à peine celle-ci et n'empêchent pas la chute de l'épiderme.

La tache blanche due à l'acide phénique disparaît, avons-nous dit, par une exfoliation sèche. Nous avons entendu parler de la disparition spontanée. Quand on veut hâter la disparition de la tache en enlevant artificiellement l'épiderme, cette ablation est le plus souvent suivie d'une irritation plus ou moins vive, dont le résultat peut être une sécrétion séro-purulente ou même tout à fait purulente. C'est cette propriété que nous avons utilisée pour le traitement des maladies de la langue, les tumeurs et les cancers.

La marche des phénomènes, telle que nous venons de la décrire, est celle que l'on observe sur la plus grande partie de la surface cutanée, mais elle présente, suivant les régions, des différences dont les principales méritent d'être mentionnées avec quelques détails.

Sur la main, on observe cette singularité inattendue,

que la chute de l'épiderme et la disparition de la tache ont lieu beaucoup plus promptement à la face palmaire qu'à la face dorsale, quoique l'épiderme soit bien plus mince sur cette dernière.

Sur le visage, où il y avait un intérêt particulier à suivre la marche des phénomènes, nous avons noté les particularités suivantes : la durée de chacune des phases ci-dessus indiquées y est beaucoup plus rapide; la douleur n'y dure guère qu'un quart d'heure; la tache blanche brunit en quelques heures, bien avant que l'épiderme tombe, nouvelle preuve qu'elle n'est point formée d'albumine coagulée; celui-ci tombe du huitième au douzième jour, et ne laisse aucune coloration, et, chose intéressante à noter, la surface touchée sous-jacente est plus blanche. C'est cette action constrictive et consécutive sur les vaisseaux capillaires qui constitue, par les applications thérapeutiques qui peuvent en être faites, notamment dans la couperose, l'intérêt spécial auquel nous venons de faire allusion.

Une autre région mérite plus d'attention encore que celle du visage, c'est celle de la peau de la verge, du moins aux environs du gland. Là, une application d'acide phénique, même la plus légère possible, peut causer des douleurs très vives et même une légère suppuration d'assez longue durée.

Si des applications qu'on pourrait appeler rubéfiantes — quoique l'acide phénique blanchisse d'abord la peau — on passe aux applications caustiques, c'est-à-dire à celles dans lesquelles l'acide phénique agit plus profondément et pendant un temps plus long, les phénomènes sont plus intenses, mais ils sont toujours analogues. Portée jusqu'à déterminer le sphacèle d'une portion de la peau, l'action de l'acide phénique reste locale : l'escarre produite reste sèche et tombe à la longue sans suppuration.

Le mode d'action de l'acide phénique doit nous faire supposer que l'action nécrosique de cet acide s'étendrait bien difficilement à toute l'épaisseur du derme et qu'il serait peut-être impossible de la porter au delà de cette membrane. Les tissus mortifiés par l'acide phénique sont différents, en effet, des mortifications produites par les autres caustiques beaucoup plus que celles-ci ne le sont entre elles : aucune de ces mortifications ne forme, comme celle qui est due à l'action de l'acide phénique, une couche sèche, dure, imperméable, une sorte de cuir enfin sur lequel tout caustique et l'acide phénique lui-même sont sans action. Il est donc très douteux que cette couche, ayant une fois acquis une certaine épaisseur, puisse être traversée en prolongeant sur elle l'action de l'acide, et qu'il soit possible d'augmenter beaucoup l'épaisseur du sphacèle; nous pensons qu'on ne parviendrait qu'à grand'peine à sphacéler toute l'épaisseur du derme. Il y a cependant un moyen : c'est de faire pénétrer forcément dans le derme un liquide phénique; la compression dans ce corps presque inextensible produit une escarre assez longue à tomber, mais qui se cicatrise d'elle-même. D'où le conseil pour les injections sous-cutanées ordinaires de traverser entièrement le derme avant de toucher au piston. Cette remarquable propriété fait de l'acide phénique un caustique précieux qui ne peut, quant à présent, être remplacé par aucun autre.

Les muqueuses, qui sont si analogues, pour ne pas dire si semblables à la peau par leur structure anatomique, n'en diffèrent pas non plus sensiblement par les phénomènes que développe sur elles l'action des divers agents chimiques. L'acide phénique ne fait pas exception à la règle générale, et tout ce que nous avons dit de l'action de cet agent sur la peau peut s'appliquer, à quelques nuances près, aux muqueuses.

2.

§ II. — *Action physiologique générale de l'acide phénique.*

L'acide phénique est un poison pour les animaux supérieurs comme pour les animaux inférieurs, mais seulement à des doses beaucoup plus élevées; les phénomènes *physiologiques* que l'on peut observer par l'administration de doses diverses de ce produit varient donc depuis les troubles légers de quelques fonctions jusqu'à ceux qui ont pour résultat la suspension de la vie. Nous ajouterons, car nous ne saurions trop insister sur ce point capital, que les effets physiologiques, comme les effets thérapeutiques, peuvent être absolument différents suivant le degré de *pureté* de l'acide employé. Il faut se souvenir que plus ce produit est pur, plus vite il s'altère, s'il n'est incorporé ou promptement employé.

Homme. — Quoique tous les traités de thérapeutique consacrent un paragraphe à l'action physiologique de chaque médicament sur l'homme sain, on conçoit que les expériences faites pour étudier cette action soient fort restreintes et, pour beaucoup de médicaments, absolument nulles. Aussi a-t-on étendu, quand il s'est agi de l'homme, le sens des mots *action physiologique*, et a-t-on entendu par ces mots non seulement les phénomènes déterminés sur l'homme sain, mais encore ceux qu'on observe chez l'homme malade sur les organes ou les appareils restés sains ou à peu près.

Nous ne connaissons cette action pour l'acide phénique que par les phénomènes modérés produits par des doses médicamenteuses. Nous devons donc nous contenter, quant à présent, de décrire les symptômes *physiologiques* occasionnés par ces doses. Nous examinerons successivement ces symptômes dans les divers systèmes et appareils.

Système nerveux. — Comme chez les animaux, ce système est habituellement, chez l'homme, le premier et le plus profondément atteint. N'ayant jamais donné, ni eu connaissance que personne ait prescrit des doses toxiques d'acide phénique à l'homme, nous n'avons jamais vu les phénomènes physiologiques portés à leur dernier degré, ni même jusqu'au point de se traduire par des convulsions ; mais il est très probable que ces convulsions auraient lieu sous l'influence de fortes doses, comme elles ont lieu chez tous les mammifères sur lesquels on a expérimenté.

Ce qui doit le faire supposer, outre l'analogie, c'est que le phénomène général quand on force un peu les doses, et déjà habituel à des doses modérées, est une céphalalgie ordinairement légère, occupant le plus souvent une grande étendue de la tête et particulièrement toute la région frontale, mais se localisant assez souvent aussi sur l'occiput. Chez certaines personnes cette localisation est constante, et pour peu qu'on force les doses, la douleur acquiert une grande intensité (1). Il nous a semblé que la localisation occipitale se manifestait plus particulièrement lorsque l'acide phénique était administré par le rectum : chez une personne tourmentée par des oxyures vermiculaires, un quart de lavement contenant 20 à 25 centigrammes d'acide phénique faisait cesser instantanément les démangeaisons insupportables causées par ces parasites et cela pour plusieurs jours ; mais comme les causes génératrices des oxyures persistaient, les parasites se

---

(1) Un ex-buveur, très intelligent, m'a raconté qu'il éprouvait exactement les mêmes phénomènes lorsqu'il buvait *un peu trop* d'eau-de-vie, qu'il supportait pourtant bien.

reproduisaient, et chaque fois le lavement en faisait justice avec la même sûreté. Ces lavements phéniqués ont été ainsi administrés pendant plusieurs mois, à cinq, six ou huit jours d'intervalle : or, pas une fois ils n'ont manqué de produire une douleur exactement limitée à l'occiput, douleur ordinairement modérée, mais qui cinq ou six fois a été extrêmement intense, quand le malade a voulu forcer la dose du médicament pour tâcher de se débarrasser d'un seul coup de ses hôtes incommodes (1). Cependant, même dans ces cas, il n'a porté la dose d'acide qu'à un gramme à peine. Cette douleur eût été nulle ou très amoindrie si notre ami, un savant, eût employé le *Glyco-phénique* et non l'acide phénique dans l'eau, ce qui le rend caustique. Disons seulement dès à présent que la localisation occipitale a été d'autant plus remarquable dans le cas dont il s'agit, que la même personne ayant pris quelquefois de l'acide phénique à doses très modérées, il est vrai, par la bouche, n'a jamais rien ressenti du côté de l'occiput. La douleur occipitale ne durait du reste pas plus de six à huit minutes à l'état violent, et dix à quinze minutes ensuite en diminuant par degrés. C'est aussi la durée ordinaire de toutes les céphalalgies phéniquées, quel qu'en soit le siège, quand on ne prend, bien entendu, qu'une dose du médicament qui les produit. En renouvelant les doses, on renouvellerait évidemment la douleur et on pourrait même la rendre permanente.

Outre la céphalalgie ou même sans céphalalgie bien marquée, un certain nombre de personnes éprouvent des étourdissements, quelques-unes des fourmillements sur certains points ou sur toute la surface de la peau.

Ce qui est encore plus fréquent que les véritables

---

(1) La muqueuse de l'intestin est toujours plus sensible à l'action de l'A. Ph. que celle de l'estomac.

étourdissements, c'est une sorte d'ébriété, fort analogue à l'ébriété alcoolique. Comme la céphalée, tous ces phénomènes ne durent pas plus de quinze à trente minutes, du moment qu'on ne renouvelle pas la dose de l'agent qui les provoque.

En résumé, c'est sur le système nerveux que l'acide phénique exerce l'action la plus directe et la plus rapide. Il est donc nécessaire, en thérapeutique, de bien étudier l'idiosyncrasie du malade auquel on veut l'administrer, surtout chez les enfants et les femmes, et de régler les doses suivant la tolérance, en ayant soin surtout de commencer par des doses fractionnées et de les rendre progressives. Il est plus important encore de n'administrer que de l'acide phénique chimiquement pur et de ne jamais user de solutions aqueuses, qui conservent à cette substance toutes ses propriétés caustiques et là mettent trop directement en contact avec les muqueuses. Pour les lavements même, il sera bon de ne diluer l'acide phénique enrobé dans la glycérine que dans du lait, dans de l'eau de son ou de guimauve.

Système vasculaire. — Aucun phénomène particulier n'a été observé sur le système vasculaire sous l'influence de l'acide phénique : les battements du cœur ne sont ni accélérés ni ralentis, ni augmentés ni diminués de force. Dans certains états morbides, ainsi que nous avons déjà eu l'occasion de le dire précédemment, l'acide phénique a évidemment pour effet d'activer la transformation du sang noir. Mais comme cette transformation tient elle-même, suivant nous, à l'action de l'acide sur les ferments morbigènes qui s'opposent à l'oxygénation du sang, il n'est pas probable que la même action s'exerce dans l'état physiologique : nous n'avons, en tout cas, rien observé qui puisse nous le faire croire.

Nous ne comprenons pas dans l'étude de l'action physiologique (au point de vue médical surtout) cette

action ultime en vertu de laquelle le ventricule cesse
de battre avant l'oreillette ou *vice versa*. Ces phénomènes
in extremis, qui ne peuvent offrir que deux ou trois
variations pour l'innombrable quantité de substances
capables de donner la mort, ne sauraient par cela même
être considérés comme spéciaux à aucune d'elles, et
ne peuvent par conséquent rien nous apprendre d'*utile*
sur l'action physiologique et encore moins sur l'action
médicale d'un médicament quelconque.

Appareil respiratoire. — On a remarqué que plusieurs
des animaux d'espèces très différentes auxquels on
avait administré de fortes doses d'acide phénique ont
rendu par la bouche des spumosités sanguinolentes.
Ces animaux avaient éprouvé, pour la plupart, des
mouvements convulsifs des muscles de la poitrine
comme de presque tous les autres muscles, mais on
ne saurait cependant attribuer à la violence de la gymnastique thoracique les spumosités sanguinolentes rendues par la bouche. Il nous paraît impossible de ne
pas les attribuer à l'action directe de l'acide sur les
cellules pulmonaires. Tous les animaux comme l'homme
lui-même exhalent par les voies respiratoires la plus
grande partie de l'acide phénique qu'ils absorbent par
d'autres voies ou par la respiration elle-même. Or,
quand la dose absorbée est forte, la propriété très irri-
tante des molécules phéniquées suffit pour faire sortir
le sang des parois si délicates des cellules pulmonaires.
Nous n'avons cependant jamais rien observé de semblable chez l'homme, mais cela tient sans aucun doute
à ce que les doses n'ayant jamais été toxiques par nos
préparations, l'acide est toujours arrivé aux poumons
assez dilué pour avoir presque entièrement perdu ses
propriétés irritantes. Et en effet non seulement nous
n'avons jamais observé chez l'homme d'expectoration

sanguinolente à la suite de l'administration de l'acide phénique, mais pas même le moindre symptôme d'irritation pulmonaire. Bien plus, quand ces symptômes existaient, ils ont presque toujours été plus ou moins atténués.

Quant à la propriété qu'il a d'être presque entièrement éliminé par les voies respiratoires, l'acide phénique ne nous paraît avoir, sous ce rapport, rien de spécial à sa constitution chimique. Nous croyons que cette propriété tient tout simplement à sa volatilité et qu'elle appartient à tous les corps volatils, tels que l'alcool, l'éther, le chloroforme, l'amylène, etc. Cette propriété n'en sera pas moins précieuse toutes les fois qu'elle se rencontrera dans une substance qui aura des vertus thérapeutiques analogues à celles de l'acide phénique.

Appareil digestif. — Malgré l'odeur de l'acide phénique, je n'ai jamais remarqué qu'une fois ingéré par la bouche il ait soulevé les répugnances de l'estomac. Il a même généralement des effets tout contraires : il dissipe les nausées et parfois les vomissements, et le plus souvent excite et active les fonctions stomacales. Un peu de chaleur à l'estomac est le seul phénomène par lequel l'acide phénique trahisse sa présence. Encore cet effet ne se produit-il que quand l'acide phénique est ingéré, même à très faible dose, dans l'eau ou l'alcool. Enrobé dans le sucre, le lait ou la glycérine, il se fait à peine sentir.

L'acide phénique ne paraît pas arriver jusqu'au dernier intestin sans être absorbé ou dénaturé. Rien du moins n'en révèle la présence dans les matières fécales : on ne découvre dans leur odeur aucune trace d'acide phénique. Cette circonstance est d'autant plus remarquable qu'on verra dans plusieurs maladies l'acide phénique désinfecter des matières fécales qui avaient une odeur morbide (typhoïde, entérites, dysentérie).

Appareil urinaire. — La raison physique qui fait que l'acide phénique est éliminé abondamment par les voies respiratoires fait aussi qu'il ne passe qu'en très faible proportion par le grand émonctoire des substances non volatiles. Il y en passe cependant une certaine quantité que l'odorat seul permet de distinguer à travers l'odeur naturelle de l'urine qui est conservée. Il peut quelquefois se retrouver dans les urines, surtout associé au crésol. Il leur donne alors une teinte noire dont il n'y a pas lieu de se préoccuper, car pour la produire il suffit que l'acide phénique ait trouvé au passage une parcelle d'ammoniaque ou de pus, avec laquelle il forme de l'aniline. De là vient la couleur noire qui n'est ni un symptôme d'intoxication ni une contre-indication de l'emploi de l'acide phénique. Pas plus que les autres organes, les poumons exceptés, les reins ni la vessie ne paraissent du reste influencés par le passage de l'acide phénique, que ne révélerait aucun signe si son odeur ne venait trahir sa présence dans l'urine.

§ III. — *Des effets physiologiques de l'acide phénique suivant les méthodes d'administration.*

Sans empiéter ici sur ce que nous aurons à dire des diverses méthodes d'administration de l'acide phénique, nous devons résumer en peu de mots les nuances que ces diverses méthodes impriment aux phénomènes dits physiologiques.

Le médicament ingéré par l'estomac peut, dans certaines conditions, causer des céphalalgies momentanées qui siègent surtout aux tempes. Ce phénomène est dû sans doute à l'action du médicament sur l'expansion du grand sympathique.

Cette même action s'exerçant sur les nerfs intestinaux correspondant au grand sympathique est la cause des douleurs occipitales que cause l'acide phénique pris en lavements.

Quand il est ingéré au moyen d'injections sous-cutanées, il agit, malgré l'absorption directe, avec moins de vivacité, parce qu'il pénètre par le tissu conjonctif et le tissu adipeux, l'un et l'autre moins fournis de nerfs. Il peut produire en ce cas une sorte d'étourdissement général qui est, comme les autres phénomènes, de courte durée.

Nous administrons souvent l'acide phénique par la méthode des inhalations et des pulvérisations, à l'aide d'un appareil spécial et qui donne à cette méthode une puissance qu'elle ne saurait avoir, appliquée par les appareils ordinaires (1). On aurait pu s'attendre que notre appareil, qui fait entrer en quelque sorte de force la poussière de solution phéniquée dans les poumons, aurait provoqué les spumosités sanguinolentes observées dans un grand nombre des expériences faites sur les animaux. Il n'en a rien été. La seule particularité propre à la méthode des inhalations pulvérisées, c'est que l'ébriété phénique se développe beaucoup plus souvent et beaucoup plus promptement que par les autres méthodes. On peut même dire que cette ébriété est la règle dans toute inhalation un peu prolongée; mais elle se dissipe aussi promptement qu'elle se développe. Elle cesse du reste ordinairement de se pro-

---

(1) Cette méthode a été expérimentée et employée par nous bien avant qu'elle ait été appliquée par Lister. *Elle est publiée en 1865* (V. Nouv. app. de l'ac. ph., Paris 1865), et Lister ne l'a essayée que neuf ans après nous.

duire, par suite de l'accoutumance, à la huitième ou dixième pulvérisation.

L'étude de l'action physiologique d'un médicament ne fournit que des indications thérapeutiques indirectes. Toutefois de tout ce que les expériences physiologiques nous ont appris, à savoir que l'acide phénique tue les chiens, les chevaux, les bœufs, les moutons et les porcs, en produisant des convulsions, des paralysies, des congestions cérébrales et médullaires, voire en excitant les cellules sensibles de la moelle et en éteignant les mouvements des ventricules avant ceux des oreillettes, nous avons tiré du moins des résultats pratiques : d'abord la prudence dans l'administration d'un médicament puissant et, en dehors de certaines conditions, dangereux ; la nécessité du dosage et de l'enrobage de l'acide phénique naissant par le sucre et la glycérine qui lui assurent l'innocuité. Mais nous l'avons dit et répété dans notre introduction, et il nous faudra le répéter plus d'une fois encore, parce que ce n'est qu'en répétant qu'on fait entrer les vérités dans les cerveaux rebelles : il n'y a pour ainsi dire qu'une propriété « physiologique » à chercher dans une substance qu'on veut appliquer à la thérapeutique : cette substance empêche-t-elle, directement ou indirectement, l'action pathogène du microbe, soit en le tuant, soit en l'anesthésiant, soit en détruisant certaines ptomaïnes qui, comme dans le cancer, forment les cellules hétéromorphes, on est certain d'avoir réalisé une conquête thérapeutique et dans ce cas il faut chercher dans quelles conditions cette substance peut être introduite dans l'organisme sans lui nuire. Dans le cas contraire, on n'a dans les mains qu'une arme inutile et par conséquent perfide.

ART. IV. — ACTION THÉRAPEUTIQUE DE L'ACIDE PHÉNIQUE.

L'action thérapeutique d'un médicament consiste à ramener à l'état de santé l'organisme malade. Que le médicament opère cette heureuse transformation en agissant sur les cellules sensibles ou sur les cellules motrices des centres nerveux, sur les muscles lisses ou sur les muscles rugueux, sur les ventricules ou sur les oreillettes, etc., tout cela, sans être absolument indifférent, est fort secondaire. Le point capital, c'est la guérison ; le *quomodo* viendra si l'on peut.

Les classifications des substances médicamenteuses n'ont pas plus d'intérêt pour la thérapeutique ; ces inutiles collections de mots ne contiennent et n'apprennent rien.

Pour le médecin qui a souci de guérir, il n'y a ni médicaments sthéniques, ni médicaments asthéniques, ni médicaments reconstituants, etc. Il y a des remèdes *analeptiques*, qui ne sont pas des remèdes, mais des aliments ; *insignifiants*, qui ne sont ni de vrais remèdes ni des aliments ; *malfaisants*, qui sont de purs poisons, et enfin, des remèdes *guérissants*, qui sont les seuls vrais remèdes.

Ceux-là ne sont jamais ni asthéniques, ni altérants, ni débilitants quand ils sont donnés à propos, suivant les sains principes thérapeutiques, car, dans ces cas, ils guérissent et, en guérissant les malades, ils les fortifient nécessairement. Tous les vrais médicaments sont donc reconstituants, car ils reconstituent ce que la maladie était en train de déconstituer.

Mais presque tous les bons médicaments sont aussi altérants quand ils sont donnés hors de propos, que reconstituants quand ils sont donnés dans le cas contraire. Comme presque tous sont en effet des poisons

plus ou moins énergiques, tous altéreraient plus ou
moins les solides et les liquides organiques, si on les
administrait sans nécessité longtemps et à des doses un
peu élevées. Le mercure altérerait, que dis-je, il altère
à la longue le système nerveux, et les autres systèmes,
et le sang des hommes sains, témoin la cachexie et
le tremblement des étameurs de glaces, etc., mais il
reconstitue le sang des syphilitiques. Il serait, croyons-
nous, inutile de multiplier les exemples dans un ouvrage comme celui-ci, qui n'est après tout qu'une monographie et non un traité complet de thérapeutique.
Nous croyons en avoir dit assez pour prouver que l'acide
phénique, quoique caustique, ne doit pas être classé
parmi les médicaments irritants, ni parmi les altérants
quoique modifiant très probablement le liquide spermatique, ni parmi les excitants quoique produisant l'ébriété,
ni parmi les *excitateurs* (variété des excitants) quoique
provoquant des convulsions.

Il doit être classé purement et simplement parmi
les *guérissants* ou plutôt au premier rang des guérissants. De plus, il doit être classé parmi les *guérissants,
parasiticides*, parce qu'on sait d'une matière positive
que c'est en tuant ou en paralysant les parasites, en
nuisant à leur multiplication, qu'il guérit certaines
maladies, et qu'on peut supposer, par d'excellentes
raisons, que c'est en agissant de même qu'il en guérit
ou est appelé à en guérir beaucoup d'autres. Voilà en
quoi consiste son *action thérapeutique*.

Certains expérimentateurs, entre autres le Dr Filleau,
initié par nous à la médication phéniquée, et qui en a
adopté une des principales pratiques dont nous l'avons
rendu témoin et dont il a eu le tort grave, selon nous.
de vouloir faire l'unique moyen de guérir la phtisie
pulmonaire, prétend, en se fondant sur des expériences
et des raisonnements peu probants, que l'acide phéni-

que ne tue pas les microbes, mais infertilise le terrain de culture où ils se développent et agit en fortifiant l'organisme et en le rendant réfractaire à l'action nocive des agents infectieux.

Nous attendrons qu'on démontre que l'acide phénique est un reconstituant au même titre que le fer par exemple. Nous ne le connaissons que comme antiseptique. Mais qu'il paralyse le bacille, ou qu'il le tue comme la poudre insecticide tue les mouches, ou qu'il le prive des éléments nécessaires à sa vie et à son évolution, car ce ne serait qu'ainsi qu'il pourrait infertiliser le terroir, peu importe. S'il ne le tue pas, il le fait mourir, et cela suffit. Il ne ferait que le paralyser, que cela suffirait encore.

Maintenant occupons-nous des diverses manières dont on peut et dont il faut l'appliquer.

Ses applications peuvent être faites sur les surfaces cutanées, les muqueuses, les lésions accidentelles, ou bien à l'intérieur. Nous allons examiner successivement ces deux modes d'application.

§ 1. — *Application externe ou locale.*

Les détails que nous avons donnés sur l'action physiologique locale de l'acide phénique laissent facilement deviner quelles en peuvent être les applications locales thérapeutiques.

La première de ces applications consiste dans l'emploi de l'acide comme caustique. Son action, qui se limite exactement aux points qu'il a pénétrés, qui ne provoque que des douleurs modérées et peu durables et aucune suppuration des parties sous-jacentes, qui empêcherait plutôt cette suppuration, qui produit une escarre sèche se détachant très régulièrement du cinquième au huitième jour suivant les parties cautérisées ou suivant les individus, toutes ces propriétés remarquables font de l'acide phénique le plus précieux comme le plus commode des caustiques.

Mais il faut toujours éviter pour les cautérisations superficielles d'employer l'acide phénique à l'état liquide. On doit mettre les cristaux mêmes sur l'endroit à cautériser. Ces cristaux absorbent les liquides des tissus et fondent promptement. Par ce moyen le caustique pénètre plus profondément et l'épiderme se sépare du derme avec plus de facilité.

L'acide phénique mis en contact avec la partie osseuse des dents décharnées par l'âge ou l'usure fait cesser la sensibilité douloureuse qui se produit au bas de la couronne. Il agit de même sur la carie de la couronne.

Les qualités spéciales de l'acide phénique considéré comme caustique permettent d'en étendre les applications bien au delà des limites imposées à tous les autres caustiques, sans en excepter le caustique de Vienne qui cependant conserve ses avantages pour certains usages spéciaux. On verra aux articles *cancer*, *couperose*, *variole*, *zona*, etc., quelles sont ces applications que nous ne faisons que mentionner ici. Une seule lui est interdite, celle qui a pour but de mortifier une grande quantité de tissu d'un seul coup, ou d'amputer par l'action caustique une tumeur ou portion de tumeur. L'action trop limitée de l'acide phénique ne permet pas ces usages : la plus grande épaisseur des gangrènes qu'il produit ne dépasse guère trois millimètres. Une fois cette profondeur atteinte, la combinaison de l'acide phénique et des tissus constitue une sorte de cuir dur et sec, une sorte de corne même qui oppose une barrière infranchissable à toute action caustique nouvelle jusqu'à ce que la portion de tissu tannée, si l'on nous permet ce mot, soit éliminée. C'est pour ces grandes destructions, si la chirurgie doit les conserver, que le caustique de Vienne et peut-être le chlorure de zinc conserveront leur supériorité. Mais, pour tous les autres emplois, l'acide phénique devra être préféré de beaucoup à tous les autres caustiques.

Les applications locales non caustiques de cet acide sont plus précieuses encore, s'il est possible. Toutes ou presque toutes les surfaces suppurantes sont pansées avec les plus grands avantages par des préparations phéniquées diverses ; ces pansements, ainsi que cela ressortira de l'étude d'une foule de maladies, diminuent ou arrêtent complètement la suppuration, préviennent toute gangrène, toute pourriture, toute odeur fétide, toute purulence, et hâtent ainsi la cicatrisation, tout en prévenant l'infection soit des malades eux-mêmes, soit des individus sains qui les entourent. Les détails et les effets de cette action thérapeutique puissante, la plus puissante connue, seront donnés quand nous étudierons chaque maladie en particulier. Nous nous bornerons ici à signaler le danger absolu qu'il y a toujours à appliquer l'alcool ou l'eau phéniquée si légère qu'elle soit, surtout aux mains, aux pieds et aux jambes. Cet emploi détache l'épiderme et cause des douleurs très vives. Dans les cas où cette application paraît cependant nécessaire, on peut avoir recours au mélange huileux (V. *Form.*).

§ II. — *Applications internes ou générales.*

N° 1. — *Administration par les voies digestives.* — A. *Voies supérieures.* — L'administration des médicaments par les voies digestives supérieures a été longtemps la principale voie d'ingestion, pour ne pas dire la seule. La méthode sous-cutanée a apporté à cet endroit un immense changement dans la thérapeutique et, à

notre avis, un immense progrès, car l'injection stomacale, quelquefois impossible, souvent insuffisante, laissait
des *desiderata* heureusement comblés aujourd'hui. Mais
il serait aussi peu sensé d'y renoncer par engouement pour d'utiles nouveautés que de proscrire ces
nouveautés par esprit de conservation et de routine (1).

Les avantages de l'administration des médicaments
par l'estomac sont nombreux et importants ; le premier
de tous consiste dans la facilité de l'ingestion, et de
celui-là il en découle plusieurs autres. Ainsi, le malade peut lui-même prendre le remède qu'on lui prescrit, le prendre en une seule ou plusieurs fois suivant
les indications que le médecin se propose de remplir,
et, grâce à la facilité de ce fractionnement, le malade
peut être maintenu sous l'influence en quelque sorte
continue de l'agent modificateur. Ces avantages donnent
un grand prix à la méthode de l'ingestion stomacale
dans toutes les maladies dont la marche n'est pas très
rapide, et dans tous les cas où les médicaments doivent être administrés comme prophylactiques, c'est-à-
dire pendant un temps toujours assez long. Cette
méthode permet, en outre, de varier beaucoup les préparations pharmaceutiques dont un même médicament
peut être la base, et d'associer ce médicament à un ou
plusieurs autres qu'on croit devoir lui servir d'auxiliaires utiles.

---

(1) V. Brochure de MM. les D⁰ˢ Filleau et Petit sur la Phtisie
(p. 69 et suiv.). M. Filleau proscrit l'ingestion stomacale
de l'acide phénique au nom de dangers imaginaires, mais
nous le voyons lui-même (p. 89), dans le but d'imprégner l'organisme d'acide phénique, indiquer la formule
d'une potion phéniquée contre laquelle il déclare que l'estomac
se révolte rarement. L'édit qui condamnait d'un coup les trois
quarts de la thérapeutique et de la pharmacopée n'était qu'une
exagération passagère et ne pouvait être plus heureusement
rapporté que par son auteur même.

B. *Voies inférieures.* — La voie rectale offre l'avantage
d'une absorption plus prompte et plus sûre : en effet
les médicaments sont moins exposés à être modifiés
dans le rectum, où, en l'état de vacuité stercorale, les
liquides sont à peu près nuls. Il est particulièrement
utile de recourir à ce procédé d'ingestion dans les cas
où l'intestin est atteint de maladies qui peuvent être
combattues par l'acide phénique ou ses composés. Mais
il est essentiel de procéder par doses légères surtout au
début et de n'administrer l'acide phénique en lavements
qu'enrobé dans la glycérine et associé au lait ou à la
guimauve.

No 2. — *Administration par les voies aériennes.* —
Cette méthode n'a pas seulement pour but l'absorption
générale des médicaments, mais aussi une action locale
qui, dans les affections pulmonaires, remplit une indication spéciale. Mais pour qu'elle produise tout le bien
qu'elle peut donner, on ne saurait se contenter des
appareils inhalateurs ordinaires. Il est indispensable
d'employer ceux que j'ai fait construire *ad hoc*, et qui
ont pour effet de faire jaillir la poussière médicamenteuse avec une grande force et de la faire pénétrer
ainsi, à la faveur de l'inspiration, jusque dans les pro-
fondeurs de l'éponge pulmonaire. Ce sont ces mêmes
appareils qui nous servent à déterger les plaies anfrac-
tueuses, comme les ulcérations cancéreuses, par exemple, où il n'est pas toujours facile de faire pénétrer les
solutions liquides. La méthode des inhalations est donc
une méthode mixte qui, telle que nous l'appliquons
surtout, conservera toujours une grande importance et
ne pourra être remplacée. Il est possible encore d'obtenir quelques avantages curatifs et surtout prophylactiques de l'évaporation non pas de cinq ou six gouttes
d'acide, mais de 10, 20, 30 ou 40 grammes, suivant la

3.

capacité de l'appartement où l'on opère et l'intensité
des effets qu'on désire obtenir. Nous dirons à propos
de l'angine et de la phtisie les effets qu'on peut obtenir
des inhalations et des fumigations chaudes faites au
moyen de glyco-phénique étendu d'eau bouillante.

C. *Voie hypodermique.* — Même dans un exposé suc-
cinct, je ne saurais me dispenser de faire entrer
l'expression de la profonde reconnaissance que la science
doit au Dʳ Wood, premier initiateur de la méthode à
laquelle tant d'hommes devront la vie, et la richesse
publique un sensible accroissement, par la conservation
d'une grande quantité d'animaux domestiques. Sans
doute, en usant de la méthode hypodermique pour calmer les douleurs au moyen de la morphine, le Dʳ Wood
était loin de prévoir l'extension qu'elle était appelée à
prendre un jour. Mais on doit ajouter, à sa gloire, que
ses imitateurs ne l'ont guère prévue davantage et qu'on
ne pouvait même la prévoir avant que l'acide phénique
fût employé par cette méthode. Quoique cet emploi de
l'acide phénique et par suite l'extension de la méthode
elle-même nous appartiennent, nous ne chercherons
pas à diminuer le mérite de l'heureux innovateur, et
nous nous faisons un devoir de reconnaître hautement
que, sans son admirable initiative, les bienfaits des
injections hypodermiques seraient probablement encore
relégués dans les éventualités de l'avenir.

Ce juste hommage rendu au mérite du Dʳ Wood (1),

---

(1) Quelques personnes prétendent que c'est le Dʳ Bennett
qui le premier a pratiqué des injections hypodermiques pour
calmer les douleurs causées par le cancer de l'utérus. N'ayant
pas eu le loisir d'éclaircir à fond ce point historique, nous
adoptons la version la plus accréditée. Nous n'avons pas besoin
d'ajouter que nous y renoncerions sans hésiter, si la version

nous exposerons sommairement les avantages de la méthode hypodermique, les cas dans lesquels elle doit ou peut être employée, et les règles d'après lesquelles on doit l'appliquer, ce qui implique la manière d'éviter tous les accidents dont elle a quelquefois été suivie avant l'emploi de l'acide phénique et depuis qu'on fait des tentatives au moyen de médicaments mal choisis.

Les avantages, nous les avons déjà indiqués en parlant de l'action physiologique des médicaments ; rappelons-les.

Le premier consiste dans la rapidité de l'absorption de la substance injectée : nul dans les affections à marche très lente, et médiocre dans celles dont la marche est modérément rapide, il devient capital dans

---

opposée nous était démontrée être la véritable. Nous ne tenons ni à M. Wood ni à M. Bennett, mais à la justice.

Un droit de priorité, qui paraît encore mieux établi est celui du D' Rynd, de Dublin, dont l'auteur d'une thèse sur la méthode sous-cutanée rapporte les paroles suivantes dans leur texte anglais : « L'introduction sous-cutanée des liquides pour le soulagement de la névralgie a été pratiquée par moi dans ce pays, pour la première fois, dans le mois de mai 1844, à *Meath hospital*. Les observations ont été publiées dans *Dublin medical Press*, n° du 12 mars 1845. » Je n'ai pas davantage eu le loisir de lire le n° du 12 mars de la *Presse médicale de Dublin* ; je ne puis donc que constater ici la déclaration de Rynd.

Enfin, on cite d'une thèse de Maurice Hayem, soutenue à Paris, en 1850, le passage suivant, précurseur du progrès : « Les rapports d'analogie entre l'acupuncture et l'inoculation pourraient encore augmenter, si l'on substituait à la lancette *l'emploi d'une aiguille creusée.* »

Tout cela ne fait que confirmer ce qui est prouvé depuis longtemps, c'est qu'avant de se traduire en formules nettes et pratiques, le progrès flotte dans l'air et hante tous les cerveaux qui pensent. Mais le véritable auteur d'un progrès n'en est pas moins celui qui l'a formulé et, mieux encore, réalisé pratiquement.

les maladies à marche rapide ou foudroyante. C'est
grâce à lui qu'on guérira la peste, la fièvre jaune et le
choléra, comme j'ai eu le premier la satisfaction de
guérir, chez les animaux, le typhus, le sang de rate et
le charbon.

Pour le choléra et la fièvre jaune, un second avantage se joint à la rapidité de l'absorption, c'est la certitude de l'absorption elle-même. Dans cette terrible
maladie ce qu'on pouvait prévoir a été, en effet, démontré par l'expérience : c'est que l'absorption des
médicaments par les voies digestives étant ou à peu
près ou complètement nulle, pas de doute qu'il n'en
fût de même de l'absorption cutanée; mais l'absorption
sous-cutanée s'exerce tant que la circulation n'est pas
suspendue, c'est-à-dire tant que persiste la vie.

Non seulement l'absorption a lieu tant qu'il existe de
la vie, mais cette absorption est complète si l'on n'é-
prouve pas de ces accidents qu'on a vus assez souvent
dans les premiers essais, et qui sont assez faciles à
éviter aujourd'hui. Ce troisième avantage est des plus
précieux, parce qu'il permet, ainsi que nous l'avons
dit, de doser presque mathématiquement les médicaments et de n'en administrer précisément que la quantité reconnue nécessaire pour obtenir les effets voulus.

Mais il faut que le médicament injecté soit absorbé
sans être préalablement altéré. C'est précisément le
quatrième avantage que réalise complètement la méthode hypodermique. On sait qu'il peut faire défaut
dans l'ingestion stomacale.

Quant aux inconvénients qu'on peut reprocher aux
injections hypodermiques en général, on ne peut les
nier tous complètement ni pour toutes les substances
injectées. Nous n'avons pas à défendre les injections
de morphine et moins encore l'abus qu'on en peut faire.
Nous avons surtout à traiter de l'acide phénique, dont

l'action est momentanée, qui s'élimine avec une grande
rapidité et ne produit pas d'accumulations. A cause
de ces propriétés mêmes on pourrait être tenté d'accuser la méthode de ne pas produire d'effets persistants. Si le médicament qu'on emploie est de telle
nature qu'on puisse fréquemment en renouveler l'emploi, nous ne voyons pas pourquoi on n'attendrait pas
d'effets persistants d'une méthode qui permet au médicament de garder toute sa puissance d'action et au
médecin de multiplier les doses, sans avoir jamais
d'accidents à redouter.

Parmi les dangers de cette méthode, on a signalé
des accidents locaux qui en sont parfois la suite : douleurs, érysipèles, phlegmons, abcès, indurations, nodo-
sités. Ces accidents sont-ils réellement inévitables ?
Peut-être, quand on injecte certaines substances, mais
nous croyons pouvoir affirmer qu'on ne les observera
jamais avec les injections phéniquées quand on prendra
les précautions fort simples que nous allons énumérer.
Nous croyons même que, lorsqu'il sera possible — et
cela est toujours possible, sauf les cas d'incompatibilité
chimique — d'associer à un médicament quelconque,
soluble et non irritant, une faible dose d'acide phénique,
on préviendra les inflammations locales, l'acide phénique étant un préservatif puissant de l'inflammation et
surtout de l'inflammation suppurative. Nous avons déjà
dit que nous avions pratiqué plusieurs milliers d'injections hypodermiques en partie ou exclusivement phéniquées et que jamais nous n'avons vu survenir le moindre accident. Les précautions à l'aide desquelles nous
les avons évités sont des plus simples, et se présentent
pour ainsi dire d'elles-mêmes au praticien.

La première est de ne pas injecter des substances
peu solubles ou trop irritantes. Pour l'acide phénique,
nous fixons à 2 1/2 % la limite de concentration

de la solution de glycérine hydratée contenant l'acide
phénique pur. On pourrait en porter la proportion à
5 % et à 8 % pour la solution dans l'huile d'olive
rectifiée sans s'exposer à des inconvénients sérieux,
mais il vaut mieux multiplier les injections que de concentrer le liquide quand on veut injecter une forte
dose.

Se servir de canules-aiguilles bien tranchantes et
aussi minces que possible.

Pousser le liquide avec ménagement, de façon à rendre facile la dilatation progressive des cellules du tissu
conjonctif. On comprend de reste qu'une injection trop
brusque serait douloureuse, risquerait de rompre les
parois de quelque cellule, ou de faire refluer le liquide
de l'injection.

Ne pratiquer l'injection que sur les points où la
peau est la plus fine, et en même temps doublée d'un
tissu cellulaire à mailles lâches. On exclura donc des
lieux d'élection toute la peau du dos ou, pour mieux
dire, de toute la partie postérieure du tronc qui est en
face de protubérances osseuses. On fera bien d'exclure
aussi toute la face, quoique chez certaines personnes
le tissu y soit lâche et chez tout le monde la peau relativement fine. Quelques praticiens ont exclu la peau
du cou, même en avant et sur les côtés; nous ne voyons
aucune bonne raison à cette exclusion, à moins qu'on
n'ait redouté la piqûre des gros vaisseaux. Nous la
pratiquons dans les cas d'engorgement ganglionnaire,
strumeux ou consécutif à la résorption épithéliale (cancroïdes). Sur les membres, conformément à la règle
déjà posée, on choisira les régions internes ou antérieures, et en arrière les côtes et les régions charnues
des fesses par exemple; on s'abstiendra de piquer les
pieds et les mains, les jambes et les bras soit en avant
soit en arrière, ce qui, du reste, n'est jamais utile.

Quand les injections ont pour but de calmer les douleurs, il paraît y avoir quelque avantage à les pratiquer
le plus près possible des points douloureux, tout en
respectant, bien entendu, la règle relative aux lieux
d'élection. Quand elles sont destinées à agir sur les
principes morbides qui troublent l'économie, mieux
vaut choisir les parois de l'abdomen, les fesses et la
poitrine, et plutôt encore cette dernière, pour obtenir
l'effet le plus prompt possible.

On s'est préoccupé du meilleur procédé pour injecter
juste la quantité voulue de substance, surtout quand
il s'agit de substances très actives, comme la morphine
et surtout l'atropine.

Après des injections plus nombreuses probablement
qu'aucun médecin n'en ait jamais fait, je me suis arrêté définitivement et dès 1867 à une seringue de la
capacité de 5 grammes ou 100 gouttes en moyenne,
construite comme le représente la figure ci-jointe.

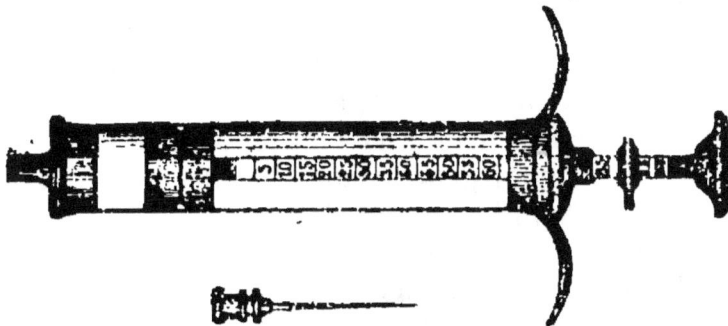

Cette seringue, adoptée partout, porte des graduations
comme les seringues ordinaires, de façon à pouvoir
servir pour l'injection des substances très actives, et
elle est d'une capacité suffisante pour qu'on puisse introduire d'une seule fois les substances qui, comme

l'acide phénique, doivent être injectées à une dose relativement élevée.

J'ai également introduit dans la pointe canule-aiguille une petite modification qui a son importance : c'est de la faire tailler en biseau et non en bec de flageolet, sans que la partie piquante et tranchante s'élargisse à la manière des aiguilles à cataracte.

Un conseil qu'il est à peine utile de donner, c'est de traverser la peau le plus rapidement possible et d'enfoncer l'aiguille jusqu'à la virole dans le tissu cellulaire sous-cutané. On atteint très facilement le but en pinçant la peau entre le pouce et l'index de la main gauche ; on fait ainsi un pli dont les deux feuillets sont assez distants à la base, pour que dans l'un d'eux on puisse enfoncer la canule par un mouvement rapide ; on cesse alors de pincer la peau et l'on pratique l'injection, doucement, comme il a été dit ci-dessus, dans le tissu cellulaire. Si l'on pousse le liquide pendant que l'on traverse le derme inextensible, on produit une destruction de la peau. Il se forme alors une escarre de 2 centimètres environ assez longue à éliminer. Le même fait se produirait avec une injection d'eau pure. L'injection faite, on retire la canule, en pressant légèrement sur la piqûre avec l'index ou le pouce de la main gauche, afin de ne pas tirailler la peau. Si l'aiguille se casse intérieurement, ne pas essayer de la retirer, cela est sans importance.

Voilà bien des détails minutieux, mais nous ne croyons pas qu'aucun soit inutile quand il s'agit d'une méthode d'un avenir si immense pour la thérapeutique.

DES DOSES AUXQUELLES ON PEUT ET L'ON DOIT ADMINISTRER L'ACIDE PHÉNIQUE.

La dose d'un adulte, lorsque l'administration a lieu par l'estomac, est de 25 à 50 centigrammes au début, et de 1 à 2 grammes progressivement. Nous ne croyons pas qu'il y ait grande utilité à dépasser cette dose, quoique nous ayons vu plusieurs malades prendre 3 grammes dans les vingt-quatre heures et même en une seule dose par erreur (1) sans éprouver d'accidents sérieux, mais seulement de la céphalalgie et une ébriété passagère.

Encore conseillons-nous absolument de fractionner les doses et de partir d'une cuillerée par jour au début, jusqu'à ce qu'on ait étudié le tempérament du malade et la tolérance dont il est capable. Pour prévenir tout accident chez les natures nerveuses, il sera utile de donner les doses croissantes dans du lait, dans des boissons mucilagineuses ou dans de l'eau très sucrée.

Ce que nous avons dit de l'action physiologique et de l'action thérapeutique de l'acide phénique administré par le rectum suffit à tout esprit judicieux pour conclure que la dose à prescrire par cette voie doit être moindre que celle qu'on prescrit par l'estomac, parce que l'administration se fait généralement en une seule fois, et que l'absorption est plus rapide. Nous

---

(1) Plusieurs personnes ont bu par erreur une cuillerée de glyco-phénique, croyant boire du sirop sulfo-ph. et nous n'avons, heureusement, jamais appris qu'il y ait eu un accident autre qu'une ébriété momentanée et un sentiment de pression cérébrale que la crainte avait augmenté. Ce genre d'erreur ayant été fréquent, nous nous sommes appliqué à ce que le glyco-phénique ne soit pas plus concentré, d'autant que 10 % est une dose d'intensité suffisante pour toutes les applications autres que celles de l'acide phénique en cristaux.

estimons qu'on doit, pour un premier lavement, se
contenter du quart de la dose qu'on prescrit habituellement par l'estomac. Si cette dose est supportée sans
aucun inconvénient, on pourra la doubler à un second
lavement, mais nous croyons qu'il sera prudent de
s'en tenir là.

La méthode des inhalations se prête peu à l'administration des doses précises : la susceptibilité individuelle
sert seule de guide pour l'inhalation par le procédé de
l'évaporation, ainsi que nous l'avons dit précédemment.
Mais quand la limite de susceptibilité est atteinte, il
reste toujours impossible de savoir quelle est la quantité de médicament absorbée. Par le procédé d'inhalation à l'aide de notre appareil pulvérisateur, le dosage n'est pas beaucoup plus facile à apprécier, quoique
le procédé soit beaucoup plus parfait. Nous dirons seulement que la solution qui nous a paru la mieux appropriée
au procédé est le glyco-phénique à la dose d'une cuillerée
pour vingt cuillerées d'eau. Plus concentrée, la solution
est moins bien supportée, et par conséquent la douche
inhalatrice ne peut être prolongée aussi longtemps. Dans
la proportion de 1 à 1 1/2 $^0/_0$, il n'y a guère d'autre
limite à la durée de l'inhalation que la fatigue du
malade, mais cette fatigue n'arrive jamais avant dix
ou quinze minutes, quelquefois vingt, et ce temps est
suffisant pour produire des effets thérapeutiques très
sensibles. Au reste, si, chez quelques personnes, la
fatigue survenait avant dix minutes, il serait très
facile de remédier à cet inconvénient par quelques
moments d'interruption pendant la douche. Un inconvénient plus sérieux est l'ébriété, qui oblige, rarement
toutefois, à suspendre l'inhalation après huit ou dix
minutes. Mais ce ne sont habituellement que les premières inhalations qui produisent cet effet. Dans les
suivantes, le malade arrive à supporter les douches

d'une vingtaine de minutes : c'est la durée qu'il nous a paru désirable d'atteindre mais qu'il serait peu utile de dépasser. L'inhalation peut être faite deux fois dans les vingt-quatre heures.

Avant toutes les méthodes qui permettent le dosage des médicaments se place, au premier rang et à une grande distance, la méthode hypodermique autrefois redoutée par crainte des abcès, aujourd'hui acceptée par tout le monde. Cette méthode permet le dosage presque mathématique. En effet, la dose injectée est absorbée dans l'espace de quelques minutes, vingt au plus. Tout tend à prouver que le médicament injecté ne subit aucune transformation dans le tissu cellulaire, en sorte qu'il agit par toutes ses molécules et dans un temps très court. La conséquence de cet avantage précieux de la méthode, c'est la réduction nécessaire des doses. Quand tout ce qui est administré agit pour ainsi dire instantanément, la quantité administrée doit nécessairement être moindre. La pratique a pleinement confirmé, sous ce rapport, les données de la théorie et même au delà de ce que l'on pouvait prévoir : dans les maladies aiguës comme dans les maladies chroniques, fièvre typhoïde, croup, variole, infection purulente, fièvre puerpérale, fièvre intermittente, etc., nous avons obtenu, par l'injection de 10 à 15 centigrammes administrés deux ou trois fois par jour, souvent une seule fois, des effets que nous n'aurions peut-être pas obtenus avec un gramme d'acide donné par les voies digestives supérieures. S'il s'agissait de maladies plus foudroyantes, comme la peste, le choléra, la fièvre jaune, il est probable qu'on serait obligé de renouveler plus souvent les doses dans les premières vingt-quatre heures, mais nous ne croyons pas qu'il fût nécessaire de les augmenter. Nous ne saurions donc trop le répéter : cette sûreté, cette promptitude de l'action des médicaments

injectés par la voie hypodermique, font de cette méthode
le progrès le plus considérable que la médecine pratique ait jamais réalisé dans une seule étape et qu'elle
soit probablement appelée à réaliser de bien longtemps.

DES PRÉPARATIONS D'ACIDE PHÉNIQUE.

La liste des combinaisons, associations ou mélanges,
sous la forme desquels on doit administrer l'acide
phénique, serait courte, si l'on s'en était tenu à ceux
qui sont réellement utiles. Mais aussitôt qu'une substance est introduite dans la matière médicale, une foule
de gens qui n'ont pris aucune part à son introduction
s'empressent, les uns par amour du bruit, les autres
par spéculation pure, de combiner, de mélanger, d'associer, de décomposer le nouveau médicament, de lui
faire subir toutes les transformations que l'esprit sain
ou malade peut imaginer. L'acide phénique ne pouvait
échapper à cette destinée, et la liste de ses préparations
est aujourd'hui assez considérable pour que ce fût déjà
un travail de trier les perles dans ce fumier, s'il en
contenait. Mais ce travail serait peine perdue. Nous
préférons exposer les résultats de notre pratique et de
nos études, résultats en dehors desquels nous estimons
qu'on ne peut trouver que des inutilités ou des combinaisons dangereuses pour les malades et compro-
mettantes pour une médication dont les bienfaits ont
été innombrables entre nos mains et entre les mains
de ceux qui ont bien voulu expérimenter *d'ensemble*
notre méthode, sans y apporter d'autres modifications
que celles qui s'accordent avec les principes généraux
sur lesquels elle repose.

L'acide phénique s'emploie, comme nous l'avons dit,
à l'intérieur et à l'extérieur.

La meilleure préparation pour l'emploi de l'acide phénique comme caustique est l'acide pur lui-même, dont
l'usage n'offre aucune difficulté, mais demande des
précautions. On prend avec un pinceau quelques cristaux en aiguilles (1) que l'on dépose sur la surface à
cautériser. A peine appliqués sur cette surface, ils s'y
fondent, et avec le pinceau, on étale le liquide sur
toute la partie que l'on veut cautériser. On peut avoir
la précaution de tenir à sa portée un pinceau sec et un
linge fin et souple imbibé d'alcool, pour le cas où
l'acide aurait été appliqué en trop grande abondance et
coulerait hors de la circonférence où l'on veut le renfermer. En essuyant avec le linge alcoolisé le liquide
qui franchirait les limites de cette circonférence, on
l'enlèverait immédiatement et l'on renfermerait ainsi
l'action caustique dans les limites voulues. Quand on
jugera que l'acide appliqué a épuisé son action, et que
cette action n'a pas produit tout l'effet que l'on désire,
on pourra sécher la surface cautérisée et faire une seconde application d'acide de la même façon que l'on a
fait la première en se servant toujours de l'Ac. ph. pur
et cristallisé dans l'alcool.

Pour les usages internes ou externes, nous proscrivons absolument toute préparation dans laquelle l'acide
phénique ne serait pas associé *à l'état naissant* au sucre
ou à la glycérine. D'où deux médicaments simples :
le *glyco-phénique* et le *sirop d'acide phénique pur*.

Nous répétons qu'il n'y a pas de combinaison chimique proprement dite entre l'acide phénique et la
glycérine. Ce composé est une dissolution pure et
simple, dans laquelle la glycérine sert de véhicule à
l'acide phénique. A l'extérieur son onctuosité empêche
l'acide d'arriver trop rapidement par toutes ses molé-

---

(1) Préparation de Sautereau, 18, rue Linois, Paris.

cules au contact de la peau et d'y exercer une action aussi prompte et aussi violente que celle de la solution aqueuse, qui, du reste, ne pourrait être qu'à 5 0/0, tout en étant plus caustique. Le mode d'action de la solution phéniquée est le même dans l'estomac, avec cette différence que, la glycérine étant brassée dans des liquides aqueux où elle se dissout, l'effet de l'acide qu'elle contient est plus rapide.

Le sucre tempère et ralentit d'une manière plus puissante l'action de l'acide phénique sur la muqueuse de l'estomac.

La solution de glycérine phéniquée associée elle-même à parties égales à l'huile ou à la vaseline pour les pansements et les frictions diminue encore la rapidité de l'action médicamenteuse de l'acide phénique et la rend plus durable.

Si ces principes sont bien compris, nous n'avons pas besoin d'insister sur les raisons qui nous font proscrire l'usage des solutions aqueuses *intus et extra*. Nous n'entrerons pas dans le détail des accidents qu'elles ont pu et pourraient encore causer. Nous en laissons la responsabilité aux expérimentateurs maladroits et aux praticiens peu éclairés. Il nous suffira de dire que nous admettons la possibilité et la réalité de ces accidents, mais qu'ils ne prouvent pas plus contre l'acide phénique qu'un homicide ou un suicide par le revolver ne prouve contre l'utilité des armes à feu. Nous affirmons en outre que *jamais* nous n'avons éprouvé d'accidents dans l'emploi raisonné et prudent que nous faisons depuis plus de vingt ans de l'acide phénique, et nous nous faisons fort de démontrer que tous ceux qu'on peut imputer à cet agent ont été causés par de faux emplois, des médicaments impurs, des tentatives imprudentes et par l'ignorance de ceux qui l'ont appliqué sans le connaître.

Ainsi il est démontré que les accidents d'embolie qui ont eu lieu sont *tous* dus à la présence du crésol dans l'acide phénique que l'on avait employé.

Il est aisé de comprendre que l'incorporation de l'acide phénique à l'état naissant au sucre ou à la glycérine ne peut se faire qu'au moyen d'appareils appropriés et doit être l'objet d'une fabrication spéciale. La nécessité d'obtenir des produits sûrs, afin de mettre à l'abri notre responsabilité et de préserver les malades du danger des mauvaises préparations, nous a obligé, malgré certaines répugnances bien explicables, à confier à des préparateurs spéciaux et à surveiller nous-même la fabrication des seuls produits dont l'utilité et l'innocuité soient assurées. Ces produits se vendent sous la garantie de notre nom. Nous avons à peine besoin de dire que si nous condamnons les préparations faites sur d'autres principes, nous acceptons toute la responsabilité de celles que nous couvrons de notre signature.

COMBINAISONS DE L'ACIDE PHÉNIQUE.

L'Acide phénique est un des plus puissants antiseptiques en même temps qu'un des plus universels, mais il n'est pas le seul. Si nous en faisons la base de notre thérapeutique, nous n'avons pas la compromettante prétention d'en faire une panacée, et nous laissons à chacun des autres microbicides la place spéciale qu'il s'est faite. Toutefois, de même que la pratique nous a démontré l'absolue nécessité de lui donner pour véhicule la glycérine ou le sucre, elle nous a révélé des propriétés nouvelles de cet agent associé à d'autres médicaments, tels que l'acide sulfhydrique, l'ammoniaque, l'iode métallique, le phosphate d'ammoniaque, le cuivre et surtout le fer.

Le phosphate d'ammoniaque est associé à l'acide phénique dans l'*Elixir phospho-ammoniacal phéniqué* (1).

Dans ce médicament les phosphates sont solubles et alcalins. Or, cette alcalinité est nécessaire aux liquides récrémentitiels, eux-mêmes alcalins, et dont le degré d'alcalinité doit être maintenu sous peine de faciliter l'invasion des microbes. Cet élixir est donc à la fois destiné à détruire les ferments par l'acide phénique, à modifier par les alcalins le champ de culture des microbes et à reconstituer les éléments par les phosphates.

L'ammoniaque et l'acide phénique à l'état naissant sont associés dans le médicament auquel j'ai laissé le nom impropre de *Phénate d'ammoniaque*. Ils sont destinés à rendre le sang plus liquide en augmentant son alcalinité, à modifier le bouillon de culture et à combattre en même temps les microbes qui causent les altérations.

L'acide sulfhydrique est associé à l'acide phénique dans le *sulfo-phénique*. Mais comme cet acide avait l'inconvénient de diminuer l'alcalinité des liquides récrémentitiels en même temps qu'il agissait comme microbicide, je lui ai associé des vapeurs d'ammoniaque pour empêcher les réactions acides.

Enfin l'iode métallique, microbicide puissant, mais difficilement toléré même à de faibles doses, et pouvant causer, quand il est employé seul avec continuité, d'assez graves inconvénients, sans parler de l'atrophie des glandes, l'iode métallique est associé à l'acide phénique dans l'*iodo-phénique*, avec addition d'iodure de potassium pour prévenir la formation de parcelles d'iode caustique, et forme avec lui un composé précieux en ce qu'il permet d'administrer l'iode à des doses qu'on ne croit pas tolérables et de l'introduire sans danger

---

(1) Chevrier, faubourg Montmartre, 21.

dans l'organisme par des injections hypodermiques non cautérisantes.

Enfin le *Phéno-fer* est à la fois un microbicide et un reconstituant énergique. A ce dernier titre il entre dans tous nos traitements, l'attaque des microbes ayant toujours pour conséquence une altération des globules et par conséquent un affaiblissement de l'organisme.

Tels sont les médicaments, avec ceux indiqués au formulaire, qui ont jusqu'ici suffi à notre pratique, mais dont nous ne renonçons pas à augmenter la liste, n'ayant nullement l'intention de faire de l'acide phénique l'objet d'un culte exclusif, pas plus que celle de pontifier pour une divinité dans une église fermée. Nous allons en étudier l'emploi dans les diverses maladies, après avoir donné quelques règles générales qui dominent toutes les indications particulières.

Action antigangréneuse, antiputride, antipurulente, cicatrisante. — Pour toutes ces actions, qui n'en constituent au fond qu'une seule, celle qui consiste à détruire les ferments ou parasites pyogènes, le glyco-phénique à 10 % est le plus convenable. Du linge ou de la charpie imbibée d'un mélange de glyco-phénique et d'huile à parties égales, ou même à 1 ou 2 % d'acide phénique, suffit pour le pansement.

Dans des plaies chroniques ou trop légères pour que les malades gardent le repos, la charpie ou le linge imbibé se dessécherait souvent avant qu'on pût renouveler l'arrosement avec le liquide phéniqué. Il sera préférable de faire le pansement avec une des pommades, onguents ou glycérolés phéniqués qu'on trouvera au formulaire spécial imprimé, avec explications nécessaires, à la fin de cet ouvrage.

Administration interne. — La solution d'acide pur transformée en sirop titré est la préparation dont nous

4

usons d'ordinaire pour l'administration par l'estomac.
Le titre de 15 centigrammes par cuillerée à bouche, que
nous avons adopté, permet de remplir facilement toutes
les indications, depuis celle d'un léger catarrhe dans
lequel on peut se contenter de 40 ou même 30 centigrammes d'acide par jour, jusqu'à la fièvre typhoïde,
où l'on peut juger utile d'en prescrire un ou deux
grammes à des doses très fractionnées, de façon à tenir
constamment le malade sous l'action du parasiticide.
Disons du reste par avance que, dans les cas graves,
l'administration par l'estomac serait souvent insuffisante, et qu'il convient de recourir aux injections
sous-cutanées.

Dans les cas plus légers encore, et pour lesquels les
malades jugent rarement opportun de consulter un médecin, le sirop d'acide phénique pourra remplacer avec
avantage ceux qu'on a l'habitude de prendre ou de
prescrire. Il aura surtout l'avantage de prévenir assez
souvent la contagion des épidémies légères de *coryza*
et de *grippe,* qui règnent si souvent pendant les saisons
froides et humides.

C'est toujours la solution glycérinée que l'on devra
employer pour l'injection hypodermique. La proportion
d'acide doit être de 2 1/2 %. Les solutions plus
concentrées auraient l'inconvénient, en tannant le tissu
cellulaire, de rendre l'absorption lente, difficile ou même
nulle, et d'atténuer ainsi ou même d'annuler complètement l'efficacité de la méthode. Cependant dans les
cas où l'on ne peut voir les malades que rarement,
dans les maladies chroniques, on peut augmenter la
teneur d'acide phénique en solution dans de l'huile
épurée, jamais dans la vaseline, corps insoluble qui
reste en suspension et peut faciliter la production des
embolies, seul danger réel des injections hypodermiques.

Fait assez inattendu, la muqueuse des voies aérien-

nes est plus susceptible que le tissu cellulaire sous-
cutané. C'est toujours la solution aqueuse légèrement
glycérinée qu'il faut choisir pour les inhalations, et l'on
doit commencer par une solution faible si l'on ne veut
pas risquer de produire des accès de toux très pénibles.
Il est vrai que les inhalations telles que nous les pratiquons et que nous les avons précédemment décrites,
sont des inhalations sérieuses qui pénètrent fort avant
dans les ramifications bronchiques. Peu à peu cependant la muqueuse aérienne s'habitue à la pulvérisation phéniquée, et l'on arrive à faire supporter progressivement des solutions plus concentrées. Mal supportées,
elles pourraient être remplacées par des vaporisations
simples, indispensables d'ailleurs dans le traitement de
toutes les affections de la gorge.

DES MÉDICAMENTS SUCCÉDANÉS, AUXILIAIRES, CONGÉNÈRES OU SYNERGIQUES DE L'ACIDE PHÉNIQUE, ET DE LEUR RECHERCHE.

Cet article sera peut-être un jour très long et pourra
se subdiviser en plusieurs autres ; cela est du moins
fort désirable. Pour le moment, il ne peut qu'être fort
court. On comprend sans que nous ayons besoin de
l'expliquer ce que nous entendons, faute d'un meilleur
terme, par médicaments congénères ou synergiques de
l'acide phénique : c'est ce qu'on dit de deux muscles
qui concourent au même but, qui agissent dans le
même sens. Quant aux mots succédanés et auxiliaires,
ils sont reçus et ont encore moins besoin d'explication.

Les congénères, les auxiliaires de l'acide phénique
sont nombreux parmi les médicaments déjà classés
depuis longtemps dans la thérapeutique. Un certain
nombre d'entre eux sont précieux. Un des meilleurs
et des plus utiles est la créosote : elle a rendu à l'art
de guérir de réels services fort analogues, en effet, à

ceux que rend l'acide phénique, mais fort inférieurs sous tous les rapports.

Les médecins, ou plutôt les spécialistes, forcés d'admettre notre doctrine, ont voulu échapper à l'acide phénique qui nous désignait trop directement ; il ont préconisé la créosote qu'ils pensaient avoir toutes les vertus de l'Ac. Ph., cela a été un malheur réel pour les malades, car les médecins ont cru que l'Ac. Ph. avait les mêmes inconvénients que la créosote. Ils ont même été jusqu'à attribuer les accidents consécutifs à l'Ac. Ph., qui souvent est mêlé à la créosote, et ils ont indiqué l'usage de la créosote de hêtre, qui est plus fine. Or il faut renverser les termes de leur assertion, L'on peut prendre impunément et avec avantage de l'Ac. Ph. pendant vingt-cinq ans (j'en ai des exemples) mais à la condition qu'il soit privé de créosote, de crésol, etc. Tous les malades que l'on condamne au traitement créosoté perdent l'appétit, s'altèrent l'estomac et se prédisposent à la dyspepsie, à la dilatation et à la diarrhée. Cela se comprend facilement, puisque la créosote précipite promptement l'albumine de la muqueuse stomacale, détruit l'épithélium et irrite le pneumogastrique. L'Ac. Ph. réellement pur et incorporé à l'état naissant est exempt de cette propriété nuisible et rend l'appétit aux dyspeptiques en détruisant le ferment lactique, cause la plus fréquente des dilatations de l'estomac.

Quant aux phénols sodiques, ce sont des lavages d'Ac. Ph. impur avec la lessive caustique de soude. Ils peuvent rendre de réels services dans les usages hygiéniques externes, mais leur usage interne est toujours dangereux.

L'*acide thymique* est encore un succédané de l'acide phénique qui a eu un moment de vogue. J'ai essayé l'acide thymique sous toutes les formes et contre plusieurs maladies, mais particulièrement contre des plaies de diverse nature, et j'ai eu le regret de ne constater aucun fait qui ait justifié la faveur dont il a joui. Nous devons dire cependant qu'appliqué en injections sous-cutanées, l'acide thymique nous a donné quelques bons résultats, quoique inférieurs à ceux de l'acide phénique. On pourra donc l'essayer encore, peut-être utilement, par méthode hypodermique.

Nous avons expérimenté l'eucalyptus : il a un peu plus d'action que l'acide thymique ; il calme assez bien la toux lorsqu'on mâche ses feuilles ; mais cette action est encore fort légère et assez fugace. La seule action bien prononcée qu'il possède est une action diurétique qui nous paraît supérieure à celle de la plupart, sinon de tous les diurétiques connus. Toutefois l'eucalyptol phéniqué, tel qu'il est formulé et employé par le Dr Roussel, paraît avoir droit à prendre place dans la matière médicale des praticiens qui aiment les nouveautés pour leur utilité, par amour du progrès, et non par amour du bruit, par versatilité de sentiment ou tout autre motif aussi peu digne d'approbation.

Un antiseptique de grande valeur est le camphre solide, que tout le monde connaît en Europe depuis Aétius et Sérapion, et que le vulgaire connaît encore plus depuis Raspail. Mais cet antiseptique et parasiticide est lui-même à une distance infinie de l'acide phénique, outre qu'il se prête beaucoup moins bien que ce dernier aux divers modes d'administration, et particulièrement au meilleur de tous, les injections hypodermiques. On a tant parlé du camphre depuis trente ans qu'il serait inutile, pensons-nous, d'en dire davantage ici. Constatons seulement que, malgré le bruit sans précédent qui a été fait autour de lui, il ne s'est fait dans la thérapeutique éclairée que la place modeste à laquelle il a droit. Dans la médecine populaire, il conserve encore un crédit fort exagéré ; cependant, même dans cette région, il tend déjà à descendre à sa place légitime.

Nous n'avons pas à insister ici sur une foule d'autres désinfectants, antiseptiques et parasiticides, tels que l'arsenic, le mercure, le chlore, l'iode, le brôme, le soufre, le zinc, le fer, le manganèse, le quinquina, l'aloès, l'alcool, l'éther, etc., etc., par la raison que ceux-là sont très connus et appréciés à peu près exactement à leur juste valeur, au moins par les médecins, sinon par tout le monde.

Ils ont été jusqu'ici employés empiriquement et ont procuré de nombreuses guérisons. Si la médecine veut maintenant ouvrir les yeux et remarquer que c'est dans les maladies dues incontestablement aux parasites qu'ils ont montré leur puissance, cette vérité que nous proclamons depuis plus de vingt ans sera la lumière qui éclairera les routes nouvelles, et la connaissance plus approfondie des causes de leur valeur thérapeutique guidera mieux les applications qu'on en fera dans l'avenir.

APPLICATIONS THÉRAPEUTIQUES SPÉCIALES DE L'ACIDE PHÉNIQUE.

Si la médecine avait été une science comme une autre, où l'on eût appliqué la règle qui prescrit de procéder du connu à l'inconnu, il y a longtemps que la doctrine parasitaire aurait été établie sur de telles probabilités qu'elles auraient équivalu, pour ainsi dire, à une certitude. En effet, dès les premiers temps de la médecine, on a observé les plus gros parasites qui vivaient dans ou sur le corps de l'homme et des grands animaux. A mesure que la science ou plutôt le temps a marché, le nombre des parasites connus s'est accru de plus en plus, de façon à élargir, dans des proportions correspondantes, le tableau des symptômes morbides causés par leur présence.

Aujourd'hui les études microscopiques étendent sans cesse la liste des maladies à ferments, et donnent aux théories que nous avons exposées dans notre introduction une certitude de jour en jour plus complète.

Nous n'avions pas attendu la découverte du *bacille* de Koch pour affirmer que la phtisie était due à un ferment pathogène, ni celle des *spirilles* d'Obermayer pour traiter et guérir par les antiseptiques les fièvres intermittentes, ni celle des *micrococcus* de Laszomski pour appliquer l'acide phénique à l'érysipèle.

S'il est vrai que la nature du remède indique celle de la maladie, nous pouvons affirmer que le microscope est loin d'avoir dit son dernier mot en pathologie, car l'action des antiseptiques et celle de l'acide phénique en particulier sont loin de s'arrêter aux ferments reconnus, classés et dénommés. Non plus que par le passé nous n'attendrons pour guérir les malades la confirmation de notre étiologie générale. Sans nier l'importance de la découverte d'un microbe pathogène, nous croyons qu'il est plus important de le détruire ou de le paralyser que de le trouver. Aussi, tout en signalant les constatations de la science dans les cas où les agents pathologiques sont connus, nous énumérerons les maladies guéries par les antiseptiques, et nous en indiquerons le traitement, estimant que la guérison est une démonstration aussi précieuse et aussi sûre que celles de la micrographie.

Parmi les parasites, les uns sont manifestement de nature animale. Ils se répartissent en deux classes : 1° les *épizoaires*, qui vivent à la surface ou sur la peau des animaux ;

2° Les *entozoaires*, qui vivent à l'intérieur du corps

des animaux, dans les intestins, les viscères ou les tissus.

D'autres paraissent appartenir à la nature végétale. Mais dans les infiniment petits, la ligne de démarcation entre les deux règnes est tellement douteuse, qu'il serait imprudent de se prononcer.

Certains autres enfin sont considérés comme des végétaux.

Parmi les micro-organismes qu'on nomme aussi *bactéries*, les uns ont besoin d'oxygène pour vivre et sont appelés *aérobies;* d'autres vivent sans oxygène et sont dites *anaérobies*.

Ils se multiplient par division et par sporulation : l'individu vivant se segmente ou forme des spores ou semences et celles-ci sont beaucoup plus résistantes que l'être même qui les produit. Ils vivent aux dépens des substances organiques constituées et meurent ou cessent d'évoluer par l'insuffisance du milieu nutritif où ils vivent, par l'influence des produits alcaloïdes qu'ils sécrètent, ou d'agents chimiques propres à les détruire, tels que l'acide phénique.

Ils sont répandus à profusion dans la nature, dans l'eau, dans l'air, dans la terre végétale et, comme toutes les choses existantes, ils ont leur rôle et leur utilité : les plantes ne peuvent utiliser les substances organiques qu'après qu'elles ont été modifiées par les microbes. La digestion et les fonctions nutritives ne pourraient s'effectuer sans eux.

Les uns sont inoffensifs pour nous, les autres nuisibles ou *pathogènes,* c'est-à-dire engendrant des maladies. Ces deux classes jusqu'ici paraissent distinctes et irréductibles.

Nous ne pouvons, à aucun degré, entrer dans l'exposé des études micrographiques dont le nombre est déjà très grand. Les travaux de laboratoire sont d'un précieux secours pour la thérapeutique, mais ils en sont distincts. Il nous suffira de dire qu'ils fournissent des indications d'une grande valeur sur le mode d'action des antiseptiques, leur force comparative, les températures diverses qui favorisent ou contrarient l'évolution des microbes et les phases multiples d'évolutions et de génération d'êtres qui occupent aussi peu de place dans la durée que dans l'espace. Cela posé, nous entrerons dans l'étude thérapeutique des maladies.

Nous n'adopterons aucune classification, parce qu'elles sont toutes plus ou moins arbitraires et qu'elles se prêtent difficilement aux recherches. L'ordre alphabétique nous a paru plus propre à notre but, bien qu'en apparence plus empirique. Une classification contient d'ailleurs une théorie, et celle que nous avons adoptée répond à la simplicité de notre doctrine et de notre principe.

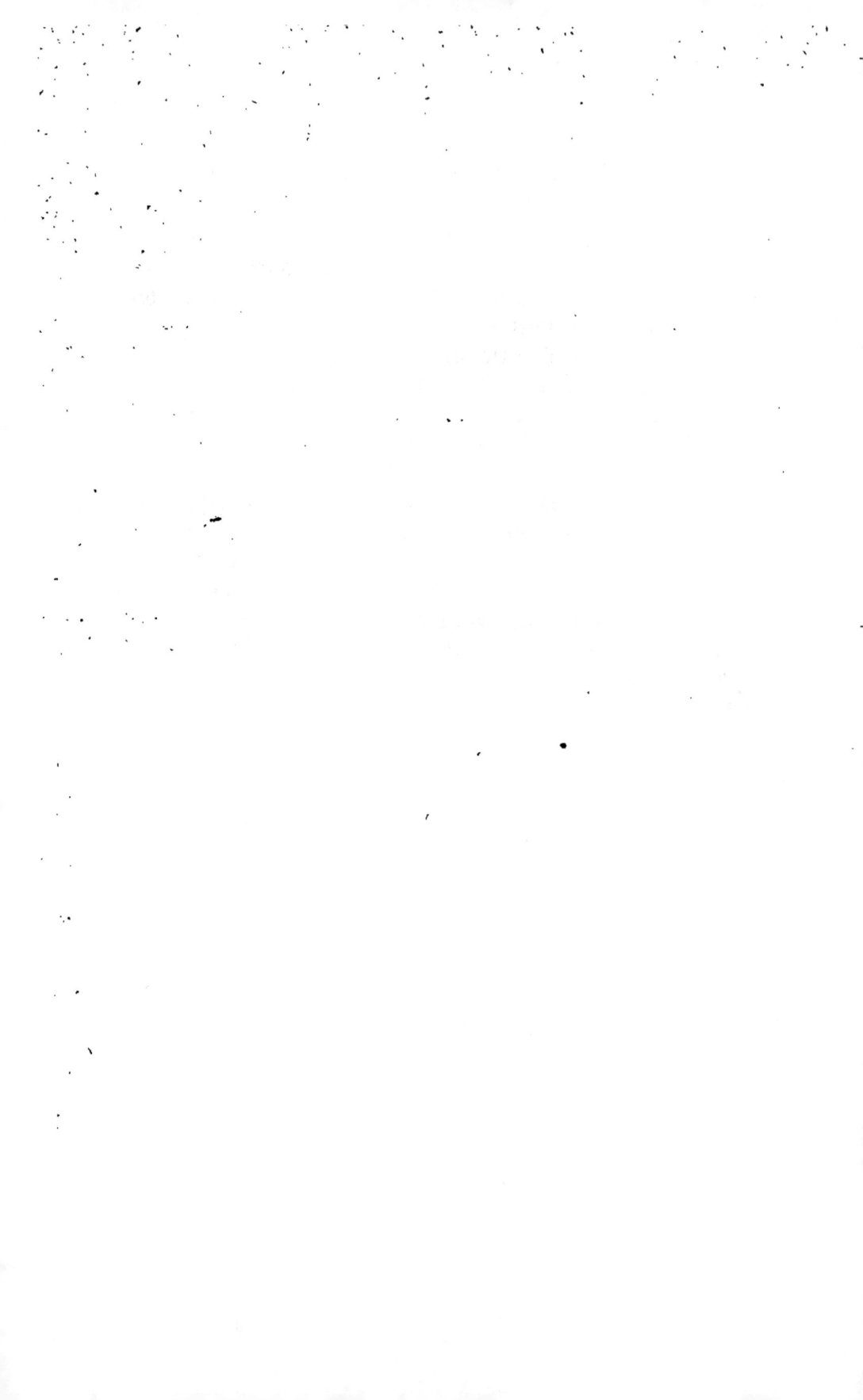

MALADIES

ET

TRAITEMENTS

AVIS

—

Les nombreuses observations et guérisons que nous
avons publiées de 1874 à 1890 dans notre Journal la
Médecine des Ferments, bien qu'elles soient la justifica-
tion de nos indications thérapeutiques, n'ont pu trouver
place dans ce volume. Nous les résumerons en les coor-
donnant dans une *Revue de la Médecine des Ferments*,
qui formera un supplément utile au présent livre et
paraîtra presque en même temps que lui.

MALADIES ET TRAITEMENTS

Abcès. *(Abcès chauds. — Abcès froids.)* — Collection de pus dans une cavité accidentelle; prend le nom d'*épanchement purulent* quand elle se produit dans les cavités du corps, la plèvre par exemple. Si l'abcès parcourt ses périodes avec rapidité, c'est un abcès *chaud*, ou mieux abcès aigu. Si c'est avec lenteur et que le pus se glisse dans une région éloignée de son point de formation, c'est ce que l'on désigne sous le nom d'abcès *froid* ou par congestion.

Au point de vue du traitement, les abcès, lorsqu'ils sont superficiels, par conséquent faciles à atteindre, ressemblent beaucoup aux plaies et aux ulcères, aux plaies quand ils sont chauds, aux ulcères quand ils sont froids (1) ; ce que nous dirons aux articles consacrés à ces deux maladies leur sera donc applicable. D'un autre côté, les abcès survenus dans certaines conditions spéciales, tels que ceux qui sont la conséquence d'infiltrations urineuses, d'engorgements lymphatiques, sont trop intimement liés aux causes dont ils dépendent pour en pouvoir être séparés, pas plus en thérapeutique qu'en pathologie. Ceux dont nous avons quelques mots à dire ici ne sont donc que ceux que le bistouri ou les caustiques ne sauraient transformer sans danger en plaies simples, aiguës ou chroniques, qui restent anfractueux, et dans lesquels par conséquent le pus séjourne et tend à s'altérer.

C'est dans ces abcès que M. Maisonneuve, huit ans au moins avant Lister, a obtenu, dès 1862, de remarquables succès à la suite d'injections pratiquées, sur nos indications, avec de l'eau glyco-phéniquée, variant de 1 à 5 p. 100 d'acide phénique (glyco-phénique, 10 à 50 gr. pour 100 d'eau bouillie), suivant le degré d'excitabilité des parois des foyers purulents. Aucun autre traitement n'avait, à beaucoup près, donné des résultats aussi satisfaisants.

Abcès chauds. — Consécutifs à des causes multiples, *traumatisme, érysipèle, ferments de l'angine, du panaris*, etc., etc., peuvent souvent être arrêtés au début par un traitement énergique.

---

(1) V. *Traité de l'Acide phénique*, 1874, p. 803 et 1050.

5

Traitement. 1° *local. Vitell. ph.*, recouverte d'un cataplasme ou mieux d'eau chaude dans des bouteilles de caoutchouc. S'il s'agit d'un membre, le plonger dans l'eau chaude additionnée de *Glyco-ph.* ou de solution *Iodo-ph.* (V. *Panaris.*) En cas d'augmentation, ouvrir le foyer avec un trocart ; si l'abcès est placé au cou ou à la face, avec un bistouri lavé au *Glyco-ph.* pur et flambé ; si l'abcès est volumineux, injecter aussitôt dans la cavité de l'eau tiède additionnée de 10 à 20 gr. de *Glyco-ph.* pour 90 ou 80 d'eau bouillie, selon la grandeur du foyer. Mettre un drain de caoutchouc stérilisé, panser à plat avec de la *Vitell. ph.*, recouvrir de taffetas gommé (1).

2° *Interne.* — Sirop au *Phén. amm.*, s'il y a de la douleur et de la fièvre, 3 à 5 cuill. en 24 heures pour une grande personne, une cuill. à café chaque heure pour un enfant; *huile de f. de m. ph.* ; sirop d'*Ac. ph.* ou de *Sulfo-ph.* plusieurs jours après la guérison.

Abcès froids. — Presque toujours occasionnés par la scrofule ou la tuberculose : ramollissement d'une glande ou altération d'un os. Le pus se fraye un passage au travers des tissus et s'accumule dans l'endroit qui se laisse dilater le plus facilement.

Traitement. — 1° Injection dans la tumeur de 100 gouttes de nos sol. d'*Ac. ph.* et d'*Iodo-ph.* alternées; piquer toujours dans le même trou pour que le pus se fasse jour, après avoir été modifié par l'acide phénique et l'iode. Recouvrir la grosseur avec la *Vitell. phén.* ; *huile de f. de m. ph.* au premier déjeuner, sirop

---

(1) Les ouates et bandes phéniquées sont sans objet, car en admettant que ces pansements soient réellement empreints d'Ac. Ph., ils ne peuvent en conserver que les parties impures, puisque la partie pure de l'Ac. Ph. s'évapore comme le camphre.

d'*Ac. ph.* entre les repas, élixir *Phos. amm.* 1 à 2 cuillerées à soupe à un repas, *Phéno-fer* une cuillerée à l'autre repas, pendant un mois ; le mois suivant, *Iodo-ph.* et ainsi de suite ; repos, frictions sèches au gant de crin sur tout le corps ; sang chaud à l'abattoir les jours où l'on ne boit pas l'huile. Bonne nourriture ; beaucoup de lait phéniqué ou non, même en mangeant ; chambre à coucher vaste et ensoleillée pendant le jour.

Accouchement. — (V. *Form.*, au mot *Sages-femmes.)*

Acné. — Au début, rougeurs congestives non permanentes revenant par bouffées au visage, pendant ou après les repas, à la moindre impression morale, à l'époque des règles et de la ménopause.

A la seconde période, rougeurs permanentes, dilatation des vaisseaux capillaires, apparition de tubercules et de vésicules pustuleuses. Maladie des lymphatiques.

Traitement. — 1º *Intérieur* : Sirop d'*Ac. ph.* 1 cuill. par jour pendant quinze jours, sirop d'*Iodo-ph.* un mois, puis élixir *Phos. amm.* et *Phéno-fer* alternés aux repas pendant un à deux mois ; tous les matins, 1 cuillerée d'*huile de f. m. ph.* en déjeunant. Recourir chaque mois à l'*opiat purgatif* (V. *Form.*).

2º *Extérieur :* Lotions fréquentes à l'*eau antiseptique* ou à l'*eau de Montecristo* (**V.** *Form.*) d'abord étendue d'eau chaude et de plus en plus concentrée ; *pulvérisations* au *Glyco-ph.*; lavages à l'eau chaude avec $1/_{10}$ de *Glyco-ph.* — Lotions à l'*éther d'Orient* (naphte de la mer Morte). — La nuit, pansement à la *Vitell. ph.* (V. *Form.*) *Astrictions* ou cautérisations très **superficielles** sur les vésicules, avec **cristaux en aiguilles** d'*Ac. ph.* pur, à renouveler dès que la mince pellicule blanche qui en résulte est détachée : ne jamais se servir d'*Ac. ph. liquide.* Après quelques cautérisations dans certains cas, après un grand nombre dans d'autres, les pustules disparaissent pour ne plus revenir, ou pour ne revenir qu'en petit nombre, de loin en loin. On recommence alors l'opération, et la disparition d'ordinaire devient définitive. Continuer le traitement interne avec les interruptions nécessitées par l'accoutumance.

Les astrictions au visage sont sans danger, même sur les peaux les plus délicates. Après la chute de l'épiderme, la peau reprend presque aussitôt sa couleur normale. La douleur de l'astriction est très modérée et de courte durée.

L'acné est rarement rebelle à ce traitement convenablement administré d'une manière suivie. Parfois cependant nous avons rendu le traitement plus énergique par des inj. hyp. d'*Iodo-ph.* et la pommade à la *résorcine* (V. *Form.*).

Adénite. — Inflammation des glandes ou ganglions. Cette affection est une des manifestations constantes de la scrofule; elle peut être aussi d'origine syphilitique. Mais elle est souvent indépendante de toute maladie générale, et dite alors *idiopathique.*

Elle cause souvent des tumeurs graves, récidivant toujours, et presque fatalement mortelles si on les opère.

Traitement. — Quand l'adénite vient par l'absorption du pus d'un ulcère, elle peut se terminer par la suppuration *(bubon).* En ce cas, pousser un trocart dans la partie suppurée, évacuer le pus, faire pénétrer notre injection *Iodo-ph.* dans la cavité, et panser la plaie à la *Vitell. ph.*, puis attaquer la cause par un traitement général (V. *Scrofule, Syphilis,* etc.).

Quand elle est idiopathique, les injections hypodermiques quotidiennes et persistantes peuvent en venir à bout. On les fait à l'*Iodo-ph.*, alternées avec celle d'*Ac. ph.*, au ventre ou dans la tumeur, surtout quand elle est indolente. Lavements à garder 1 cuill. sol. diab.

d'*Iodo-ph.* dans $^1/_4$ de lavement d'eau de son ou de guimauve tous les soirs. Sang de bœuf; élixir *Phos. amm.*
au déjeuner, *Phéno-fer* au dîner.

Lorsqu'il y a œdème des membres, pour diminuer
l'enflure, *Iod. de potassium* 15 gr., eau 15 gr. : badigeonner au pinceau avec ce liquide, laisser sécher, et,
par-dessus, autre badigeonnage avec : *Ac. tartrique*
15 gr., eau 15 gr. Ce moyen ne doit être employé que
de temps en temps : il produit de l'exsudation. Serrer
doucement le membre œdématié avec une longue bande
de caoutchouc. Si une des tumeurs s'abcède, injecter
du *Glyco-ph.* pur dans la cavité, et pansement à la
Vitell. ph. pendant la nuit. S'il y a induration, pointes
de feu : piquer les points indurés et faire pénétrer violemment quelques gouttes de sol. alcool. saturée de
Phén. de zinc ou de *salicylate de zinc*, pour désorganiser
le tissu ganglionnaire. Pansement à la *Vitell. ph.*, et,
avant le pansement, saupoudrer toute la plaie avec
poudre d'*Ac. salicyl.* alterné avec *Iodoforme*, ou mélange
de *Chlorate de potasse* ou d'*Ac. salicylique.*

Albuminurie. (V. *Maladie de Bright.*) — S'entend de
la *néphrite chronique*, maladie fréquente en Amérique,
où tout le monde use de la glace fondante pour boisson
ordinaire aux repas.

Symptômes. — Urines albumineuses; œdème de la face,
jambes enflées, puis hydropisie; céphalalgie, dyspnée, vomissements, saignements de nez, teint chloro-anémique, urines
rares contenant des cylindres; troubles du cœur. L'œdème
manque parfois : alors l'urine est abondante, peu albumineuse,
symptôme très grave. Puis crampes des mollets, douleurs lombaires, bourdonnement, troubles visuels, sensation de doigt
mort, besoin d'uriner fréquent, urine peu abondante et blanchissant de suite à la chaleur.

Traitement. — Régime lacté absolu ; ajouter au lait
trois fois par jour sirop d'*Ac. ph.* Sang de bœuf ou de

veau pris chaud à l'abattoir ; au coucher, sirop de
Phén. amm. Inj. hyp. d'*Ac. ph.* alterné avec l'*Iodo-ph.*;
purgatif drastique, eau-de-vie allemande ou opiat purg.
s'il y a œdème ; si non, s'abstenir de purgatif. $^1/_2$ cure
au sirop *Sulfo-ph.* Nous avons obtenu plusieurs guérisons par ce procédé, en Amérique et en France. (V. *Néphrite aiguë.*)

Allaitement. — (V. notre Traité de l'*Hygiène des
enfants nouveau-nés.*)

Amaurose. — (V. *Yeux.*)

Aménorrhée. — Absence des règles ; dépend le plus souvent de l'affaiblissement consécutif à d'autres maladies ; tuberculose, anémie, chlorose, etc.
  Il y a des femmes qui naturellement ne sont jamais réglées ;
elles sont stériles. D'autres perdent les règles de très bonne
heure, 30 ou 35 ans.

Traitement. — Rétablir la santé générale. (V. la *mala-
die occasionnelle.*) Ne jamais prendre d'emménagogues.
On peut toujours recourir à l'élixir *Phos. amm.* et au
Phéno-fer pris en mangeant.

Ampoules, Phlyctènes. — Soulèvement de l'épiderme
par un liquide séreux, sanguinolent ou purulent; de causes
diverses, depuis la marche prolongée, jusqu'à la brûlure,
l'herpès, l'impétigo, le pemphigus, etc.

Traitement local. — Ne jamais déchirer l'épiderme
soulevé. Traverser l'ampoule avec une aiguille armée
d'un fil ou d'une soie lavés dans le *Glyco-ph.*; laisser
dans l'ampoule le fil ou les fils si l'on fait plusieurs
ouvertures, recouvrir le tout de *Vitell. ph.* Le *traitement
interne* variera selon la cause.

Amygdalite. — Forme habituelle de l'angine catarrhale
aiguë : amygdales gonflées, douleurs d'oreilles, mouvements
de la mâchoire très pénibles.
  La forme suppurée, dans laquelle un phlegmon se forme

autour de l'amygdale, peut éclater d'emblée : frissons violents, fièvre, douleur intense à l'amygdale envahie, cou empâté, douloureux, déglutition presque impossible : certaines personnes y sont sujettes à époques fixes.

L'amygdalite peut être une manifestation du rhumatisme aigu ; elle peut précéder l'éruption scarlatineuse (coloration pourprée des muqueuses, indolence extrême).

Traitement. — Dès les premiers symptômes, *cautérisations* réitérées au pinceau avec *Glyco-ph.* 4 parties, *teinture d'iode* 1 partie. *Pulvérisations* et *gargarismes* à l'eau chaude *glyco-phén.*

A la fin de l'amygdalite, *vomitif* à l'*Ipéca.* S'il y a embarras gastrique manifeste, prendre un *éméto-cathartique* (V. *Form.*)

Pour prévenir le retour périodique du mal, gargarismes journaliers à l'eau *glyco-phén.*, sirop d'*Ac. ph.* un mois, d'*Jodo-ph.* un mois et *Phéno-fer* un mois, 1 cuill. par jour ; sirop *Sulfo-ph.* s'il y a tendance au catarrhe ; *huile de f. de mor. phén.* deux mois. Revenir à celui de ces médicaments qui paraîtra avoir eu le plus d'effet. Nous avons guéri ainsi les personnes les plus susceptibles de la gorge.

Anémie. — Pauvreté du sang en globules et autres éléments. De 5,000 à l'état de santé, les globules peuvent descendre au nombre de 2,500 par centimètre cube; l'anémie dépend parfois de la transmission héréditaire de globules altérés ne pouvant que difficilement se reproduire, mais presque toujours la pauvreté, le manque de vitalité et l'altération des globules sont la conséquence de la présence dans le sang ou dans les organes de ferments pathogènes : *cachexie, syphilis, chlorose, fièvre paludéenne,* etc. ou de la pénétration de substances qui nuisent à la régénération et à la multiplication de ces petits êtres indispensables à la vie, telles que plomb, mercure, etc.

Traitement. — Détruire la cause (V. *la Maladie occasionnelle*). Fournir des éléments de reconstitution et de nourriture aux globules : *Phéno-fer*, élixir *Phos. amm., huile de f. de m. phén.*, sang chaud bu à l'abat-

toir. Inj. hyp. d'*Iodo-ph.*, frictions avec le gant de
crin, aération, hydrothérapie, beaucoup de bon lait avec
ou sans sirop d'*Ac. ph.*, repos, même au lit après les
repas.

Angine catarrhale aiguë. — Frissons, fièvre, courbature, sécheresse à la gorge ; déglutition pénible ; muqueuse
rouge, sèche. Du deuxième au troisième jour, mucosités du
pharynx, concrétions, enduit pultacé peu adhérent aux amygdales. Langue blanchâtre, constipation, tendance à la chronicité
chez les sujets herpétiques et scrofuleux.

Traitement. — *Attouchements* avec *Glyco-ph.* 4 parties,
Teinture d'iode 1 partie. *Pulvérisation* au *Glyco-ph.* et au
Phén. amm. quatre et même cinq fois par vingt-quatre
heures. Bains de bras chauds et prolongés. Lavement
purgatif avec 1 cuillerée de sel marin et 1 de sucre ou
de cassonade (V. *Croup*, traitement plus léger, mêmes
indications).

Au début d'un mal de gorge on peut parfois l'arrêter
avec : *Tartrate ferrico-potassique* 10 gr., eau 150 gr., une
cuillerée à soupe dans un ¹/₂ verre d'eau chaude, en
gargarisme et même en boisson.

Angine diphtérique ou couenneuse. — Frissons,
fièvre *moins intense* que dans l'amygdalite aiguë, rougeur
du pharynx ; gonflement des amygdales, tache blanchâtre qui
prend la consistance d'une membrane très adhérente recou-
vrant en partie l'amygdale en quelques heures. Tuméfaction
des parties voisines ; luette comme gantée d'une membrane.
peu après, seconde amygdale envahie. Engorgement des
ganglions correspondant à la première amygdale attaquée.
Plaques diphtériques tapissant complètement le fond de la
gorge (chez les enfants en moins de trente-six heures) et s'épaississant par la production de plaques nouvelles moins adhérentes.
Douleurs et difficultés de mouvement *moindres* que dans
l'amygdalite aiguë.

Quand le larynx et la trachée sont envahis, l'angine couenneuse donne naissance au *Croup*, plus rapidement mortel chez
l'adulte que chez l'enfant, à cause de l'envahissement plus facile
des bronches (V. *Croup*).

Au moindre symptôme d'angine (mal de gorge), *aspirations* sèches et *fumigations phéniquées* au moyen d'une casserole à soldat, où l'on tient en constante ébullition le mélange suivant, à renouveler à mesure qu'il s'évapore : eau 1 litre, *Glyco-ph.* ½ flacon. L'appareil doit être muni d'un entonnoir où aboutissent des tuyaux (1) conduisant les vapeurs au lit du malade, et le lit couvert d'une sorte de tente formée de draps soutenus par des cordes tendues, destinée à ne laisser jour et nuit respirer au malade qu'une atmosphère chargée de vapeurs *chaudes* et *phéniquées.* A défaut de *Glyco-ph.*, 3 à 5 gr. d'*Ac. ph.* en *cristaux* par 100 gr. d'eau.

Sirop d'*Ac. ph.* 1 cuill. par heure et, dans l'intervalle, 1 cuillerée à dessert de sirop au *Phén. amm.* Dans les cas urgents, fractionner par ½ cuillerée et par demi-heure chez les enfants. Si l'état s'aggrave et qu'il survienne un peu de fièvre, n'employer que le sirop au *Phén. d'amm.* à doses fractionnées : 1 cuill. à café toutes les heures et même chaque demi-heure. *Pulvérisations* fréquentes du mélange suivant : *Glyco-ph.* 25 gr., *Eau antiseptique* 5 gr., eau chaude 150 gr. Attoucher avec éponge au *Glyco-ph.* pur, puis avec le mélange *Glyco-iodé* ; chaque 2 à 3 heures inj. hy. de 30 à 50 gouttes d'*Ac. ph.* pour les enfants de 6 mois à 3 ans, et de 100 gouttes en deux piqûres au-dessus de 6 ans, en une seule piqûre à partir de cet âge ; employer le *Phén. amm.* si la diphtérie se généralise ; frotter les glandes prises, en laissant le cou à découvert, avec *Glyco-ph.* et *huile.*

N'administrer de vomitif qu'au moment où les fausses membranes commencent à se détacher, le vomi-

---

(1) Ce vaporisateur se trouve tout fait chez Sautereau, 18, rue Linois, à Paris.

tif n'ayant qu'un *effet mécanique*, nullement curatif,
qui consiste à faciliter ou à hâter l'expulsion des
produits diphtériques et à empêcher l'asphyxie par
l'accumulation de ces produits, au moment où ils
tendent à s'éliminer.

Préserver les mères, les assitants et les autres enfants, par l'usage du sirop d'*Ac. ph.* et des gargarismes fréquents au *Glyco-ph.*

Ce traitement n'est pas exclusif : il peut être joint
aux autres, mais il faut proscrire le *Perchlorure de fer*,
qui est dangereux.

Si nous avons rendu des services, c'est surtout dans
l'angine. Dans un seul village la femme d'un de nos
amis a sauvé en une année 14 enfants, alors que tous
les pays environnants ne comptaient que des victimes
(V. *Croup* pour l'application de la glace).

Anthrax. — Tumeur inflammatoire circonscrite, affectant tout à la fois l'épiderme, le tissu conjonctif, le derme
et les tissus sous-dermiques ; abandonné à lui-même, se termine
toujours par un point de gangrène local. Cette tumeur est
très dure, douloureuse, rouge foncé, saillante au-dessus de la
peau qui devient violacée, noirâtre, se perce en plusieurs
endroits, se crible de trous ; pus sanguinolent ; se termine par
l'élimination d'un bourbillon mortifié. Devient très grave chez
les diabétiques.

L'anthrax est toujours suivi d'une série de furoncles.

Traitement.— Le Dr Verneuil a appliqué à la curation de
l'anthrax le traitement par les pulvérisations phéniquées
que nous avions publié pour la Pustule maligne dès
1865. Il a eu raison de soutenir à l'Académie de Médecine l'utilité de notre procédé, mais il aurait pu voir dans
notre Traité de 1874, dont lui avons fait hommage,
comme de celui de 1865, que l'anthrax nous a paru
demander parfois une médication plus énergique et que
nous avons conseillé les injections hyp. phéniquées pour

les cas où le mal présente dès le début un caractère de gravité ou de malignité.

Notre confrère le Dr Danet, à l'occasion de quelques cas où les pulvérisations phéniquées, seule partie de notre méthode adoptée et recommandée par le Dr Verneuil, avaient été insuffisantes, a rappelé à la Société de Médecine pratique de Paris que le véritable traitement abortif et curatif de l'anthrax par les injections phéniquées était indiqué, depuis 1874, dans notre Traité, et a fait connaître la manière dont il l'applique lui-même avec un succès constant depuis de longues années.

Quand la tumeur est en formation et peu avancée, les pulvérisations ou les compresses de *Glyco-phénique* peuvent suffire à la faire avorter.

Quand elle est déjà en suppuration, que le sommet est percé en écumoire et laisse suinter des sérosités sanguinolentes, il pratique à la base de la tumeur sur le pourtour, et au centre de la tumeur même, plusieurs injections chacune de 0,05 centim. cubes de notre *Glycophénique* (10 %); compresses au *Glyco-phénique* couvertes de taffetas gommé.

Nous conseillons pour les pulvérisations 5 gr. d'ac. ph. ou mieux 50 gr. de *Glyco-ph.* dans 250 gr. d'eau chaude, à projeter fortement et longtemps sur l'anthrax et sur la rougeur au moyen d'un pulvérisateur à deux boules, de 2 à 4 fois par jour. Panser ensuite au *glycophén.* ou à la *vitelline forte*. — 3 cuillerées par jour de sirop ou de sol. diab. au *Phén. amm.* — Après la guérison, laver longtemps le pourtour de l'anthrax avec l'*eau antiseptique* ou le *glyco-ph.*, pour empêcher la reproduction. *Huile de f. de m. phén.* contre la diathèse, et *Sulfoph.* pour les diabétiques.

Aphtes. — Au début, taches rouges sur la muqueuse des lèvres, sur la langue, à l'intérieur des joues, sur le palais; vésicules remplies de liquide blanchâtre avec auréole rouge crevant au 2ᵉ ou 3ᵉ jour. Erosions circulaires à bord irréguliers ; sensation de brûlure et douleur aiguë, mastication très pénible.

Dans le cas de fièvre aphteuse, les ulcérations sont confluentes et parfois apparaissent aux mains. Vomissements, diarrhée. Les aphtes indiquent toujours un état maladif de l'intestin.

Traitement. — Les lotions émollientes additionnées de chlorate de potasse généralement conseillées sont souvent insuffisantes. Nous employons les *lavages* et *pulvérisations phéniqués*. Si les aphtes résistent, les toucher avec le mélange *Glyco-iodé* (V. *Form.*) ou avec l'*Eau antiseptique* une ou deux fois par jour. La diathèse aphteuse sera combattue par l'usage quotidien du sirop d'*Ac. ph.*, *huile de f. de mor. phén.*, *Phéno-fer* ou *Iodo-ph.* suivant la cause présumée de la maladie et le tempérament du malade. A l'état aigu le sirop de *Phén. amm.* de 2 à 4 cuillerées et les *pulvérisations* prolongées avec *Glyco-ph.*, de 30 à 50 gr. par 100 gr. d'eau chaude procurent un soulagement immédiat. *Pâte phéniquée* ou capsules *Sulfo-ph.* dans l'intervalle.

Légers purgatifs surtout en lavements à l'huile de ricin ou au sel marin et au sucre mêlés.

Arthrite. — (V. *Rhumatisme, Goutte, Blennorragie.*)

Ascarides. — a. *Ascaride lombricoïde.* — Ainsi nommée à cause de sa ressemblance avec le lombric terrestre. Il habite presque constamment le petit intestin ; très exceptionnellement, on le trouve dans les reins et dans la vessie. Il est fréquent chez les adultes.

Nous ne sachions pas qu'on ait employé contre ce ver les préparations phéniquées, mais nous pensons qu'en raison de son volume et de son habitat, il serait assez difficile de le détruire à l'aide de l'acide phénique. Pour y parvenir il faudrait continuer probablement pendant longtemps l'usage du sirop d'*Ac. ph.* à la plus forte dose que le malade pourrait supporter. En tout cas, le traitement ordinaire (V. *Vermifuges* au *Form.*) réussira plus sûrement après cette préparation antiseptique.

b. Ascaride ou *oxyure vermiculaire*. — L'oxyure vermiculaire, beaucoup plus petit que l'ascaride, vit dans la partie inférieure du rectum, où il cause des démangeaisons parfois pénibles, et paraît même, d'après un grand nombre d'auteurs, pouvoir déterminer des convulsions graves ; quelquefois il peut traverser l'anus, se répandre sur le scrotum, surtout sur la vulve chez les petites filles, et déterminer des symptômes très incommodes. C'est un parasite spécial à l'enfance et aux personnes adultes débilitées par une cause quelconque et particulièrement par les mauvaises digestions ou des affections morales, qui elles-mêmes troublent les fonctions digestives.

Un lavement avec 250 gr. d'eau contenant, selon l'âge, une cuill. à café ou 1 cuill. à soupe de *Glycoph.* et que l'on garde, détruit instantanément les oxyures, mais leurs larves, qui se présentent sous forme de petits grains de semoule très blancs, résistent davantage : les vers se reproduisent au bout de quelques jours, et, pour en triompher définitivement, il faut prendre des lavements pendant huit à dix jours de suite, même quand on n'éprouve aucun symptôme qui indique la présence du parasite. En procédant ainsi, le résultat est absolument certain. Le traitement phéniqué est ici infiniment supérieur à tout autre.

Asthme. — Réveil subit et oppression, respiration pénible, inspiration incomplète malgré tous les efforts, angoisse, visage enflé, sueurs. Retours fréquents et périodiques surtout la nuit. — Attaques souvent précédées d'accès d'éternuement, avec yeux injectés et écoulements muqueux par le nez. — Devient aisément chronique. Fait accuser la dilatation du cœur droit ; plutôt une névrose qu'une bronchite (1).

_____

(1) V. *Traité de l'Ac. phénique*, p. 108 et suivantes.

Traitement. — Les médications ordinaires se résument à l'emploi de l'iodure de potassium, de la belladone, du bromure de potassium, de l'arsenic, des fumigations de stramonium, d'inhalations de pyridine. Trousseau donne : iodure de potassium et teinture de lobelia de 25 à 50 centigr. par jour. — C'est le meilleur des traitements anciens.

Le traitement qui nous a le mieux réussi contre l'asthme est : sirop de *Phén. amm.* 1 cuillerée à soupe de quart d'h. en quart d'h. pendant les accès quatre fois de suite, puis de deux en deux heures. J'ai trouvé un malade que le sirop *Sulfo-ph.* soulageait immédiatement.

Sirop *Iodo-ph.* deux fois par jour pendant longtemps. Quelquefois il faudra ajouter 0.50 cent. d'*Iodure de potassium* pris le matin au premier déjeuner. Une pratique empirique qui donne de bons résultats consiste à badigeonner le fond de la gorge avec de l'eau légèrement ammoniacale. Nous en avons eu également avec une potion composée de : arséniate de soude 0,10 centig., teinture de lobelia inflata 15 gr., macération à froid d'une feuille de digitale dans eau distillée 300 gr., ajouter 4 cuillerées à soupe de sirop d'*Ac. ph.* et prendre de ce mélange de 1 à 3 cuillerées à café 3 fois par jour avant les repas.

Ataxie locomotrice. — Ensemble de phénomènes nerveux remarquables par l'irrégularité et la gravité de leur marche, résultant d'une affection cérébrale. Prodromes : douleurs fulgurantes dans le membre inférieur, accès répétés nuit et jour, puis relâche. Douleurs en ceinture ; douleurs dans les deux derniers doigts de la main, douleurs lancinantes à la face ; gastralgies avec vomissements ; douleurs lombaires, absence du réflexe tendineux rotulien ; trouble de la vue, contraction des pupilles, troubles génitaux ; absence de coordination des mouvements volontaires avec conservation de la force musculaire ; altération de la sensibilité, troubles cérébraux, perte de la mémoire, cachexie, marasme.

Traitement. — Eaux de La Bourboule, de Baden-Baden (Suisse). Nous avons réussi à améliorer les symptômes au moyen d'inj. hyp. d'*Iodo-ph*. et à calmer les douleurs au moyen du *Phé. amm.*, comme dans la paralysie générale. Depuis quelque temps on applique le procédé du Dr Motchoukowsky d'Odessa, qui consiste à suspendre le malade au moyen d'un appareil destiné à produire un certain étirement de la moelle épinière. L'appareil est des plus simples. Il consiste essentiellement en une sorte de fléau de balance, suspendu par un crochet médian et un moufle qui peut l'élever. Aux deux extrémités du fléau transversal sont placées des courroies en forme d'anses dans lesquelles on passe les bras. A la partie médiane est attachée une double fronde appuyant en avant sous le menton, en arrière sous la nuque. Au moyen d'un moufle, on élève le patient à un pied ou deux du sol et on le laisse ainsi suspendu pendant une minute ou deux lors des premières séances, pendant deux ou trois à la troisième ou quatrième fois. On répète l'expérience deux ou trois fois par semaine.

Les expériences ont commencé à la Salpêtrière en octobre 1888 et ont, comme en Russie, donné des résultats inespérés, résultats que M. le professeur Charcot enregistre avec soin. Nous devons cependant faire nos réserves, car, dans une des applications de ce moyen que nous avions conseillé, nous avons constaté à plusieurs reprises des excitations générales fatigantes et dangereuses, bien que l'opération eût été faite sous la direction d'un confrère spécialiste, élève de Charcot.

Le Dr de Cailhol, de *Los Angeles*, nous a indiqué le *Salix nigra* de Californie en extrait fluide pour calmer les excitations fatigantes qui surviennent dans cette maladie. Ce moyen nous a bien réussi, il est inoffensif.

Balanite. — (V. *Gland.*)

Blennorragie. — Quelques jours après un coït impur, sensation de brûlure en urinant: érections douloureuses la nuit, écoulement muqueux, peu épais d'abord, plus dense ensuite, et passant du blanc laiteux au blanc verdâtre ; devient souvent chronique.

Traitement. — Repos, marches et exercices violents à interrompre; suspensoir. Bains émollients quotidiens d'une durée de quinze à vingt minutes.

Dès que l'écoulement apparaît, *Phén. amm.* Ce médicament arrête souvent le développement de l'écoulement sans autre traitement et diminue très sensiblement les douleurs et les érections.

Nous avons publié dans la *Médecine des ferments* une observation très précise du Dr Biéchy, d'un cas de blennorragie rebelle guérie au moyen des seules injections hypodermiques d'*Ac. ph.*

Nous prescrivons les injections urétrales, de quelque nature qu'elles soient, tant que dure l'inflammation aiguë de l'urètre. A partir du moment où l'écoulement est sans douleur, sirop d'*Ac. ph.* deux ou trois fois par jour. Pilules *antiblennorragiques* (V. *Form.*) en commençant par 4 trois fois par jour et en augmentant de 3 par vingt-quatre heures, jusqu'à la dose de 36 par jour au besoin, en restant plusieurs jours à la dose qui a fait cesser l'écoulement. *Injections* (V. *Form.*) Il faut savoir que l'*orchite* peut souvent être causée par l'usage des injections inopportunes ou mal faites. Il est dangereux d'injecter un liquide quelconque dans l'urètre avant d'avoir uriné. Le canal en effet contient du pus que l'urine emporte. Au contraire, une injection refoule ce pus et peut l'amener à l'ouverture du canal déférent, par lequel l'infection peut se communiquer au testicule et causer l'orchite.

Il faut de plus avoir soin de prendre l'injection assis

sur le bras d'un fauteuil, sur un paquet de linge formant saillie, pour empêcher le liquide d'atteindre jusqu'à la région prostatique, alors qu'il n'est destiné à agir que sur la muqueuse de l'urètre. Il peut y avoir danger à le faire pénétrer trop avant et à atteindre les parties qui n'ont pas besoin d'être touchées par les astringents ou les caustiques.

Cannabis sativa, à la dose de 3 gouttes de teinture mère dans 250 gr. d'eau à prendre à raison de 3 cuillerées par jour, a quelquefois suffi pour guérir la blennorragie. On peut user de ce médicament concurremment avec le *Phén. amm.*

État chronique. Faire pénétrer jusqu'en arrière de la fosse naviculaire un petit cylindre mou de pâte spéciale (V. *Form.*) au moyen d'une sorte de sonde à mandrin. Laisser fondre et garder aussi longtemps que possible ce mélange dont l'on augmente peu à peu la dose d'*Ac. ph.* Selon l'effet produit, administrer les pilules en même temps.

Blépharite ciliaire. — Cette maladie provient d'un ferment logé dans le fond de la glande ciliaire. Inflammation et suppuration avec formation de croûtes entourant la base du cil, qu'elles font tomber. Maladie longue et rebelle.

Traitement. — Le matin, mouiller à l'eau chaude pour amollir la croûte que traverse le cil. Détacher cette croûte, toucher légèrement la partie mise à nu avec le crayon de *nitr. d'argent* et laver aussitôt à l'eau salée.

Mais nous préférons, une fois la croûte tombée, le pinceau imprégnée d'eau de *Montecristo* ou d'*Eau antiseptique* pour faire un lavage prolongé de la partie à vif. Ces liquides peuvent impunément pénétrer dans l'œil.

Bothryocéphale. — Espèce du genre des *tænioïdes* dont la caractéristique est l'absence de ventouses et de crochets; il est de beaucoup plus rare que le tænia, mais le traitement est le même (V. *Tænia*).

Boutons. — (V. *Couperose*, *Acné*, etc.). — Poussent d'eux-mêmes, plus tenaces dans la jeunesse.

Traitement. — Se laver au lavon *Sulfo-ph.*, ou au *Phén. amm.*, et le soir graisser les boutons avec la *Vitell. ph.* S'ils résistent, employer l'eau ou la pommade de *Monte-cristo.*

Bright (Maladie de). (V. *Albuminurie.)* — Maladie du rein, reconnue par Bright, très fréquente en Amérique, plus fréquente encore chez les Anglais. Dans les deux pays, elle paraît avoir pour cause l'alcoolisme. L'usage de l'eau glacée aide peut-être à la formation de cette maladie, dont les lésions sont diverses et que nous avons eu l'occasion de traiter plusieurs fois. Les symptômes en sont nombreux : impressionnabilité au froid; démangeaisons aussi tenaces que dans le diabète; seulement, ici les démangeaisons sont générales, dans le diabète elles sont plus locales; fourmillement, douleur et manque de coloration des doigts, sensation de doigt mort, phénomène dû à une cause nerveuse et de peu d'importance pour le pronostic; visage enflé le matin surtout, plus tard les jambes, anasarque, céphalalgie, vomissements, oppression; urines rares et colorées, contenant des cylindres et surtout de l'albumine; crampes des mollets, troubles visuels, faiblesse générale. Le plus souvent la forme chronique se montre dès le début; les malades ne soupçonnent pas leur maladie, seulement ils deviennent sensibles au froid, puis, tout à coup, survient un état aigu : fièvre, épitaxis, enflure; la série se déroule rapidement. Cet état laisse peu d'espoir. D'autres fois la marche reste lente et insidieuse, mais toujours très grave. Si elle débute à l'état aigu, la maladie a beaucoup plus de chances de guérison, surtout occasionnée par un froid subit, la scarlatine, la fièvre typhoïde, la syphilis, la tuberculose, la goutte, l'alcoolisme, l'hérédité.

Traitement. — *Nourriture.* Deux à trois litres de lait par jour avec 6 cuillerées de sirop d'*Ac. ph.*, tisane diurétique sucrée avec le même sirop.

Tous les jours une inj. hyp. d'*Iodo-ph.*; tous les deux jours quand se produit une amélioration notable. Sang à l'abattoir.

Au moment des accidents aigus, *Phén. amm.* 4 cuillerées par 24 heures; *ventouses* sèches ou même scarifiées à la région des reins.

Une fois par semaine 1 cuil. à café d'*opiat purgatif* (V. *Form.*); le jour de cette purgation, un peu de bouillon gras et un peu de viande rôtie à un repas seulement.

Frictions sèches à la lanière de crin.

Combattre le plus léger symptôme de rhume par le *pectoral mexicain* à l'*anacahuita* et le sirop au *Phén. amm.* Si la cause est syphilitique, établir le traitement spécifique. De même s'il s'agit de la tuberculose. Dans ces cas, il y a beaucoup de chances de guérison.

Bronchite aiguë. — Rhume déterminé par les variations de température et le froid humide; produit une toux rauque spéciale et une douleur anxieuse sous-sternale; rétrécit momentanément les bronches, les rend sensibles et détermine de la toux, d'autant plus tenace et fréquente que l'inflammation est plus rapprochée du larynx; produit quelquefois de la dyspnée, de l'emphysème. La bronchite succède souvent au *Coryza.*

Le microbe qui produit la bronchite est absolument différent du microbe de la grippe, du rhume des foins, de la rougeole, de la scarlatine et surtout du bacille de Koch, mais la bronchite détermine un état soit local, soit général, qui favorise l'éclosion et la vitalité des bacilles; de telle sorte qu'une tuberculose latente ou silencieuse peut, si le microbe réside dans le poumon ou les muqueuses bronchiales, déterminer une bacillose active et même aiguë et galopante.

La bronchite aiguë débute d'ordinaire par une courbature générale, frissons et fièvre surtout le soir, céphalalgie, perte de l'appétit, mal de gorge, respiration sifflante, quintes de toux sèche, avec douleurs et quelquefois vomissements. Râles ronflants et sibilants des deux côtés.

Au bout de 3 à 5 jours, fièvre diminuée; toux grasse, râles humides bulleires locaux.

Symptômes affaiblis dans la forme légère dite *rhume de poitrine.*

Traitement. — Tant que durent les accidents aigus,

prendre de 3 à 5 cuillerées de sirop au *Phén. amm.* et promener des sinapismes sur le devant de la poitrine. Au début du rhume, sirop d'*Ac. ph.* dans du lait ou dans une tisane adoucissante, violettes, molène camphrée de Montpellier, bourrache qu'on a soin de passer à travers un linge pour enlever les barbes de la feuille. Le soir ajouter 5 gouttes de *teinture thébaïque* et 5 gouttes d'*alcoolature d'aconit. Aspirations* de vapeurs sèches d'*Ac. ph.* (V. *Emanateur sec).* Pour les enfants, *fumigations* dans les rideaux (V. *Form.).*

Si le rhume prend une apparence aiguë, revenir au *Phén. amm.* toutes les 2 ou 3 heures (20 minutes avant ou 2 heures après le repas).

Dès que l'état aigu diminue, reprendre le sirop d'*Ac. ph.* dans du lait chaud trois fois par jour.

Révulsifs ; flanelle trempée dans l'alcool camphré concentré (V. *Form.).* Cataplasmes de graine de lin bien humide saupoudré de farine sèche de moutarde. Pour les enfants, mettre cette poudre sèche de moutarde dans des bas pendant la nuit. *Pulvérisations* dans la gorge et gargarismes. Contre la toux incessante, sirop d'*anacahuita ;* vomitif à l'*ipéca.* Arrêter les quintes de toux avec nos capsules au *Sulfo-ph.;* les ramollir dans la bouche et les casser ensuite. A la fin d'une bronchite prolongée : *huile f. de m. ph.,* le matin et *Phéno-fer* en mangeant, si l'appétit est diminué. Les opiacés employés d'habitude aggravent l'altération de la santé générale : les sirops de morphine déguisés sous certains noms, de codéine, de narcéine ou d'opium coupent l'appétit, ne guérissent pas le rhume, le laissent se prolonger au moins 3 semaines. Notre traitement, suivi énergiquement dès le début, empêche la gravité de la bronchite, l'arrête en moins d'une semaine et la santé générale n'est nullement atteinte.

Les personnes âgées ajouteront à notre traitement

dès le 3ᵉ jour, si la bronchite persiste, l'usage de la potion *au Kermès* du Codex, en continuant le sirop d'*Ac. ph.* dans les tisanes ou dans le lait. Pendant cette potion, elles suspendront le sirop au *Phén. amm.*

Bronchite chronique. — Suite de bronchites aiguës multipliées. Quintes de toux pénibles, matin et soir, crachats épais, jaune verdâtre, quelquefois globuleux et consistants ; respiration sifflante ; pas de fièvre. Complications : congestion pulmonaire, rupture de quelques vésicules du poumon, emphysème, lésion du cœur droit, dilatation des bronches et même gangrène de la muqueuse.

Traitement. — Il est étonnant que parmi les traitements préconisés par les livres, les seuls qui guérissent soient les seuls qu'on ne cite pas, et autour desquels on tourne sans y aboutir. On recommande l'idoforme, la créosote de hêtre, le goudron, l'essence de térébenthine, l'eucalyptol, tous médicaments qui agissent surtout par l'*Ac. ph.* qu'ils contiennent ou par des succédanés moins puissants et d'usage plus restreint, et on omet l'*Ac. ph.* même.

Le traitement est analogue à celui de la *Bronchite aiguë.* Le sirop au *Phén. amm.* a une action spéciale dans cette maladie : on peut en élever la dose jusqu'à 6 cuillerées par jour pendant les accès. Le sirop à l'*anacahuita* est très utile dans l'intervalle : il calme très bien les quintes de toux, sans couper l'appétit. De plus, pour arrêter les sécrétions, sirop au *Sulfo-ph.* pris sous forme de cure (V. *Form.*). En cas d'oppression, une cuillerée à café de sirop au *lobélia inflata* (V. *Form.*).

Arséniate de soude en granules de 1 milligr., ou en solution, de 1 à 3 cuillerées à café prises pendant le repas, à alterner avec la potion au *Kermès minéral* (V. *Form.*).

Ces médicaments, utiles à leur heure, ne peuvent être pris avec autant de continuité que l'acide phénique.

Les eaux de Cauterets, de la Bourboule, du Mont-Dore pourront être utilement recommandées, mais pour assurer leur efficacité, on devra sucrer ces eaux avec une cuill. de sirop d'*Ac. ph.* au moment de les boire.

Bronchite capillaire. — A l'invasion, frissons, fièvre intense, quintes de toux douloureuses, suivies de vomituritions et de vomissements. Difficulté intense et continue de respiration (cinquante respirations chez l'adulte, presque le double chez l'enfant). Pouls petit, inégal, intermittent, face livide, délire.

Percussion normale. Auscultation : râles sibilants aigus, sous-crépitants, fins et gros, râles bronchiques.

Traitement. — Plus que toutes les autres maladies, la bronchite capillaire est justiciable de l'acide phénique et du sirop au phénate d'ammoniaque. Vomitifs d'*ipeca* (V. *Form.*). Aussitôt après, *Phén. amm.* par cuillerées à soupe pour les adultes, à dessert pour les enfants et à café pour les enfants de 2 ans, à répéter toutes les 2 heures ou toutes les heures quand on est en présence d'accidents graves ; révulsifs.

Inj. hyp. répétées d'*Ac. ph.* 20 gouttes de 2 à 5 ans ; 50 de 5 à 10 ans, 100 à 10 ans, 1 à 2 injections pour les adultes, à renouveler 3 et 4 fois par jour dans les cas graves.

Nous redoutons toujours la morphine et conseillons de préférence les potions au *chloral,* à l'*acétate* d'ammoniaque.

Broncho-pneumonie. — Symptômes : V. *Bronchite capillaire;* de plus, température jusqu'à 40° ; crachats sanguinolents. Auscultation : souffle rude par places seulement chez les enfants ; parties du poumon prises successivement, souffle haletant, respiration difficile, de 50 à 80 inspirations, toux constante.

Peut survenir dans le croup, la rougeole, la coqueluche ; signalée par une notable élévation de température, fréquence du pouls, respiration très pénible. A distinguer de la *tuberculose aiguë*, de la *pneumonie lobaire*.

Traitement. — Le traitement usuel consiste en révulsifs, vésicatoires de petite dimension et répétés sur le thorax, ventouses sèches sur la poitrine et les membres, cataplasmes sinapisés, frictions à l'huile de croton tiglium. Vomitifs : kermès chez les vieillards, ipéca, tartre stibié pour l'adulte, macération ou sirop et poudre d'ipéca pour l'enfant. Divers sirops pour calmer la toux, faciliter l'expectoration (V. *Form.*).

Nous prescrivons : Au début, sirop d'*Ac. ph.* pour sucrer les tisanes (capillaire, arnica, hysope, polygala). Contre la fièvre, sirop à l'*Anacahuita* de demi-heure en demi-heure par cuill. à café ; s'il est insuffisant, *Phén. amm.* de 4 à 6 cuillerées par 24 heures. Si l'état s'aggrave, *fumigations phéniquées*.

Contre la toux spasmodique, capsules à l'*Ac. ph.* au *Phén. amn.* ou au *Sulfo-ph.* selon la période (V. *Form.*). Après convalescence, cure au *Sulfo-ph.*

Brûlures. — Le traitement par l'acide phénique est incontestablement le plus efficace et le plus rapide pour arrêter la douleur et la suppuration.

Selon que les brûlures intéressent l'épiderme, le derme où les parties sous-jacentes, elles sont dites du *premier*, du *second*, ou du *troisième* degré.

Traitement. — Le pansement par le *Glyco-ph.* est incontestablement le meilleur, le plus sûr et le plus facile. Si la brûlure est à une partie qu'on puisse baigner facilement, la plonger aussitôt que possible dans le *Glyco-ph.* pur et l'y laisser au moins un quart d'heure, surtout s'il s'agit des pieds ou des mains.

Si elle intéresse le tronc, pulvérisations à l'eau *Glyco-ph.*, à 50 %.

Si, comme dans l'accident terrible arrivé à une danseuse de notre Opéra, Mlle Livry, le corps tout entier est atteint, placer le malade dans un hamac, le plonger dans un bain d'eau à 30° contenant de 10 à 50 gr. de *Glyco-ph.* par litre et l'y maintenir jusqu'à suppression de la douleur aiguë. Le placer ensuite sur un lit garni d'une couche d'ouate enduite du liniment suivant : *eau de chaux*, 20 gr., *Glyco-ph.* 100 gr., *huile*, 80 gr. battus ensemble. L'eau de chaux n'est pas indispensable. On peut ajouter un jaune d'œuf pour donner la consistance d'une pommade. Recouvrir d'une autre feuille enduite du même pansement les parties non en contact avec le lit.

Sirop d'*Ac. ph.* et de *Phén. amm.* pour éviter la réaction si la suppuration se produit; *Phéno-fer* avec tous les aliments, en alternant avec l'élixir *Phos. amm.*

Bubon. — (V. *Glandes.*)

Calculs. V. Lithiase

Cancer. — *Diathèse cancéreuse.* — Les cancers de toute espèce sont pour nous parasitaires. Ils ne peuvent pas ne pas l'être puisque souvent ils sont héréditaires et par conséquent transmissibles. Quelles que soient les manifestations du ferment qui les produit, il faut combattre ce ferment par l'usage constant d'un antiseptique. L'acide phénique est un des seuls qui ne s'accumule pas dans l'organisme et s'élimine après avoir exercé son action contre les ferments héréditaires ou adventices, en rendant le bouillon de culture moins favorable à leur éclosion. Nous conseillons donc à tous ceux qui sont affectés ou menacés de diathèse cancéreuse de temps en temps une purgation au calomel (V. *Form.*); tous les mois, une cuillérée de sirop d'*Ac. ph.* 8 à 10 jours de suite; usage modéré des alcools.

Surveillance attentive des parties d'ordinaire affectées de cancer : langue, bouche, intestins, testicules chez l'homme, sein, utérus chez la femme.

Si le mal se déclare, *éviter les cautérisations* surtout à l'utérus. (V. *Cancer de l'utérus.*)

Nature du cancer. — Anatomiquement le cancer est caractérisé d'ordinaire par la formation de deux tissus sans analogues dans l'économie, et que, pour ce motif, on a désignés avec Laennec sous le nom d'*hétérologues.*

Ces deux tissus se forment aux dépens des tissus normaux qu'ils envahissent. Ils se les assimilent et les détruisent. Ils ne les écartent pas, ils ne les repoussent pas; ils se substituent à eux comme cela se passe dans le règne végétal pour le seigle ergoté. Ils ont une vitalité, un mode de formation, d'organisation, de nutrition assez propres pour se ressembler beaucoup dans les divers organes où ils se forment et pour être souvent identiques d'aspect, malgré la différence des tissus normaux où ils se développent. Pourtant le cancer de la peau et spécialement de la face, ou tout au moins de la peau de la face, a un aspect et une organisation presque spéciale.

Livrés à leur évolution naturelle, ils affectent une marche presque constamment envahissante, présentant seulement parfois des temps d'arrêt, même des rétrogradations dans quelques-uns de leurs phénomènes, mais non une rétrogradation totale; par conséquent ils ne se terminent jamais par résolution. Très rarement même ils restent longtemps stationnaires, sauf à la peau où ils durent souvent plusieurs années et jusqu'à plus de vingt ans.

Ces deux tissus sont assez différents, surtout à une certaine période de leur évolution; mais, à leur début, ils sont durs tous les deux, au point qu'il serait fort difficile, sinon impossible, de distinguer, même à la dureté et à la vascularisation, ce qui est ou sera un *encéphaloïde* de ce qui est ou sera

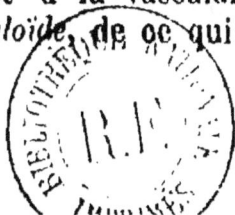

6

un *squirrhe*. Ils se ramollissent tous les deux plus tard, cependant le ramollissement est généralement peu prononcé dans le squirrhe et même assez souvent n'a pas lieu.

Quand ces productions ont leur siège près de la périphérie de la peau ou d'une muqueuse, elles s'ulcèrent et les ulcères auxquels elles donnent lieu ont des caractères spéciaux et une marche envahissante comme les productions elles-mêmes.

Quand celles-ci disparaissent et que les malades sont rendus à la santé, c'est que ces tissus se sont détruits spontanément ou l'ont été par les secours de l'art. Nous verrons, en parlant du traitement, quelle restriction il y a à faire à ce principe, incontestable dans sa généralité.

Mais quand l'art se borne à les détruire mécaniquement, ils se reproduisent *à peu près toujours*, soit sur la place qu'ils occupaient, soit dans le voisinage, soit dans des points plus ou moins éloignés. Non seulement, quand on les enlève, ils se reproduisent, mais quand on en a enlevé un, c'est l'autre qui peut se manifester à la récidive, de même qu'ils peuvent se rencontrer tous les deux ensemble dans la même tumeur. Cette dernière circonstance est néanmoins rare.

Puisqu'on a vu qu'ils ne rétrogradaient jamais définitivement dans leur marche, on a pu prévoir que tous deux sont à peu près incurables, et qu'ils entraînent à peu près constamment la mort.

Ces productions sont parfois indolentes pendant une partie ou pendant toute la durée de leur évolution; souvent elles donnent lieu à des douleurs très vives, *lancinantes*. Ce dernier symptôme a été donné à tort comme un signe caractéristique du cancer, mais quand il existe et qu'il coïncide avec les autres caractères, il a une très grande valeur.

C'est à ces signes qu'avec ou sans la confirmation du microscope, tous les médecins *cliniciens*, c'est-à-dire qui observent l'*ensemble* des signes que présentent les maladies, et non *un* de ces signes, microscopique ou autre, reconnaissent un cancer et que nous l'avons reconnu nous-même. On peut voir les observations de cures que nous avons exposées *in extenso* dans nos publications antérieures (1).

Avant d'en donner le résumé nous dirons quelques mots sur une question que nous avons déjà signalée, celle de la cause intime ou, comme on le dit souvent, de la *nature* du ou des cancers.

Ce que j'ai discuté en détail à l'occasion des causes de quelques maladies (V. spécialement l'article *Charbon*), je le résumerai en deux mots à propos du cancer. Tout ce qu'on sait sur ces causes, sauf peut-être en ce qui concerne l'hérédité, peut s'exprimer d'un seul mot : *rien*. Tout ce qu'on a écrit et professé sur les irritations, les inflammations, les veilles, les excès, les chagrins, etc., tout cela est absolument dénué de preuves, et ne se répète, depuis des siècles, que par instinct d'imitation, préjugé pur. En est-il de même de la doctrine parasitaire? Quoique je n'aie pas de démonstration directe du contraire à donner, je n'hésite pas à répondre catégoriquement : non. Sans vouloir répéter ici ce qui se trouve, sur cette question, dans mon traité *de la Curation des Maladies organiques de la langue* et dans l'introduction au présent ouvrage,

---

(1) Nous nous permettons de renvoyer encore une fois les lecteurs qui désireraient de plus amples éclaircissements sur la *méthode artificielle* des micrographes et sur la *méthode naturelle* des cliniciens, à notre *Traité de la Curation des maladies organiques de la langue, et des Cancers*, Paris, Delahaye, libraire-éditeur, place de l'École-de-Médecine.

je dirai qu'il est impossible de comparer une production végétale anormale à une production cancéreuse, sans être irrésistiblement conduit à les rapporter l'une et l'autre à deux causes semblables, surtout quand on sait, d'une part, que toutes les productions végétales, *hétérologues* et *homologues*, sont dues à l'action de parasites, et, d'autre part, qu'aucune des causes attribuées au cancer ne repose même sur des apparences sérieuses de preuves. Mais ce n'est pas seulement par la raison que toutes les productions morbides *végétales* sont dues à des parasites, que l'analogie nous conduit à supposer la même cause dans les productions morbides *animales :* c'est aussi l'identité presque absolue des productions dues à un même parasite. Cette identité n'est assurément pas aussi complète entre tous les squirrhes et tous les encéphaloïdes qu'entre toutes les noix de galle par exemple, et cela s'explique surabondamment par le mode de vitalité bien plus compliqué chez les animaux, et surtout chez l'homme, que chez les végétaux. Mais quand on voit rapporter un tissu aussi semblable à lui-même que l'encéphaloïde, à des affections morales tristes, à des chocs, à des irritations chimiques ou physiques, etc., on ne saurait assez prendre en pitié des préjugés qui font de la médecine un inextricable et fastidieux roman. Je répéterai donc ce que je disais, après un savant professeur, dans la première édition de cet ouvrage (1865), que « les maladies spécifiques résultent de causes spécifiques, » et j'ajouterai de plus aujourd'hui que toutes les maladies bien caractérisées symptomatiquement sont spécifiques. Je crois en conséquence que les diverses formes de cancers, encéphaloïde, squirrheux, fibro-plastique, épithélial, colloïde, peuvent être et sont probablement dues à des parasites divers ; mais attribuer chacun d'eux à dix ou vingt causes différentes me paraît contraire à toute raison comme à toute expérience.

Traitement général. — Nous avons longuement et souvent traité cet important sujet dans les ouvrages spéciaux déjà mentionnés et dans le journal *la Médecine des Ferments*, surtout dans les n°s 7, 29, 31, 32, 33, 34.

En résumé, je redirai ici ce que j'imprimais dans le n° 32, p. 11 : « Le cancer n'est pas une maladie toujours aussi grave qu'on le croit généralement. Le chirurgien s'en occupe trop et le médecin trop peu. »

En 1859, Velpeau, du haut de la tribune académique, foudroyait Sax de cette menace cruelle et inutile : « Monsieur Sax qui se croit guéri... » Velpeau est mort depuis longtemps et M. Sax vit encore (1890). (V. *Cancer mélanique*).

Le cancroïde *(Epithélioma),* surtout à la face, est presque TOUJOURS GUÉRISSABLE au début, et toujours améliorable, même à la langue.

Dans tous les cas, l'on peut empêcher la cachexie, diminuer l'invasion des ganglions si elle existe, et l'empêcher si elle n'a pas encore eu lieu. Il en est presque de même pour les *squirrhes* accessibles.

L'*encéphaloïde* est plus redoutable. Et pourtant, quelle différence y a-t-il entre les uns et les autres ? On opère un *cancroïde*, il pousse un *encéphaloïde*.

Tous les antiseptiques sont utiles dans le traitement du cancer. Il ne faut jamais se décourager, il faut alterner tous les moyens connus, avant de se décider aux opérations qui guérissent trop rarement. Si on les pratique, nous affirmons qu'il est indispensable de faire un traitement antiseptique *interne, avant* et surtout *après* l'opération.

Nous conseillons à tous ceux qui ont une filiation

6.

cancéreuse de se soumettre chaque année à un traitement antiseptique, d'autant que le traitement est inoffensif et que les dépuratifs, sirops d'*Ac. ph.*, d'*Iodoph.* ou de *Sulfo-ph.*, peuvent éloigner indéfiniment l'éclosion du ferment du cancer et d'autres maladies héréditaires.

La méthode antiseptique prolonge la vie bien autrement que les opérations, même quand elle ne réussit pas à guérir. Elle a sur l'opération le grand avantage de diminuer, quelquefois même de faire cesser les douleurs et de préserver le malade des souffrances atroces qui suivent les récidives presque inévitables après les opérations.

Nous avons publié dans nos livres et dans nos brochures un grand nombre de ces guérisons et quelques-uns de ces arrêts, pendant six et sept ans, de squirrhes ulcérés du sein sur des personnes qui vivent encore et dont une au moins, à notre connaissance, se livre à un travail quotidien incessant.

Que de cancéreux j'ai connus et laissé opérer et mourir, que je ferais vivre aujourd'hui sans douleurs, si je n'arrivais pas à les guérir complètement! Je ne savais pas alors ce que j'ai fini par trouver : c'est qu'il faut conduire *deux* traitements *à la fois* : l'un externe, l'autre interne. Il faut poursuivre partout, même dans les ganglions, le ferment cancéreux par des injections hypodermiques, des boissons, des onctions, des lavements d'acide phénique, d'iodo-, de sulfo-phénique, de phénate d'ammoniaque selon les circonstances ; combattre l'anémie et la cachexie par le phéno-fer, l'arsenic, l'iode, etc.; à l'extérieur, employer l'acide phénique pur, le phénate de zinc, l'acide salicylique, le salicylate de zinc, d'ammoniaque, de soude, l'acide arsénieux (procédé de Manec), l'acide azotique anhydre, le chlorure de zinc, l'acide lactique (procédé du Dr Mosétig), l'acide acétique, etc.

La multiplicité des moyens prouve que nous n'avons pas encore le spécifique du cancer, mais les guérisons très nombreuses déjà, prouvent également que nous sommes sur la voie et que dans tous les cas l'on peut affirmer, ainsi que nous le disions en débutant, que le cancer peut guérir sans opération.

Au moment où nous écrivons ces lignes, un de nos confrères, M. le Dr Garnier de Lagny, nous fait voir une malade qui devait être opérée, il y a plusieurs années d'une tumeur au sein reconnue cancéreuse. Jour était pris. Mme Guil... se refusa à l'opération au dernier moment, et non seulement elle vit, mais elle ne porte plus trace de tumeur. Elle a été guérie au moyen de piqûres et de boissons iodo-phéniques. En serait-elle au même point si elle eût été opérée ?

Nous avons affirmé, en nous fondant sur trois séries de guérisons, dans le N° 33 de la *Médecine des Ferments*, p. 3, « Qu'il *ne faut jamais pratiquer une opération* pour une tumeur, ou pour une ulcération, *sans faire précéder et suivre cette opération d'un traitement antiseptique interne longtemps prolongé*. C'est le seul moyen connu, actuellement du moins, d'éviter ou de reculer les récidives si fréquentes et si graves.

Nous ajouterons encore un conseil imposé par l'expérience :

Lorsque l'opération est indispensable, il faut opérer le plus possible au moyen de *caustiques :* le bistouri est bien plus rapidement suivi de récidive. Mlle G... a été débarrassée d'une tumeur du sein très volumineuse (1,200 gr.) le 29 mars 1872 ; elle a eu une récidive sur la dureté en 1874 ; cette dureté très douloureuse une fois détruite par une pointe de feu et le.

traitement antiseptique repris, il n'y a pas eu d'autre récidive en 1889 (1).

Ce sujet est si grave, si important, que nous nous sommes étendu davantage. Il faudrait des volumes pour le traiter. En résumé, l'hérédité du cancer n'est pas douteuse et suffirait à prouver sa nature microbienne. Le but à poursuivre est de détruire cette hérédité, mais il faudra, pour arriver à ce résultat, que des *médecins* sérieux et des chercheurs se mettent au-dessus de tous les préjugés officiels et ne craignent pas de se spécialiser à l'étude des cancers, résolus à lutter contre les obstacles que la chirurgie leur opposera long-temps encore.

Cancer de l'estomac. — Troubles dans la digestion, inappétence, évacuations, flatulence, *douleurs persistantes* à l'épigastre s'irradiant vers les hypochondres, amaigrissement. Vomissements muqueux, rarement bilieux, tantôt dès le début, tantôt à la dernière période, parfois absents. Hématémèse, vomissements noirs et mélæna quelquefois sans hématémèse.

Tumeur perceptible au toucher, sauf quand elle siège au *cardia* ou à la petite courbure ; peu douloureuse à la pression, mate à la percussion. Teint jaune paille. Cachexie à la fin de la maladie : œdème, la phlébite de la jambe ou du bras est un signe caractéristique et terminal, que le cancer soit héréditaire ou acquis.

Le cancer est dû, comme toutes les maladies de ce genre, au passage et au laissé d'un microbe dont les germes ou les leucomaïnes ont amené la formation d'un tissu hétéromorphe qui empêche le tissu naturel de se renouveler incessamment. C'est ce qui a lieu sur la feuille de chêne quand une mouche *(cynips querci))* l'a piquée et y a laissé un œuf.

Le cancer de l'estomac entraîne fréquemment celui du foie.

Traitement. — Dans les cas de constipation, de 1 à 3 pilules d'*extrait de belladone* à 0,01 centigr. prises ensemble et le matin selon la formule de Trousseau, qui

_____

(1) V. *Méd. des Ferments*, N° 32, p. 5.

s'en servait pour lui-même. S'il n'y a aucune améliora-tion, mettre de 0,25 à 0,50 d'*iodure de potassium* cris-tallisé dans 100 gouttes de notre solution d'*Ac. ph*, et injecter le tout dans les environs de l'estomac : recou-vrir avec un cataplasme de graine de lin bien graissé d'*huile* et de *Glyco-ph*. battus. L'ouate peut remplacer le cataplasme, surtout pendant la nuit.

Les injections quotidiennes d'*Ac. ph.* et d'*Iodo-ph.* diminuent la douleur et peuvent arrêter le développe-ment du cancer.

Sirop d'*Ac. ph.* avant chaque repas et de *Phén. amm.* au moment où il y a douleur.

Le soir, lavement à garder avec 1 cuill. à soupe de sol. diab. d'*Iodo-ph.* pour 1/4 de lavement de camo-mille, de guimauve ou de son.

Si les aliments sont mal supportés, régime lacté en additionnant le lait de sirop d'*Ac. ph.* ou de *Phén. amm.* Combattre les acidités par *magnésie, craie* lavée, *bicarbonate de soude, sous-nitrate de bismuth.* Recourir pour calmer les douleurs aux pilules d'*extrait thébaïque* 0,01 centigr. par pilule, mais il faut proscrire les pi-qûres à la morphine. (V. *Morphinisme*).

Cancer de la face, Épithélioma. — Simple bouton pendant des années, puis petite ulcération à bords saillants, se creusant assez vite une fois ouverte et s'étalant en s'assimilant les tissus qu'elle désorganise ; bourrelet se renversant en dehors au lieu d'avoir tendance à se rapprocher. Abandonné à lui-même, l'épithélioma ne guérit presque jamais, il s'arrête par-fois chez les vieillards, mais sans se cicatriser. Le traitement régulier guérit souvent ce genre de cancer, surtout celui de la lèvre.

Traitement. — 1° *Extérieur.* Appliquer sur toute la surface et surtout sur les rebords des *cristaux* d'*Ac. ph.* pur et bien blanc. Bourrer l'intérieur, si l'ulcé-ration est petite, de poudre d'*Ac. salicylique*, panser avec la *Vitell.* et l'ouate, laver avec le *Glyco-ph.*, une

cuillérée par verre d'eau. Si la surface est étendue
et les bourrelets saillants et saignants, pénétrer avec
l'aiguille à injection et pousser fortement dans le
derme et les tissus sous-jacents une solution alcoolique
à saturation d'*Ac. salicylique*, de *salicylate de zinc* ou
de *phénate de zinc;* faire avant le pansement une pulvérisation prolongée, si les tissus ne saignent pas,
avec *Glyco-ph.* 1 partie, eau 8 à 12 parties.

2° *Interne.* Sirop d'*Ac. ph* à jeûn ; entre les repas,
inj. hyp. de 100 gouttes de sol. *Iodo-ph.* chaque jour,
puis chaque 2me ou 3me jour. Faire de temps en temps
une cure de *Sulfo-ph.*, surtout si le malade a eu une
maladie de peau avant l'ouverture du bouton.

Lorsque l'épithélioma est de petite étendue, on le
cicatrise parfois par le procédé de Manec (V. *Form.
Escharotiques*); mais cette méthode est dangereuse et
inutile aussitôt que l'ulcération a dépassé un centimètre.

Cancer du foie. — Formes multiples. Il est primitif et
souvent héréditaire ou plus souvent secondaire, c'est-à-dire consécutif d'un autre cancer de l'estomac, de la choroïde, de l'intestin, etc. Développement énorme du foie, rate normale, teinte
ictérique, douleurs sourdes, ascite fréquente. Ce dernier symptôme fait défaut dans le cancer primitif, où l'absence de sécrétion biliaire ou *acholie* est un signe à peu près fixe.
La fièvre intense est un signe d'ordinaire funeste à courte
échéance.
Dans la *cirrhose atrophique* il se forme un tissu de sclérose
qui suit le trajet des veines et des vaisseaux biliaires, s'étend
souvent aux cellules propres du foie et constitue des altérations
diverses, graisseuse ou pigmentaire. Causes principales : alcoolisme, diabète, fièvres intermittentes, quelquefois syphilis.

Traitement. — Toute personne qui craint une hérédité doit se soumettre à l'usage constant du sirop
d'*Ac.-ph.* ou de l'*huile de f. de m.* *phén.*, 1 cuillérée par
jour. Le cancer héréditaire est nécessairement parasitaire et le ferment pouvant attendre de longues
années le moment favorable à son développement,

l'usage quotidien de l'*Ac. ph.* empêchera le bouillon de culture de se former sous des influences souvent impossibles à prévoir et à éviter.

Si le cancer est *symptomatique*, il diminuera peu à peu et pourra disparaître. S'il est *idiopathique*, le traitement sera palliatif. Il faudra alors augmenter les doses de l'antiseptique et boire un mois du sirop ou de la sol. diab. au *Phén. amm.*, un mois de l'élixir *Phos. amm.* et faire chaque jour une inj. hyp. d'*Ac. ph.* et une d'*Iodo-ph.*

S'il y a ascite, V. *Cirrhose.*

Cancer de l'intestin. — On ne soupçonne souvent cette maladie que quand elle est fort avancée. Elle est plus fréquente chez l'homme que chez la femme et généralement n'arrive chez l'un qu'à la cinquantaine, chez l'autre après la ménopause. Le symptôme ordinaire est une modification dans la forme cylindrique des garde-robes. Cette forme apparaît rubanée ou avec des rognures; plus tard, la partie liquide des excréments est expulsée, puis débâcles douloureuses, rétrécissement, enfin incontinence des selles.

Traitement. Au moindre soupçon, n'aller à la garde-robe qu'après un lavement avec 1 cuill. à café de *Glyco-ph.* et 1 cuill. d'*huile d'olive* dans ½ litre d'eau tiède, Après la garde-robe, lavement à garder d'un quart de litre du même mélange sans huile. Introduction de sondes rectales : *pulvérisations glyco-ph.* au moyen du *speculum ani. Huile de f. de m. phén.* tous les jours.

Inj. hyp. d'*Iodo-ph.* tous les trois jours d'abord, tous les jours si la maladie s'accentue. Sirop d'*Iodo-ph.* au déjeuner, élixir *Phos. amm.* au dîner. Onctions sur le ventre avec la *Vitell. phén.* à garder pendant la nuit.

Cancer de la langue. — Ce cancer est presque toujours épithéliomateux.—Nous avons arrêté ou guéri beaucoup de cancers de la langue, nous avons eu aussi des insuccès, surtout

dans les cas anciens. Le succès ou l'insuccès dépendent souvent
du bouillon de culture. Mais nous pouvons affirmer que notre
traitement prolonge la vie en retardant la marche de l'intoxication; il diminue et parfois il supprime les souffrances.

L'opération, au contraire, amène des récidives à peu près
certaines et toujours accompagnées d'intolérables douleurs à
l'oreille et à la tête. Les ganglions cervicaux ulcérés deviennent
la règle, ce qui est rare avec le traitement antiseptique.

Se méfier des plaques blanches dites *nacrées* et de la *glossite*
consécutive, ainsi que de toutes les *indurations* de la langue.

Traitement. Se procurer de l'*Ac. ph.* chimiquement pur, passé à l'alcool même après distillation
à 184°; le laisser prendre en aiguilles, poser une de
ces aiguilles sur chacune des parties atteintes, bien
séchées de manière à ce que le cristal fonde par la
chaleur de la langue. S'il y a une plaie, la bourrer
avec de l'*Ac. salicyl.* et de la charpie râpée d'abord,
plus tard remplacer l'*Ac. salicyl.* par *Salicylate de potasse*
un cinquième, *Ac. salicyl.* 4 cinquièmes.

Faire dissoudre du *phénate* ou du *salicylate de zinc*
à concentration dans de l'alcool et en injecter quelques
gouttes dans les points indurés, de manière à éliminer
par mortification le tissu induré sans suppuration.
Pulvérisations avant et après le repas au pulvérisateur
à deux boules avec *Glyco-ph.* 1 cuill. à soupe, *Eau
antiseptique* 1 cuill. à café, eau chaude de 5 à 1 cuillerées progressivement. *Gargarismes* et *lavages* constants
avec mélange d'une partie de *Glyco-ph.*, eau 5 à 8 parties,
contenu dans un petit flacon que l'on porte sur soi.

Inj. hyp. d'*Ac. ph.* et d'*Iodo-ph.* alternées, 2 par jour
pendant le premier mois du traitement. Dans les cas
rebelles, un lavement à garder à l'*Iodo-ph.* Chaque semaine faire une des injections à la poitrine, au ventre
et même dans le cou, au voisinage des glandes engor-
gées ou dont on craint l'engorgement.

En dehors des repas, chaque jour, 4 cuill. de sirop d'*Ac.*

ph., 2 cuill. de sirop *Iodo-ph.* en mangeant. Pendant la nuit, *huile phén.* sur de l'ouate autour de la gorge et sur le menton.

Cancer mélanique. — Nous accepterons cette dénomination sans la discuter, et sous ce titre nous raconterons une histoire qui porte son enseignement.

Vers 1853, un homme très connu des musiciens, Adolphe Sax, portait à la lèvre supérieure une tumeur noire de la forme, de la grosseur et de la couleur d'une truffe. En 8 jours M. Ricord et son neveu le Dr Calvo détruisirent cette tumeur au moyen de l'acide sulfurique et du charbon. Bientôt première récidive suivie d'une seconde opération et d'une seconde récidive. Cette troisième tumeur devient plus grosse que la première et les ganglions cette fois se prennent de tous les côtés. Je fis appeler Velpeau, qui proposa l'ablation complète de la lèvre supérieure et des ganglions, double et terrible opération. Deux jours avant de s'y soumettre, Sax me posa la question suivante:

« M'affirmez-vous que je vivrai plus longtemps en me faisant opérer qu'en gardant ma tumeur ? »

Je n'osai pas lui donner cette espérance et il refusa alors l'opération. Je cessai de voir M. Sax. Un jour M. Oscar Comettant me raconta que Sax allait mieux, qu'un nègre le soignait et avait pris l'engagement de le guérir. Ce médecin noir, du nom de Vriès, avait fait faire la photographie de Sax, prétendant qu'on refuserait de croire à cette tumeur quand Sax serait guéri.

Je fis demander à M. Sax l'autorisation de suivre ce traitement sans que le pseudo-médecin sût qui j'étais. Cela fut facile : tous les soirs le nègre venait entre 5 et 6 heures et au moment où les amis de Sax (1) se

_____

(1) Les plus habituels étaient Ambroise Thomas, Kastner, le général Mélinet, Oscar Comettant, Luchet, Henri Berthou, etc.

réunissaient chez lui, je me mêlais à eux et je pus voir cette tumeur, à l'aspect luisant et violacé comme une aubergine, se flétrir et tomber par morceaux. J'envoyai l'un de ces morceaux au professeur Robin qui confirma le diagnostic (1); cependant la tumeur tomba entièrement et mit à découvert un long pédicule déchiqueté.

Heureux et émerveillé, j'annonçai ce succès au Dʳ Desmarres père, mon ami, dont une parente était atteinte de cancer du sein. Il vint et fut frappé du résultat. J'en parlai également à Broca qui venait de publier l'histoire du cancer mélanique chez le cheval. Surpris comme nous tous, Broca me donna le conseil de prévenir Velpeau, ce que j'eus le malheur de faire. Je dis le malheur, car cette histoire travestie par la calomnie confraternelle m'a été reprochée sournoisement par ceux qui auraient dû m'en féliciter. La nature ne fait pas de miracles à notre époque. Or, une tumeur mélanique opérée deux fois ayant pu guérir sans opération à la 3ᵐᵉ récidive, tout portait à croire que les mêmes moyens réussiraient contre les tumeurs de même nature, et pourraient être utiles contre les autres cancers. Velpeau, ébranlé par ce qui se passait, eut un bon sentiment.... momentané : il proposa au nègre de soigner sous ses yeux d'autres cancéreux à l'hôpital de la Charité. En cas de réussite, Velpeau se faisait fort d'obtenir de l'Impératrice une récompense en échange du secret de ce

_____

(1) « Très honoré Confrère,

» La tumeur que vous m'avez fait remettre est bien en réalité une tumeur mélanique des mieux caractérisées anatomiquement. (Granulations pigmentaires dans une trame principalement graisseuse).

» Je m'empresse de vous faire parvenir ce résultat de mon examen et vous prie d'agréer, etc. « Ch. ROBIN. »

charlatan. J'acceptai, malheureusement encore, la mission d'intermédiaire. Ce nègre menteur hésita longtemps à se rendre ; nous l'y contraignîmes en le prévenant que nous publierions partout son refus. Je le présentai à Velpeau le 30 janvier 1859 (1). Mais les expériences démontrèrent aussitôt que ce n'étaient pas les moyens de ce pseudo-médecin qui avaient guéri Sax. Ses pilules étaient du sel de nitre et sa poudre à pansement de la colophane. Le chasser de l'hôpital, publier ce résultat, voilà ce qu'on aurait dû faire ; mais ce n'est pas ainsi qu'agissent les académiciens de la rue des Saints-Pères. On s'insurgea contre Velpeau, non pas parce que les expériences n'avaient pas réussi : au contraire, et c'est très triste à dire, mais parce qu'il s'était permis d'introduire un homme non diplômé dans un hôpital.

A la séance qui suivit l'entrée du nègre à la Charité, Velpeau fut blâmé par ses collègues, sa popularité et son influence à l'Académie furent ébranlées. Velpeau, honteux d'avoir bien agi, se disculpa en disant : « C'est Déclat qui m'a f... son nègre », et il publia dans le *Moniteur des Hôpitaux* une lettre dans laquelle il disait qu'il avait accepté le rôle de juge et non celui de compère. Voilà comment, sous une pression académique, cet homme sans courage et sans cœur rejetait sur un des élèves, auquel il avait dit la veille : « vous êtes un des seuls auquel je me sois intéressé, » la responsabilité de ce qui aurait dû être pour lui un titre d'honneur professionnel. Pour moi, avoir accompli mon devoir de médecin, avoir cherché un nouveau moyen de guérir une maladie inguérissable, devenait une flétrissure ! J'étais jeune, j'étais ardent et fort de ma conscience : j'oubliai la distance des âges et du ta-

_____

(1) V. le *Moniteur des Hôpitaux* du 1 et du 5 février 1859.

lent et je n'hésitai pas à jeter à la face de Velpeau la réponse qu'il méritait et dont voici quelques extraits :

5 février 1859.

A M. le Rédacteur du Moniteur des Hôpitaux.

M. le Rédacteur,

Notre célèbre et savant maître M. Velpeau a bien voulu vous adresser quelques explications, dont je me félicite puisqu'elles ne contredisent *aucun* des *faits* que j'ai annoncés et qu'elles confirment *d'une manière complète* les plus importants d'entre eux. Toutefois, quelques-unes de ces explications me paraissent exiger, à leur tour, des explications nouvelles, que je vous demande instamment la permission de mettre sous les yeux de vos lecteurs.

Je commence par la seule qui me soit pénible, et que M. Velpeau aurait sans doute évité de rendre nécessaire s'il avait écrit sous l'empire de ses propres inspirations, et s'il n'avait subi, à son insu peut-être, une pression à laquelle n'a pu résister son caractère, d'habitude aussi loyal qu'inébranlable. Donc M. Velpeau ne veut pas, dit-il, accepter le rôle de *compère* : si ce mot ne veut dire que ce qu'il dit, il est parfaitement inutile, personne ne pouvant songer à accuser M. Velpeau de compérage, mais si, par ce mot, le savant professeur, « *qui me connaît depuis longtemps,* » avait voulu insinuer que d'autres seraient moins scrupuleux que lui et plus disposés à jouer un pareil rôle, il se tromperait très gravement, et mon devoir serait de le rappeler au sentiment des convenances, de la justice et de la confraternité : son âge et son grand mérite, auxquels je suis toujours heureux de rendre un respectueux hommage, ne me permettent pas de faire plus, mais le soin de ma dignité ne me permet pas de faire moins.

J'ai avancé que M. Velpeau avait considéré comme cancéreuse la maladie de M. Sax. Le célèbre professeur ne le nie pas.

J'ai avancé qu'il n'avait vu de ressource, — ressource *éphémère*, — que dans une opération sanglante. — Il ne le conteste pas.

J'ai avancé que, sans avoir fait usage de cette triste ressource, M. Sax avait vu sa tumeur tomber, la plaie résultant de sa chute se cicatriser, un ganglion engorgé se résorber en grande partie et la santé générale se rétablir. M. Velpeau dit qu'il n'a pas revu M. Sax depuis le jour où il proposa l'opération. Ce n'est pas là, je pense, contester mon assertion. D'ailleurs, si M. Velpeau conservait des doutes sur l'état actuel de M. Sax, rien ne lui serait plus facile que de les dissiper : M. Sax n'est pas plus invisible pour M. Velpeau que pour tout le monde artistique de Paris.

J'ai avancé que les circonstances observées chez M. Sax constituent un ensemble des plus remarquables, des plus dignes de fixer l'attention des praticiens. — M. Velpeau ne le met pas en doute; il ajoute seulement que lui et *tous* les chirurgiens ont observé des cas semblables sans avoir cru trouver pour cela l'antidote du cancer. Je ne sache pas avoir dit que je croyais avoir trouvé l'antidote du cancer; quant aux cas semblables à celui de M. Sax, que *tous* les chirurgiens ont observés, il faut reconnaître qu'ils les ont tenus bien cachés, car, pour ma part, je n'en connais aucun. J'ai voulu doubler ma petite expérience de la grande expérience de M. Velpeau, et j'ai cherché dans son livre : j'y ai trouvé la relation de *six* cas de cancers mélaniques, qui *tous* se sont terminés *rapidement* par la mort, soit après l'opération, soit même avant que cette ressource éphémère ait pu être appliquée. J'ai parcouru, sans être plus heureux, les ouvrages de MM. Lebert et Broca. A toutes les prières que j'ai eu l'occasion d'adresser à mon savant et honoré maître, il me sera donc bien permis de joindre celle de m'indiquer où se trouvent les observations des cas semblables à celui de M. Sax, observés par *tous* les chirurgiens. Telles sont les quelques explications que je devais aux lecteurs qui cherchent sincèrement à s'éclairer. Je termine en remerciant de nouveau M. Velpeau de m'avoir fourni l'occasion de les donner, et de le féliciter une fois de plus de la généreuse pensée qu'il a eue d'expérimenter publiquement une médication qu'en raison de son origine beaucoup de chirurgiens se croient obligés à repousser sans examen.

Veuillez agréer, etc.   Dr DÉCLAT.

Velpeau ne répondit pas, mais le pot de terre est toujours vaincu, même sans combat.

Un littérateur, qui avait suivi ces débats (1), publia une brochure intitulée : *la Vérité sur le docteur noir,* mais il ne crut pas devoir la signer : on me l'attribua et les bons petits et grands confrères accolaient mon

_____

(1) M. Oscar Comettant.

nom à celui du *docteur noir*, comme si j'étais son associé. Un seul, le Dr Fleury, ayant osé faire allusion à ce genre d'association, j'allai chez lui à Bellevue, accompagné d'un de mes amis, Adrien Dauzats; je lui demandai une rétraction qu'il me refusa d'abord et qu'il m'accorda ensuite, après avoir reçu un soufflet. La rétractation étant incomplète, je lui fis un procès au civil afin qu'il produisît ses preuves : *il fut condamné,* et malgré cela, les charitables confrères et leurs amis continuèrent, sous le manteau de la cheminée, la calomnie dont M. Oscar de Vallée fit justice en pleine audience de la cour à propos du testament du Duc de Gramont Caderousse.

Parlez de moi à mes anciens et peut-être à mes jeunes confrères, ils vous diront peut-être encore : ah ! oui, l'ancien associé du *docteur noir !*

Il n'est pas souvent facile de faire impunément son devoir en froissant les intérêts des uns et en forçant les autres à se mettre au courant des nouveautés qu'ils redoutent. Et cependant Sax était guéri. Ce n'était pas avec du sel de nitre ni avec de la colophane : on avait employé autre chose. Ce nègre s'était-il moqué de nous ? Une chose était certaine, c'est qu'une tumeur mélanique peut se désagréger et guérir définitivement sans opération. Restait à trouver le comment.

Cette recherche me conduisit à reconnaître l'action thérapeutique de divers produits extraits du goudron de houille. L'accident des sangsues de Liebig appela mon attention sur une substance alors nouvelle, l'acide phénique. Les travaux de Pasteur et de Pouchet père me firent comprendre que la décomposition s'opérait par l'action physiologique des microphytes et des microzoaires (aujourd'hui *microbes),* et dès 1861 j'arrêtai la gangrène avec l'acide phénique mêlé à l'huile, et cela à l'hospice des Frères Saint-Jean de Dieu, en présence et avec l'adhésion des Drs Gros et Maisonneuve.

Après 6 ans de recherches, je publiai ces résultats dans un mémoire déposé en Décembre 1864 à l'Académie des Sciences et à l'Académie de Médecine. Ce ne fut qu'après la publicité donnée à ce mémoire que je pus connaître la vérité tenue cachée par Sax. Il finit par m'autoriser à la révéler et je publiai aussitôt sa lettre dans mon livre d'octobre 1865, page 81.

Paris, 18 Octobre 1864.

Mon cher docteur,

..... A propos de goudron, je veux vous faire une confidence, c'est même pour cela que je vous écris. Vous vous rappelez la cruelle maladie que j'ai éprouvée; vous en avez suivi toutes les phases. J'ai supporté, vous le savez, mon mal en patience; cependant je n'étais pas sans inquiétude. Tout en suivant ponctuellement le traitement du docteur noir, je fis discrètement sur moi-même une expérience, en me promettant de vous dire plus tard en quoi elle avait consisté.

Partagé entre la crainte de paraître ingrat et l'accomplissement de ce que je regardais comme un devoir envers l'humanité, j'ai cru jusqu'ici, et dans un sentiment qu'il vous sera facile d'apprécier, ne pas devoir entretenir mes amis de cette circonstance délicate. Il n'y a qu'une seule personne à qui je me suis ouvert à cet égard: c'est M. Auguste Luchet, auquel j'en parlai il y a deux ans environ.

Je n'affirme pas que cette médication soit la cause de ma guérison, le docteur Vriès ayant prédit avec la plus grande exactitude l'évènement tel qu'il s'est accompli.

Cependant dès que mon moyen avait été employé, le mal s'était arrêté instantanément et la tumeur, de violacée et tendue qu'elle était d'abord, était devenue presque aussitôt noire décrépite et gangrenée. Vous comprendrez, cher docteur, que j'aie un doute: ce doute, je veux en purger ma conscience.

Voici le fait en peu de mots.

A l'époque où la tumeur cancéreuse que j'avais à la bouche s'augmentait sensiblement chaque jour, il me venait la pensée que le naphte, auquel je connaissais la propriété de dissoudre les corps gras sans attaquer l'organisme, pourrait bien être un remède au mal dont j'étais tourmenté. Je pris à l'aide d'une allumette, une goutte de naphte que je mis en contact avec le point le plus vivace de la tumeur : le naphte fut comme aspiré avec violence. Le lendemain la tumeur n'avait pas augmenté, au contraire il se faisait visiblement à l'endroit qui avait été pénétré par le naphte un travail intérieur de résorption. Je renouvelai plusieurs fois l'expérience, et quelques jours après la tumeur cancéreuse grosse, vous le savez, comme un œuf, était entrée en pleine décomposition. Dire si j'ai été guéri par le docteur Vriès ou si j'ai dû au naphte ma guérison c'est sur quoi il ne m'est pas permis de me prononcer et c'est ce que la science seule peut décider.

J'ai tardé peut-être trop longtemps à parler. Si la science et l'expérience confirment mon doute, vous comprendrez cher docteur, qu'il y a là une question d'humanité devant laquelle doit disparaître toute espèce de considération. Vous êtes un homme de l'art et je désire que ma confidence soit utile.

Signé ADOLPHE SAX

C'était donc le naphte qui avait désagrégé la tumeur par une action double, l'une *antiseptique*, l'autre *dissolvante* de la trame graisseuse qui contient la cellule mélanique, et cette action était analogue à celle de la nouvelle substance que j'étudiais, l'Acide phénique. Le Dr Marchal de Calvi eut, peu de temps après la publication de cette lettre, l'occasion d'en vérifier l'effet curatif sur une *Tumeur mélanique* de la main.

Aujourd'hui après 25 ans de recherches pratiques sur le cancer (1), je puis redire ce que j'ai imprimé plusieurs fois : le médecin *peut et doit* toujours tenter d'arrêter la marche d'un cancer mélanique épithélial ou squirrheux.

Traitement du cancer mélanique. — 1° *Extérieur.* Naphte épuré ou naphte de la mer Morte, dit *éther*

---

(1) Ma première guérison, celle de M. Poulat, qui vit encore et n'a jamais eu de récidive, date de septembre 1864. Elle est consignée dans mon *Traité* de 1865, p. 58 et suivantes.

d'Orient sur tous les points noirs et aux environs; recouvrir de *Vitelline phén.*

2° *Intérieur.* Sirop *Sulfo-ph.* en cure, puis usage du sirop *Iodo-ph.* jusqu'à la guérison, enfin usage habituel du sirop d'*Ac. ph.* pour prévenir la récidive.

Cancer du sein. — Commence par une douleur plus ou moins profonde, plus ou moins voisine du mamelon, difficile à diagnostiquer au début où elle est toujours dure; prend des noms différents selon le mode de son développement. (Tumeur *fibreuse, kystique, squirrheuse, encéphaloïde,* etc.), guérit quelquefois sans laisser même de traces; s'arrête souvent dans sa marche, ne laissant qu'un noyau dur, diminue toujours de rapidité dans son envahissement par le traitement antiseptique.

Traitement général. — 1° *Tumeur sans ulcération.* Inj. d'*Ac. ph.* et d'*Iodo-ph.*, alternées dans le sein même et autour de la tumeur. On peut pénétrer au bout d'un certain temps dans la tumeur même.

Pendant le premier mois, deux injections par jour; une seule au deuxième mois. Si le sein devient trop sensible, on fait momentanément les injections au ventre, au thorax, aux cuisses, aux fesses. *Vitelline* ou *huile glyco-phén.* sur de l'ouate en pansement à demeure.

2 à 4 cuill. à soupe de sirop d'*Ac. ph.* à deux repas en mangeant.

2° *Tumeur ulcérée.* Entrer dans la tumeur à travers l'ulcération et faire pénétrer l'injection dans le tissu morbide ou ulcéré, en poussant fortement le piston de la seringue de manière à détendre le tissu pour l'imprégner de l'antiseptique momifiant. On arrive ainsi à l'élimination des parties dures et l'on peut, si l'on ne guérit pas, prolonger pendant de longues années la vie des malades, sans qu'elles éprouvent de douleurs et sans que les ganglions se produisent. Faire pénétrer dans les cavités de la charpie avec *Ac. salicyl.* ou *salicyl. de*

7.

zinc et de l'*Iodoforme* (1) dès que les bords ont l'apparence de tissus à peu près sains. Le reste du traitement
comme ci-dessus.

S'il s'agit d'un cancer volumineux et qu'il n'y ait
aucune chance de réduction, il faut employer les flèches
au *chlorure de zinc* pour faire tomber les tissus morbides. Ne jamais se servir de bistouri quand les caustiques peuvent réussir ; détruire au fer rouge les nodo-
sités qui pourraient subvenir sur la cicatrice et faire
le traitement interne pendant des années. Mlle G. de
Melun, opérée ainsi d'une masse encéphaloïde du poids
de 1,050 gr. le 28 mars 1872 (V. le n° 31 de la *Médecine des Ferments*), vit encore en 1889, après avoir eu
deux récidives détruites sur la cicatrice, mais elle continue son traitement tantôt par les injections, tantôt
par les sirops *Sulfo-ph.*, *Iodo-ph.*, ou d'*Ac. ph.* alternés.

Cancer de l'utérus. — S'entend d'ordinaire d'une ulcération épithéliale du col, fréquente dans les deux années qui
suivent la ménopause, plus habituelle chez les femmes qui ont
été cautérisées surtout au nitrate d'argent (V. *Granulations*).

Symptômes. Retour des règles ou hémorragie après la cessation définitive ; ulcération du col.

S'entend aussi de diverses tumeurs du corps utérin.

Traitement local. Eviter ici, comme dans les cancers
de la langue, les opérations qui ne font qu'accélérer
les souffrances et la mort. Si l'ulcération peut guérir
par l'opération, à plus forte raison guérira-t-elle par le
traitement antiseptique, qui dans tous les cas donnera
survie certaine et diminution de douleurs. Placer un
spéculum, découvrir l'ulcération et pratiquer une *pulvérisation* prolongée 10 à 20 minutes avec *Glyco-ph.*
1 partie, eau chaude 7 à 5 parties selon la sensibilité

---

(1) Cristallisé dans l'Acide ph. (V. *Form.*).

du vagin; sécher, toucher avec des cristaux d'*Ac. ph.* *chimiquement pur* que l'on fait fondre sur l'ulcération, en protégeant les parties saines avec de la charpie sèche; recouvrir ensuite avec de la poudre d'*Ac. salicyl.* ou mieux d'*iodoforme* cristallisé dans l'*Ac. ph.*; alterner de temps en temps avec un mélange d'*Ac. salicyl.* et de *chlorate de potasse* (V. *Form.*). Recouvrir le bas ventre de *Vitell. phén.*

Avant de retirer le tampon de charpie pour un pansement nouveau, donner une irrigation vaginale avec une cuillerée de *Glyco-ph.* par verre d'eau chaude; s'il y a écoulement sanguin, se servir d'eau fraîche, jamais trop froide; tamponner la partie saignante avec la charpie râpée sèche. Usage circonspect de l'*Ac. acétique* ou *lactique*, additionné de cristaux d'*Ac. ph.* que l'on fait dissoudre au moment du pansement, enfin détruire les parties dures et envahissantes comme dans le *Cancer du sein*, (V. p. 117).

2° *Intérieur.* Injections quotidiennes sous-cutanées de notre *sol. d'Ac. ph.* et d'*Iodo. ph.* alternées; 2 à 4 cuil. à soupe de sirop d'*Ac. ph.* entre les repas, 1 à 2 de sirop *Iodo-ph.* aux 2 repas; la nuit, 2 à 4 cuillerées de sirop au *Phén. amm.*, s'il y a douleur; suspendre de temps en temps les sirops d'*Ac. ph.* et surtout d'*Iodo-ph.* et donner le *Phéno-fer* ou l'élixir *Phos. amm.* pour rendre les forces et l'appétit; administrer un petit lavement à garder avec une cuillerée à soupe de la *sol. diab. iodo-ph.* S'il y a constipation malgré cela, donner un premier lavement avec quelques cuillerées de *glycérine* pure, rarement des laxatifs; mais remplacer le sirop d'*Ac. ph.* du matin par l'*huile de f. de morue phén.*

Le même traitement est applicable aux tumeurs utérines, aux fibromes, etc. L'arrêt en est très fréquent. Mme de M. (1873), dont j'ai publié l'observation en même temps que celle de 3 autres (1), porte allègrement ce qui reste d'une tumeur fibreuse énorme des plus avancées et inopérable au moment où j'ai commencé à la soigner.

Cardialgie. — V. *Gastralgie.*

Carie. — Altération de la trame osseuse avec suppuration, fistules et trajets fistuleux saignant à la moindre pression; pus fétide, décollements. Succède souvent à l'ostéite.

Le traitement usuel consiste à ouvrir les trajets fistuleux, à mettre à nu le point carié, et à le cautériser pour transformer la carie en nécrose, ou à en enlever la carie à la curette de Sédillot, plus ou moins modifiée.

Nous recommandons pour le traitement *local* : injection dans les trajets fistuleux, dans les cas récents, au *Glyco-phén.* et *huile* à parties égales, et peu à peu injections au *Glyco-ph.* pur. On facilite ainsi l'élimination de la carie sans opération, à moins que la partie cariée ne soit volumineuse, et l'on agit en même temps sur les trajets. S'il est indispensable de les ouvrir, opération antiseptique, et comme pansement : *alcool phéniqué* à 50 %, au moyen duquel on touche tous les tissus ouverts (V. *Traité de l'Acide ph.* Lemerre 1874, Observations, p. 925 et suiv.).

Traitement *général* de la maladie qui a occasionné la carie (*Phtisie, Scrofule, Syphilis*).

Carie des dents. — La carie est toujours la conséquence

_____

(1) V. pour plus de détails le n° 12, p. 10, de la *Médecine des Ferments* et les n°° 9 et 13.

Pour le *Cancer* comme pour les principales maladies, v. la *Revue de la Médecine des Ferments*, opuscule où nous relatons en les résumant les observations imprimées dans ce journal et qui formera comme un répertoire justificatif des traitements que nous indiquons ici. La publication de ce supplément suivra de près celle du présent livre.

d'une altération primitive de l'émail, causée par le chaud, le froid, les acides, les accidents gastriques, etc. La douleur ne commence que lorsqu'une partie de l'os est traversée jusqu'à la pulpe dentaire.

Traitement. — Lorsque la carie offre une cavité pénétrable, la débarrasser de tous les débris qui peuvent s'y trouver et y introduire un peu de coton imbibé de *Glyco-ph.* pur, ou bien un cristal d'*Ac. ph.* que la chaleur fait fondre dans le creux de la dent; avoir soin de préserver les muqueuses environnantes au moyen d'un peu d'ouate, de charpie ou d'amadou engagé dans la cavité autour du cristal d'acide. Ce traitement a sur celui à la créosote, qu'on emploie de la même manière, l'avantage de ne pas faire tomber la dent en morceaux.

L'or placé dans les cavités nettoyées et ainsi cautérisées à l'*Ac. ph.* tient sans se détacher, preuve que le traitement phéniqué empêche la reproduction du microbe de la carie. Tous les bons dentistes s'y sont rangés.

On peut prévenir la carie par l'usage constant du *Glyco-ph.* étendu d'eau pour les lavages de la bouche, le matin, le soir et après le repas. Ce serait un véritable service à rendre aux enfants que de les forcer à ce genre de toilette quotidienne. En règle générale, le *Glyco-ph.* est le meilleur dentifrice préservatif, auquel on peut d'ailleurs ajouter le parfum qui plaît.

Carreau. — Tuméfaction et dureté du ventre chez les enfants, maigreur des extrémités, bouffissure et pâleur de la face, perte d'appétit, plus souvent voracité extrême; alternatives de constipation et de diarrhée, fièvre le soir avec sécheresse de la peau; amaigrissement progressif, œdème des membres inférieurs, marasme et mort. Le carreau est le plus souvent dû à la tuberculose des ganglions mésentériques.

Traitement. — V. *Tuberculose.*

Inj. hyp. quotidienne d'*Iodo-ph.* Sirop *Iodo-ph.* de

1 à 3 cuill. par jour. Le soir *Phén. amm.* 1 cuill. *Huile de f. de morue phén.* tous les matins en hiver. *Phéno-fer* et élixir *Phos.-amm.* alternativement aux repas. Le traitement antiseptique est le seul qui donne de véritables succès.

Catarrhes. — Les catarrhes diffèrent absolument des maladies aiguës des mêmes organes. Ils ont un microbe spécifique (V. p. 340 *Traité de l'Ac. ph.* 1874) rarement contagieux, quelquefois héréditaire.

Catarrhe pulmonaire. Hypersécrétion bronchique, quelquefois compliquée d'asthme.

Traitement. — L'*Ac. ph.* a une action puissante sur les muqueuses catarrhales : en quelques semaines l'on arrive non seulement à diminuer, mais à guérir des catarrhes bronchiques par l'usage du sirop d'*Ac. ph.* pris 2 et 3 fois par jour. Le mieux est de prendre le matin une cuillerée à soupe d'*huile de f. de morue phén.* et du sirop 2 fois dans le jour ; puis, faire une cure de sirop *Sulfo-ph.* (V. *Form.*). Dès qu'il y a oppression recourir au sirop de *Phén. amm.* 2 à 6 cuillerées à soupe. Si l'oppression persiste et que l'expectoration soit supprimée ou très difficile, administrer une potion au *Kermès* (V. *Form.*), quelques révulsifs, et revenir aux divers sirops phéniqués. Calmer la toux avec le sirop d'*Anacahuita.* Quelques inj. hyp. d'*Iodo-ph.* hâtent la guérison. Avoir fréquemment dans la bouche des pâtes phéniquées (1), éviter les refroidissements, les coryzas et les bronchites aiguës.

Catarrhes du larynx. Altération de la voix aux transitions de température, enrouement par les sécrétions de petites mucosités souvent difficiles à chasser et plus abondantes le matin.

Traitement. — L'ancienne médecine ne peut presque rien sur ces affections, si ce n'est par l'usage des eaux.

---

(1) Celle que prépare M. Chassaing est très efficace.

Le Dr Nicolas a obtenu des eaux de la Bourboule de très heureux résultats. Le seul traitement efficace consiste en *aspirations* sèches d'*Ac. ph.* seul ou d'*Iode métallique* et d'*Ac. ph.* dans de grands vases à larges ouvertures dits *émanateurs;* pulvérisations humides de *Glyco-phén.* et d'eau chaude (*pulvérisateur à 2* boules) ou inspirations de vapeurs de *Glyco-ph.* (V. *Croup*) ; capsules au *goudron* et au *Sulfo-ph.:* on les casse dans la bouche et leur contenu sert de gargarisme épais. Sirop d'*Ac. ph.* et une cure de *Sulfo-phén.*

Catarrhe de la vessie. Maladie de l'âge avancé, consécutive aux rétrécissements, aux prostatites. Urines fréquentes, troubles, chargées de mucosités simples ou purulentes, d'odeur spéciale; amaigrissement, cachexie, fièvre septique et mort.

Traitement. — Si le catarrhe est causé par la présence d'un calcul, s'abstenir d'injections dans la vessie, si ce n'est avec de l'eau tiède ayant bouilli et additionnée de 2 % d'*Ac. borique;* mais recourir aux inj. hyp. d'*Ac. ph.*, aux boissons phéniquées. On peut employer le *Phén. amm.* à très petites doses répétées. En boissons, tisane de stigmates de maïs sucrée au sirop d'*anacahuita.* Enlever le calcul (lithotritie, taille). Si le catarrhe est occasionné par un rétrécissement du canal, V. *Rétrécissement.* Quand le catarrhe est simple, *huile de f. de morue phén.,* sirop d'*Ac. ph.* ou de *Phén. amm.* s'il y a douleur; plus tard, cure au sirop *Sulfo-ph.* Les injections intra-vésicales ne doivent se faire qu'à l'*Ac. borique,* la muqueuse de la vessie, comme celle de l'urètre et des paupières, étant trop sensible à l'action cuisante de l'*Ac. ph.*

Céphalalgie. — V. *Migraine.*

Chancre. — V. *Syphilis.*

Charbon. *(Pustule maligne).* — La première observation

connue dans la science, *observation authentique*, de la guérison de la pustule maligne par un traitement interne sans opération ni cautérisation, a été publiée dans notre Traité de 1865 (*Des nouvelles applications de l'Ac. ph.* p. 177), puis dans notre Traité de 1874. Nombreuses observations dans la *Médecine des Ferments* (1).

Le charbon ou pustule maligne débute d'ordinaire par une petite pustule analogue à une grosse piqûre de puce, mais en relief et à bords indurés, puis il se forme une vésicule dans laquelle on voit au microscope des myriades de petits bâtonnets auxquels on a donné le nom de *bactéridies*. Si une ou plusieurs bactéridies sont entraînées dans la circulation, la maladie devient générale ; elles pullulent dans l'économie, désoxygènent et étouffent les globules ; autrefois elles occasionnaient presque toujours la mort.

Traitement. — Le charbon guérit aujourd'hui presque toujours de deux manières : 1° au début par le traitement dit *du Curé* (V. *Form. Escharotiques*, et qui consiste à appliquer du *sublimé en poudre* sur toute la pustule, à maintenir cette poudre au moyen d'un diachylum percé et recouvert de cire pour empêcher l'écartement (V. *Form.*). Ce sel mercuriel peut faire une escarre assez profonde pour détruire toutes les bactéridies de la pustule, les chenilles dans leurs bourses ; mais si une seule échappe et pénètre dans le sang, aucun traitement externe ne peut plus arrêter le charbon. Il faut donc *dans tous les cas* joindre le traitement interne au traitement externe. Voici la médication que nous prescrivons et qui a réussi sur tous les bouchers de Grenelle pendant le siège (V. *le Rapport officiel du Ministère de l'Agriculture*, signé *Rouillard et Lefèvre de S*te *Marie, Traité* de 1874, p. 377):

1° Écorcher légèrement la pustule avec un pinceau imbibé de *Phén. amm.* pur ou de *cristaux blancs d'Ac. ph.*, que l'on fait fondre sur la pustule ; recouvrir de

---

(1) Voir l'observation et la correspondance dans les n°* 3 et 15 de la *Médecine des Ferments.*

charpie trempée d'*huile phéniquée* à 10 %, ou de *Glyco-ph.* pur.

2° Faire boire du sirop d'*Ac. ph.* une cuillerée d'heure en heure, 5 fois de suite, puis de 2 en 2 heures, 5 fois, puis de 3 en 3 heures 5 fois encore et enfin de 5 en 5 heures plusieurs jours de suite; ajouter le sirop au *Phén. amm.* s'il n'y avait pas de mieux. Au début pratiquer en même temps, dès que cela est possible, des injections de 100 gouttes de notre *Sol.* d'*Ac. ph.* puis de *Phén. amm.* Si la maladie est plus avancée, faire ces inj. hyp. toutes les 3 heures, jusqu'à ce qu'il y ait un résultat évident.

Le traitement par les injections de *teinture d'iode diluée* se pratique de la même manière; cependant ceux qui le recommandent prescrivent de faire les piqûres autour de la pustule. Nous, ni nos amis, n'avons jamais eu besoin de recourir à ce traitement, le précédent ayant toujours réussi. (V. p. 350 à 475, *Traité de l'Ac. ph.*, 1874.)

Chique ou puce pénétrante *(Pulex penetrans).* — Ce parasite s'attache de préférence aux pieds, où il s'insinue sous les ongles, ou dans le derme épais des talons. Il ne s'observe que dans les contrées tropicales de l'Amérique.

Traitement. — Nous ne sachions pas qu'on ait employé contre lui l'acide phénique, mais il nous paraît probable que des bains de pieds prolongés avec une solution *glyco-phéniquée*, surtout additionnée de vinaigre, ne lui seraient pas moins fatals qu'aux sarcoptes. Nous recommandons de ne pas laisser séjourner sur les pieds (mains, jambes) des compresses d'alcool ou d'eau phéniquée. On produirait ainsi, avec des douleurs excessives, la chute de l'épiderme.

Chloasma ou taches de rousseur, taches hépatiques, masque. — Les industriels qui vendent du sublimé corrosif sous le nom de *lait antéphélique* ne se doutent probablement pas qu'ils tuent des parasites quand ils appliquent leur drogue sur le visage des coquettes affectées de taches de rousseur. Malgré nos penchants à la doctrine parasitique, nous avons eu d'abord quelque peine à comprendre que des taches congéniales, qui paraissent faire partie de la constitution de la peau, qui ne sont ou semblent n'être qu'un premier degré de la coloration normale qu'on observe dans une foule de races humaines, soient le résultat d'un parasite, lequel resterait là, stationnaire, sans s'accroître comme sans diminuer, depuis la naissance jusqu'à la mort, qui peut n'arriver qu'à l'âge le plus avancé. Cependant quelque rationnelles que soient ces considérations, les éphélides lenticulaires, comme les taches hépatiques, comme le masque de la grossesse ou chloasma et plusieurs autres taches, sont bien dues au *Microsporon furfur*, végétal parasite découvert par Eichstedt, et dont l'existence a été confirmée par M. Bazin qui préfère le baptiser *Epidermophyton*. Quel que soit le nom, ce parasite est très tenace et toujours prêt à un retour offensif.

Suivre le traitement de l'*Acné*, en faisant précéder l'emploi de l'*Ac. ph.* de lotion *d'éther d'Orient* ou *naphte de la mer Morte*. Essuyer, et étendre la pommade dite de *Montecristo* (V. *Form.*).

Les taches hépatiques et celles du pityriasis sont beaucoup plus rebelles au traitement que le chloasma, déjà difficile à combattre. Cette différence pourrait autoriser des doutes sur l'identité des causes, maladies des lymphatiques et des débilités, d'où nécessité de reconstituants : sirop *Phos. amm.*, *Phéno-fer* et *huile de f. de mor. phéniquée*.

Chlorose. — A son origine dans une affection du grand sympathique et peut, comme l'hystérie, être rangée parmi les névroses. Elle s'accompagne le plus souvent de troubles du côté de l'utérus, par exemple l'étroitesse du col, qui rend les règles douloureuses.

Peau jaune, couleur de cire; lèvres, gencives décolorées, face bouffie, rougeurs passagères intenses; vertiges, maux de tête, essoufflement, battements de cœur, hémorragies; appétit supprimé ou exagéré, troubles de l'estomac; règles irrégulières, difficiles, absentes parfois; à l'auscultation, souffle systolique au cœur et aux vaisseaux du cou du côté droit (bruit de diable).

Traitement. — La chlorose est due à un ferment particulier, à l'évolution duquel elle est presque toujours liée. Si la malade est une jeune femme, la guérison est rendue plus facile par des *pulvérisations* à travers le spéculum, les *attouchements* au pinceau avec le mélange *glyco-iodé* et surtout par l'introduction d'une *pâte antiseptique* spéciale pour les pansements utérins (V. *Form.*). Cette introduction se fait au moyen d'une sonde à piston pouvant porter la pâte antiseptique à travers le col externe jusqu'au col interne et au delà.

Chez les jeunes filles sujettes aux flueurs blanches, *lavages* à l'eau *glyco-phén.*; *Phéno-fer* à un repas, élixir *Phos. amm.* à l'autre; inj. hypod. d'*Ac. ph.* et d'*Iodoph.* alternées, une par jour. Sang de bœuf à l'abattoir. L'usage de l'*Iodo-ph.*, s'il ne produit pas d'effet immédiat, est à suspendre, à cause de l'action qu'il peut exercer sur les glandes mammaires. Massage sur la poitrine et le bas-ventre à l'*huile glyco-phén.*; ouate imbibée du même mélange sur le bas-ventre. Frictions sèches le soir sous un peignoir de flanelle imprégné de vapeurs de benjoin ou avec la lanière de crin; hydrothérapie, exercice, marche modérée mais renouvelée, changement d'air.

Choléra. — C'est surtout à propos de cette maladie à marche d'ordinaire si rapide que nous insistons sur un point très important de la doctrine parasitaire. Une opinion qu'au premier abord on pourrait traiter de paradoxale, c'est que les maladies doivent être d'autant plus facilement curables qu'elles

ont une marche plus rapide, pourvu que le remède ait le temps
de parcourir le cercle complet du système vasculaire. Si la
doctrine parasitique est fondée, on s'apercevra avec un peu
de réflexion qu'il doit en être ainsi. Comment doivent agir les
parasites dans une maladie de longue durée, une maladie organique, par exemple, où il y a une modification, même une
transformation de tissus, une dégénérescence, comme on dit ?
Evidemment en s'enfonçant dans l'épaisseur même de la trame
cellulaire commune ou des cellules propres des tissus ; en sortant, par conséquent, des cavités vasculaires où la circulation
reste toujours plus ou moins active, pour entrer dans un
milieu où elle ne s'opère que lentement, difficilement. Cette
circulation devient sans doute plus lente encore et plus difficile,
quand le parasite a provoqué autour de lui des exsudations,
des sécrétions, des formations nouvelles dont il se fait comme
un rempart, de sorte que pour faire pénétrer jusqu'à lui un agent
parasiticide, il faut traverser ce rempart. C'est ce qu'il est
facile de voir à l'œil nu dans les pommes de chêne, dans les
noix de galle et dans une foule d'autres productions morbides
tout aussi frappantes, et pour l'observation desquelles il n'est
ni besoin de loupe ni de microscope. Or, dans ce cas, on conçoit
combien doivent être grands les obstacles que doit rencontrer
le parasiticide introduit dans la circulation pour aller frapper
le parasite ou éliminer sa ptomaïne ou ses graines. Qu'on se
représente les difficultés qu'il y aurait à atteindre le *cynips*
au milieu de sa galle, en injectant un liquide dans les vaisseaux du chêne! Et puis, quand le cynips, quand le parasite
est atteint, il reste la production que sa présence a provoquée,
qu'il n'est pas toujours facile, tant s'en faut, de faire disparaître, et qui ne doit pas toujours, ni même souvent, être
attaquée par les mêmes moyens que la cause productrice. Au
contraire, quand les parasites circulent encore dans le système
vasculaire, quand ils sont encore mêlés au sang ou aux autres
liquides en mouvement, les solutions parasiticides les atteignent presque aussitôt qu'elles sont injectées, surtout quand
on les introduit par les injections sous-cutanées. Leur action
est donc non seulement plus prompte, mais certainement plus
puissante, et l'on conçoit que si les désordres causés par les
parasites ne sont pas déjà irrémédiables au moment de l'injection, ils doivent être réparés bientôt par les forces de l'organisme. Pour que ces forces sortent victorieuses du combat
qu'elles sont obligées de livrer, un secours bien faible peut être
suffisant, même dans les cas les plus terribles, bien plus souvent qu'on ne le croit. La difficulté est donc de faire parvenir à
l'organisme attaqué ce faible secours, et elle sera d'autant

moindre que les parasites seront plus libres au sein de l'organisme, c'est-à-dire, en d'autres termes, qu'ils nageront dans les fluides organiques ; or, ce n'est évidemment qu'en nageant en grand nombre dans ces fluides, et principalement, sinon exclusivement dans le sang, qu'ils peuvent produire des effets rapides, en quelque sorte foudroyants parfois. Il n'y a donc rien de paradoxal à prétendre que plus une maladie est rapide dans sa marche, plus elle doit être facile à guérir.

Il y a encore une autre raison pour qu'il en soit ainsi. Il est probable que les microphytes ou les microzoaires qui se développent promptement en très grand nombre ont une vie dont la durée est en rapport avec la rapidité de leur développement. S'il n'en était pas ainsi, ils se détruiraient eux-mêmes par suite de leur propre action : en effet, les parasites, les êtres animés en général, qui se développent dans certaines conditions, ne peuvent évidemment pas vivre dans des conditions contraires. Quand un chien meurt, les puces quittent son cadavre et vont chercher un autre hôte ; mais les vers intestinaux ou les autres parasites qu'il pouvait nourrir meurent avec lui. En tuant l'animal qui les nourrit, les parasites se tueraient donc eux-mêmes, si, pendant le temps qui s'écoule entre le début de leur action morbigène et le moment de la mort, ils n'avaient le temps d'accomplir leur évolution organique naturelle, laquelle assure la perpétuité de l'espèce. Ce que la raison indique, les précieuses observations du docteur Baillet sont venues le confirmer. Ce consciencieux et habile observateur n'a trouvé de bactéridies dans le sang des animaux charbonneux que dans les heures qui précèdent la mort, et après la mort même. Chez les animaux malades, mais qui ne succombent pas et, avant les derniers moments, chez ceux qui succombent, on ne trouve que des corpuscules, lesquels sont, on n'en peut guère douter, une des phases de la vie des bactéridies. D'où il est permis, ou plutôt d'où l'on est obligé de conclure qu'à l'état de bactéridie, où il détermine la mort, le parasite du charbon a accompli l'évolution nécessaire pour assurer sa reproduction par la dispersion des déjections ou même des débris cadavériques. Il résulte, en définitive, de cet enchaînement de faits, que, pour être curatives, il suffit que les médications parasiticides, dans les maladies foudroyantes, agissent pendant un temps parfois très court ; qu'il n'est même pas indispensable qu'elles atteignent tous les parasites, car les forces organiques ont un certain degré de résistance qui leur permet de lutter contre les microbes quand ceux-ci ne sont pas nombreux. Que la médication en diminue seulement le nombre dans une proportion notable ou facilite l'élimination du produit nuisible de ces microbes, et la vie sera sauvée.

Symptômes. — 3 périodes : 1° *Invasion*, d'ordinaire avec diarrhée prémonitoire sans douleur ni fièvre. Fatigue après les selles.

2° Période *algide*. Selles plus fréquentes de liquide aqueux avec flocons blanchâtres en forme de grains de riz. Crampes, vomissements, soif, affaissement du ventre ; nez refroidi, mains pâles et glacées avec ongles blancs et teintes marbrées, température des parties centrales beaucoup plus haute que celle des extrémités, suppression des urines.

3° *Réaction*. La chaleur revient aux extrémités qui reprennent leur couleur ; les urines renaissent. Mais cette période est perfide : tantôt la réaction ne s'achève pas, tantôt elle s'exagère, la fièvre survient et peut devenir fatale.

Il y a peut-être plusieurs bacilles pathogènes du choléra. Finckler et Priver ont observé dans plusieurs cas de choléra *nostras* des bacilles courbes, qu'ils ont considérés comme identiques au bacille de Koch. Ce bacille n'a été retrouvé ni par M. Cornil ni par Koch.

MM. Gilbert et Lion n'ont pas trouvé le bacille virgule dans un cas de choléra nostras foudroyant. Mais dans le canal intestinal, ils ont découvert entre autres bactéries, un bacille droit de 4 à 5 µ, qui, ensemencé par piqûre sur la gélatine, la liquéfiait rapidement.

Traitement. — Nous ne pouvons faire ici l'historique de la médication antiseptique du choléra. Toutefois nous rappellerons certains résultats pratiques.

M. John Van den Broek, un des grands colons hollandais de Java, nous écrivait à la suite de l'épidémie de 1864 (V. *Nouv. Appl.*, éd. de 1865) :

« Les différentes prescriptions au laudanum, à la glace, etc., même à la strychnine, n'ont amené que rarement des effets satisfaisants ; les remèdes externes sont ceux qui ont donné les meilleurs résultats, surtout quand ils ont été appliqués à la première manifestation des symptômes de la maladie.

» Des frictions violentes d'alcool camphré sur l'épigastre, le dos, les reins et l'extrémité des membres ramenèrent assez promptement la chaleur et provoquèrent en général une circulation assez forte pour empêcher l'envahissement du germe de la maladie. Quand cet effet n'était pas obtenu, l'alcool camphré fut remplacé par une infusion de petits piments, appelés *piments enragés,* dans de l'alcool, et, en dernier lieu, quand ce moyen-là était aussi insuffisant, on fit avaler au patient un quart ou demi-verre d'alcool camphré. Ce remède, un peu héroïque, a été le plus souvent couronné d'un heureux succès.

» Le nombre de malades guéris par ce traitement est considérable; et un fait remarquable à cet égard est à citer : le chef d'un atelier de construction contenant environ 80 ouvriers, et se trouvant entouré de marais au beau milieu du foyer de l'épidémie, ayant appris les heureux effets de ce moyen curatif, l'appliqua à ses ouvriers qui, presque tous, furent atteints, et il n'en perdit pas un seul. »

M. Mousset, élève de M. Pasteur, nous écrivait de Samarang, 10 nov, 1864, à l'occasion de la même épidémie qu'il avait observée sur un autre point de l'île : « On distinguait dans la maladie trois degrés de gravité qui n'en sont assez souvent que des périodes : 1º Perturbation des fonctions vitales par une cause quelconque; 2º envahissement de l'organisme par des germes morbifères et leur développement; 3º effets de ces germes morbifères.

».... Dans le deuxième cas, il faut expulser et tuer. On expulse par les purgatifs, on expulse et on tue par tout ce qui contrarie la fermentation. L'acide sulfureux libre ou combiné, l'acide phénique, la créosote, les sels mercuriels, l'aloès, le camphre, etc.

».... Le troisième cas est toujours très grave. Dans le choléra, la circulation s'arrête. Il faut, par tous les moyens, la rétablir. Les excitants par endosmose *sont les seuls efficaces....* Il s'agit de faire entrer dans l'économie du sang un stimulant, et cela rapidement. Frictionner fortement avec un corps *ad hoc*. Le piment enragé a produit de bons résultats. *Je crois qu'il agit aussi comme anti-ferment.* »

Prophylaxie. — Sur nos conseils, en 1866, pendant l'épidémie cholérique qui sévit à Amiens, un fabricant de cette ville, M. Fox, fit établir dans les cabinets d'aisances de son usine un jet d'eau continu ; il fit faire des arrosages deux ou trois fois par jour dans les ateliers, dans la cour et sur le boulevard en face de l'usine, avec de l'eau phéniquée, qu'il faisait aussi verser en abondance dans les lieux d'aisances. Dans chaque pièce des bâtiments d'habitation il fit placer un pot d'eau phéniquée qu'on renouvelait au fur et à mesure de l'évaporation. Les ouvriers devaient s'y laver les mains. Grâce à ces précautions, l'usine de M. Fox, située dans un quartier des plus éprouvés, ne perdit pas un seul ouvrier.

En novembre 1869, M. Quesneville *(Moniteur scientifique)* publiait une lettre d'un correspondant de Nicaragua d'où il résulte que les arrosages à l'acide phénique ont préservé absolument un *pueblo* de 300 âmes. Cette précaution fit en même temps disparaître les fièvres intermittentes ainsi que les parasites (puces pénétrantes) si fréquents dans les pays chauds.

Vaccination. — Un médecin espagnol, le Dr Ferran, a eu la pensée de faire des *vaccinations cholériques.* Bien qu'il ait été surpris par l'invasion du fléau avant d'avoir terminé ses études, bien qu'il n'ait eu à sa disposition que des moyens peut-être imparfaits, il faut lui tenir compte de sa tentative et des résultats très remarquables qu'il a obtenus. Sans nous prononcer sur sa méthode, nous croyons qu'il eût été moins attaqué s'il eût fait moins de bien. La violence des attaques est malheureusement d'ordinaire en raison directe de l'utilité des tentatives. Les haines de prêtres et les jalousies de médecins sont proverbiales, et ce n'est pas sans raison. En tout cas le Dr Ferran a été le premier à appliquer cette méthode de vaccination que nous voyons appliquer maintenant pour d'autres maladies. Il a incontestablement la priorité qu'un médecin russe lui conteste. (Voir le n° 29 de la *Médecine des ferments.*)

Le Dr Bellini, de Florence, a soigné à l'alcool camphré 144 cholériques et n'en a pas perdu un seul. Le camphre est ici un puissant antiseptique. S'il eût été soluble dans le sang, comme l'acide phénique, Raspail eût laissé peu à faire à la médecine antiseptique.

Les auteurs préconisent, pour la première période, le sous-nitrate de bismuth, l'opium, le laudanum, le thé au rhum, les boissons glacées contre le vomissement, les lotions froides aromatiques; au début de la période algide, les frictions chloroformées.

Notre *Traité de l'Acide phénique* (Paris, Lemerre, 1874) relate deux cas de choléra sporadique grave guéris en 1872 par les injections hypodermiques d'*Ac. ph.*, le sirop d'*Ac. ph.* et le *Phén. amm.* en boissons.

Nous avons publié dans le n° 27 de la *Médecine des ferments* une observation de M. Filleau que nous croyons devoir reproduire :

PARIS, 30 Septembre 1883.

Mon cher et honoré Confrère,

Ayant été appelé le 23 août dernier pour donner mes soins à une dame atteinte du choléra, rue Lamartine, n° 4, m'étant trouvé en face de tous les symptômes de l'affection réunis, je n'ai pas hésité à employer le traitement par l'acide phénique dont vous avez tracé les indications. L'arsenal de la thérapeutique ordinaire ne nous en fournissant pas d'autres, j'ai dû recourir à vos armes. La maladie s'est terminée par la guérison. Je suis tellement convaincu que ce résultat est dû aux injections sous-cutanées et aux ingestions de sirop phéniqué, que je crois devoir vous en attribuer tout l'honneur, à

8

vous qui êtes sans conteste le promoteur de la
méthode antiseptique et le père de l'acide phénique.

Recevez, etc.   Dʳ. FILLEAU.

Observation. — Je suis appelé le 23 août 1883, à
deux heures et demie du soir, 4, rue Lamartine, auprès
de Mᵐᵉ D., lingère. Cette dame est âgée de qua-
rante-cinq ans, sans enfants. Son hygiène est convenable, mais sa profession la force à l'assiduité.

Diarrhée prémonitoire la veille; invasion du mal dans
la nuit du 22 au 23. Je constate : diarrhée riziforme,
crampes des jambes et des bras, vomissements incoer-
cibles; cyanose des lèvres, de la face et des mains;
troubles de la vue et de l'ouïe, anurie de vingt-quatre
heures; *extinction complète* de la voix, soif intense,
astriction de la gorge; ventre rétracté; la pression
produit cette sensation spécifique de la crépitation d'a-
midon mouillé; selles blanches en forme de semoule;
sensation des muscles froide, donnant l'impression de
la terre glaise; hallucinations.

Traitement. — Inj. hyp. de solution d'*Ac. ph.*, champagne au sirop *phéniqué*, glace, précautions antiseptiques. *Guérison.*

Autorités avisées. — Mairie du IX° qui envoie le
médecin inspecteur.

Lettre à M. Camescasse, qui envoie un inspecteur.

Le médecin inspecteur, chef du service prophylactique, visite la malade bien reconnue cholérique à un
état très grave : cachexie cholérique au moins quinze
jours avant la véritable convalescence; enfin guérison
définitive.

Dʳ FILLEAU.

Le médicament qui nous paraît spécifique contre le
choléra est le *phénate d'ammoniaque* en boissons et en
injections sous-cutanées.

Ce qui entraîne la mort dans le choléra, c'est l'épaississement du sang, d'où provient la cyanose. L'ammoniaque a l'avantage de rendre le sang momentanément plus liquide et de donner à l'acide phénique le temps d'agir sur les ferments. Cette théorie a été confirmée par la pratique dans la maladie qu'on appelle *le sang de rate*. (V. *Traité de l'Acide phénique*, Paris, Lemerre, 1874 et *Du charbon, sang de rate, etc.*) L'acide phénique en injections et boissons a suffi pour guérir les bœufs, mais a échoué sur les moutons, chez lesquels l'épaississement du sang, beaucoup plus plastique, cause une cyanose de la peau analogue à celle du choléra. Dans cette maladie le sang est décomposé, *tourné* comme tourne le lait; le caillot se sépare des liquides qui se répandent dans les intestins et causent les diarrhées progressivement plus fortes, tandis que les globules privés de leur véhicule ordinaire, le sérum, s'arrêtent et produisent la cyanose. Dans les deux maladies le mode d'action des ferments est le même et nous considérons comme très naturel le succès du même médicament.

La fièvre jaune ayant de grandes analogies avec le choléra, nous renvoyons le lecteur à l'article FIÈVRE JAUNE, où les observations du Dr de Lacaille de Rio de Janeiro pourront donner d'utiles indications.

En résumé, nous conseillons pendant la durée du choléra et des grandes épidémies, les moyens prophylactiques suivants :

En sortant et en rentrant, sirop d'*Ac. ph.*, dans de l'eau, dans du lait ou pur. Boire des eaux de source ou de l'eau bouillie, ou pour le moins filtrée à travers la porcelaine. Fruits cuits; peler les fruits crus avec un couteau trempé dans l'eau bouillante ou flambé.

Dès l'apparition d'un symptôme cholérique, dysen-

térie, etc., boissons et lavements *phéniqués*, embrocations sur le ventre à l'*huile glyco-phéniquée*.

Alcool camphré, 6 gouttes sur du sucre de 10 en
10 minutes. Si l'attaque se dessine, inj. hyp. d'*Ac. ph.*
alternées avec inj. d'*Iodo-phén.* toutes les 2 heures.

A la moindre apparition de cyanose, sirop de *Phén.
amm.* 2 cuillerées à soupe en une seule fois, 1 cuillerée
à café toutes les 10 minutes jusqu'à l'arrêt des vomissements. Inj. hyp. de *Phén. amm.* alternées toutes les
2 heures avec l'*Iodo-phén.*

Quand on a suivi le traitement antiseptique, au moment où survient la réaction, on peut considérer le
malade comme à l'abri des rechutes et des excès de
réaction, et par conséquent comme sauvé.

Chez les malades traités par la méthode phéniquée,
la 3me période n'est presque pas à craindre. Il en est
ici comme dans les autres maladies graves aiguës
(fièvre typhoïde, jaune ou pernicieuse) : il n'y a d'ordinaire aucune récidive.

Chorée *(Danse de Saint-Guy).* — Trouble des mouvements
volontaires, mouvements et secousses involontaires, débutant
par la face, par une main, se généralisant bientôt. Manque de
coordination, désordre des mouvements, contorsions, agitation
des muscles du visage, de la langue, du pharynx ; mobilité
continuelle même dans l'inaction, cessant pendant le sommeil
ou, quand elle est extrême, produisant l'insomnie. Paralysie
passagère partielle ou générale.

Maladie fréquente chez les femmes chlorotiques, chez les
enfants. Elle a pour cause l'hérédité épileptique, hystérique,
alcoolique, et se manifeste à la suite d'émotions violentes, de
rhumatismes, et dans la grossesse. Elle est épidémique dans
les hôpitaux d'enfants. Ce dernier trait indique la nature parasitaire de la maladie.

Traitement. — La guérison par les antiseptiques con-
firme notre étiologie. Les remèdes de la chorée sont
le *soufre*, l'*arsenic*, l'*acide phénique*, le *phosphore* et l'*iode*.

Sang de bœuf bu chaud. Frictions sèches sur la peau

au gant de crin tous les soirs, gymnastique *au commandement*. *Phéno-fer* 1 cuillerée à un repas, élixir *Phos. amm.* à l'autre. En même temps, 1 cuillerée à café, pour enfants de 4 à 9 ans, 2 de 9 à 12, 3 pour les adultes de la potion suivante :

> Arséniate de soude. 0.05 centigr.
> Eau. . . . . 300 gr.

Ces trois médicaments doivent être pris en mangeant. Si c'est insuffisant, *huile de f. de morue phén.* le matin à jeun.

Alterner ce traitement, s'il cesse d'avoir de l'effet au bout de 3 semaines, avec le suivant :

Bains ferrugineux camphrés (V. *form.*), 3 fois par semaine, $1/2$ cure de sirop *Sulfo-ph.* pour les enfants, une entière pour les adultes. La cure finie, usage de l'*Iodoph.*, 1 cuillerée à café pour les enfants, 1 cuillerée à soupe pour les adultes, pris aux repas.

Dans les cas rebelles, inj. hyp. d'*Iodo-ph.*, une par jour, enfin *Bromure de potassium* très pur, poudre et tisane de racine de *valériane fraîche*.

Cirrhose (Voir *Cancer du foie*). — Cette maladie lente, caractérisée par des granulations jaunes du foie, peut avoir pour premier symptôme l'ascite *(hydropisie abdominale)*, les hémorragies, ou simplement la perte d'appétit; douleur sourde et pesanteur dans le ventre à droite, gonflement de l'estomac, altération des fonctions intestinales. Peau sèche, dilatation des vésicules de la face, urines foncées; enflure des membres inférieurs, ascite avec fluctuation sensible du liquide; dilatation des veines abdominales avec bruit de souffle et diminution de volume du foie (cirrhose *atrophique*) gonflement et parfois atrophie de la rate; quelquefois jaunisse légère.

La cirrhose peut présenter pour principal symptôme l'ictère; elle est alors d'origine bilieuse, et le foie au lieu de s'atrophier peut acquérir un volume énorme (cirrhose *hypertrophique*).

Traitement. — 1° *Local* : Pointes de feu, vésicatoires, *Vitell.* recouverte d'ouate.

8.

2° *Général* : Cirrhose *atroph.* avec *ascite*. Inj. hyp.
Iodo-ph. dans le péritoine même, de 100 jusqu'à 500
gouttes progressivement dans la même injection. L'ascite diminue par ce procédé, qui ne nous a jamais
causé d'accidents avec les précautions antiseptiques et
les solutions très pures. *Phén. amm.* en boisson de 3
à 5 cuill. en 24 h. Si la ponction de l'ascite devient nécessaire, injecter par la canule même 10 à 15 gr. *Iodo-
ph.*, sol. pour inj. ou sol. diabétique.

La cirrhose *hypertrophique* est surtout d'origine paludéenne ou alcoolique. Dans les cas d'impaludisme,
inj. hyp. d'*Ac. ph.* et en boisson sirop d'*Ac. ph.* Les
piqûres peuvent ramener le frisson et accuser le caractère intermittent.

Cirrhose alcoolique. Phén. amm. en boisson 3 à 5 cuillerées par 24 h. Laxatifs. Sel de nitre, régime lacté.

Clou (V. *Anthrax*). — Petit bouton qui a deux renflements,
l'un extérieur, petit, rouge, qui finit par blanchir et par percer;
l'autre intérieur, dans la profondeur du derme, tous les deux
communiquant à travers la peau par un trajet très fin. Le clou
ressemble à ces boutons doubles qui servent à maintenir le col
des chemises. Le renflement profond se développe surtout après
que le petit bouton extérieur est percé; il produit une suppuration, un bourbillon qui est long à s'éliminer si on ne le traite
pas par notre méthode. Le clou a la spécialité de se reproduire : qui a eu un clou peut en avoir pendant des années; son
microbe s'ensemence facilement. Il est contagieux.

Traitement. — Dès que l'on sent la petite douleur particulière qui en décèle la présence, appliquer un *cristal*
d'*Ac. ph.* bien blanc sur le point douloureux et sur le
petit bouton, s'il est déjà formé; le brûler ainsi deux
fois, en faisant fondre ce cristal sur la partie atteinte.
Si le bouton est déjà gros, il faut pulvériser du *Glyco-
phén.* étendu de 8 fois son volume d'eau chaude (V.
Anthrax et *Form., Inj. hyp., Pulvérisations)*, puis panser
avec la *Vitell. phén.*; laver plusieurs fois par jour tous

les environs du clou avec le *Glyco-ph.* étendu de 3 à 4 fois son volume d'eau pour empêcher l'ensemencement; enfin faire une cure de sirop *Sulfo-ph.* pour modifier le bouillon de culture.

Cœur (maladies du), *angine, anévrisme.* — Les maladies du cœur, intimement liées aux affections des canaux qui y aboutissent ou en sortent, sont nombreuses et de nature diverse, et nous ne pouvons les passer ici en revue, d'autant que nous n'avons, comme la médecine classique, rien autre chose que des palliatifs à indiquer. De ces maladies, les unes tiennent à une altération des tissus mêmes ou des membranes séreuses intérieure (V. *Endocardite)* ou extérieure (V. *Péricardite),* des valvules, des orifices; à l'hypertrophie ou à l'amincissement. Les autres sont la conséquence d'un état aigu; d'autres enfin sont le résultat d'une névrose. La cause de l'altération des tissus est microbienne; elle est due à l'action de ferments divers dont le plus dangereux est celui du rhumatisme aigu (V. ce mot).

Les causes de l'*angine de poitrine*, névralgie cardiaque, sont nombreuses. Elle peut provenir de l'abus du tabac, du café; elle peut être d'origine rhumatismale, goutteuse, quelquefois syphilitique. Le plus souvent elle est causée par l'athérome artériel, l'aortite chronique, l'ossification des artères coronaires, l'anévrisme de l'aorte, et en général par les affections qui atteignent le plexus cardiaque, siège principal des symptômes : sensation d'angoisse poignante, douleur commençant parfois au creux de la main gauche ou le long du sternum, s'irradiant au cou, à la nuque, à l'épigastre ou au thorax; le malade est couvert de sueur et écrasé par une pression qui lui paraît *matérielle.*

Les anévrismes sont produits par le ramollissement d'abord, puis par la disparition progressive des fibres élastiques des vaisseaux ou des parois du cœur. Le défaut de résistance amène la distension et l'amincissement du tissu, surtout à la crosse de l'aorte, où le choc du sang est plus direct. Les anévrismes valvulaires peuvent être suivis de perforations qui n'amènent pas aussitôt la mort, mais un mélange du sang artériel et du sang veineux. L'anévrisme de la pointe du cœur résulte souvent de l'*endocardite scléreuse.* La sclérose est suivie d'amincissement, et la rupture cause la mort subite. Nous avons conservé longtemps le cœur d'un malade mort d'une affection intercurrente. Cet organe était doublé de volume et la paroi de la pointe n'était guère plus épaisse qu'une feuille de papier : l'on avait

peine à comprendre que le porteur de cet anévrisme ne fût pas
mort de rupture.

Traitement. — Combattre d'abord les causes premières qui produisent les lésions organiques. Dans tous
les troubles consécutifs aux altérations du cœur ou des
vaisseaux qui y aboutissent, il y a ralentissement ou
accélération, et par conséquent altération momentanée
du liquide circulant. Presque toujours le résultat du
trouble est une stase ou une augmentation de chaleur
qui rend le sang moins fluide et plus paresseux. C'est
surtout dans ou par les capillaires que la circulation se
ralentit. Nous n'avons pas trouvé, pour combattre cet
effet, de médicament comparable au *Phén. amm.* Il
exerce une triple action : l'une presque mécanique,
l'autre antispasmodique, la troisième antifermentative,
la plus essentielle ou au moins la plus durable. En
effet, tout trouble dans la circulation favorise l'action
d'une foule de microbes pathogènes en modifiant le
bouillon de culture par le ralentissement ou l'accélération des mouvements de systolie, d'où proviennent
l'œdème, la cyanose, etc. Toutes les maladies du cœur
sont modifiées heureusement dans leurs accès par l'action du *Phén. amm.* à la dose de 1 à 5 cuillerées pendant ces accès. Pour combattre l'angine de poitrine
nous conseillons, outre les boissons, des inj. hyp. de
Phén. amm. de 20 à 50 gouttes en une injection, jusqu'à
100 gouttes en 2 fois dans diverses régions.

Les médicaments régulateurs, dont on peut joindre
l'usage à celui du *Phén. amm.* sont : le *Bromure de potassium,* de 1 à 2 gr. dans un peu d'eau aux repas; la
digitale, prise en *macérations,* (V. *Form.*), la *digitaline,*
dont l'emploi n'est pas exempt de danger; les *granules
Macario.* Dans l'angine et l'anévrisme, *Iodure de potassium,* de 0,20 à 0,50 centigr. tous les jours dans un
peu d'eau au premier repas. Pendant les accès on peut

essayer encore, concurremment avec le *Phén. amm.*, le sirop de *convallaria maïalis*, et *l'alcool camphré concentré* (V. *Form.*) appliqué sur la région du cœur, si l'odeur n'augmente pas la suffocation.

On a introduit dans le traitement les injections de *morphine*, qui ont plus d'inconvénients que d'avantages; les potions au *chloral*; les aspirations de *chloroforme* et d'*éther*, dangereuses à moins qu'elles ne soient appliquées directement par un médecin vigilant; enfin les inj. hyp. d'*analgésine* en solution, de 0,50 centigr. pour 10 gouttes à 2 gr. pour 40 gouttes, limite extrême (V. *Form.*).

Coliques hépatiques. — Elles sont produites d'ordinaire par des calculs biliaires trop volumineux s'engageant dans le canal cystique ou le canal cholédoque. Se font sentir surtout au moment de la digestion commençante : douleurs brusques au creux de l'estomac, autour du nombril, avec irradiation dans l'épaule droite. Vomissements, fin subite des douleurs quand les conduits sont dégagés; ictère consécutif, quelquefois rupture des canaux et péritonite consécutive; vertiges, convulsions, dilatation du cœur droit, endocardite infectieuse par le passage des microbes dans le cœur.

Cette maladie est fréquente chez les femmes : la constriction du foie par les corsets ne laissant passer dans les conduits que la partie la plus liquide de la bile, les parties plus solides séjournent dans la vésicule biliaire et y forment des calculs. Très souvent les *crampes* d'estomac dont se plaignent les femmes ne sont qu'un commencement de lithiase biliaire. Les crampes à brusques attaques sont souvent dues à des calculs; la douleur est subite au moment où ils s'engagent dans les canaux et cesse quand ils sont passés dans l'intestin ou tombés dans la vésicule biliaire.

Traitement. — Cesser de comprimer la taille. Privation aussi complète que possible d'aliments gras et limiter l'usage des féculents.

Les calculs biliaires étant solubles dans l'éther et dans l'acide phénique, tous les soirs $^1/_4$ lavement à garder avec 1 cuillerée de *sol. diab. d'Ac. ph.* si la personne est **maigre**, 1 cuillerée de *sol. diab. d'Iodo-ph.* si elle est grasse, et dans les deux cas ajouter, au moment de donner le lavement, 15 gouttes d'éther sulfurique *rectifié*.

Entre les repas seulement, $^1/_2$ verre d'eau de Vichy (Célestins) avec 1 cuill. à soupe de sirop d'*Ac. ph.* Tous les 15 jours pendant 2 ou 3 mois, purgation avec eau de *Sedlitz* ou simplement 1 cuill. de *sulfate de magnésie* dans un verre d'eau.

Pendant les douleurs vives, *perles d'éther, analgésine*, au lieu d'antipyrine impure dont les Allemands nous ont trop longtemps empoisonnés, à la dose de 1 gr. par paquet dans un peu d'eau, de 2 heures en 2 heures tant que la douleur persiste. Eau chaude dans des bouteilles en caoutchouc en applications sur le foie; cataplasme de graine de lin et non de farine; lavement avec 1 gr. de *chloral*.

Dès qu'une crampe commence, 1 cuill. à soupe de *Phén. amm.* et 1 *perle d'éther*, à renouveler toutes les demi-heures, jusqu'à cessation de la douleur.

Les personnes sujettes aux crises feront bien, dans l'intervalle des attaques, de prendre en mangeant 1 cuill. à soupe d'élixir *Phosph. amm.* 15 jours de suite, puis de le remplacer par la *Glycérine* très pure *au commencement* des repas à la dose d'une cuillerée à soupe, et par l'usage des pilules de fiel de bœuf.

L'usage des dissolvants, *Ac. ph.*, *éther*, peut quelquefois paraître provoquer des crises : mais on doit se souvenir qu'il faut dégager la vésicule biliaire. Il est très rare qu'il ne s'y forme pas des calculs en grand nombre dont l'expulsion sera toujours plus ou moins douloureuse. S'il est bon de calmer ces douleurs, il est utile aussi parfois de les provoquer pour guérir le mal.

Coliques néphrétiques. — Produites par le passage de sables, de gravelles ou de calculs très douloureux même pour le sable quand il s'agglomère. Accès subit dans les lombes d'un côté. Si c'est un gravier, douleur atroce pongitive qui, s'irradiant jusqu'à la vessie, peut faire croire à une péritonite; vomissements, peu d'urine; l'accès terminé, urine claire et abondante ou boueuse, même purulente et mêlée de sang. Cause arthritique et héréditaire.

Traitement. — Bains prolongés, lait avec eau de chaux ou de Vichy, *chloral* ou *analgésine* pour calmer la douleur, de 2 à 3 gr. en boisson; chaque 2ᵉ heure une cuillerée à soupe de *Phén. amm.*; dissoudre 1 gr. *analgésine* dans 20 gr. de notre sol. d'*Ac. ph.* et faire des inj. hyp. de ce mélange. Nourriture peu animalisée; exercice; frictions de la peau. Bains alcalins.

Cause arthritique ou héréditaire : suivre une cure de Contrexeville, Vittel, Vichy ou Carlsbad.

L'usage quotidien du sirop d'*Ac. ph.* le matin et d'une cuillerée de *glycérine* en mangeant empêchent la formation des graviers ou les éliminent.

Congélation. — Mortification des tissus par l'effet du froid. Les tissus qui se congèlent deviennent d'abord exsangues et insensibles, puis se mortifient, ce qui donne lieu à une élimination. Si le froid se prolonge et atteint tout le corps, la congélation générale a pour premier-symptôme une irrésistible envie de dormir, et le sommeil, si l'on y cède, est la mort certaine.

Traitement. — Dans les climats septentrionaux, les congélations partielles sont combattues par de vigoureuses frictions à la neige, et le sommeil qui annonce la congélation générale, par le mouvement et la marche au besoin obtenus par la violence. — Le traitement le plus efficace de la congélation est analogue à celui des brûlures : pulvérisation *glyco-phén.* glacée au début, puis tiède, puis chaude quand la vitalité est revenue aux tissus. Pour faciliter l'élimination, pansement à la *Vitell. phén.* faible au début pour ne pas arrêter le liséré éliminateur, à parties égales quand l'élimination est bien indiquée par le sillon.

Congestion cérébrale. — Cette maladie peut provenir de causes nombreuses. Quand elle est grave, elle est toujours liée à une altération consécutive du sang ou à un développement adipeux dans le tissu artériel. La congestion peut se transformer en *apoplexie* par la rupture du tissu. Quand elle est bénigne, elle est caractérisée par des douleurs de tête, injection de la face, battements des artères. Dès que les symptômes dépassent ce degré et s'accompagnent d'insomnie et d'agitation, le danger approche : le délire et le coma chez les vieillards, les convulsions chez les enfants sont des symptômes graves. Légère, elle dure de 2 à 3 jours; grave, elle laisse au moins la paralysie d'une partie du corps. Sinon, c'est le début d'une altération cérébrale. Cette maladie est plus rare qu'on ne le croyait autrefois.

Traitement. — Dans les cas graves compliqués d'anémie, régime tonique, sang à l'abattoir, suppression des corps gras, du sucre et de la fécule dans l'alimentation, peu de boisson pendant le repas, boire plutôt entre les repas et le moins possible. Tenir le corps très libre au moyen de petits laxatifs en évitant les purgations violentes, mais surtout la constipation : employer la *glycérine* en lavements (V. *Form.*).

Inj. hyp. d'*Ac. ph.* et d'*Iodo-ph.*, pour modifier la nature de la fermentation maladive dont le siège pourrait être dans le sang et dans les tissus.

Pendant la congestion seulement, inj. hyp. de *Phén. amm.* et sirop de *Phén. amm.* par cuillerée à café toutes les 10 minutes jusqu'à diminution des accidents. Plonger les bras jusqu'au coude dans l'eau chaude; bains de pieds debout suivis de quelques minutes de marche; en cas de persistance des symptômes, placer des sangsues derrière les oreilles de manière à produire un écoulement *continu :* une seconde sangsue quand la première est tombée et cesse de saigner. Une fois la santé un peu revenue, donner l'élixir *Phosph. amm.* aux repas 3 semaines, et 3 autres semaines du *Phéno-fer*, à moins que le malade ne soit pléthorique.

Surveiller les antécédents syphilitiques : en cas de doute, donner les pilules au *Proto-iod. hydr. (V. Syph.).*

Conjonctivite. — Inflammation de la conjonctivite. Quand elle est limitée à la face interne des paupières, c'est la *blépharite* ; si elle gagne le globe de l'œil, c'est *l'ophtalmie.* Quand des liquides impurs pénètrent dans l'œil des nouveau-nés, la conjonctivite qu'ils produisent peut devenir *ophtalmie purulente,* de même que la conjonctivite *blennorragique.* La conjonctivite *pustuleuse* peut engendrer la *kératite,* surtout chez les enfants débiles. La conjonctivite franche, avec injection des capillaires de la membrane, gonflement, sensation de lourdeur, chaleur à l'œil et aux paupières, hypersécrétion de muco-pus, rougeur et maçonnage des paupières le matin, est la moins dangereuse.

Traitement. — Dès le début, lavages à l'eau chaude avec 50 °/₀ d'*eau de Montecristo* ou d'*Eau antiseptique,* et laisser pénétrer le liquide dans l'œil quand le bord des paupières est bien détergé. Réduire peu à peu la dose d'eau chaude et concentrer le collyre jusqu'à l'usage des deux antiseptiques purs. (V. *Blépharite, Ophtalmie.*)

Constipation chronique. — Cette maladie tient à des causes diverses ; fréquente dans les villes. Les enfants contractent la mauvaise habitude de retenir leurs besoins ; de là, congestion et trouble dans les fonctions intestinales.

Les fissures à l'anus, les hémorroïdes sont tour à tour la cause et l'effet de la constipation. La douleur et la difficulté de la défécation engagent le malade à se retenir ; l'inflammation causée par la présence des matières dans l'intestin et la gêne de la constipation augmentent encore cette douleur et cette difficulté.

La dyspepsie avec atonie des intestins est aussi une cause pour ainsi dire mécanique de constipation, d'hémorroïdes et quelquefois de fistules.

Traitement. — Surveiller chez les enfants la régularité des fonctions quotidiennes à heure fixe. Se présenter tous les jours à la même heure et, si cela ne réussit pas, provoquer chaque jour une selle rapide par un lavement à peine tiède ou froid. Massage sur le trajet des intestins gonflés avec la pointe des doigts réunis.

Choisir ses aliments et recourir le moins possible aux purgatifs; si l'on s'en sert, les varier (V. *Form.*).

Pour les constipations liées à la dyspepsie, V. *Dyspepsie*. Quand l'atonie de l'intestin se manifeste, recourir à l'élixir *Phos. amm.* et aux boissons au *Sulfo-ph.* Si les intestins sont distendus, recourir aux inj. hyp. d'*Iodo-ph.* et à l'usage de la glycérine.

Nous avons guéri ainsi une Américaine affligée d'une constipation rebelle avec dilatation extrême des intestins facilement perceptible au toucher. Tous les traitements avaient échoué contre cette atonie excessive. Dans ces cas rebelles il faut donner de une à 6 cuillerées de glycérine pure en lavement, sans mélange; le résultat est parfois surprenant.

Contagion. — V. *Maladies épidémiques.*

Convalescence. — Dans tous les cas de convalescence, il faut rétablir les forces épuisées par les fermentations de la maladie, fournir aux organes les matériaux de réparation et les protéger contre le retour du microbe primitif, ou contre l'invasion d'autres microbes qui peuvent profiter de l'affaiblissement organique pour s'introduire dans un bouillon de culture favorable. Faire usage de toniques antiseptiques : le fer sous la forme de *Phéno-fer*, les phosphates alcalins sous la forme d'élixir *Phos. amm.*, d'*huile de f. de morue phén.*, etc. Ces toniques doivent être mêlés aux aliments. L'*Ac. Ph.* nettoiera l'estomac des ferments qui ont pu l'envahir pendant la maladie, et alors l'absorption portera aux organes les matériaux de la réparation. Air pur, frictions à la peau. Bains ferrugineux camphrés (V. *Form.*), massage, etc.

Coqueluche. — Maladie très contagieuse et longue. Les ptomaïnes s'éliminant difficilement, elle n'atteint que rarement deux fois le même sujet. Elle frappe surtout les enfants.

Symptômes. — Fièvre et toux plus opiniâtre que celle des rhumes ordinaires, devenant convulsive du quatrième au douzième ou quinzième jour, revenant par quintes précédées de chatouillement au larynx et d'anxiété, allant presque jusqu'à l'asphyxie, coupées par une longue inspiration sifflante et se renouvelant jusqu'au vomissement. Accès plus fréquents la nuit et pendant le repos. Selon Trousseau, l'enfant est en danger quand il y a plus de 60 quintes pendant les 24 heures. Quelquefois accès d'éternuement au lieu de toux. — La pneumonie catarrhale, la bronchite capillaire peuvent compliquer le mal, ainsi que les convulsions chez les jeunes enfants.

Traitement. — Les traitements ordinaires ont peu d'action, sauf la *Belladone*, donnée d'après la méthode du Père Debreine ; l'opium, le bromure de potassium, les alcalins, le carbonate de potasse sont à peu près inutiles.

Nous prescrivons :

Dès l'apparition de la toux, sirop d'*Ac. ph.* 4 à 5 cuill. par jour, pour éviter toute complication et laisser la maladie s'établir avec ses caractères : sifflement, vomissement. C'est alors, vers le 12e ou 15e jour, qu'il faut commencer l'usage de notre *sirop contre la Coqueluche*, en suivant exactement les indications données au *Formulaire (Sirops)*.

Cors. — On a dit ironiquement que l'*Ac. ph.* est bon *même pour les cors aux pieds* et, malgré l'ironie, cela est vrai ; mais l'application de l'*Ac. ph.* aux cors est assez délicate.

Traitement. — Si le cor est profond, on doit placer un *cristal d'Ac. ph.* et le laisser fondre sur place ; renouveler tous les jours, jusqu'à ce que l'on s'aperçoive que le cor est modifié ; alors, toucher légèrement le cor et l'entourage avec un pinceau imbibé de *solution normale* (V. *Form.*) ; essuyer sans laisser séjourner le liquide, enfin mettre un petit linge imbibé légèrement de *Glyco-*

phén., et le laisser la nuit. Le 8e ou 9e jour la peau s'enlève et le corps tombe de lui-même.

Pour les durillons, mettre 10 gr. d'*Ac. ph. neigeux* dans 50 gr. d'alcool; y tremper un linge fin, envelopper le doigt sans toucher l'ongle et laisser à demeure. La peau se froisse légèrement et au bout de 8 à 10 jours le doigt quitte une sorte de gant où se trouve le durillon. Nous ne conseillons pas aux gens peu soigneux d'employer ce remède : ils se feraient des plaies. L'usage des chaussures trop étroites et trop courtes rend inutile toute médication. La mode des souliers pointus est la cause la plus fréquente de la formation des cors et des durillons.

Coryza. — *Symptômes.* Douleur au front, chatouillement aux fosses nasales, éternuements. Tête lourde, yeux larmoyants, nez tuméfié, odorat et goût abolis. Au deuxième ou troisième jour, éruptions herpétiques autour des narines et aux lèvres. (V. *Diphtérie, Morve.)*

— *Coryza chronique.* Maladie absolument différente de la précédente; souvent sécrétion nasale nulle.

— *Dartreux.* Éruptions croûteuses à l'orifice des narines; après la chute des croûtes, ulcérations légères qui se couvrent de croûtes nouvelles.

— *Scrofuleux ou syphilitique.* Hypertrophie de la muqueuse nasale, ulcérations profondes, déformation du nez.

Traitement. — La médecine usuelle est sans armes contre le coryza aigu. La médication phéniquée en arrête neuf sur dix.

Pulvérisations chaudes projetées dans le haut du nez, de manière à atteindre au-dessus des cornets. La pulvérisation amène un flux abondant, puis un calme et du bien-être.

Alterner avec émanations sèches d'*Ac. ph.* (V. *Form.*: *Emanateur*); alcool camphré (V. *Form.*) aspiré sur un mouchoir ou dans de la laine; applications la nuit en cravate recouverte de taffetas gommé. Sirop de *Phén.*

amm. par gorgées d'heure en heure alterné avec sirop d'*anacahuita*. Graisser les lèvres avec la *Vitell. ph.* ou la pommade de *Montecristo*.

Coryza chronique dartreux. Même traitement externe et cure au *Sulfo-ph.*, suivie d'une cure au sirop *Iodo-ph.*

Coryza syphilitique (V. *Syphilis*). Même traitement externe, mais à l'intérieur, *huile de f. de morue phén.* en même temps qu'élixir *Phos. amm.*, puis inj. *Iodo-ph.* et sirop *Iodo-ph.* suivi de la cure au *sulfo-ph.*

Couperose. *Symptômes.* — Primitive héréditaire, ou consécutive de l'acné, de l'érythème, de l'eczéma, du lichen, du pityriasis. Au début, points rouges, taches rosées sans démangeaison. Après des disparitions et des retours, rougeurs persistantes, surtout au nez et aux joues, *se modifiant* pour les causes les plus diverses, froid, digestion, émotions, etc.
Puis l'épiderme se soulève, peau rugueuse, sèche ou couverte d'un enduit sébacé, papules pustuleuses, purulentes au sommet, peu de douleur. Plus tard, induration de la peau, productions tuberculeuses, chancres, le plus souvent au nez.
Peut siéger, après la face, derrière le cou ; peut apparaître au thorax et aux aines.
Caractères généraux : congestion et inflammation.

Traitement (V. *Acné*). — Usage de l'eau très chaude au *Glyco-ph.* appliquée longtemps. Les astrictions d'*Ac.-ph.* pur *en cristaux* font disparaître les rougeurs tenaces et dures. *Pulvérisations* prolongées avec : *Glyco-ph.* 1 partie, *Eau antiseptique* 1 partie, eau chaude 8 parties ; sirop d'*Ac. ph.* 6 mois de suite, au moins deux fois par jour, *Phéno-fer* une à 2 cuillerées en mangeant, alterné avec l'élixir *Phos. amm.* ; pommade à la *résorcine* ou *Vitell. phén.* pendant la nuit.

Coxalgie. *Rhumatismale* (V. *Rhumatisme*). — *Tuberculeuse*, entraîne la formation d'abcès, détruit le cartilage et parfois l'os lui-même. Déformation qui amène le déplacement de la cuisse sur la hanche, et le raccourcissement du membre.

Traitement. — Depuis quelques années l'on a adopté

l'immobilité par les bandages dextrinés et le cœur saigne de voir de malheureux petits enfants traînés dans des voitures sans autre traitement que de prétendus toniques et parfois de l'iodure de fer. C'est un supplice plutôt qu'une médication, et un supplice presque toujours fatal. Le véritable traitement consiste dans les inj. hyp. d'*Ac. ph.* et d'*Iodo-phén.* comme dans la tuberculose.

Si l'abcès se forme et qu'il faille l'ouvrir, projeter dans la cavité purulente, entretenue ouverte par un drain, des lavages avec 19 parties d'eau bouillie et une partie de *Glyco-phén.*, ou avec sol. diab. *Iodo-ph.* Elixir *Phos. amm.* pour donner aux os les phosphates qui leur manquent.

Pour remédier au raccourcissement du membre, les chirurgiens ont imaginé de couper l'os fémoral dans une partie qu'ils croient saine et d'exercer, au moyen d'un poids à la jambe, un traction qui sépare les deux bouts de la section. Ils immobilisent ensuite le membre jusqu'à ce qu'un cal se forme entre les deux parties de l'os pour arriver ainsi à l'allongement et au redressement. Ce moyen est plein de dangers : l'opération, grave par elle-même, est souvent le point de départ de récidives tuberculeuses. Le fils d'un de nos amis a été ainsi opéré et redressé pendant quelques mois ; mais des tubercules se sont développés dans la partie spongieuse du cal et ont déterminé des abcès énormes. Après des souffrances de plusieurs mois la mort est survenue.

Croup. (V. *Diphtérie, Angine couenneuse.*) — Inflammation caractérisée par la présence de membranes dans le larynx. Presque toujours contagieux. Peut survenir d'emblée, plus fréquemment dans le courant d'une autre maladie, scarlatine, rougeole, plus rarement typhoïde.

Toux sourde par quintes très courtes au début, bientôt voix

enrouée, puis *éteinte*. Inspiration stridente, dépression au creux de l'épigastre, accès de suffocation.

Auscultation : Expiration lente.

Expectoration vers le quatrième jour de lambeaux de membranes aplatis ou tubulés (1).

Fièvre. Température 38—39. Albumine dans les urines. Invasion plus lente que celle du faux croup et moins brutale, mais plus grave.

Traitement. — 1° *Préservatif, recommandé aux mères :* Gargarismes quotidiens au *Glyco-ph.* qui assainissent la bouche et préviennent les angines de toute nature. En temps d'épidémie faire boire le matin et dans le jour une cuillerée à café ou à soupe, selon l'âge, de sirop d'*Ac. ph.*, aux personnes à préserver de la contagion et à celles qui approchent un diphtérique.

2° *Curatif.* Se résume en quatre indications : 1° boissons de sirop d'*Ac. ph.*, une cuill. à café ou une cuil. à soupe selon l'âge, chaque heure ou chaque deuxième heure, jusqu'à l'arrêt de la maladie; si elle persiste, on remplace le sirop d'*Ac. ph.* simple par le sirop *anti-épidémique* au *Phén. amm.*; 2° *vapeurs* constantes d'*Ac. ph.*, produites par une ébullition permanente et renouvelée de *Glyco-ph.* (un flacon par litre d'eau bouillante), dirigées sous des rideaux hermétiquement fermés enveloppant tout le lit du malade, et obtenues au moyen d'une lampe à alcool; 3° *cautérisations* avec le *Glyco-ph.* additionné d'un 1/3 de *teinture d'iode* et promené fortement au moyen d'un pinceau. Ce traitement a été accepté et préconisé à la Société du Bureau de bienfaisance de Paris et publié par le docteur Bournonville, dans l'organe officiel de cette Société, le 23 mars 1873; 4° inj. d'*Ac. ph.* et de *Phén. amm.*, répétées cha-

---

(1) Pendant notre internat à Orléans, nous avons trouvé des membranes soudées ensemble : nous avons détaché en une seule pièce un tube arborescent dont les rameaux formaient branches.

que troisième heure si le cas est très grave. — Vomitif quand les fausses membranes commencent à se détacher.

A cette médication on peut joindre le traitement à la glace du Dr Bleynie : introduire dans la bouche de l'eau glacée et mieux un petit morceau de glace toutes les 10 minutes, même pendant le sommeil. La glace doit être avalée lorsqu'elle est un peu fondue. Continuer pendant plusieurs jours, tant qu'il y a des membranes en même temps que le traitement phéniqué.

Au moyen des fumigations, boissons et cautérisations antiseptiques et injections sous-cutanées, dans un seul village de l'Isère un de mes amis a sauvé 14 enfants pendant une seule épidémie ; il n'a pas même eu recours à la glace.

Cysticerques. — Ces vers vésiculaires, fréquents chez le cochon, où ils constituent la maladie connue sous le nom de *ladrerie*, peuvent se développer aussi quelquefois sur les organes de l'homme ; mais ils n'y déterminent pas habituellement de phénomènes réactionnels sensibles.

Il sera question des transformations de ces vers à l'article *Taenia*. Toutes les médications sont jusqu'à présent impuissantes contre la ladrerie du porc. Il en serait probablement de même de la médication phéniquée. C'est une tentative à faire.

Cystite. *(Inflammation de la vessie.)* — *Cystite aiguë :* douleur au bas-ventre, au périnée, au rectum ; besoins continuels d'uriner, contractions de la vessie, brûlure au passage de l'urine. Quelquefois rétention, urine altérée, sanguinolente ou purulente, constipation, fièvre modérée, inappétence.

Traitement ordinaire. — Sangsues au périnée, bains, boissons émollientes ; inj. de *morphine* ; *camphre* en *lavements.*

Traitement plus efficace. — *Phén. amm.* de 4 à 8 cuill. par 24 heures tant que la douleur persiste. S'il y a de la suppuration dans les urines, inj. hyp. d'*Ac. ph.* ou d'*Iodo-ph.* de 1 à 3 par 24 heures, suivant l'acuité. Dès que l'amélioration survient, lavement à l'*Iodo-ph.* avec 2 à 5 gouttes de *laudanum*, et 2 petites pincées de *poudre de camphre* tenues en suspension au moyen d'un jaune d'œuf.

Cystite chronique. — Survient surtout à la vieillesse à la suite de rétrécissements, d'hypertrophie de la prostate, de calculs vésicaux. Peu de douleur, besoins fréquents d'uriner, urines purulentes d'odeur ammoniacale, fièvre intermittente, cachexie.

Traitement. — Vider la vessie ; laver avec eau de *goudron* très légèrement *phéniquée*, ou *boriquée* (V. *Form.*), boire tous les jours deux fois du sirop d'*Ac. ph.* ; eaux de Vittel, de Contrexéville.

Dartres. — Dénomination générique de plusieurs maladies de peau. S'entend surtout des éruptions sèches, depuis l'exfoliation furfuracée jusqu'à l'eczéma. On distingue toutefois les dartres *furfuracées*, production de pellicules semblables à des parcelles de son (pityriasis) ; — *farineuses*, à pellicules poussiéreures ; — *squameuses*, à écailles plus larges (lichen, eczéma sec) ; — *crustacées*, à croûtes de couleurs variables (impétigo) ; — *rongeantes*, boutons se propageant dans le derme (lupus) ; — *pustuleuses*, à pustules laissant des cicatrices rougeâtres (sycosis, acné) ; — *phlycténoïdes*, soulèvement de l'épiderme avec sérosité ichoreuse, puis écailles rougeâtres (herpès de diverses formes) ; — *érythénoïdes*, élevures rouges, gonflement du tissu cutané avec exfoliation (psoriasis rhumatismal). Le mot de *dartre* n'est plus scientifique, ne représentant pas une entité morbide précise et définie. Mais il sert à désigner une tendance de l'économie et une diathèse qui n'est pas sans gravité. Il est à noter que les individus, les hommes surtout, menacés de plaques sèches aux jambes, aux pieds, aux coudes sont exposés aux diverses maladies de la langue.

Traitement. — Dès qu'une tendance fâcheuse se manifeste à la peau, recourir au sirop d'*Ac. ph.* à titre de

9.

prophylactique ; aux alcalins, surtout au *Phén. amm.* s'il y a rhumatisme héréditaire ; enfin au sirop *Sulfo-ph.* pour empêcher les répercussions. Quant au traitement externe, V. les diverses maladies. Il consiste surtout en pommades *mercurielles*, onguent *citrin*, *nitrate acide merc.*, *oxyde rouge de merc. Eau de Montecristo*, *lavages* et *pulvérisations* prolongées à l'eau *glyco-phén.*, sauf dans l'eczéma aigu, où les émollients sont plutôt indiqués. Enfin pour combattre les dartres croûteuses tenaces, faire tomber les croûtes au moyen de *cristaux* d'*Ac. ph.*, appliqués comme dans l'épithélioma.

Delirium tremens. — Les accès s'arrêtent ou se modèrent par l'administration du *Phén. amm.* à la dose de 10 à 15 cuill. par 24 heures.

Démangeaisons. — Occasionnées par une cause externe, poils de plantes ou piqûres de mouches, ou par causes internes, maladies de peau, ictère, diabète.

Traitement. — Combattre la cause et diminuer la sensation pénible et parfois douloureuse par le *Glyco-ph.* pur ou additionné d'eau chaude ou d'huile ; par l'eau *boriquée*, 4 gr. d'ac. borique par litre ; par la solution d'*analgésine*, mais surtout par l'eau très efficace dite *Eau antiseptique ;* pommade dite de *Montecristo ;* bains avec addition de vinaigre ou d'acide chlorhydrique de 100 à 250 gr. par baignoire, bains sulfureux, bains alcalins amidonnés.

Dentition. — Favoriser cette période souvent dangereuse pour les enfants en leur faisant prendre avec les aliments (de six mois à deux ans) de temps en temps, une cuillerée à café d'élixir *Phosph. amm.* dont l'effet est surprenant surtout pour prévenir les convulsions et les kératites ; laver la bouche avec de l'eau chaude et un peu de *Glyco-ph.*

Dents. — (V. *Carie dentaire.*)

Contre le mal de dents employer une boulette de coton trempé dans le *Glyco-ph.* pur ; la douleur cesse à l'instant.

Descente de matrice. V. *Prolapsus.*

Diabète. — Des nombreuses théories auxquelles cette maladie a donné lieu, il n'y en a pas qui s'applique à tous les cas. Pour nous elle provient de deux causes principales : 1° altération de la cellule nerveuse, 2° arthritisme. Le diabète provenant de la première de ces deux causes est dangereux, grave et difficile à modifier. L'autre est moins sérieux : le régime et l'hygiène suffisent à l'améliorer, sinon à le guérir. Le diabète affecte deux formes principales : 1° *diabète insipide*, 2° *diabète sucré.*

1° *Diabète insipide.* — Fréquence et abondance d'urine avec déperdition excessive de phosphate ou de matières azotées ; peut débuter brusquement par faim dévorante, soif ardente, sueurs profuses, urines devenant promptement alcalines, se troublant en refroidissant, sans sucre ni albumine, marquant pourtant de 1004 à 1012, excès d'urée et d'acide urique, de 40 à 80 gr. d'urée au lieu de 25, et de 7 à 9 d'acide urique ; fatigue excessive, troubles nerveux, amaigrissement, œdème, cachexie. *Causes occasionnelles :* émotions, lésions ou ébranlements du cerveau ; syphilis.

Traitement. — La médecine classique conseille le repos, l'usage de l'arsenic, de l'opium et du gavage. Le véritable traitement consiste, pour nous, à ajouter à ces moyens :

Inj. hyp. *d'Ac. ph.* et *d'Iodo-ph.*, cure de la *sol. diab.* de *Sulfo-ph.*, bains sulfureux.

2° *Diabète sucré.* — Nous avons publié dans le n° 30 de *la Médecine des Ferments* un travail important auquel nous renvoyons nos lecteurs. Nous ne ferons ici que résumer l'hygiène et le traitement.

Hygiène. — Dès que l'on s'aperçoit d'un peu d'amaigrissement, de polyurie, de soif et d'appétit exagérés, d'abaissement de la vue, affaiblissement des fonctions génitales, démangeaisons, il faut faire examiner sérieusement les urines et se priver de sucre, de farineux, de fruits sucrés, se restreindre aux œufs, à la viande, aux légumes verts, au pain de soïa; vins rouges légers coupés d'eau, bains alcalins, massages, exercices, ½ verre d'eau de Vichy 2 heures après le repas ; boire de l'eau à sa soif. (V. *Démangeaisons, Anthrax, etc.*)

Traitement. — Le plus efficace est sans contredit le traitement phéniqué. Inj. hyp. à *l'Ac. ph.* 8 jours de suite, puis 2 par semaine. Boire demi-heure avant de manger ou 2½ h. après le repas, une cuillerée à soupe de la *sol. diab.* à l'*Ac. ph.* ou au *Phén. amm.*, selon qu'il y a ou non un état fiévreux ; un petit verre de *vin antidiabétique* à l'acide salicylique à la fin du repas.

Au début de ce traitement plusieurs malades se sentent affaiblis : la prostration augmente, bien que le sucre diminue avec la soif et la polyurie. Ce n'est que vers le 8me ou 10me jour qu'ils éprouvent le retour des forces, de la vue, des fonctions génitales. Le poids est un bon indicateur de l'amélioration.

On peut modifier ce traitement par le suivant : prendre de l'*analgésine*, 1 gr. dans un peu d'eau avant les repas, 3 fois par jour. Si ce traitement ne réussit pas d'une manière rapide, il faut le cesser, car il peut devenir très nuisible. Or, selon le docteur A. Robin, il paraît indiqué tant que la *densité* de l'urine décroît avec la *quantité*. Mais si cette densité augmente ou seulement cesse de décroître, l'analgésine est contre-indiquée, de même que par la diminution de l'appétit, l'amaigrissement, la pâleur, la bouffissure des paupières. Le traitement par l'*Ac. ph.* est toujours inoffensif et efficace contre les complications du diabète.

Enfin dans l'état d'amélioration, l'on peut utilement recourir au traitement par le *carbonate de lithine* et l'*arsenic* (V. *Form.*).

Dans ces diverses prescriptions nous considérons comme les seuls médicaments vraiment actifs, d'une part l'*Ac. ph.* et l'*analgésine* en ce qu'ils anesthésient les cellules pathologiques, d'autre part le *Phén. amm.* comme servant surtout à neutraliser l'acide urique. C'est à ce titre qu'il faut y recourir de temps en temps tout en continuant l'usage quotidien de la glycérine et de l'acide phénique réunis dans la *Sol. diab. à l'Ac. ph.*

Deux de nos malades diabétiques arthritiques, M. D. et sa fille, prennent tous les jours cette solution, l'un depuis 23 ans, l'autre depuis 10 ans, en y joignant tantôt le *Phén. amm.*, tantôt le *Sulfo-ph.*, selon les modifications qui surviennent ; car les diabétiques arthritiques ne sont pas exempts des affections intercurrentes, bien qu'ils soient manifestement moins exposés aux crises articulaires et aux poussées vers la peau, eczéma, etc.

Diarrhée. (V. *Entérite.*) — Maladie symptomatique. Flux intestinal qui n'est souvent qu'un symptôme d'un état inflammatoire momentané ou chronique d'une partie du tube digestif. La diarrhée chronique est due ordinairement à une entérite catarrhale ou à un état de perturbation des fonctions de la peau, diarrhée sudorale, diarrhée nerveuse, etc., troubles sécrétoires intestinaux.

Traitement. — S'adresser à la cause primitive ; mais dans tous les cas il y aura une amélioration sinon une guérison par la seule administration d'une cuillerée de sirop au *Phén. amm.* demi-heure avant chaque repas ; ¼ de lavement à garder après la garde-robe avec eau de guimauve ou de son et une cuillerée à café de *Glyco-phén.*

Dilatation de l'estomac. — Cette affection est toujours symptomatique et fréquente dans les dyspepsies. Elle cède d'ordinaire au traitement de cette maladie.

Traitement. — Nous conseillons spécialement 1 cuillerée de sirop d'*Ac. ph.* demi-heure avant le repas, s'il y a diarrhée ou acidités. Si l'on pratique des lavages de l'estomac, il est essentiel de joindre au liquide qui sert à ces lavages une cuillerée de *Glyco-phén.* et 10 gr. de glycérine par litre d'eau. On pourra porter progressivement à 50 gr. la dose de *Glyco-phén.* et à 20 gr. celle de glycérine.

Quand la dilatation existe avec dyspepsie acide, employer la *sol. diab.* au *Phén. amm.* à la dose de 4 à 10 cuillerées par litre d'eau de lavage.

Une cure au *Sulfo-phén.* est indispensable.

Diphtérie. (V. *Croup, Angine.*) — Maladie parasitaire dont le signe le plus ordinaire est la production de fausses membranes.

Elle peut affecter les surfaces cutanées privées d'épiderme (plaies de vésicatoire, gerçures, blessures, etc.), qui se couvrent d'une couenne grisâtre, adhérente ; les bords de la plaie se gonflent, se couvrent de phlyctènes qui se crèvent et livrent la peau à l'invasion de la diphtérie.

Elle affecte plus souvent les muqueuses et surtout celles de l'arrière-bouche, du pharynx et du larynx *(croup)*, des organes génitaux.

Quelquefois les fausses membranes apparaissent à peine : la maladie alors envahit et intoxique toute l'économie *(diphtérie maligne)*.

Traitement. — *Diphtérie cutanée.* Badigeonnage au mélange *glyco-iodé* (V. *Form.*) ; cristaux d'*Ac. ph.* sur les points prononcés et tenaces. *Poudre antiseptique.*

— *Maligne.* Inj. hypod. d'*Ac. phén.* et d'*Iodo-ph.* alternées et si la diphtérie est généralisée, de *Phén. amm.* filtré au moment de l'usage (40 à 50 gouttes pour les enfants). Renouveler pour les piqûres toutes les 3 heures.

Diphtérie des muqueuses.

Traitement (V. *Angine diphtérique, Croup*).

Duel. — Les épées seront toujours lavées au *Glyco-phén.*

pur et, au moment du combat, les pointes seront enduites d'huile à 10 °/₀ d'*Ac. ph.*

Tout médecin assistant qui oublie de prendre ces précautions est responsable des accidents consécutifs autres que l'hémorragie. S'il ne les néglige pas, le danger des blessures est considérablement diminué, surtout si un organe important comme le foie ou le péritoine est pénétré. Le premier pansement sur le terrain doit toujours être antiseptique et la blessure recouverte de tissus imprégnés de *Glyco-phén.* pur ou battu à parties égales avec de l'huile.

Dysentérie. — Inflammation ulcéreuse du gros intestin. Endémique, épidémique, contagieuse. Au début diarrhée et douleurs abdominales, au bout d'un à deux jours garde-robes avec mucosités glaireuses, quelquefois mêlées de filets de sang ou de couleur de rouille. Tension et constriction à l'anus, envies incessantes.

Bientôt déjection sanguinolentes, mucosités (râclures de boyaux), jusqu'à 150 selles par 24 heures. Du 8e au 14e jour pus dans les déjections. Soif vive, peau sèche, pouls variable, amaigrissement, prostration.

Rhumatismes articulaires consécutifs des dysentéries bénignes et alternant avec la diarrhée; manifestation parfois très tenace.

La dysentérie chronique des pays chauds, souvent consécutive à des attaques aiguës, est caractérisée par des évacuations séreuses puriformes; ventre rétracté, appétit conservé ou exagéré, amaigrissement et cachexie.

Traitement. — Il y a longtemps que les essais des parasiticides ont été faits contre la dysentérie et ont donné de remarquables succès. En 1834 M. Gerber Keller prépara la créosote pour la première fois en France, et au moyen de cette substance arrêta une épidémie de dysentérie qui régnait dans les environs de Mulhouse. On peut dire qu'à partir de cette époque, le traitement de la dysentérie était trouvé.

Pendant la guerre de 1870, nous avons pu *officieusement* faire appliquer la médication phéniquée à nos soldats atteints de dysentérie. M. de Verchère, capitaine de la 6e compagnie, 1er bataillon du 12e régim. de mobiles, nous écrivait de Villejuif le 9 nov. 1870 :

Les dysentéries et diarrhées sont coupées, dans ma compagnie et dans les compagnies voisines, comme par enchantement et sans retour, le tout en 24 heures au maximum.

Envoyez-moi une quantité suffisante d'ac. phénique, car maintenant je suis devenu, pour ces maladies, le médecin de tout le bataillon, devant les résultats certains et immédiats que j'ai obtenus grâce à vous.

DE VERCHÈRE.

Nous formulons ainsi le traitement de la dysentérie : Dès la première apparition de la diarrhée, avant chaque repas 1 cuill. à soupe de *sirop d'Ac. ph.* Si la diarrhée s'établit et résiste, y ajouter chaque fois 5 gouttes de teinture thébaïque. Ce traitement est d'ordinaire héroïque. En cas de persistance, 1° lavements au *Glyco-phén.* (amidon ou guimauve) à très petites doses, quelques gouttes pour un enfant, 1 cuill. à café pour un adulte, en augmentant jusqu'à ce qu'on éprouve une sorte d'ivresse. Interrompre ce traitement pendant 24 heures et donner *ipéca en macérations* (V. *Form.*)

Sirop d'*Ac. phén.* ou de *Phén. amm.* 1 à 2 cuillerées avant les repas ou 2 h. après les repas, quand recommencent les selles. Si après cinq jours il n'y a pas d'amélioration, purgatifs. Les drastiques paraissent avoir assez d'effet : l'élixir du Dr Guillet par exemple ; eau-de-vie allemande et même une dose de Leroy. Mais il faut en cesser rapidement l'emploi pour revenir au traitement phéniqué et aux injections sous-cutanées. Coton imbibé de mélange de *Glyco-ph.* et d'*huile* à maintenir sur le ventre la nuit.

Dysentérie chronique. Phén. amm. avant repas. Lavements et inj. hyp. d'*Ac. ph.* ou d'*Iodo-ph.* Régime lacté, puis œufs, jambon cru bien mâché, viande crue hachée jusqu'à ce qu'on arrive à une nourriture variée, en observant bien l'effet de chaque aliment nouveau.

Dans les dysentéries des pays chauds, le régime au

lait phéniqué ou phénaté (1) donne un succès assuré surtout si on y joint les inj. hyp. d'*Ac. phén.*

Continuer le traitement après l'amélioration, la rechute étant à redouter. (V. *Obs. de guérison en Cochinchine* par les Drs Breton et Dumas, *Médec. des Ferm.* nos 18 et 24, p. 16.).

Alimentation *progressive* : œufs, viande. Mais il faut tâter la susceptibilité de l'estomac, qui tolère tantôt les viandes blanches, tantôt les viandes noires et le jambon. Si le malade est très anémié, sang de bœuf à l'abattoir, ou *Phéno-fer* à un repas.

Dysménorrhée. — Règles difficiles et douloureuses. Les jeunes filles et les femmes qui n'ont pas eu d'enfants y sont sujettes. L'étroitesse du col s'oppose au passage du flux menstruel les premiers jours. Passage de caillots très douloureux.

Traitement. — Deux sirops sont spécifiques contre cette souffrance ; ce sont : 1° le sirop au *Phén. amm.* pris par cuillerées à entremets chaque demi-heure 4 fois de suite, puis d'heure en heure, jusqu'à calme relatif ; 2° le sirop d'*anacahuita.* Le premier facilite le passage en liquéfiant un peu les caillots, le second fait cesser l'énervement consécutif.

Dyspepsie. — Difficulté de digestion provenant d'un trouble des mouvements de l'estomac ou d'une altération de la qualité ou de la quantité des sucs nécessaires à la digestion.

La dyspepsie est le plus souvent consécutive, c'est-à-dire produite par la maladie ou l'altération d'organes autres que l'estomac (foie, utérus, cœur, vessie, etc.). Parfois elle tient à des causes qui affectent directement l'estomac même : abus de la nourriture et de la boisson, usage des mets trop épicés, privations, manque d'exercice corporel.

_____

(1) Une cuillerée de sirop d'*Ac. ph.* ou de *Phén. amm.* par 1/4 de litre de lait ou par 1/2 litre, si le malade prend 2 à 3 litres par jour. Quand le lait n'est pas très bon, employer le lait concentré étendu : il est parfois mieux supporté.

Symptômes. — D'ordinaire manque d'appétit, sensation de plénitude ; quelquefois appétit exagéré, faim continuelle ; après le repas, tension et ballonnement, tendance au sommeil, renvois, vomissements. Constipation habituelle, lourdeur de tête. Quelquefois production de gaz dans l'estomac et les intestins *(dysp. flatulente)* ; renvois aigres, sensations de brûlure *(fer rouge, pyrosis)*. Si la maladie persiste longtemps, amaigrissement et cachexie.

Traitement. — Dans le traitement classique, les seules indications avantageuses sont pour nous : l'*eau de chaux,* la *craie préparée* et les diverses eaux naturelles (Vichy, Pougues, Carlsbad, etc.). Nous nous abstenons d'indiquer l'acide chlorhydrique à cause de l'action funeste qu'il exerce sur les dents. Nous conseillons avant le repas une cuill. de sirop d'*Ac. ph.* pour détruire des ferments nuisibles. Si ces ferments sont acides, s'il y a surtout excès d'acide lactique, donner de préférence le *Phén. amm.* Une cure de *Sulfo-ph.* a raison des dyspepsies *arthritiques.* Au 2ᵉ repas du matin, 1 paquet stimulant-laxatif (V. *Form.).* Au repas du soir, 1 cuill. d'élixir *Phos. amm.*

On peut, au lieu d'alterner ainsi ces deux médicaments, les essayer l'un après l'autre pendant huit jours aux deux repas, et insister sur celui qui donnera les meilleurs résultats.

Dans les cas d'acidité, de lourdeur, de ballonnement, ½ verre d'*eau de Vichy* (Célestin ou Sᵗ-Yorre) un certain temps après le repas, au moment où commence la lourdeur.

Dysurie. V. *Ischurie.*

Eclampsie puerpérale. — Précède, accompagne ou suit l'accouchement: perte de connaissance avec mouvement de convulsion.

Traitement. — Inhalations de *chloroforme.* Si la connaissance revient, administrer du sirop au *Phén. amm.*

Sinon, inj. hyp. de sol. au *Phén. amm.* à filtrer au moment de s'en servir.

Si l'état grave persiste, produire la *narcose opiacée* en administrant 2, 3 et même 4 cuill. de sirop de *morphine*, puis de petites doses pour entretenir l'effet ; ne jamais employer la pilocarpine, mais favoriser la transpiration. On peut employer l'*analgésine*, 3 gr. en boisson ou, en inj. hyp., 1 gr. dissous dans notre solution d'*Ac. ph.*

Ecthyma. — Au début, tache congestive, arrondie ou ovale, développant en peu d'heures une papule congestive ; au point culminant apparaît bientôt une vésicule transparente qui donne un pus épais, tandis que la papule s'entoure d'un cercle inflammatoire. Pustule de 2 à 10 millim., analogue à la pustule variolique, mais moins ombiliquée. — Maladie favorisée souvent par les scrofules, la goutte et la syphilis grave, à la fin de la période secondaire. En ce dernier cas, il siège à la face antérieure des tibias, au front, à la racine des cheveux, aux parties latérales du cou, au dos, à la rainure interfessière, au mont de Vénus, au scrotum. Il est superficiel ou profond.

On ne paraît pas encore avoir trouvé le parasite de l'ecthyma, quoique cette lésion cutanée puisse être produite par des états morbides très divers. On devrait pourtant y avoir trouvé au moins le parasite de la suppuration, qui est, d'ailleurs, un parasite animal. Le caractère suppuratif de l'ecthyma suffit pour expliquer les effets avantageux de la médication phéniquée contre cette maladie. Pour appliquer l'acide phénique avec toutes les chances de succès, il ne faut point prendre au pied de la lettre le précepte de ne pas toucher aux croûtes pustuleuses, sous prétexte que ces croûtes sont, comme le veut un préjugé vulgaire, *le meilleur des topiques*. Il est bien vrai qu'il vaut mieux, dans beaucoup de cas, respecter les croûtes de toutes les surfaces dénudées — pustules ou plaies — que de les enlever pour les remplacer par de mauvais topiques ; il est bien vrai encore que des cataplasmes émollients contribuent parfois à l'agrandissement des ulcères, soit en ramollissant les tissus, soit autrement ; mais les bons topiques, et notamment les préparations phéniquées, vitelline, glycérolés, ont un effet tout contraire, et ils contribuent activement à la cicatrisation. Ils la produisent même seuls, dans un certain nombre de cas où cette cicatrisation ne s'effectuerait pas spontanément ou ne s'effectuerait du moins qu'après un temps très long, qui peut aller jusqu'à plusieurs années. Les applications topiques ne doivent pas, du reste, dispenser de la médication interne dans les cas — et c'est la généralité — où la maladie est entretenue, en partie ou en totalité, par un *état général.*

Traitement. — Il s'agit surtout, dans tout ce qui précède, de l'*ecthyma chronique.* Quant à l'ecthyma de forme aiguë, forme très rare, il est à combattre par le *Phén. amm.* 1 à 4 cuillerées par jour et les *pulvérisations* d'eau au *Glyco-ph.* très légères, une ou 2 cuillerées par verre, ou des lotions d'*huile d'olive phéniquée* 15 gr. huile, 5 à 15 gr. *Glyco-ph.*

Eczéma. — *Aigu :* Quelquefois au début, courbature, frissons, rougeur de la peau, desquamation, *prurit,* chaleur. Puis parfois enflure de la peau ; papules petites, arrondies, pointues, rouges ou noirâtres ; d'autres fois, après la rougeur, sur les parties rouges et tuméfiées éruption de vésicules en très grand nombre, confluentes, contenant un liquide séreux et alcalin. Prurit intense chez les rhumatisants, nul chez les scrofuleux ou sensation de chaleur avec picotements, s'exagérant par le séjour au lit, la digestion, l'exercice physique, l'ingestion d'alcool.

Ulcération des vésicules confluentes ; surface des placards rouge vif, pointillée de rouge foncé, donnant un liquide séreux de consistance gommeuse, alcalin.

Eczéma chronique : peau dure, difficile à pincer, épiderme épais, *squameux,* sec, hypertrophié.

L'eczéma est rarement généralisé : plus souvent il siège à la face, à l'oreille aux jambes, aux mains, aux organes génitaux, aux seins, aux muqueuses. Il dure quelques jours ou des années. Il est une des manifestations les plus communes de l'arthritisme, de la scrofule, rarement de la syphilis.

Par sa fréquence, par ses nombreuses variétés de formes, de siège et de gravité, l'eczéma peut être considéré comme le type de la grande catégorie des *dartres.* Aussi est-ce l'eczéma qui a surtout servi de base, de point de départ, aux tentatives des dermatologistes qui ont cherché, dans des classifications nouvelles ou renouvelées, un progrès pour la pathologie et la thérapeutique des maladies de la peau. Nous n'avons pas à discuter ces classifications.

Nous avons cité dans notre livre des *Maladies de la Peau*

(p. 237), un cas de guérison obtenu par le traitement phéniqué sur un eczématique qui, depuis 6 ans, avait été traité successivement et sans succès par la teinture d'iode, l'eau d'Enghien, les bains de sublimé, de Barège, les bains amidonnés, les pilules arsenicales, un élixir ioduré, les cautérisations à l'acide chlorhydrique, les frictions avec un liniment oléo-calcaire, les vésicatoires, les lotions de sublimé, la pommade et le sirop Mahon, les solutions à l'iodure de potassium et au chlorate de potasse, l'acétate d'ammoniaque, les pilules au valérianate de zinc, l'alcoolature d'aconit, l'acide tartrique, toute une pharmacie. Nous reproduisons la conclusion de notre observation (l. d p. 275).

« C'était bien un *eczéma* et non un pityriasis ou un psoriasis que portait M. Dr. Je pratiquai immédiatement sur tout le visage et une partie du cuir chevelu, une douche de poussière phéniquée à l'aide de mon pulvérisateur ; je prescrivis, pendant toute la journée, plusieurs lotions phéniquées sur les autres parties du corps atteintes, et deux cuillerées à bouche de mon sirop titré, soit 20 centigr. d'acide phénique. Les pulvérisations furent, à partir du lendemain, pratiquées deux fois par jour et le traitement continué ainsi pendant trois mois. Dès le troisième jour, les démangeaisons, comme toujours ou à peu près, furent calmées (elles le sont quelquefois dès la première lotion pratiquée) ; la sécrétion séro-purulente diminua un peu, et enfin, à l'expiration du troisième mois, la guérison parut parfaite. La dernière visite eut lieu le 28 novembre 1867. Je conseillai par précaution la continuation du sirop phéniqué, avec recommandation instante de venir me retrouver, en cas de récidive. La guérison a été définitive, car je viens de revoir ce malade (3 avril 1872). Il n'a pas eu de récidive. »

Ces cas ont été nombreux dans notre pratique. Toutefois nous avons eu des insuccès relatifs ; l'acide phénique a trouvé en petit nombre des cas d'eczéma rebelles.

Traitement. — Quand l'eczéma débute par l'état aigu, aux oreilles, au nez, à la face, où se développent des pustules couvertes de sérum coagulé, avec peau sensible comme après une brûlure, 1° calmer l'érythème par *cataplasmes* de fécule, de riz écrasé, de semoule, d'amidon, et mettre dans l'eau des cataplasmes de 1 à 3 gr. d'*Ac. borique* ou *salicylique*. — En cas d'insuccès, *salicyl. d'ammon.* à la même dose. N'arriver aux préparations phéniquées que lorsque l'état chronique existe et que des croûtes épaisses se forment, et ne les employer qu'avec modération : l'*Ac. ph.* est irritant dans l'eczéma.

Si l'eczéma est calmé et chronique, associer l'*Ac. ph.* aux *sels mercuriels ; vitelline* légèrement phéniquée avec addition légère de *sublimé,* ou de *nitrate acide de mercure. Onguent citrin, oxyde rouge.* Dans les cas d'eczéma *sec dartreux,* faire, comme dans l'acné, tomber les plaques au moyen de *cristaux* d'*Ac. ph.* et aussitôt appliquer la *otion antiseptique* de Sautereau (V. *Form.*).

Dans tous les traitements, alcaliniser l'économie par l'élixir *Phos. amm.* et le *Phén. amm.* (3 cuillerées par jour) de préférence au préparations à la soude et à la potasse. Se souvenir que le fond d'un eczéma tenace est toujours l'arthritisme et l'anémie, dont l'un exige le *Phén. amm.* alterné avec les divers *sels d'arsenic,* de *lithine,* et l'autre l'élixir *Phos. amm.* et le *Phéno-fer.*

Éléphantiasis (des Grecs) ou **Lèpre tuberculeuse.** — *Prodromes :* lassitude, langueur, découragement, fièvre, soif, courbature.

1° Apparitions de taches rougeâtres, mal circonscrites, bords en relief au toucher, dolentes d'abord à la pression, bientôt *insensibles.*

2° Formation de tubercules sphériques ou plats aux avant-bras, au coude, de volumes différents, gros comme des pois au tronc ; face bosselée, ridée, *aspect léonin.* Envahissement des muqueuses par les tubercules ; taches boursoufflées sur la langue le pharynx, etc. Voix rauque, nasonnée ; catarrhe, suffocations ; goût et odorat pervertis ; vision troublée, paupières déformées ; lèvres infiltrées, énormes. Pas de tubercules au cuir chevelu, à la paume des mains, ni à la plante des pieds.

3° Ramollissement et ulcérations des tubercules, ulcères analogues aux plaies variqueuses ou scrofuleuses, carie de la partie spongieuse des os, chute des phalanges, de fractions de cartillage, des cornets, des sinus, de la voûte palatine ; ouïe intacte ; atrophie des muscles ou diminution de l'énergie musculaire. Cachexie finale.

Éléphantiasis des Arabes.

Hypertrophie du derme et des tissus sous-jacents localisée à l'un des membres inférieurs ou au scrotum, au prépuce, à la peau de la verge, des grandes lèvres. C'est une enflure avec inflammation à poussées successives, à marche chronique. Peut rester longtemps stationnaire sans cachexie. Souvent alliée à la syphilis. (Asie, Océanie.)

Parasite : *filaire* découverte par Lewis (Calcutta 1874), Patrick Manson (Amog).

Tumeurs variant de 7 kilogr. à 72, souvent opérées avec succès.

Traitement. — Les cas d'éléphantiasis sont rares dans la pratique ordinaire. MM. Bazin et Lemaire disent avoir éprouvé de bons effets de l'*Ac. ph.*, qu'ils avaient cependant mal employé. Nous conseillons, mais sans garantir le succès : Injections dans les tubercules de Sol. *Iodo-ph.*; s'ils sont insensibles, de *Glyco-ph.* pur. Pansements à la *vitelline phén.* Parcourir la série des composés de l'*Ac. ph., Iodo-ph., Sulfo-ph.*, etc.

Dans les parties ulcérées, injections d'*alcool* et d'*Ac. ph.* à parties égales, ou d'*Ac. salicylique* et de *salicylate de zinc* à saturation, pour détruire les tissus devenus amorphes et arriver par l'élimination à des cicatrices de tissus sains.

Embolie. — Caillot albumineux ou fibrineux qui, formé dans un vaisseau, est entraîné dans la circulation et va oblitérer un vaisseau moindre. Les accidents varient selon le vaisseau oblitéré. Suite fréquente des phlébites, des varices, de la gangrène sèche des diabétiques. Peut être causée par les substances peu diffusibles, peu assimilables ou coagulantes qui seraient employées en injections hypodermiques, telles que la créosote, et auxquelles sont dus des accidents qu'on n'a point à redouter de l'Ac. phénique bien administré.

Traitement. — Inj. hyp. et boissons de *Phén. amm.* L'ammoniaque rendant la fluidité au sang, c'est un des seuls moyens médicaux qui puisse donner de l'espérance. Mais il ne faut pas l'employer au moment de la guérison d'une phlébite grave, dans la crainte de faciliter le déplacement des caillots attachés au parois des veines.

Emphysème — Dilatation anormale du tissu pulmonaire par l'air, puis perforation des cloisons et communication des *infundibula*. Consécutif à de brusques efforts d'expiration, à la coqueluche, à l'asthme, à la bronchite chronique; chez les vieillards il provient de lésions de nutrition. L'emphysème entraîne des troubles de circulation par l'insuffisance de respiration. Dyspnée, accès de suffocation.

Traitement. — *Air comprimé, inhalations* d'oxygène. Mais le traitement le plus efficace est l'emploi du *Phén. amm.* dès le début des accès. Il faut ensuite combattre la cause ou la complication, et la cure de *Sulfo-ph.* est généralement très utile.

Endocardite infectieuse. — Inflammation, provenant de causes diverses, de la membrane qui tapisse la partie interne du cœur.

Cette maladie est fréquemment occasionnée, entretenue et compliquée par la présence de microbes spéciaux.

MM. Dieulafoy, Lanceraux et Joconde reconnaissent cette cause. M. Joconde va jusqu'à prescrire un antiseptique, l'acide salicylique, qui n'agit que par l'acide phénique qu'il contient (1). M. Dieulafoy suit son exemple en reconnaissant que des complications graves, même la mort, sont la conséquence de l'action de ces microbes. Je pense que puisque ces médecins distingués admettent la théorie que je préconise depuis 1865, ils devraient franchement recourir aux moyens qui nous ont réussi.

Traitement. — Inj. hyp. d'*Iodo ph.*; boissons d'*Ac. ph.* et de *Phén. amm.* ou d'*Iodo-ph.* En cas d'embolie, recourir aux injections de *Phén. amm.*, répétées coup sur coup et doubler en même temps la dose de sirop au *Phén. amm.* L'on ne doit cesser le traitement qu'en présence de la mort, car on peut toujours espérer que l'embolie pourra passer et désobstruer la circulation.

---

(1) L'acide salicylique étant un composé d'acide phénique et d'acide carbonique, se décompose dans l'estomac en A. ph. et Ac. carbonique pur.

Engelures. — Toute personne sujette aux engelures doit tremper quotidiennement les pieds et les mains dans un mélange de 6 parties d'eau chaude et d'une partie de *Glyco-ph.* et se laver au savon de *Sulfo-ph.*

Interposer des linges entre les doigts du pied. Porter de la laine; n'avoir pas de chaussures étroites.

Si les engelures se forment, pansement à la *Vitell.* et lavage au *Glyco-phén.* pur; recouvrir les parties menacées avec du *collodion phéniqué.*

Dans les cas rebelles, toucher avec le *mélange glyco-iodé* et panser à la *Vitell.*

Si les engelures sont sanieuses, ajouter au *Glyco-ph.* la *liqueur antiseptique.*

Enrouement. — Susceptibilité des cordes vocales qui, suivant la variation de température, la transition du chaud au froid, la poussière, sécrètent des mucosités plus ou moins abondantes qui altèrent la voix et produisent un crachotement sonore et parfois douloureux le matin; epèce de pituite, produite également par la laryngite ou consécutive au coryza.

Résultat d'une altération des cordes par la tuberculose, la présence d'un polype ou l'alcoolisme.

Traitement. — Si l'enrouement est momentané, usage de l'*huile de f. de m. phén. Pulvérisations* et *gargarismes* au *Glyco-ph.* dans l'eau chaude, *aspirations* sèches de vapeurs d'*Ac. ph.* (V. *Emanateur* au *Form.*); *pâte phén.* à porter sur soi pour s'en servir au moment de l'enrouement.

Entérite. — (V. *Diarrhée*). — Coliques, diarrhée, douleur au pourtour de l'ombilic, borborygmes, évacuations liquides jaunâtres de sérosités et de bile, appétit diminué, soif vive, ventre ballonné.

1° La diarrhée verte des enfants est parfois épidémique surtout en été. Dans la forme grave le ventre est déprimé, les évacuations sont plus fréquentes. Muguet consécutif.

2° L'entérite des grandes personnes n'est pas due aux mêmes agents.

10

Traitement. — 1° *Diarrhée des enfants.* Prendre une nourrice si les enfants sont au biberon. Dans un peu d'*eau gommée* 1 goutte d'*Ac. lactique* ; augmenter jusqu'à 7 ou 8 gouttes, à donner avant chaque alimentation. En cas d'insuccès, remplacer l'*Ac. lactique* par le sirop d'*Ac. ph.* pris de même, de 1 à 4 cuillerées à café. Si l'action est trop lente, remplacer le sirop d'*Ac. ph.* par le *Phén. amm.* Si la température du corps s'élève trop, 2 fois par jour bains de 23 à 25°, lavements frais. Entre deux médications, *macérations d'ipéca* (V. *Form.*).

Après chaque garde-robe, lavement frais avec 3 cuill. à café de la sol. *Iodo-ph.* pour un grand verre d'eau ayant bouilli ; la première moitié doit servir de lavage, et la seconde être gardée le plus possible.

Entérite des grandes personnes. — Régime lacté absolu : de 2 à 3 litres de lait par jour, de 2 en 2 heures. Le lait sucré au sirop d'*Ac. ph.* ou additionné d'*eau de chaux* ou *de Vichy* est toléré par les estomacs les plus rebelles à la médication lactée. Le sirop d'*Ac. ph.* peut être remplacé par le *Phén. amm.* qui assure encore mieux la tolérance.

Traitement habituel. — Eau albumineuse, sous-nitrate de bismuth, magnésie, charbon, bicarbonate de soude.

Lavements d'amidon laudanisés. Quand le malade revient aux aliments solides, 1 pilule d'extrait thébaïque à 0.01 centigr. quelques minutes avant le repas.

Si ces traitements étaient impuissants, on serait en présence d'un ferment spécial et tenace. En ce cas, inj. hyp. d'*Ac. ph.* ou *Iodo-ph.* et lavements avec 1 cuill. à soup. de la sol. diab. *Iodo-ph.* dans 1/4 de lavement, à garder.

Entérite chronique. — 1° La diarrhée est le symptôme dominant ; déjections fétides, contenant des mucosités gélatineuses ; souvent *lientérie*, ou déjections d'aliments imparfaitement digérés.

L'entérite chronique est souvent d'origine tuberculeuse.

2° Constipation tenace (8 à 15 jours). Selles dures, marronnées, contenant des matières muqueuses ou de fausses membranes rubanées.

Traitement. — V. le traitement de l'*Entérite aiguë.* — C'est ici surtout qu'il faut recourir aux inj. hyp. d'*Ac. ph.* si le malade a habité un pays de *malaria* et s'il a eu la fièvre intermittente. Si l'on soupçonne la tuberculose, inj. hyp. d'*Iodo-ph.* Le traitement de la phtisie sera seul efficace en pareil cas.

Pour la 2° forme (constipation), traitement de Trousseau (V. *Form.*); cure de *Sulfo-ph.*; paquets composés (V. *Form.*), alternés avec des paquets de *cascara sagrada*, de 25 à 30 centigr. par paquet.

Les eaux purgatives et les salins sont généralement nuisibles en augmentant la constipation. Mieux vaut la *poudre de Vichy*, le *Tamar indien*, etc.

Entorses. — **Foulures.** — Extension forcée des ligaments avec rupture de quelques vaisseaux à l'articulation du pied ou de la main, portée quelquefois jusqu'à la luxation incomplète. Quand la luxation est complète, le traitement est chirurgical. Une fois réduite, le pansement de la luxation est le même que celui de l'entorse.

Traitement. — S'assurer d'abord s'il n'y a pas rupture du péronée au-dessus de la cheville, ou luxation du membre. Si l'entorse est simple, ne pas tremper le membre dans l'eau froide. Le placer en position horizontale et procéder à un massage très doux, à renouveler deux ou trois fois par jour. Il doit être fait avec le pouce, si l'on n'a pas le pouce trop dur et mieux avec la paume de la main. La pression principale doit être faite avec l'éminence du pouce et non avec la pointe, qui ne fait que tracer le chemin ; elle doit être dirigée de bas en haut pour faire rentrer dans la circulation les liquides épanchés. La main qui masse doit être graissée, pour qu'il n'y ait pas friction sèche, avec un mélange d'*huile*

2 à 3 cuillerées et de *Glyco-ph.* 1 cuillerée ; après le massage, placer une bande, non pour comprimer, mais pour maintenir le membre malade et empêcher l'engorgement. Proscrire absolument les cataplasmes. Il résulte d'un relevé que nous avons fait autrefois sous la direction de notre vénéré maître Sédillot à l'hôpital de Strasbourg, que les deux tiers d'amputations de jambes étaient dus à des entorses soignées par des cataplasmes.

Après guérison, prolonger quelque temps le massage pour rendre la souplesse à l'articulation. De même après luxation et fracture ; mettre un bas élastique.

Entozoaires. — On entend souvent par *entozoaires* les parasites qui vivent dans le canal intestinal de l'homme et de quelques autres animaux. On les appelle plus vulgairement vers intestinaux ou helminthes. Cette acception n'est pas assez compréhensive, et l'on doit entendre aujourd'hui par entozoaires (de ἐντός, en dedans ; et de ζωάριον, animalcule) tous les parasites animaux qui vivent dans l'intestin ou dans un organe quelconque d'un autre animal.

L'histoire pathologique des entozoaires, même à ne considérer que celle des helminthes, est une des plus intéressantes, des plus instructives qu'on puisse imaginer, et, quand on songe à la variété presque innombrable des manifestations morbides qu'on leur a attribuées, on est frappé d'étonnement que le tableau de ces manifestations n'ait pas servi à trouver la base de la doctrine parasitaire. Depuis la plus légère toux jusqu'à la consomption phtisique, depuis la simple démangeaison jusqu'à l'épilepsie, depuis les troubles les plus fugaces de la vision jusqu'à la cécité, il n'est rien qu'on n'ait mis sur le compte des vers intestinaux (v. notamment le remarquable travail de Mondière) ; ces effets, dont un grand nombre sont purement imaginaires, sont cependant encore aujourd'hui admis par beaucoup de médecins, et la doctrine parasitaire lutte encore pour s'imposer !

Nous parlerons des principaux entozoaires à leur rang alphabétique (v. *Bothryocéphale, Cysticerque, Strongle, Tœnia*) et ne ferons que rappeler ici les quelques généralités de leur histoire qui touchent le plus directement à la doctrine parasitaire.

Tous les animaux, depuis l'homme jusqu'aux reptiles et aux poissons, ont des parasites de l'intestin ou même d'autres organes ; il est infiniment probable que les animaux invertébrés ne sont pas plus que les autres à l'abri des parasites.

Les diverses espèces d'un même genre d'entozoaires ne vivent pas indifféremment chez tous les animaux. Chaque espèce, au contraire, vit presque toujours exclusivement sur un même animal, quelques-uns seulement vivent sur plusieurs animaux à la fois. Encore dans ce cas, y a-t-il un de ces animaux auquel ils s'attachent de préférence.

Non seulement chaque entozoaire vit presque toujours sur un seul animal ; mais il vit le plus souvent sur un seul organe ou sur un seul système d'organes de cet animal : l'un vit dans l'intestin et même dans certaines portions de l'intestin, l'autre dans le foie, celui-ci dans le cerveau, celui-là dans les muscles, etc., etc.

Les vers étant tous sujets à des métamorphoses, il arrive qu'ils vivent dans une de leurs phases sur un animal, et dans l'autre sur un autre, comme le mans vit dans la terre et le hanneton dans l'air.

Tandis que certains entozoaires sont, si l'on peut ainsi parler, cosmopolites, tels que le *tænia*, les *lombrics*, les *oxyures*, d'autres sont propres à certaines contrées : le *bothryocéphale* à l'Europe, l'*ankylostome duodénal* à l'Italie et à l'Egypte, la *filaire de Médine* aux régions tropicales, etc. Mais les vers cosmopolites comme les régionaux ont certaines localités qu'ils affectionnent particulièrement : le tænia est plus fréquent en Abyssinie ; le bothryocéphale, en Russie, en Suède, en Suisse ; l'ascaride, dans les colonies (au moins parmi les nègres).

Certains entozoaires paraissent plus fréquents dans certaines saisons : les *ascarides* paraissent se développer plus particulièrement en automne.

Il est des vers qui sont plus particuliers à certains âges ; les *oxyures* et les *ascarides lombricoïdes* se développent de préférence dans l'enfance ; le *tænia*, quoique appartenant à tous les âges, paraît plus fréquent à partir de l'âge adulte jusqu'à l'âge de retour.

En Syrie et surtout en Abyssinie, où le tænia est très fréquent, la femme en est atteinte plus souvent que l'homme (dans la proportion de 3 à 2).

Certains états de la constitution, mais principalement la débilité, favorisent le développement de la plupart des vers, sinon de tous ; l'alimentation débilitante ou insuffisante a le même effet. Nous connaissons une personne chez qui chaque affection morale triste trouble la digestion ; quelques jours ou au plus quelques semaines après que les digestions sont troublées, apparaissent des oxyures, qui ne disparaissent définitivement qu'après le rétablissement des digestions.

10.

On a vu le développement des entozoaires prendre le caractère épidémique. Ces épidémies paraissent avoir été beaucoup plus nombreuses à des époques passées, mais qui ne sont pas encore bien loin de nous, qu'elles ne le sont aujourd'hui.

Certains entozoaires paraissent, pour ainsi dire, faire partie de la constitution normale de certains animaux : ils séjournent indéfiniment dans les organes sans occasionner aucun trouble ; cela s'observe surtout chez les animaux à sang froid. D'autres au contraire provoquent, soit peu de temps après leur développement, soit ce qui est le cas le plus fréquent, plus ou moins longtemps après, des symptômes tantôt légers, tantôt graves, et même mortels.

Épididymite. — (V. *Orchite.*)

Épilepsie. — Névrose 1° convulsive (*grand mal, attaque* d'épilepsie); 2° non convulsive *(petit mal).*

1. Troubles prémonitoires : insomnie, palpitations, excitation du sens génésique ; *aura* (souffle), sensation de chaleur ou de froid, douleur partant d'un point quelconque et affluant à la tête ; besoin de courir ou de tourner ; constriction à la poitrine, trouble de la vue, sifflements dans les oreilles.

2. Cri suivi d'une perte de connaissance, chute brusque ; pâleur, constriction et raideur tétanique des muscles, pouce fléchi sous les doigts, congestion de la face.

3. Convulsions de tout le corps, bave écumeuse aux lèvres, respiration bruyante, langue mordue.

4. Apoplexie passagère, suivie de sommeil, inconscience au réveil.

Cette attaque a souvent lieu la nuit; elle n'est pas périodique et se reproduit à distance ou plusieurs fois par jour. Les accès peuvent être subintrants *(état de mal)*. La mort peut survenir pendant les accès consécutifs.

Le *petit mal* est caractérisé par des vertiges à la suite desquels il y a perte de connaissance et prompt réveil, par des accès de délire et d'incohérence dans la pensée et la parole ou par des absences de quelques minutes, sans perte de connaissance.

L'épilepsie survenant après l'adolescence peut être d'origine syphilitique ou alcoolique. Elle peut provenir de syphilis héréditaire chez les enfants ou les adolescents.

Traitement. — Dans les cas d'origine syphilitique, *frictions* mercurielles, liq. de Van Swieten, *Iod. de potassium* de 30 à 50 centigr. par jour.

Traitement du grand mal. — Inj. hyp. persistantes d'*Iodo-ph.*; tous les matins à jeun et en se mettant au lit, 1 cuill. *Phén. amm.* — *Brom. de potassium* très pur 1 gr. à chaque repas. En cas d'insuccès, traitement du Dr Gélineau.

Nous avons eu un succès remarquable avec le traitement suivant : usage pendant une période de crise de notre sirop *contre la coqueluche* à base d'ammoniaque et de poudre de belladone, prise 3 fois par jour à la dose d'une cuill. à dessert.

Si le point de départ de l'*aura* est dans une des extrémités, ligature du membre.

Nous n'avons tiré aucune utilité des divers *sels de zinc* qui ont été préconisés.

Epistaxis. — Saignement du nez peu grave d'ordinaire chez les jeunes gens. Survient dans certaines maladies graves, par exemple, la fièvre typhoïde. C'est un symptôme, mais dans les cas d'altération du sang, de maladie de foie, l'accident devient dangereux.

Traitement. — Il suffit souvent d'un changement d'air pour guérir la prédisposition à l'épistaxis. Pendant le saignement nous conseillons de lever les bras en l'air, d'aspirer profondément, de mettre un corps froid dans le cou, pour produire une surprise. Faire boire de l'eau de goudron en mangeant ou hors des repas. Sirop de limon à l'Eau de Seltz dans le jour et *Phéno-fer* aux repas. *Inspirations* ou *pulvérisations* d'eau *glyco-phéniquée* habituelles pour diminuer la susceptibilité de la muqueuse nasale.

Pour arrêter les saignements trop abondants chez les personnes bien portantes, *sachet de glace* le long de la colonne vertébrale, renversement du corps en arrière, les bras élevés.

Dans les cas d'altération du sang, tamponner avec un pessaire en caoutchouc que l'on gonfle quand il a pénétré dans les narines, ou avec de la charpie. Chez les enfants, il suffit de boucher la narine et de faire coaguler le sang pour qu'il fasse lui-même bouchon.

Érysipèle. — L'érysipèle peut être *traumatique* ou consécutif à une blessure, si légère qu'elle soit ; il se développe à la suite d'une lésion même imperceptible de l'épiderme, d'une vésicule d'herpès labial, etc.

Il peut être également *spontané*, c'est-à-dire se développer sans lésions extérieures. Mais même en ces cas, il est toujours le résultat de la pénétration d'un microbe spécial.

Symptômes. — Frissons, douleurs de tête, vomissements, courbature ; engorgement des glandes sous-maxillaires quand il débute à la face. Plaque rouge brillante, apparaissant d'ordinaire aux parties saillantes ou rentrantes de la face ; à la limite, bourrelet saillant ; peau tendue, douloureuse ; yeux fermés par l'enflure. Formation d'ampoules contenant des sérosités et pouvant aboutir à la gangrène. L'éruption s'étend souvent au cuir chevelu, où elle est plus douloureuse. Agitation, céphalalgie, délire. L'érysipèle de la face peut venir de la gorge ou se propager jusqu'à elle. Il peut s'étendre au corps et aux membres et causer des abcès profonds avec décollements *(érys. phlegmoneux).* Il suit souvent le diabète, la pneumonie, l'alcoolisme, la cachexie, les fatigues excessives. Maladie contagieuse et particulièrement dangereuse pendant certaines épidémies. Elle est aussi périodique chez quelques personnes. (V. *Méd. des Ferments.* n°* 3, 6, 7 et surtout 26.) Elle constitue une grave complication des plaies, elle est toujours sérieuse quand elle porte sur une certaine étendue et souvent mortelle quand elle siège à la face ou à la tête.

MM. Verneuil et Clado, à la suite d'expériences et par l'examen direct des organismes pathogènes de l'*érysipèle* et de la *lymphangite aiguë*, seraient arrivés à établir que ces deux maladies sont deux formes d'une même affection, de nature infectieuse et parasitaire.

Traitement. — Les traitements habituels, vomitifs, purgatifs, opium, chloral contre le délire ; le collodion, l'iode, le nitrate d'argent, ne donnent que peu de résultats et n'ont jamais suffi à arrêter un érysipèle de quelque gravité, tandis que notre traitement est presque toujours suivi de succès, même lorsqu'il y a phlyctènes gangreneuses et délire. Dans le n° 35 de la *Méd. des Ferments*, nous indiquons le traitement suivi dans un cas d'érysipèle gangreneux, ayant détruit la peau au-dessous des paupières, et que les médecins à mon arrivée avaient déclaré le plus grave que l'on pût avoir sans mourir.

Au début, il est rare qu'on ne puisse pas conjurer l'érysipèle par les moyens suivants, surtout quand il est saisonnier :

Éméto-cathartique pour débarrasser l'intestin et faciliter l'absorption du médicament (V. *Form.*).

Phén. amm. 1 cuillerée toutes les 3, puis toutes les 4 ou 5 heures; laver le bourrelet avec le *Glyco-ph.* pur, tenir en permanence sur la rougeur le pansement spécial indiqué au *Form.*, *Pansem. à demeure*.

Si les phlyctènes se forment, les percer largement et les toucher avec un mélange de *Glyco-ph.* ¾, *Teint. d'iode* ¼. Recouvrir avec le même mélange additionné de 3 fois son volume d'*huile*.

Inj. hyp. d'*Ac. ph.* et d'*Iodo-ph.* alternées, de préférence autour du bourrelet, et dans les cas graves, s'il y a menace de gangrène, une inj. par jour de *Phén. amm.* de 100 gouttes et 2 d'*Ac. ph.* Lavements à l'*Iodo-ph.*, 1 cuillerée pour ¼ lavement à garder.

Pulvérisations glyco-phéniquées 2 à 8 fois par jour sur les parties avoisinantes menacées d'envahissement. Nourrir le malade au lait phéniqué : une cuillerée par demi-litre de lait.

Quand la température s'élève, vers 41°, laver tout le corps à l'eau presque froide, avec ¼ de *Glyco-ph.* Cautériser la moindre ecchymose au *Glyco-ph.* pur ou *iodé*.

Il est rare qu'un cas grave d'érysipèle de la face ne soit pas suivi d'envahissement phlegmoneux aux membres, mais en persévérant dans le traitement, l'on doit tout surmonter et guérir.

La convalescence est rapide à la suite de notre médication, surtout si l'on administre les toniques par excellence : *huile de f. de morue phén.*, élixir *Phos. amm.* et *Phéno-fer*.

Esquinancie. — Nom vulgaire de l'*amygdalite* et surtout de l'*angine tonsillaire*. Lorsque les amygdales s'abcèdent, le gonflement peut arriver à gêner la respiration et à produire des accès de suffocation plus effrayants que dangereux. Le plus souvent les efforts qu'ils causent amènent la rupture de l'abcès, qu'on est quelquefois obligé d'ouvrir avec une lame stérilisée à la flamme ou trempée dans le *Glyco-ph.*

Traitement, v. *Amygdalite*.

Exostose. — Grosseur qui se développe à la surface d'un os et devient souvent plus dure que l'os lui-même. Causes diverses mais toutes de nature parasitaire (syphilis, tuberculose, scrofule). Quelquefois cependant ces productions sont le résultat naturel d'une restauration à la suite de l'élimination d'un corps étranger. Tant qu'elles participent à la vie, elles peuvent se résorber ; quand elles forment corps mort, il faut qu'elles soient éliminées. Par exception cependant, elles peuvent séjourner et être tolérées, comme une balle non extraite. Elles sont parfois de grande étendue, comme au tibia, où elles peuvent occuper une grande partie de la table externe. Dans ce cas, elles doivent être enlevées, l'élimination naturelle étant trop longue et trop dangereuse par la continuité de la suppuration, qui forme des foyers ou s'échappe par des ouvertures en fistule et en arrosoir.

Traitement. — Le traitement chirurgical doit être consécutif au traitement interne par les antiseptiques. Contre les exostoses syphiliques, *mercure, iodure de potassium* administré dans l'*Iodo-ph.*, inj. hyp. *mercurielles* (V. *Form.*) Quand la cause est tuberculeuse ou scrofuleuse, inj. hyp. et boissons d'*Iodo-ph.*, toniques, élixir *Phos. amm.*, *Phén. amm.*, etc.

Extinction de voix, aphonie. — Privation complète ou partielle de la voix. Chez certaines personnes un rhume affectant la muqueuse des cordes vocales, chez d'autres une impression de chaud au théâtre, ou de froid humide, suffisent à causer une aphonie partielle, momentanée et peu grave. L'aphonie par émotion ou celle qui se produit sans altération visible au laryngoscope est plus sérieuse. Peut être produite par les altérations locales, comme dans la laryngite catarrhale, dans la syphilis, la phtisie laryngée, le croup, les spasmes de la glotte produits par la contraction des muscles constricteurs et tenseurs des cordes vocales, parfois assez violents pour occasionner la mort. Elle peut être symptomatique, due au voisinage de tumeurs, à l'anévrisme de l'aorte, à l'œdème de la glotte, à l'asthme thymique chez les enfants de 3 à 15 mois, à la paralysie des muscles laryngiens, aux bronchites diverses.

Traitement. — Attaquer les causes. Dans la laryngite catarrhale ou chronique, recourir surtout au *Phén. amm.* et à l'*huile de f. de m. phén.* Dans la laryngite syphilitique activer le traitement, surtout par les inj. hyp. merc. et d'*Ac. ph.* additionné d'*Iod. de potassium,* pour arrêter la destruction des cordes vocales très rapide dans cette affection; iodure de merc., frictions merc. Quand la cause est tuberculeuse, insister sur les *inspirations sèches* d'*Ac. ph.* avec ou sans addition d'*iode métallique,* et sur les *fumigations phén.* (V. *Tuberculose.*)

Favus. — Prurit suivi de plaques de rougeur diffuses, d'ordinaire de forme arrondie; squames blanchâtres; pustules isolées traversées par un poil à leur centre. Poils ternes, secs. A l'endroit où ils sortent de la peau, soulèvement de l'épiderme, laissant voir des points jaunâtres. Ces points forment concrétion creusée en cône ayant le poil à son centre et pouvant atteindre 2 millim. de diamètre. Plus tard larges croûtes d'odeur fade et repoussante. Chute des cheveux malades.

Traitement. — (V. *Tricophytie.*) — C'est surtout dans cette affection qu'on a proposé le pansement au *caoutchouc vulcanisé* sous toutes les formes, surtout en bonnet. Nous conseillons d'enduire la tête, avant de la couvrir, d'un mélange d'*huile* 200, *Glyco-ph.* 75 et *teint. d'iode* 25.

Fièvre. — Ici encore (1) nous avons une histoire triste à raconter ; nous y arriverons à propos des *fièvres intermittentes*, après avoir dit en quelques mots ce que l'on entend par *fièvre*.

Le mot *fièvre* s'entend de tout état de l'économie dans lequel il y a augmentation de chaleur, accélération des battements du cœur et malaise général. A ces phénomènes généraux se joignent d'ordinaire d'autres symptômes dépendant de lésions d'un ou plusieurs organes ou systèmes.

Nous disons *d'ordinaire*, quoique nous soyons convaincu qu'il n'y a pas de fièvre *essentielle*, c'est-à-dire d'état dans lequel les trois phénomènes que nous venons d'énumérer existent sans lésion locale d'un ou plusieurs organes, ou sans altération, au moins momentanée, des liquides récrémentitiels de l'économie, en autres termes, que la fièvre est toujours *symptomatique*.

Nous n'avons pas à examiner une question de théorie qui a déjà fait répandre des flots d'encre. Que la fièvre soit essentielle ou symptomatique, la question importante pour nous est de savoir si l'emploi d'un microbicide, surtout de l'acide phénique et de ses composés ou analogues, est indiqué ou contre-indiqué dans la fièvre. Or, cette question n'en est pas une pour quiconque veut réfléchir. Tous les troubles et surtout les troubles généraux, comme sont les phénomènes fébriles, sont dus à l'introduction dans le sang d'éléments vivants antipathiques au sang, quelle que soit la voie par laquelle ils s'introduisent, par l'air, par l'eau, par le contact, par une plaie, et quel que soit le processus de leur action. Or, la cause étant parasitaire, les fièvres primitives ou secondaires sont justiciables de la médecine antiparasitaire.

Le microbicide par excellence, l'acide phénique, ne peut donc jamais être contre-indiqué pour la fièvre. Il pourrait à la rigueur être insuffisant, mais il ne saurait être nuisible. Ainsi qu'on soit fixé ou non sur l'espèce morbide d'une fièvre, l'acide phénique pourra être employé sans inconvénient d'après les règles que nous avons établies, et du moment qu'il peut être employé sans inconvénient, on doit l'employer, car il y a de grandes probabilités qu'il aura une action favorable. Associé à l'ammoniaque, il est indispensable pour rétablir la circulation du sang épaissi et poissé par les fièvres même éphémères.

Fièvres intermittentes. — C'est à propos de ces fièvres que j'ai éprouvé de véritables chagrins professionnels. J'espérais offrir utilement à mon pays et à l'humanité des services que

---

(1) V. l'histoire du Dr noir, de Sax et de Velpeau à l'article *Cancer mélanique.*

les circonstances et les hommes m'ont empêché de leur rendre. J'aurai occasion de renouveler ces plaintes à propos de la fièvre typhoïde et de la fièvre jaune. Je vais commencer par ce qui est relatif aux fièvres intermittentes.

En 1872, j'étais déjà en possession d'observations nombreuses de guérison de fièvres graves et rebelles, contractées en Algérie, aux colonies, en Cochinchine, à Java, etc. Le sulfate de quinine, les préparations diverses de quinquina, l'arsenic, l'hydrothérapie, tout avait échoué, les injections d'Ac. Ph. seules avaient réussi. Deux de ces cas m'avaient été fournis par M. le Dr d'Oylez Evans. Ce confrère, dans son enthousiasme en présence de pareilles guérisons, voulut mettre ces résultats sous les yeux de l'amiral Pothuau, son client, alors Ministre de la Marine.

Malgré mes désillusions antérieures, je rédigeai une note, accompagnée d'une lettre, destinées à être mises sous les yeux du Ministre de la Marine, et à lui faire connaître les bienfaits que les marins et les colons pourraient retirer de mon *nouveau traitement* des fièvres intermittentes. Il lut, en effet, l'une et l'autre, et me fit avec beaucoup d'empressement la réponse suivante (1):

Paris, le 14 octobre 1872.

« Monsieur,

» J'ai reçu, avec la lettre que vous m'avez fait l'honneur de m'écrire le 30 septembre dernier, la note relative à une nouvelle méthode de traitement des fièvres intermittentes dont vous me proposez de faire faire l'application dans les hôpitaux de la marine.

» Je m'empresse de vous remercier de cette communication; mais comme la méthode de traitement qu'elle concerne ne repose pas sur un nombre de cas assez considérable, et que *son emploi a été suivi de résultats souvent très différents*, il me paraît utile d'attendre avant d'y donner suite, que l'Académie des Sciences, à qui vous comptez la soumettre, se soit prononcée à son égard.

» Agréez, etc.

» Le Vice-amiral, Ministre de la marine
et des colonies,
» A. POTHUAU. »

Cette lettre avait été annoncée par une autre, dans laquelle

---

(1) V. *Nouveau Traitement des Fièvres intermittentes.* Broch, in-8º. Lemerre, édit.

le ministre exprimait la croyance que l'application de ma méthode avait été *suivie d'accidents*.

Ces deux lettres prouvaient que l'amiral, dans de très bonnes intentions, on n'en saurait douter, avait soumis ma note à des juges qu'il croyait compétents et impartiaux : il s'était trompé (1). En outre, une des phrases de sa lettre aurait pu laisser croire que j'aurais sollicité quelque chose de personnel, ce que je n'ai jamais fait et ne ferai jamais, s'il plaît à Dieu. Je répondis donc immédiatement à M. le Ministre la lettre suivante :

« AMIRAL,

» Les injections sous-cutanées d'acide phénique contre les fièvres intermittentes et contre le charbon n'ont encore été pratiquées que par moi seul : jugez par là des sentiments et de la droiture de ceux qui vous ont fait signer ces phrases : que ces injections ont été suivies de résultats souvent différents et qu'elles ont causé des accidents.

» J'ai fait mon devoir de médecin et de Français ; à chacun la responsabilité de ses actes.

» Veuillez agréer, etc.

» Dr DÉCLAT. »

Cette lettre en dit assez sur les procédés des confrères qui se sont *permis de juger* des faits dont ils n'avaient absolument aucune connaissance, et sur lesquels ils n'ont nullement cherché à s'éclairer, pas plus que sur la méthode qu'ils n'ignoraient pas moins. Il est inutile de s'appesantir davantage sur ce point ; tout homme sensé l'appréciera comme il doit être apprécié.

Le titre de *fièvres intermittentes* n'implique pas la croyance à la spécificité des différents types de fièvres intermittentes. Les fièvres de périodicité différente, régulières ou irrégulières, doivent être produites par un même agent morbide et sont des maladies identiques ou de même nature. Le même parasite peut causer des fièvres intermittentes diverses. Les raisons de cette opinion sont que toutes ces fièvres se développent dans les mêmes conditions organiques et climatériques ; que dans les mêmes localités elles affectent indifféremment l'une ou l'autre forme ; qu'elles se transforment souvent l'une dans l'autre et

(1) A cette époque le Conseil supérieur de Santé de la marine était composé de MM. Raynaud, président, 1re partie de l'année ; Jules Roux, idem, 2e partie de l'année ; Walther, service médical ; Vincent, service pharmaceutique ; Rey, secrétaire ; Le Roy de Méricourt, directeur de la direction des archives.

que la seule différence qu'on observe dans des localités différentes, c'est celle de la gravité de la maladie. Elle s'explique très naturellement par l'abondance et la vitalité différentes des parasites qui se développent dans ces localités. Une sauterelle n'a pas sur les rives de la Seine la même force, la même voracité que sur les bords du Nil ; de même le parasite en Sologne n'a pas la même vigueur qu'au Sénégal ou à Madagascar.

Il faudra même peut-être admettre que le même parasite peut causer d'autres désordres que ceux de la fièvre intermittente. On observe en Cochinchine des fièvres dont les accès sont liés à des attaques de dysenterie et même alternent périodiquement avec ces attaques.

Nous estimons qu'il est superflu, pour le but que nous nous proposons, de distinguer les variétés nombreuses de fièvres intermittentes, quotidienne, tierce, quarte, tierce et quarte doublées, double tierce, double quarte, etc., aussi bien que de décrire les trois états si connus : 1° frisson, 2° chaleur, 3° sueur.

Nous n'insisterons pas non plus sur les difficultés du diagnostic, qui sert surtout à classer les fièvres. Que les accès intermittents marquent les débuts d'une fièvre intermittente légitime ou d'une fièvre typhoïde, ou que la fièvre d'apparence typhoïque au début devienne franchement intermittente, le traitement phéniqué étant applicable dans les deux cas, la distinction est d'une utilité secondaire pour notre thérapeutique.

Quant aux fièvres intermittentes qui accompagnent des maladies caractérisées, telles que la tuberculose, les suppurations, etc., elles sont dues à d'autres ferments et se distinguent d'elles-mêmes des fièvres intermittentes essentielles. D'ailleurs nous répétons avec une entière certitude que le traitement phéniqué ne peut jamais être nuisible, que la fièvre soit essentielle ou symptomatique, et que s'il n'est pas le seul à employer, il peut toujours, sans aucun danger et avec avantage, être associé à un autre traitement, quel qu'il soit.

Mais il est essentiel de signaler les formes larvées de la fièvre intermittente ou intoxication paludéenne. Dans ces formes, la fièvre est remplacée par des symptômes divers à marche intermittente. Le gonflement de la rate est un signe à peu près constant et commun à tous les types de fièvre larvée.

On se croit guéri de ces fièvres, elles reviennent sous une forme ou sous une autre et cela après vingt ans, comme la syphilis.

Le grand remède des fièvres intermittentes a été jusqu'ici le sulfate de quinine. Mais l'impuissance de ce microbicide dans des cas nombreux a été cause qu'on a cherché des succédanés à la médication quinique. On en a tant trouvé que l'on pourrait éprouver quelque hésitation à en proposer un nouveau. Cependant les résultats que nous avons obtenus ne nous permettent pas d'hésiter un instant. Ce n'est point, du reste, un succédané du quinquina que nous proposons, un moyen à employer dans les seuls cas où le quinquina a échoué : la médication phéniquée, telle que nous l'avons appliquée, est supérieure, très supérieure au quinquina lui-même, puisque jusqu'à présent, elle a réussi entre nos mains *dans presque tous les cas*, et dans des cas dont quelques-uns étaient des plus graves que l'on puisse observer. La nouvelle médication n'est donc point un pis-aller auquel on devra recourir quand d'autres traitements auront échoué, un auxiliaire du quinquina, de l'arsenic, de l'hydrothérapie ou d'autres fébrifuges moins sérieux ou tout à fait fantaisistes qu'on se permet d'exhumer aujourd'hui, tels que la gélatine, le blanc d'œuf ou les toiles d'araignée. Elle devra au contraire être employée de prime abord, avant même le quinquina : elle devra être employée dans tous les cas, sous tous les climats, sur tous les malades, car elle a sur la puissante médication quinique d'immenses avantages, que nous résumerons après avoir fait passer sous les yeux du lecteur l'exposé, aussi sommaire que possible, des principaux faits que nous avons observés et sur lesquels nous avons pu prendre quelques notes.

Le premier fait qui me suggéra ou plutôt qui fixa dans mon esprit l'idée de guérir les fièvres intermittentes par l'acide phénique fut la cure d'une fièvre d'Espagne que j'obtins sans la chercher.

Un malade de Valencia vint me consulter le 9 août 1868 pour une plaie de la partie moyenne du dos du nez, très ancienne et d'aspect épithéliomateux. Il était atteint en outre d'une fièvre intermittente qui datait de plusieurs années et qu'on n'avait pu guérir par divers traitements. Le teint du malade était cachectique, et il existait un assez grand amaigrissement.

Je traitai l'ulcère par les pulvérisations et les pansements phéniqués, et je pratiquai, en outre, des injections phéniquées hypodermiques. Ce qui disparut d'abord, ce fut la fièvre, qui ne revint plus pendant toute la durée du traitement de l'ulcère nasal. Celui-ci était entièrement cicatrisé, quand je cessai un beau jour de voir le malade. Comme il partit sans s'acquitter avec moi, il a nécessairement omis de me donner de ses nouvelles. Mais le traitement de l'ulcère nasal avait duré assez longtemps pour que j'aie dû considérer comme définitive la guérison de la fièvre intermittente, et pour me confirmer dans l'espoir d'en guérir d'autres, à l'avenir, par la nouvelle méthode.

Nous avons publié dans notre *Traité de l'Acide phénique* (2ᵉ édition, Paris, Lemerre, 1874) et dans une brochure tirée à part (1) 29 observations détaillées de fièvres intermittentes contractées dans les pays les plus divers, de chronicité et de types différents, les unes ayant résisté à toutes les médications, les autres attaquées pour la première fois par la médication phéniquée et toutes guéries sans récidive (2).

Et ce n'était pas seulement en nos mains que l'acide phénique obtenait des succès. Au mois d'août 1872 M. P. Van den Broek nous écrivait de Java : « Partout où je rencontre des fièvres intermittentes, je fais des injections sous-cutanées avec le liquide phéniqué simple que vous m'avez donné en partant, comme si je n'avais pas fait autre chose de ma vie. Généralement mes patients disparaissent après le quatrième jour, non parce que je les ai envoyés aux antipodes, mais bien parce qu'ils se considèrent comme guéris. »

En 1874, le même correspondant nous écrivait du même lieu : « Je suis arrivé ici au commencement de 1870. Pendant les deux années précédentes, les fièvres intermittentes avaient fait plus de *vingt mille victimes*. Deux femmes indigènes me dirent être *les seules de leurs familles* qui eussent résisté jusqu'à ce moment à l'épidémie, mais qu'elles ne tarderaient probablement pas à succomber. Elles étaient, en effet, d'une maigreur effrayante et d'une faiblesse extrême avec toutes les apparences de la cachexie. Elles avaient en vain épuisé toutes les médications que les médecins européens leur avaient prescrites et que le gouvernement faisait distribuer gratis sur les prescriptions médicales. Je leur fis, séance tenante, une injection sous-cutanée, d'après vos instructions, avec de l'eau phéniquée simple à 1 pour 100 ; je leur recommandai de boire une bouteille par jour d'eau phéniquée à 1/2 pour 100 et de faire des lotions fréquentes avec de l'eau phéniquée à 4 ou 5 pour 100. Ce traitement fut renouvelé, chez l'une pendant 5 jours, chez l'autre pendant 7, et la guérison fut immédiate. J'ai revu les deux malades plusieurs mois plus tard, parfaitement bien portantes. »

Le 26 novembre 1872 le docteur Lhoste, de Montfort-l'Amaury, nous écrivait à propos d'un malade dont la fièvre, depuis août 1871, avait résisté à la quinine, à l'arsenic et à d'autres moyens, et sur lequel j'avais pratiqué onze injections phéniquées :

(1) *Nouvelle méthode de traitement des fièvres intermittentes*, brochure in 8ᵉ, 1873. Lemerre.

(2) V. le résumé de ces observations dans notre *Revue de la Médecine des Ferments*.

« Gauthier, atteint depuis si longtemps de fièvre intermittente quarte n'a pas eu de nouvel accès depuis votre traitement (terminé le 16 septembre). »

Le 20 novembre 1872 le Dr Pezet, président de l'Institut de médecine de Valence (Espagne), qui avait fait essayer la médication phéniquée sur le personnel du chemin de fer de Valence où l'on comptait toujours deux à trois cents fiévreux à l'époque des fièvres, à la demande de M. Campo, directeur, nous communiquait le rapport du docteur Marti, dans lequel ce confrère disait que les fièvres tierces de Valence étaient coupées par l'acide phénique comme un fil par des ciseaux *(con la facilidad con que se corta un hilo con las tijeras)*. Cependant ces mêmes fièvres ont été quelquefois rebelles à notre traitement, surtout à Sagonte et à Valence.

Mais c'est là que nous avons vu des cas ayant résisté à la quinine d'abord, à l'acide phénique ensuite, disparaître après le traitement phéniqué, à la première dose de quinine qui suivait les injections.

Enfin en 1876 M. Pasteur communiquait à l'Académie de Médecine une note relatant un fait de guérison de fièvres intermittentes dont il avait été témoin. Un jeune homme souffrant de fièvre quarte depuis près d'un an et dont l'état était devenu fort inquiétant, était venu sur son conseil tenter la médication phéniquée et avait été guéri par onze injections faites du 20 juin au 2 juillet. Ce jeune homme, rencontrant deux fiévreux en Sologne, avait fait pratiquer par un de ses amis, étudiant en médecine, deux injections à chacun des malades qui avaient été parfaitement guéris.

Depuis, M. Pasteur a eu dans sa famille des exemples de guérison de la fièvre intermittente par l'acide phénique. En relatant cette communication dans notre journal *la Médecine des Ferments*, no 29, 1885, nous ajoutions : « Lorsque M. Pasteur a communiqué cette note à l'Académie de Médecine, il y avait environ une trentaine d'observations de fièvres intermittentes graves et anciennes. Depuis cette note, les guérisons se comptent par centaines et les insuccès sont très rares. Plusieurs fois cependant il a fallu associer les deux médications (quinique et phéniquée) impuissantes séparément mais rapidement efficaces une fois réunies. » C'est ce qui nous a conduit à chercher et à trouver, grâce au concours de M. Portes, un sel double de quinine et d'acide phénique, un *phénate de quinine soluble* que nous avons fait préparer industriellement par M. Chassaing.

Nous ne pouvons aujourd'hui que confirmer ce que nous avons imprimé à plusieurs reprises. Non seulement la médication phéniquée a continué à être efficace surtout quand nous avons eu recours aux injections sous-cutanées, mais la rapidité de son action ne s'est jamais démentie. L'effet à toujours suivi de si près et si constamment l'administration du remède, que nous n'avons pu concevoir aucun doute sur l'action curative de l'acide phénique. Parmi les malades traités il n'y en avait pas un qui pût espérer voir son mal céder si vite, ni surtout attribuer sa guérison au changement d'air et de régime. Le temps est un élément essentiel de ces cures sans remèdes; mais ce temps n'est jamais de quelques jours ni de quelques semaines. Or le traitement par l'acide phénique n'a jamais laissé, chez ceux qu'il a guéris, le mal se prolonger jusqu'à ces limites.

Traitement. — Autant que possible au moment de l'accès, surtout vers la période initiale de la chaleur, faire 2 inj. hyp. d'*Ac. ph.* de 100 gouttes chacune. Ces deux injections ont souvent suffi pour couper la fièvre.

Quand à la suite de la piqûre l'accès redouble de violence, inj. hyp. de *Phén. amm.* à 100 gouttes. (V. *Form.*).

Renouveler les inj. ordinaires tous les jours et même plusieurs jours après la disparition de la fièvre. Elles peuvent se faire à toute heure.

Sirop d'*Ac. ph.* 2 ou 3 cuillerées par jour.

Au début des frissons, *Phén. amm.* 1 cuillerée toutes les heures. A continuer le sirop d'*Ac. ph.* à raison de 4 à 5 cuillerées par jour après la disparition des accès. Dans le cas d'insuccès, recourir à l'injection du *sel double* de *phénate de quinine*, solution huileuse (V. *Form.*).

Le Dr Dieulafoy a eu des succès avec des injections de 20 gouttes à 1 $^0/_0$. Nous avons dit (*Méd. des Ferm.*, n° 33) qu'il pouvait ne pas réussir avec ces doses. L'innocuité parfaite de l'*Ac. ph.* chimiquement pur permet de les élever beaucoup plus.

Le traitement phéniqué, outre l'immense avantage d'être efficace dans la presque totalité des cas, en offre d'autres qui ont aussi leur prix. Le sulfate de quinine est descendu de 1200 fr. à 100 fr. (0,10 cent. le gramme), mais il n'est pas à notre connaissance que la vente au détail ait sensiblement baissé les prix anciens. Or, cette question de prix est capitale pour les habitants malheureux de la Sologne, de la Bresse, de la Bretagne, de la Vendée, des Landes, du Limousin et tant d'autres. On s'en convaincra en lisant dans la *Méd. des Ferments*, n° 17, les observations du Dr Sansaud, dont nous ne reproduisons que les conclusions.

Saint-Germain-les-Belles, 4 février 1878;

A Monsieur le Dr Déclat,

Monsieur et cher Maître,

Je me considérerais comme coupable de lèse-humanité si je retardais plus longtemps l'envoi des notes constatant les merveilleux résultats de la médication phéniquée dans le traitement des fièvres intermittentes.

Vous pouvez inscrire à l'acquit de la nouvelle méthode dont vous avez si bien formulé les diverses indications environ 80 fièvres guéries sans un seul insuccès (1).

Aujourd'hui ma conviction est faite, elle est entière et je formule, d'après ma pratique les conclusions suivantes :

1° La médication quinique est à la médication phénique comme 1 est à 10.

2° Avec la médication phénique appliquée selon votre formule (ce qui n'est pas facile, les malades une fois la fièvre coupée ne se présentant plus), il y a à peine 1 récidive sur 10; avec la quinine, la récidive est ordinairement 1 sur 3, souvent 2 sur 3.

3° L'action de l'acide phénique est plus prompte, plus énergique; sous son influence l'organisme reprend rapidement toutes ses fonctions: la circulation, la nutrition se rétablissent avec une force et une rapidité incroyables; il n'y a pas de convalescence: on passe de l'état de maladie à la guérison sans transition.

Cela dit, et pour convaincre les incrédules, dites que j'exerce la médecine depuis bientôt 10 lustres (40 ans) dans un pays où les fièvres quotidiennes, tierces, quartes, sont épidémiques de mai à novembre, souvent à forme ou à marche pernicieuse: j'ai soigné à l'époque où je m'occupais grandement de médecine 2 à 300 fébricitants par an : or, j'ai la prétention, avec une

---

(1) Nous avons publié dans le n° 18 une seconde lettre portant à 150 le nombre de guérisons sans insuccès.

pratique aussi longue et aussi vaste, de savoir ce que c'est que la fièvre ou les fièvres. Que la fièvre soit simple et régulière avec les 3 stades bien marqués, qu'elle soit irrégulière ou larvée, car c'est avec justesse et raison que l'on a pu dire d'elle qu'elle était un véritable Protée, eh bien ! je déclare sur l'honneur que je regrette d'avoir connu trop tard le traitement par l'acide phénique. J'ai peut-être fait un peu de bien, j'en aurais pu faire beaucoup !!!

La médication arsénicale, d'une efficacité un peu plus restreinte, n'est pas sans danger dans les campagnes. L'hydrothérapie est le privilège de quelques malades fortunés. L'acide phénique comble ici une immense lacune.

En troisième lieu, à l'opposé du sulfate de quinine, l'Ac. ph. peut être administré à tous les moments de la fièvre et surtout pendant les accès.

Le dernier avantage qu'il possède est sa parfaite innocuité ou plutôt son influence favorable sur les organes digestifs et sur le système nerveux : c'est un dépuratif général inoffensif, tandis que les gastralgies causées par le sulfate de quinine à doses continues sont souvent plus difficiles à guérir que les fièvres mêmes et persistent longtemps quand la fièvre a disparu.

5° De plus, on est toujours sous quelque influence microbienne plus ou moins manifeste. L'acide phénique, tout en guérissant la fièvre, empêche l'éclosion des autres ferments, et il procure, comme dans toutes les maladies où il est héroïque, telles que la fièvre typhoïde, le rétablissement rapide de la santé générale et le retour des forces.

Le traitement à la *quinine* est le suivant : Purgatif ou vomitif au début. De 75 centigr. à 1 gr. de *sulfate de quinine* à administrer en cachets ou en solution, le plus loin possible des accès. Mieux vaudrait recourir aux injections et aux boissons huileuses de phénate de quinine, pour éviter les gastralgies.

11.

Le sulfate de quinine peut être remplacé par la poudre de quinquina jaune, à la dose de 8 grammes dans du café noir.

Trousseau recommande de répéter la médication 4 ou 5 jours de suite, puis à 2, 3, 4, 8 jours d'intervalle après la disparition des accès.

Dans les cas rebelles et surtout pernicieux, associer les deux médications et employer l'*injection huileuse de phénate de quinine*. En résumé, *quinine* en dehors des accès, *injections phéniquées* et *phénate d'ammoniaque* en injections et en boissons pendant les accès. Nous n'avons jamais eu d'insuccès par ce procédé. Les fièvres les plus rebelles de Valence et de Sagonte (1) ont cédé à l'union de la *quinine* et de l'*Acide phénique*.

Fièvre jaune *(Vomito negro)*. — Frisson d'ordinaire nocturne, douleur aux reins subite et violente, douleurs de tête, courbature générale, température extrême, visage rouge, soif, délire ; vomissements et diminution des urines. Au bout de trois ou quatre jours, rémission des symptômes ; jaunisse plus ou moins intense. Assez souvent, vomissements de sang noir, hémorragies généralisées.

Cette fièvre est manifestement parasitaire. Elle est endémique sur le littoral du Mexique, du Brésil, en Guyane, en Colombie, à la Nouvelle-Orléans et dans quelques pays d'Afrique. Elle prend parfois le caractère épidémique quand elle est importée par des navires contaminés, mais ses lieux d'élection sont les bords de la mer, les embouchures des

---

(1) Sagonte est un des pays les plus malsains que l'on connaisse à cause de ses rizières sous une température exceptionnellement chaude : les dattes y mûrissent, ce qui n'a pas lieu en Algérie. J'ai essayé l'action de l'Ac. phén. *seul* et non du *phénate d'ammoniaque*, que je n'avais pas sur moi, sur une série de malades pauvres au point de n'avoir pas de lit. On leur distribuait de la quinine, mais pas de pain. Plusieurs guérirent, quelques-uns résistèrent : mais après les inject. d'Ac. phén., la quinine, qui avait été sans effet avant les piqûres, réussit promptement à la même dose qui avait échoué précédemment.

grands fleuves. Elle décroît à mesure qu'augmente l'altitude et ne se développe pas aux basses températures. Toutefois la propagation de l'infection a lieu la nuit surtout, comme dans les fièvres intermittentes et le choléra.

Je dois, en traitant ce sujet, consigner ici un fait tellement digne d'être proposé comme exemple, que M. Canovas del Castillo nous pardonnera de le publier pour le faire connaître à la France qui l'ignore.

La Havane est un des foyers les plus constants de la fièvre jaune, qui fait de nombreuses victimes dans l'armée espagnole. Le docteur de Lacaille m'avait adressé du Brésil des lettres (1) tellement précises sur la puissance absolue de la médication phéniquée, appliquée par lui dans les épidémies de fièvre jaune, que je fis part de mes espérances ou plutôt de mes certitudes à M. Canovas del Castillo. En lui communiquant ces lettres, je lui demandai de m'aider à faire vérifier à la Havane les observations qui me venaient du Brésil. Dès qu'il reprit le ministère, cet illustre homme d'Etat, pour lequel la politique est une question de devoir et d'humanité et non d'ambition personnelle, voulut bien se souvenir de ma demande. Il m'appela à Madrid, et voici ce qu'il me proposa : « Vous enverrez à la Havane votre secrétaire, muni de tout ce qui sera nécessaire pour les expériences, et vous ferez venir du Brésil le médecin qui a obtenu de si beaux résultats à Rio-de Janeiro. » Par décret royal M. Canovas del Castillo assurait temporairement à ces deux envoyés un rang officiel supérieur à celui des membres de la commission militaire chargée de cette mission à la Havane, afin que rien ne pût gêner une expérience qu'il voulait rendre décisive. Le gouvernement espagnol devait payer à la Havane les frais d'expériences et les expérimentateurs.

J'envoyai aussitôt au docteur de Lacaille les frais de son voyage et je conduisis M. Véran, mon secrétaire, jusqu'à Cadix, surveillant moi-même dans le détail tous les préparatifs de cette expérience. Mais tant de bon vouloir et d'efforts devaient être en pure perte. Le docteur de Lacaille se cassa la cuisse au moment de s'embarquer et M. Véran, arrivé à la Havane, ne trouvant pas M. de Lacaille, revint malgré mes ordres. Nous ne réussîmes qu'à mécontenter les membres de la commission, froissés d'être en sous-ordre, et à perdre beaucoup d'argent.

En 1881 j'étais allé moi-même à la Nouvelle-Orléans pour y étudier de près les effets de la fièvre jaune. Je passai un an en Amérique et il n'y eut pas d'épidémie cette année-là, mais

---

(1) V. *Méd. des Ferm.*, nᵒˢ 21 et 25.

au Brésil M. de Lacaille obtint 31 guérisons, presque toujours en 4 ou 6 jours.

Au moment où nous préparons ce livre, un confrère de Floride nous fait part de quelques observations générales à l'occasion d'une épidémie de fièvre jaune qui eut lieu en 1887 à Sampa. La maladie présentait les caractères propres aux néphrites. La gravité du mal était en rapport direct avec la quantité d'albumine contenue dans les urines au troisième jour de l'invasion. Cette quantité était faible dans les cas légers ; quand elle était considérable, la guérison était très rare.

Traitement. — A défaut d'expérience personnelle nous ne pouvons que citer les observations que nous devons à des confrères et à des expérimentateurs dont le caractère est pour nous une sûre garantie.

1° Le R. P. Bosch, procureur de la mission de Nyazobil, au Sénégal, ayant épuisé, pendant une épidémie de fièvre jaune, tous les médicaments phéniqués que nous lui avions envoyés, sauf un flacon de *Glyco-phénique*, et obligé de quitter l'autel par une violente attaque de la maladie, s'est sauvé en quelques heures en absorbant d'un seul coup un quart du flacon qu'il avait conservé, c'est à-dire de 50 à 60 gr. de *Glyco-ph.* à 10 %, soit 5 à 6 gr. d'acide phénique. Une pareille dose n'eût point été prise impunément sans la glycérine, qui n'abandonne que peu à peu l'acide phénique qui lui est associé à l'état naissant. Mais, même après cette expérience, nous considérons ce moyen comme un procédé désespéré, auquel il ne faudrait recourir qu'à la dernière extrémité (V. *Méd. des Ferm.*, n° 24).

2° En 1881 le D\ de Lacaille m'annonçait 13 cas de guérison sans insuccès au moyen de nos médicaments. Deux de ces cas étaient des plus graves, surtout celui de M\le C., qui était arrivée à la période du *vomito prieto*. Elle fut guérie en 3 jours par inj. hyp. d'*Ac. ph.*, sirop d'*Ac. ph.*, et de *Phén. amm.*, inj. rectales *glycophén.* de 2 en 2 heures. (V. *Méd. des Ferm.*, n° 25.)

3° La même année le Dr de Massias de Bonne nous annonçait plusieurs guérisons obtenues à St-Pierre de la Martinique par le sirop et les inj. hyp. d'*Ac. ph.*

4° En deux ans le Dr de Lacaille nous a informé de 31 nouvelles guérisons sans insuccès (*V. Méd. des ferm.* n°^s 25, 26, 27). Ce n'est pas sans une profonde conviction que ce confrère pouvait écrire la phrase suivante dans une communication adressée à l'Institut de France : « Depuis trente ans que je me bats contre la fièvre jaune, c'est la première fois que je suis bien sûr d'avoir arraché des malades à la mort. »

5° Le fils du Dr Lacaille, qui s'était de bonne heure associé aux recherches et aux travaux de son père, nous disait : « Le spécifique de la fièvre jaune est assurément le *Phénate d'ammoniaque.* »

6° Le Dr de Massias nous a dit avoir également eu des succès avec le *Sulfo-ph.*

Nous donnerions, en nous fondant sur toutes ces communications, le conseil de débuter, à la période d'incubation, par le *Phén. amm.* en boisson et les inj. hyp. d'*Ac. ph.* à varier par *Sulfo-ph.* en boisson et *Phén. amm.* en inj. hyp. si le mal ne cédait pas promptement.

Les vertus curatives des médicaments phéniqués contre la fièvre jaune n'ont pas pu être constatées en France. Le fait est doublement heureux pour la France et pour l'acide phénique. En effet, si le traitement phéniqué est héroïque dans la fièvre jaune, il l'est tout autant dans la typhoïde, Or, cette vérité, que nous avons établie par une pratique de plus de 25 ans, n'en est encore une que pour nous et pour quelques confrères qui font passer les droits de l'humanité avant ceux de la simarre. Espérons que les autres la *découvriront* quand son promoteur aura cessé de sentir les effets de haines pour lesquelles il a plus de pitié que de mépris. (V. *Pièces justificatives.*)

Fièvres pernicieuses. — Ces fièvres sont caractérisées par l'exagération d'un des symptômes habituels des fièvres intermittentes, soit le froid, soit la sueur. Toutefois le froid ne s'exagère pas pendant la période de frissons. Il survient pendant l'état de chaleur ou de sueur; la peau se glace, les sueurs sont froides, la face est cadavérique.

Lorsque ce sont les sueurs qui s'exagèrent, au lieu de sentir le soulagement ordinaire à cette troisième période, le malade est accablé; le froid l'envahit rapidement et la faiblesse est extrême.

Les fièvres pernicieuses peuvent présenter des symptômes cholériques, convulsifs, comateux, hémorragiques, pneumoniques. Dans ces divers types, l'intermittence est d'ordinaire tellement troublée que la périodicité disparaît et fait place à la continuité. Le danger n'est d'ordinaire imminent qu'après un ou deux accès, mais la périodicité étant effacée, il est toujours difficile de savoir quand un accès commence et quand il finit.

Traitement. — Inj. hyp. d'*Ac. ph.* de 100 gouttes toutes les demi-heures; si la troisième n'amène pas une amélioration, remplacer l'*Ac. ph.* par le *Phén amm.*; pratiquer en même temps des inject. huileuses de *Phén. de quinine*, bien que ces injections huileuses soient plus lentes à agir que les injections aqueuses.

Dans les intervalles, 1 cuill. de la sol. diab. *Iodo-ph.* dans ¼ de lavement, *Phén. amm.* en boisson.

Friction lente et profondément appuyée au côté gauche avec *huile glyco-phén.* à 50 %.

Dès que la fièvre a disparu, continuer les injections quelque temps. Traitement au *Phéno-fer* et à l'élixir *Phos. amm.* pour rétablir les forces.

Fièvre typhoïde. — La bacille de la fièvre typhoïde a été découvert par Eberth et Klebs, et étudié surtout par Meyer, Friedländer et Gaffky. Suivant ce dernier auteur, c'est surtout dans le foie et la rate des typhoïques qu'on rencontre le plus constamment le bacille pathogène.

Les lésions multiples qui peuvent survenir aux cours de la maladie offrent diverses formes de bactéries propres aux altérations des tissus, septicémie, pyohémie.

Cette découverte est venue confirmer les inductions qui nous avaient conduit dès 1863 à traiter la fièvre typhoïde par l'acide phénique. Mais sans attendre cette confirmation de nos théories ou de nos hypothèses, nous avons depuis 25 ans *obstinément* et régulièrement guéri des typhoïques par la médication phéniquée; c'est dans la fièvre typhoïde que l'acide phénique est un médicament héroïque et infaillible autant que médicament puisse l'être. N'eussions-nous assuré que la guérison de cette terrible maladie, nous aurions lieu d'être satisfait du fruit de nos recherches et de nos efforts. L'acide phénique n'aurait-il d'efficacité que contre la fièvre typhoïde, il faudrait élever des statues à Runge, qui l'a découvert, et bénir sa mémoire.

La fièvre typhoïde est le lieu d'action par excellence de l'acide phénique, et actuellement c'est la maladie pour laquelle il a le plus de peine à se faire accepter; on l'emploie, à force que nous l'avons préconisé, contre l'anthrax, contre les angines, contre la phtisie même. Mais à part quelques praticiens qui ont bien voulu ouvrir les yeux et constater les résultats de notre pratique, nulle part, sinon dans nos livres, l'acide phénique n'est mentionné au nombre des remèdes de la typhoïde. Serait-ce parce qu'il est le seul qui la guérit sûrement? Nous en sommes aujourd'hui, après que la nature parasitaire de ce mal n'est plus contestable (1),

---

(1) La fermentation typhoïque est *absolument analogue à la fermentation alcoolique.* Tant qu'il y a du sucre à transformer, la fermentation continue. Quand il y a excès de sucre, il se

à renouveler les protestations et les adjurations que
nous avons jadis prodiguées, sans jamais nous dégoûter
du métier de Cassandre, auquel sont condamnés tous
ceux qui ne font pas partie du collège des augures et
qui peuvent se regarder sans rire.

Nous écrivions en 1874 dans notre *Traité de l'Ac. ph.*
(Paris, Lemerre) :

« J'ai dit que l'application de l'Acide phénique au
traitement de la fièvre typhoïde m'a donné des résultats
admirables; le mot n'a rien d'exagéré : on en conviendra sans peine, quand j'aurai dit que, depuis la publication de la première édition de cet ouvrage, *je n'ai
pas perdu un seul typhoïque* (2). Il y a à Paris des médecins vérificateurs des décès qui font leur service fort
consciencieusement, — du moins ceux que je connais;
j'en appelle à leur témoignage ; qu'ils disent s'ils ont
constaté un seul décès, depuis sept ans, par suite d'une
fièvre typhoïde traitée par moi. « Mais, dira-t-on peut-
être, tout cela se réduit à une question de chiffres.
Combien de typhoïques avez-vous traités? » Il est vrai
que je n'en ai pas le chiffre exact; mais il ne manque
pas de médecins à Paris qui savent que ma pratique

---

produit des ptomaïnes assez fortes pour suspendre la fermentation : c'est ce qui arrive dans les vins doux sucrés. Mais que
l'alcool ou la ptomaïne disparaissent, la fermentation recommence : c'est ce qui se produit dans la typhoïde. L'élimination
qui a lieu pendant la convalescence occasionne des rechutes.

C'est ce que nous avions expressément indiqué au Congrès de
Genève en 1873; M. Bouchard, qui lut à ce Congrès un travail
sur la typhoïde mais dans un autre sens, s'est depuis rendu à
nos arguments. Pourquoi n'applique-t-il pas le traitement, au
lieu de s'ingénier à tourner autour?

(1) Je donnerai plus loin l'observation d'un seul cas ex-
ceptionnel, que j'ai vu depuis l'impression du texte de cet article, mais qui s'est produit dans des conditions telles, qu'il ne
saurait infirmer en rien l'affirmation générale que j'ai formulée.
(V. p. 751.) *Note du texte cité.*

est à peu près aussi étendue qu'elle puisse l'être, et qu'elle m'occupe exclusivement depuis le commencement jusqu'à la fin du jour, en fixant la fin du jour à une heure souvent fort avancée de la nuit. Or, comme je fais de la médecine générale, on admettra sans peine que je n'ai pas dû avoir moins de typhoïques à soigner que tous mes confrères dans une situation professionnelle analogue à la mienne. Eh bien, je le demande à ces confrères, en est-il un seul parmi eux qui n'ait pas perdu un seul typhoïque depuis sept ans? en est-il seulement un qui n'en ait pas perdu quelques-uns pendant l'épidémie typhoïque qui a sévi sur nous pendant le siège de Paris et qui a si cruellement frappé sur l'armée? Quant à nous, pas plus pendant l'épidémie qu'avant ou après, nous n'avons perdu, nous le répétons, un seul malade. »

Nous disions encore, page 741 du même livre :

« Pour compléter nos déclarations à ce sujet, sur lequel nous appelons toute l'attention de nos confrères et, au besoin, toute l'attention des malades ou de leurs familles, nous déclarons qu'ausi longtemps que notre médication héroïque ne sera pas suffisamment répandue, et malgré l'insuccès de nos déclarations passées, nous nous tiendrons à la disposition de nos confrères, pour appliquer cette médication avec eux, dans les cas qu'ils jugeront graves et même dans ceux qui pourraient leur paraître désespérés ; nous osons leur promettre que, même dans ces derniers, ils obtiendront des succès que nulle autre médication connue ne leur donnera. Nous ajouterons, avec douleur, que la déclaration que nous faisons ici, nous l'avions déjà faite pendant l'épidémie typhoïde mentionnée ci-dessus et que pas un confrère n'a fait appel à notre concours, assurément bien désintéressé. N'importe; quoique le mot soit d'un roi, nous le répétons : *Fais ce que dois, advienne que pourra.* »

Ces lignes ont encore toute leur actualité. Il ne nous reste qu'une espérance, qui est de voir inventer le traitement phéniqué de la fièvre typhoïde par quelqu'un de ceux qui ont le privilège d'être écoutés des académies. Quant à moi, après avoir adressé en octobre 1865 à l'Académie des Sciences un ouvrage intitulé : *Emploi de l'acide phénique en médecine* et contenant les observations de six cas de fièvre typhoïde guéris par l'acide phénique ; après avoir, le 27 juin 1870, adressé à la même Académie des Sciences un nouveau mémoire, intitulé : *Traitement de la fièvre typhoïde par l'acide phénique*, j'ai eu le courage de demander au baron Larrey, chef du service de santé militaire pendant le siège, de me donner un service de typhoïdes. Le baron Larrey me répondit invinciblement (1) « qu'il ne pouvait imposer à aucun médecin l'usage de l'acide phénique, » comme l'accusé en cour d'assises répondant au président, chaque fois qu'il lui demandait son nom : « Merci, monsieur le Président, l'appétit n'est pas mauvaise. »

N'ayant pas encore trouvé dans les emplois de l'acide phénique le moyen de guérir les surdités de cette espèce, c'est au public, aux malades et aux praticiens sans simarre que nous recommandons aujourd'hui notre traitement de la fièvre typhoïde. Nous les prions de lire les observations de ceux de nos confrères qui, ayant suivi notre exemple, et ils sont nombreux, ont bien voulu nous en faire connaître les résultats, notamment la communication du Dr Bonnefoy de Langon, qui écrivait le 4 décembre 1874 à l'Académie de Médecine et à la *Gazette des Hôpitaux* une lettre terminée par ces mots : « avec l'Ac. ph. je suis encore

---

(1) Lettres publiées dans notre *Traité*, 1874. V. *Pièces justificatives*.

à attendre un insuccès dans la fièvre typhoïde confirmée (1). »

Symptômes. —D'ordinaire le mal s'annonce par de la fatigue, des douleurs vagues, de la céphalalgie nocturne, des saignements de nez.

Quand le mal se déclare, hémorragies fréquentes, pertes de l'appétit, diarrhée, *douleur violente de la tête, insomnie* complète et vertiges. Langue pâteuse. *Fièvre continue* et chaleur plus forte le soir ; température atteignant 40° le 6e jour. Ces symptômes réunis chez un sujet jeune, récemment dépaysé, subissant des influences nouvelles de climat et de régime, sont presque toujours décisifs.

Apparition de *taches lenticulaires*, de couleur rosée, un peu saillantes, disparaissant un moment à la pression et durant jusqu'à 6 jours sur le ventre et sur la poitrine. Ce symptôme peut manquer. Gargouillements dans la fosse iliaque droite. Délire pendant la nuit, stupeur pendant le jour, carphologie (mouvement de carde). Rate gonflée. Pouls fréquent et *température élevée*. Langue sèche, fendillée, enduit à la gorge. Selles jaunâtres involontaires. Râles et respiration pénible. Urines foncées, parfois supprimées.

A la période de déclin (vers le 30e jour dans le cours ordinaire), la température est abaissée le matin et décroît progressivement. Retour du sommeil, diarrhée supprimée, pouls moins fréquent.

Quand commence la convalescence, il y a parfois une légère reprise de fièvre pendant quelques jours. La faiblesse est extrême, les fonctions cérébrales sont parfois profondément et pour longtemps altérées.

Les débuts peuvent souvent revêtir des formes particulières : pneumonie, angine catarrhale, diarrhée.

Parfois l'abattement est extrême dès les premiers symptômes, la diarrhée abondante, le pouls faible, la stupeur constante : la faiblesse domine (forme *adynamique)* ; quelquefois les symptômes ordinaires sont peu manifestes et la fièvre s'exaspérant par moments est accompagnée de sueurs très abondantes.

L'hémorragie peut être générale.

La fièvre au début peut prendre un caractère *intermittent* pour devenir *rémittente* ensuite. M. Baretti dit d'ailleurs qu'on trouve toujours dans la typhoïde une intermittence qui a lieu la nuit.

(1) Lire ce travail dans le n° 25 de la *Méd. des Ferments.*

D'autres fois l'agitation et le délire sont extrêmes dès le début; les tendons et les muscles ont des soubresauts et des convulsions; le *désordre* des fonctions a fait appeler cette forme *ataxique*. C'est la *fièvre maligne*, souvent et rapidement mortelle.

Quant aux complications qui peuvent survenir dans le cours de la fièvre typhoïde *traitée par les moyens ordinaires* ou à sa suite, sans parler des rechutes fréquentes pendant la convalescence, elles sont en nombre infini : érosions et ulcérations du larynx, angine simple, muguet, catarrhe bronchique avec congestion pulmonaire, pneumonie vers la fin de la maladie; affaiblissement du muscle cardiaque amenant le collapsus ; albuminurie, inflammation du rein, ulcérations stomacales, hémorragies intestinales *(melœna)*, péritonite, rupture de l'intestin, hydropisies, etc.

Tous ces symptômes sont *absolument modifiés* par le *traitement phéniqué* ; la convalescence commence au bout de 15 ou 17 jours, les complications sont écartées, la reprise des forces est tellement rapide, que les médecins qui ne voient les malades qu'à la convalescence ne *veulent pas croire* qu'ils relèvent de fièvre typhoïde.

Traitement. — Nous nous sommes occupé bien souvent et bien longuement du traitement de la typhoïde dans nos *Traités* de 1865, de 1874, et surtout dans les n°s 2, 7, 8, 9, 12, 15, 18, 21, 23, 24, 25, 31 du journal la *Méd. des Ferments*. Nous devons cependant le résumer ici.

La température indique ici, exactement comme dans une cuvée de vin ou de bière, l'*état réel* de la fermentation, c'est-à-dire de l'altération par le microbe typhoïque. Le thermomètre est donc indispensable : avec lui le traitement est presque mathématique et l'on peut espérer, non pas guérir tous les malades, à tous les degrés, mais obtenir des guérisons dans des proportions inconnues jusqu'ici.

Ce traitement consiste, comme dans toutes les maladies à ferments, à faire boire du sirop d'*Ac. ph.* pur ou dans de l'eau comme tisane, et à donner tous les deux jours un peu d'*huile de ricin* (de 10 à 15 grammes).

On débute par 4 cuillerées à soupe de sirop en 24 heures et en 4 fois, dans du lait, de la tisane ou de l'eau. Si les phénomènes cérébraux prédominent, il faut aussitôt recourir au sirop de *Phén. amm.* et porter la dose de ces deux sirops à 8 et même 10 cuillerées en 24 heures. On évitera ainsi des *rechutes* et les plaies consécutives du sacrum ou des hanches. Pour plus de certitude encore, laver tous les jours ces parties avec un peu d'eau et un dixième de *Glyco-ph.*, sécher avec de l'amidon, et, si elles rougissent, mettre le malade sur le côté pendant quelque temps et le coucher sur un linge plucheux imbibé de *Vitell. ph.*

Dans le traitement par l'*Ac. ph.*, l'amélioration commence d'ordinaire du dix-septième au dix-neuvième jour; la convalescence est rapide, et surtout elle est sans rechute, si l'on est prudent.

On comprend qu'il est impossible d'employer dans toutes ces maladies un acide phénique pris au hasard, aussi bien que des sirops, *phéniqués* ou non, qui contiennent de l'opium ou un calmant quelconque : une dose aussi élevée de ces sirops pourrait devenir dangereuse. Notre prescription ne s'applique qu'aux sirops titrés et dosés par nous, les seuls de la pureté desquels nous puissions répondre.

Voici la marche *rigoureuse* que nous prescrivons : Dès que le diagnostic est difficile à porter et que le malade traîne depuis plusieurs jours, surtout s'il se plaint de la tête, s'il dort mal, s'il saigne du nez et s'il a de la fièvre continue, aussitôt il faut introduire un thermomètre médical dans l'anus, et si la température s'élève à 39°, il est probable que l'on a affaire à une fièvre typhoïde. On doit alors immédiatement commencer le traitement ci-dessus indiqué par les boissons. Il faut prendre la température 2 fois et même 3 fois par jour. Dès que cette température s'élève à

39° 5′, administrer des lavements frais, guimauve ou mucilagineux, dans lesquels on ajoute progressivement de une demi à deux cuill. à café de *Glyco-ph.* en tâtant la susceptibilité du malade, et mieux encore une cuillerée à soupe de la *sol. diab. Iodo-ph.* Il faut en même temps pratiquer deux fois par jour des inj. hyp. de 100 gouttes chacune de notre sol. d'*Ac. ph.*; si la température s'élève à 40° 5′, on fera deux inj. de 100 gouttes au *Phén. amm.* en quelques heures ; au-dessus de 41°, il faut donner un bain frais à 27° de la durée d'un quart d'heure. Il est important de ne pas donner de bains trop froids, car le malade pourrait ne pas se réchauffer rapidement et avoir une congestion. Si la température ne baisse pas, on renouvelle le bain. Aux approches et au-dessous de 41°, les lavements frais et les lavages rapides à l'eau fraîche suffisent. Ne pas oublier l'huile de ricin dans du bouillon dégraissé chaque deuxième jour. Il peut être utile d'appliquer sur le ventre une couche de *collodion élastique* que l'on renouvelle chaque troisième ou quatrième jour.

Il ne faut jamais hésiter à se servir de nos injections, car nos liquides, bien titrés et purs, ne produisent jamais d'abcès. Le Dr Lenourichel, ayant été forcé de donner plus de 60 injections à un malade atteint d'une fièvre typhoïde ataxique des plus graves, l'a sauvé sans éprouver aucun accident (1) (V. *Méd. des Ferments*, n° 7).

Voici, du reste, quelques extraits d'une lettre déjà ancienne, qui convaincra nos confrères les plus prudents et même les plus incrédules, ou les engagera pour le moins à essayer :

---

(1) L'un de mes guéris d'accidents de poitrine a dépassé le nombre de 800 piqûres de 100 gouttes chacune.

A M. le Rédacteur en chef de la *Gazette des Hôpitaux*.

Langon, 4 décembre 1876.

Monsieur et honoré Confrère,

En présence de l'épidémie de fièvre typhoïde qui règne à Paris depuis près de trois mois, je crois de mon devoir de faire connaître les résultats que j'ai obtenus par la méthode du Dr Déclat, méthode dont il n'est nulle part fait mention, malgré les nombreuses publications de M. le Dr Déclat lui-même et d'un grand nombre de ses adeptes. . . . .

. . . .

. . . Ce traitement est d'une innocuité parfaite et le résultat en est presque infaillible : je veux parler de la méthode des injections sous-cutanées d'acide phénique et de phénate d'ammoniaque.

« *Je déclare hautement que, depuis deux ans que j'emploie uniquement ce mode de traitement dans la fièvre typhoïde, je n'ai pas eu un seul décès à enregistrer ; même dans les cas les plus graves et les plus désespérés, la guérison a toujours été la règle. Appliqué au début, ce traitement est le seul capable de juguler la maladie.*

» Le traitement du Dr Déclat est, du reste, en parfaite concordance avec les idées généralement admises aujourd'hui sur les causes de la fièvre typhoïde.

» Je n'ai pu, à mon grand regret, recueillir toutes les observations de fièvres typhoïdes traitées par la méthode Déclat ; les exigences professionnelles me laissent peu de loisir, mais en consultant mes notes éparses, je trouve seize cas graves traités par les injections sous-cutanées et par les antiferments, et tous suivis de guérison.

» Aussi, c'est plein de confiance que je dis à tous mes confrères : *Essayez et comme moi vous serez convaincus.*

» Veuillez agréer, monsieur et honoré Confrère, l'assurance de mes meilleurs sentiments.

» D. BONNEFOY ».

Fissures à l'anus. — Constipation, souffrances au moment de la défécation et surtout quelques instants après ; douleur croissante et sensation de fer rouge, puis diminution, jusqu'à la garde-robe suivante. Les malades, pour éviter cette souffrance, retardent le moment d'aller à la selle et arrivent à se priver d'aliments. Hypochondrie consécutive et même cachexie. A l'examen les crevasses sont parfois peu apparentes quoique très douloureuses.

Traitement. — Cette affection résiste à tous les traitements ordinaires, ce qui avait conduit Récamier à la
terrible méthode de la déchirure par la dilatation forcée
de l'anus, et Maisonneuve à la dilatation digitale. Cette
dernière pratique vaut mieux que toute autre, mieux
surtout que le bistouri et les cautérisations au nitrate
d'argent qui sont également à proscrire. Nous guéris-
sons les fissures quand elles sont apparentes, en les
touchant le premier jour au pinceau avec le mélange
glyco-iodé, et en y appliquant ensuite à demeure une
mèche de charpie fine et sèche. Pendant les deux ou
trois jours suivants, renouveler seulement le pansement avec la mèche imbibée de *Vitell. phén.*, dans les
cas plus graves, avec la pommade de *Montecristo*. Reprendre ensuite la cautérisation au pinceau. D'ordinaire la cicatrisation a lieu à la troisième ou quatrième.
Pour éviter les récidives, continuer l'usage de la
pommade plusieurs semaines après la cessation des
douleurs.

Provoquer les garde-robes au moyen de lavements
réguliers avec 30—60 gr. de *glycérine* additionnée d'une
cuill. à café de *Glyco-ph.* Aussitôt après la défécation,
lavement mucilagineux avec addition de *Glyco-ph.*
Lavages prolongés à l'extérieur avec eau *glyco-phén.*
ou additionnée d'*Eau antisept.* Pansement à la *Vitell.
phén.*

Fistules. — 1° *Lacrymale*. Conséquence d'une maladie du
canal lacrymal, suite de blépharite, de conjonctivite, présence
d'un corps étranger. Les larmes ne passent plus par le canal
lacrymal quand le renflement est gagné par l'inflammation et
qu'il y a suppuration dans ce renflement ou sac.

Traitement. — On évitera cette suppuration et les
opérations si l'on peut, dès le début, faire pénétrer,
avec une canule à bec mousse et courbe, la sol. *Iodo-
ph.* dans le canal lacrymal, une ou deux fois par jour,

jusqu'à ce que le liquide cesse de refluer et passe librement par les fosses nasales. Pousser l'injection avec lenteur et précaution pour éviter les dilatations forcées et l'irritation consécutive. L'oblitération commençant d'ordinaire par l'entrée palpébrale, faire pénétrer dès la première menace d'inflammation, dans l'angle de l'œil quelques gouttes d'*Eau antiseptique*, qui a un puissant effet sur les conjonctivites et les inflammations des yeux.

Combattre l'anémie ou la scrofule par les reconstituants (V. *Scrofule, Phtisie, Anémie*).

2° *Anale*. — Injecter dans le trajet fistuleux la sol. *Iodo-ph.*, y ajouter peu à peu du *Glyco-ph.* pour arriver au besoin à injecter du *Glyco-ph.* pur.

Traitement interne (V. *Hémorroïdes*). — Lavements avant la garde-robe et surtout après, avec addition de *Glyco-ph.* ou de sol. *Iodo-ph.*

Le Dr Malgat, de Nice, et moi avons guéri ainsi plusieurs fistules anales *sans opération*.

Fleurs blanches et blennorrhée. — Maladie symptomatique d'un état morbide général ou local. Avant, mais plus souvent après les règles chez les femmes lymphatiques ou souffrant de l'estomac, écoulement tantôt semblable à du blanc d'œuf, tantôt muco-purulent.

Traitement. — A la suite d'un examen et d'une analyse des urines, où se révèle souvent la présence du sucre, injections profondes décrites à l'article *Métrite*.

Nous recommandons ces injections médicinales non seulement à titre de traitement, mais encore à titre de préservatif. Nulle partie du corps de la femme n'étant aussi sujette à des désordres de toute nature, les soins prophylactiques sont indispensables. En plein état de santé, une cuillerée de *Glyco-ph.* dans un litre d'eau

12

chaude en injection profonde entretient la fermeté des
muqueuses, empêche la formation des granulations qui
résultent d'une position vicieuse de l'utérus ou des
sécrétions âcres qui baignent le col. Cette injection
peut se prendre pendant, mais surtout après les règles.
Elle suffit d'ordinaire pour faire cesser les démangeaisons. Si cette incommodité résiste même à l'usage d'un
liquide un peu plus concentré, on y ajoutera un peu
d'*Eau antiseptique* ou de la poudre de *Sulf. de zinc* ou
d'*alun*.

Folie. — La folie et le ramollissement sont dus probablement à un microbe spécial qui agit sur la pulpe cérébrale. Nous
avons eu trois fois l'occasion d'appliquer notre traitement et
deux fois nous en avons eu de bons résultats.

Traitement. — Sirop de *Phén. amm.*; inj. hyp. d'*Iodo-
ph.* Cette maladie, étant héréditaire, n'est pas produite seulement par l'analogie du bouillon de culture.
Il faut encore qu'il y ait un microbe agissant dans ce
milieu préparé. Il est donc prudent de mettre ceux
qui ont à craindre les effets d'une hérédité sous
l'influence constante des antiseptiques (V. *Cancer,
Phtisie*, etc.).

Gale. — (V. *Sarcopte*.)

Ganglions. — Entrelacement de petits vaisseaux lymphatiques et de filets nerveux formé aux points où ces plexus se
croisent, d'où ganglions *nerveux* et ganglions *lymphatiques*. La
principale fonction des ganglions est d'arrêter au moins momentanément les corps nuisibles entraînés par l'aspiration générale, conséquence de la respiration et des battements du cœur.
Cet arrêt empêche l'empoisonnement d'être trop rapide, mais
les centres ganglionnaires deviennent facilement des réceptacles
où s'accumulent particulièrement les microbes et d'où il est
difficile de les déloger. Ils y séjournent, comme dans la syphilis,
et, au bout de plusieurs années, rentrent dans la circulation et
produisent des accidents nouveaux. Il en est de même pour la
fièvre. C'est par les tubes nerveux qu'a lieu l'aspiration du

microbe rabique, que les ganglions retiennent, retardant parfois longtemps son invasion dans les centres où il produit les accidents qui constituent la rage.

Traitement. — Le seul moyen efficace d'agir sur les affections ganglionnaires consécutives consiste dans les injections hypodermiques de diverse nature faites sur les trajets des lymphatiques. Mais quand les lymphatiques s'enflamment, les ganglions s'isolent, d'où la difficulté de combattre les affections ganglionnaires strumeuses par exemple.

Gangrène. — Modification d'une partie molle par extinction de toute action organique; putréfaction consécutive.

Gangrène des plaies. — D'ordinaire cessation de la douleur, diminution de la tuméfaction et de la chaleur, coloration brune et violacée; prostration, froid général. — Suppuration sanieuse des parties voisines, escarre fétide sur la partie malade et chute de cette escarre qui limite le mal. Si cette limitation n'a pas lieu, la gangrène gagne de proche en proche les tissus voisins, les éléments en sont résorbés et produisent la mort par empoisonnement général. Quand la partie mortifiée n'est pas pénétrée de liquides, elle se dessèche (Gangrène *sèche*).

C'est le 30 novembre 1861 dans un cas de gangrène consécutive à une fracture de la colonne vertébrale que j'appliquai pour la première fois l'acide phénique à cette maladie en présence de MM. Gros et Maisonneuve. En moins de vingt-quatre heures l'odeur avait disparu, les parties molles cessèrent de se désorganiser, et la mort par décomposition fut épargnée au malade.

C'est à partir de ce moment, surtout à partir de 1862, que le docteur Maisonneuve, qui ne connaissait pas auparavant même de nom l'acide phénique, l'appliqua avec un succès constant dans son service à l'Hôtel-Dieu. Sept ans plus tard, M. Lister, armé de mon livre, *inventait*, à Edimbourg, les pansements phéniqués pour lesquels, en 1880, il recevait, d'une commission française, contrairement aux règlements, le prix Boudet pour lequel il n'avait pas concouru. M. Lister, il est vrai, n'a jamais écrit qu'il fût l'initiateur de l'antisepsie, mais il l'a laissé dire et écrire.

Traitement. — 1° *Gangrène humide.* Pour empêcher la résorption putride, inj. hyp. réitérées d'*Ac. ph.* et *d'Iodo-ph.* Ne pas se servir de la même aiguille pour les tissus sains et pour les tissus malades. Dans ces derniers injecter du *Glyco-ph.* pur. Recouvrir toute la partie gangrenée de *Vitell. double* (4 cuill. *Glyco-ph.*, 2 d'*huile*). Boissons phéniquées constantes, de 5 à 10 cuill. dans du lait par 24 heures. *Pulvérisations* répétées à l'eau *glyco-phén.*, avec addition d'*Eau antiseptique*. La gangrène humide se forme souvent autour des anthrax chez les diabétiques. Insister sur les *pulvérisations*, pansements à la *Vitell. ph.*, cautérisations au pinceau avec le mélange *glyco-iodé*.

2° *Gangrène sèche.* Fréquente chez les diabétiques, elle est à traiter par les sol. diab. d'*Ac. ph.*, d'*Iodo-ph.* et de *Sulfo-ph.* Quand elle est due à une embolie, inj. hyp. à la fesse et au ventre avec le *Phén. amm.*, mais ne faire au membre gangrené, au-dessous du siège présumé de l'embolie, que des inj. hyp. d'*Ac. ph.*

Nous proscrivons en général et surtout dans le cas présent l'usage des *ouates* prétendues *phéniquées*. Ce qu'elles gardent de l'Ac. phén. ne peut qu'être impur, parce qu'il s'évapore et s'altère très vite au contact de l'air et de l'humidité. Nous avons assez souvent insisté sur la nécessité absolue de n'employer que de l'Ac. phénique *parfaitement pur* pour que nos lecteurs soient persuadés du danger de la plupart des préparations où il est employé sans les précautions indispensables.

Gangrène de la bouche ou *Noma.* — Muqueuse de la joue violacée ; phlyctène et à la suite, ulcération grisâtre qui gagne en profondeur et en surface. Haleine fétide. Du troisième au septième jour, formation d'un noyau induré ; œdème de la lèvre et de la joue, dont la peau devient luisante et violacée. Le sphacèle, après avoir envahi la joue dans toute son épaisseur, peut atteindre les lèvres, le nez, les paupières. Nécrose des os. Parfois diffusion de la gangrène, qui atteint le pharynx, le poumon et jusqu'aux extrémités des membres. Alors fièvre intense, diarrhée, amaigrissement, mort.

Traitement. — C'est ici que triomphe la puissance de la méthode antiseptique et que se montre l'inanité de tous les autres moyens.

Lavages et *pulvérisations* avec eau chaude 80 gr., *Glyco-ph.* 20 gr., *teinture d'iode* 2 gr. Pansement à la *Vitell. ph.*; pour les parties résistantes, pansement avec *Ac. Salicyl.*, *Salicyl. de zinc* ou *cristaux d'Ac. ph.* ou *Poudre antiseptique* (mélange de *chlorate de potasse* et d'*Acide salicyl.*). Chaque jour une inj. hyp. d'*Ac. ph.* et une d'*Iodo-ph.* Régime général essentiellement tonique : sang, lait phéniqué, jaunes d'œuf. Dès que l'amélioration se montre, remplacer le sirop d'*Ac. ph.* par le *Sulfo-ph.* en cure. Plus tard rétablir les forces par *quinquina*, élixir *Phos. amm.* et *Phéno-fer.*

Gastralgie. — Névralgie du grand sympathique et du pneumo-gastrique fréquente dans la dyspepsie, l'anémie, et intimement liée à la goutte, aux fièvres paludéennes, etc. Douleurs d'estomac, quelquefois annoncées par une sensation de brûlure et des éructations. Elles se limitent à l'estomac ou se répandent jusque dans le dos, aux côtés de la poitrine, au ventre, aux reins, aux aines.

La douleur vive localisée à l'épigastre prend le nom de *cardialgie.*

Traitement. — Nous proscrivons absolument les injections de *morphine*, parce qu'il n'y a pas de maladie qui prédispose davantage au morphinisme. C'est le seul point du traitement classique que nous ne puissions adopter : *sachets de glace* sur l'estomac, *valériane*, *bromure de potassium*, *opium*, *hydrothérapie*, tous ces moyens peuvent avoir leur utilité. Nous conseillons cependant avant tout le sirop *Sulfo-ph*, en cure. S'il est mal supporté après trois jours d'essai, y substituer le sirop d'*Ac. ph.* simple pris également en cure,

un quart d'heure avant le repas. A quelque moment
que survienne la douleur, 1 cuill. de sirop *Phén. amm.*
de quart en quart d'heure jusqu'à cessation. S'il y a
anémie, *Phéno-fer* 2 fois par jour au repas ou élixir
Phos. amm. Si ce médicament réussit, en continuer
l'usage pendant deux mois, pour fournir à la constitution les éléments phosphatés qui lui manquaient.
Toute la nuit maintenir au creux de l'estomac de
l'ouate imbibée d'huile *glyco-phén.* ou de *Vitell.*
Massage tous les jours le long de la colonne vertébrale avec le même mélange. Enfin prendre au principal
repas un paquet stimulant-laxatif (V. *Form.*).

Gastrite. — *Aiguë.* Sensation douloureuse à l'épigastre;
vomissements fréquents, glaireux et bilieux; langue rouge et
pointue, bouche sèche ou pâteuse.

— *Chronique :* Inappétence, éructations, ballonnement constants ; constipation opiniâtre ; induration stomacale perceptible
au toucher, ou dilatation révélée à la percussion par le son
tympanique ; dépérissement, marasme, tristesse, irascibilité.
Peut marquer le début du cancer.

Traitement. — Sirop d'*Ac. ph.* un quart d'heure avant
chaque repas, de manière à modifier les ferments d'ordinaire attachés aux parois de la muqueuse. Dans
l'état aigu, s'il y a persistance de la douleur, sirop de
Phén. amm., trois fois par jour. Dans les cas chroniques, quand il y a flatulence, dilatation de l'estomac,
sirop *Sulfo-ph.* deux fois par jour, sirop d'*Ac. ph.* le
matin seulement.

A l'un des repas, donner un paquet stimulant-laxatif (V. *Form.*). Garde-robe tous les jours à des heures
régulières, habitude *indispensable.*

Gencives. — La salive contient un grand nombre de
microbes, les uns utiles, les autres pouvant devenir dangereux
v. *Pneumonie).* Ce liquide modifié peut déposer sur les dents
un sel terreux *(tartre des dents)* qui écarte le bord de la gen-

cive de la partie osseuse. Le dépôt s'épaississant finit par
déchausser la dent, qui s'ébranle et tombe saine.

Traitement. — Assainir la bouche et la salive par de
fréquentes lotions à l'eau tiède additionnée de *Glyco-ph.*
Cet usage cautérise les gencives, modifie la salive et
empêche la production trop abondante du tartre. Il
donne ainsi de la fraîcheur à l'haleine. Nous rappelons
(V. *Carie*) qu'employé pur le *Glyco-ph.* arrête instantanément les douleurs.

Le mélange *glyco-iodé* mis légèrement au pinceau sur
le bord des gencives ulcérées est un antiseptique
précieux.

Gerçures, Fissures, Rhagades.

1º *Gerçures du sein.* Ces gerçures servent de porte
d'entrée aux microbes. Avant l'accouchement, prépa-
-rer le sein (1). Pendant l'allaitement, chaque fois que
la mère a donné le sein, laver le bouton à l'eau *glyco-
phén.* A la moindre apparence de rougeur appliquer
la *Vitell. ph.*

2º *Gerçures des mains.* Savon au *Sulfo-ph.* La nuit,
Vitell. ph. et mettre des gants sur le pansement.
Diathèse à combattre par une cure au *Sulfo-ph.*

3º *Rhagades* (V. *Fissures à l'anus*).

Gland (inflammation du), balanite. — Inflamma-
tion de la muqueuse interne du prépuce avec suintement de
pus ou de muco-pus. Peut être causée, chez les personnes
dont l'orifice préputial est étroit *(phimosis)*, par la matière
sébacée, plus souvent par l'irritation qui suit le coït, la masturbation, les efforts faits pour découvrir le gland. Il arrive,
quand ces efforts ont réussi, que le prépuce ne peut plus
franchir le rebord inférieur du gland *(paraphimosis)*. Peut provenir plus souvent du contact du liquide leucorrhéique ou

_____

(1) V. notre *Hygiène des nouveau-nés*, 8º.

menstruel. Souvent consécutive à la blennorragie. Les diabétiques y sont très sujets, et un phimosis peut quelquefois faire
diagnostiquer un diabète : gland rouge, violacé par places,
rebord extérieur du prépuce épaissi et fendillé.

Traitement. — A diriger selon les causes. Bains locaux
et lotions à la guimauve légèrement *glyco-phén.* Si l'on
peut, découvrir le gland, et l'entourer de charpie sau-
poudrée d'amidon ou imbibée d'huile *glyco-phén* (1 cuill.
Glyco-ph., 4 cuill. d'huile).

Glandes (engorgement des), bubon (V. *Adénite*). —

L'engorgement des glandes est consécutif à une diathèse, à une
suppuration quelconque d'un membre. Se produit sur le trajet
des vaisseaux absorbants, fréquemment aux aisselles, au cou,
surtout aux aines. En ce point le bubon est souvent consécutif
à un chancre induré ; alors il reste dur lui-même et n'a pas de
tendance à suppurer.

Le bubon sympathique est consécutif aux ulcérations du
gland, du prépuce, de l'urètre, de la peau des membres et du
pied.

Traitement. — Guérison de la plaie ou ulcère. Si le
bubon est d'origine syphilitique, traitement mercuriel.
S'il doit suppurer, faire pénétrer une aiguille de volume
moyen dans le centre en suppuration, le vider par
aspiration et injecter dans le milieu suppurant quelques gouttes d'*Iodo-ph.* Pour le traitement général,
V. *Scrofules, Syphilis.*

Goître. —

Grosseur du cou, provenant de causes diverses,
héréditaires ou locales, résultant souvent de l'action d'un microbe qui ne vit que dans certaines eaux d'ordinaire froides,
neigeuses. Parfois occasionné par des kystes du corps thyroïde.
Un goître petit et dur se place parfois sous le médiastin et peut
causer l'étouffement.

Traitement. — Les goîtres de certains pays guérissent au moyen de préparations iodées. L'*Iodo-ph.* pris
à l'intérieur à réussi contre les goîtres de San-Salvador. D'autres y sont rebelles. Nous avons soigné

une goîtreuse dont la mère était morte étouffée par le goître, et nous l'avons guérie au moyen d'injections d'*Iodo-ph.* faites dans la tumeur. A ce moyen l'on peut joindre les frictions et l'ouate avec l'huile *glyco-phén.*

Dans les cas de goître dû aux kystes du corps thyroïde, nous avons ponctionné le kyste, dilaté l'ouverture de la ponction avec la *laminaria digitata*, fixé l'ouverture par un clou troué et injecté dans le kyste de la sol. diab. *Iodo-ph.* pure, jusqu'au jour où la cicatrisation s'est faite du fond à la surface et où la guérison a été complète. D'ordinaire on emploie la pommade à l'*Iodure de potassium*, ou à l'*Iod. de plomb*, et l'on fait prendre de l'*Iod. de potassium* à la dose de 0.25 à 0.50 centigr. tous les matins en mangeant. On fait porter aussi en sachet de la poudre composée de chlorhydrate d'amm. 3 gr., chaux éteinte 15 gr., farine de tan 15 gr., à renouveler tous les huit jours. On a conseillé aussi l'usage d'un sel de cuisine *ioduré* à la place du sel ordinaire, ou d'une goutte de *teinture d'iode* dans un peu d'eau prise au repas.

Goître exophtalmique. — Regard étrange, saillie des yeux ; troubles cardiaques, tremblement des membres supérieurs, surtout des doigts ; insomnies, irascibilité.

Traitement. — *Bromure de potassium* ; *macération* de *digitale* sucrée avec sirop d'*Ac. ph.* (V. *Form.*) Inj. hyp. d'*Iodo-ph. Phéno-fer.* Au moment des troubles cardiaques, *Phén. amm.*

Gourmes, — Croûtes de lait au visage et au cuir chevelu (V. *Impetigo*).

Traitement. — *Pulvérisations* d'eau chaude *iodo-phén.* au 5° ; *Eau de Montecristo* sur les parties peu vives, cataplasmes de fécule légèrement *glyco-phén.* pour faire tomber les coûtes. *Vitell. faible.* Traitement général:

Goutte. — Incontestablement microbienne, puisqu'elle est héréditaire; la prédisposition du bouillon de culture ne suffit pas à l'explication de l'hérédité; le ferment n'est pas encore isolé. *Goutte régulière* — s'entend de celle qui se fixe dans les articulations. *Goutte irrégulière* — s'entend de celle qui frappe les viscères, ou qui reste larvée; la *goutte articulaire* est la plus commune. Dans le jeune âge elle produit les migraines, plus tard elle prédispose aux maladies de la peau, à l'asthme, aux coliques hépatiques, néphrétiques, aux anthrax, aux hémorroïdes, à certains troubles de l'estomac et des fonctions cérébrales; vue fatiguée au travail, vertiges. La goutte régulière apparaît vers 35 à 40 ans; elle éclate presque toujours pendant la nuit; douleurs atroces qui se localisent d'ordinaire à l'orteil, diminuent le jour, augmentent la nuit, *signe d'action microbienne comme dans la gale ou la syphilis.* Pendant 7 à 8 jours articulation rougie et tuméfiée; température diurne 38 à 39°, le soir et la nuit vers 2 h^{res} 40 à 40,5; excès d'acide urique que l'on retrouve dans le sang et surtout dans les urines. Après les accès, les articulations restent sensibles; marche longtemps difficile, mais santé générale meilleure qu'avant. Souvent l'attaque se déplace de l'orteil à l'articulation du pied, du coude, du genou, du poignet; à chaque déplacement, retour de la fièvre goutteuse. Dans la vieillesse, accès plus longs et ne ramenant pas un retour net à la santé; déformations articulaires, dépôts (*tophus*) qui augmentent à chaque accès, percent la peau et produisent des plaies fistuleuses. Certains malades ont de la peine à se coucher sur le côté à cause de *petits* dépôts dans le pavillon des oreilles. Ces états facilitent l'éclosion d'autres ferments : du diabète, de l'albuminurie, etc. et des altérations diverses dans les organes atteints. L'accès articulaire peut s'arrêter subitement, alors la goutte se porte sur un organe (*goutte larvée*).

Dans la goutte *irrégulière*, les articulations sont rarement atteintes : l'action se transforme en migraine, en asthme, en coliques hépatiques et surtout en eczéma. Si la goutte affecté l'estomac, crampes très douloureuses, vomissements, sueurs froides et syncopes, coliques atroces. Quand elle attaque le cerveau, douleur de tête excessive, délire, convulsion, coma, angoisses analogues à celles de l'angine de poitrine; favorise l'ossification des artères (*athérome*) qui peut produire la véritable angine de poitrine. La goutte irrégulière est toujours dangereuse.

Traitement. — Les enfants des goutteux doivent être élevés au grand air, habitués à tous les exercices qui

facilitent la sueur, subir des frictions sèches au gant
de crin le soir avant le sommeil, manger peu, éviter
l'usage des corps gras et des sauces, boire de l'eau ou
du lait; peu de travail intellectuel prolongé, toujours
entrecoupé d'exercices ; les habituer à la marche mais
sans fatigue, leur donner fréquemment des phosphates
alcalins (élixir *Phos. amm.*), combattre toutes les formes
de fièvre éphémères ou graves avec le sirop au *Phén.
amm.* à doses répétées et proportionnées : une ½ cuillerée à café de 1 à 5 ans, une à café de 5 à 8 ans, une
à soupe de 8 à 20 ans, chaque heure ou 2me heure;
alterner avec l'alcoolature d'aconit de 1 à 5 gouttes
dans un verre d'eau que l'on sucre avec le *phénate
d'amm.* et que l'on donne en tisane et par gorgée; combattre les migraines (V. *Migraine*).

Quand l'accès survient, recourir à tous les moyens
intérieurs qui soulagent, mais n'intervenir avec les
spécifiques que vers la fin de l'accès. S'il se prolonge
ou s'il est trop douloureux, pendant toute sa durée,
employer de 3 à 6 cuillerées par jour de sirop
au *Phén. amm.* sous toutes les formes : pur, dans du
lait, dans les tisanes, etc. Recourir au salicylate de
soude de 2 à 6 gr.; essayer l'analgésine *(antipyrine
française)* à la dose de 2 à 4 gr. en 2 ou 4 fois, enfin
employer les préparations de semence de *colchique*, la
teinture de 5 à 8 gouttes 2 ou 3 fois par jour, ou l'extrait de 0,25 à 0,30 centigr. en 3 ou 6 pilules. D'autres préfèrent les pilules de Lartigues ou la liqueur La-
ville, etc.

Si l'accès se termine par l'usage seul du *phénate
d'amm.*, la santé revient promptement; les crises restent annuelles à moins que le traitement antiseptique
ne les recule à 18 mois. Si l'on coupe l'accès par des
pilules, par de la vératrine, du colchique, etc., les accès sont moins graves, mais ils se rapprochent et s'a-

cheminent vers les accès larvés et la goutte irrégulière.
Dans l'intervalle des accès, faire chaque 6 mois une
cure au *Sulfo-ph.* (v. *Form.*) et le reste du temps prendre le matin avec le 1er déjeuner liquide de 0.15 à 0.20
centigr. *Iod. de potassium* très pur dans un peu d'eau
pendant un mois ; le mois suivant manger très peu le
soir et boire en se mettant au lit une cuillerée de sirop au *Phén. amm.* contre les acides formés. Si l'on
ne peut supporter l'usage de l'iod. de potassium et arriver à sa tolérance (ce qui est regrettable, car c'est un
précieux médicament), on devra se limiter à l'usage
du *Phén. amm*, en alternant le sirop et la sol. diabétique.

Nourriture variée, peu abondante, repas fréquents
pour tromper l'appétit qui est excessif chez les goutteux ; boire de l'eau, faire de l'exercice modéré, sans
aller jusqu'à la fatigue : la marche est favorable en ce
qu'elle facilite la transpiration ; éviter le refroidissement, changer de flanelle avant de se reposer, porter
des bas de laine, se tenir le corps très libre.

Voici un supplément de traitement préventif que je
recommande aux goutteux : prendre tous les jours
après la garde-robe ¼ de lavement à garder d'eau de
son, de guimauve ou de farine de lin, y ajouter une
cuillerée à café seulement de *Glyco-ph.*, garder ce lavement 4 heures ; augmenter la dose de *Glyco-ph.* peu
à peu, jusqu'à ce que l'on éprouve de petits tressaille-
ments nerveux dans diverses parties du corps, et que
l'on rende des mucosités abondantes et épaisses. Ce
moyen dépuratif a de plus l'avantage de détruire la
constipation. Boire tous les jours une cuillerée à soupe
de glycérine au commencement d'un repas a réussi à
plusieurs goutteux de notre connaissance.

Granulations. — Irrégularités, élevures en forme de
grains qui se forment à la surface des membranes ; d'ordi-

naire consécutives à l'inflammation ou à la présence de corps
étrangers microbiens. Les granulations grises du poumon au
début de la phtisie produisent par leur évolution la phtisie aiguë; dans les séreuses du cerveau, elles amènent la méningite.
Au vagin, au col, elles sont très souvent consécutives aux inflammations, ainsi qu'à la gorge, où elles viennent quelquefois
à la suite des tubercules dans la phtisie laryngée.

Traitement. — A modifier suivant la cause et la localisation, mais toujours inj. hyp. d'*Ac. ph.* et d'*Iodo-ph.*
alternées; *huile de f. de m. phén.*, sirop *Iodo-ph.* puis
Sulfo-ph.; à l'état aigu, *Phén. amm.* à haute dose et
avec persévérance.

Traitement local. — Pulvérisations à l'eau chaude *glyco-
phén.*, attouchements au *mélange glyco-iodé.* Ne jamais
recourir au nitrate d'argent. Laisser, après la pulvérisation extérieure ou l'attouchement au pinceau, un petit
tampon de charpie imbibé de *Glyco-ph.* étendu d'eau. Si les
granulations sont volumineuses et tendent à s'ulcérer,
cautérisations avec cristaux d'*Ac. ph.*; *camphre phén.*,
iodoforme cristalisé dans l'*Ac. ph.*

Ce traitement peut alterner avec : *iod. de potassium*
pris en mangeant, à la dose de 0.10 à 0.15 centigr.
jusqu'à 15 ans, de 0.20 à 0.30 pour les adultes, surtout s'il y a eu des méningites ou des tuberculoses
dans la famille, ou si l'on a à traiter des enfants intel-
ligents, nerveux et à pupille très développée. Combattre l'hérédité (V. *Tuberculose*).

Gravelle. — Les sels que contiennent les urines sont peu
solubles, ils se condensent en partie lorsque l'urine se refroi-
dit en hiver. Ces sels peuvent se précipiter dans les reins, si
les urines sont rares ou si les sels sont trop abondants, comme
chez les goutteux. Cela constitue la *gravelle* et les calculs ré-
naux ou vésicaux. Leur émission est parfois excessivement
douloureuse dès qu'ils ont le volume d'un grain de sable, surtout si ce gravier est de forme anguleuse *(coliques néphrétiques)*. Les calculs qui s'enchatonnent dans le rein peuvent
entraîner des accidents mortels surtout par la production de

l'urémie (1). Les rhumatisants sont plus disposés que les autres à la gravelle; sans gravité lorsque les sables sont petits, elle peut occasionner des accidents graves dès que le sable fin se transforme en calcul.

Traitement. — Combattre surtout la cause; faire boire largement les personnes exposées à la gravelle, à moins qu'elles ne soient très grosses ; donner ¼ de verre de Vichy (St. Yorre, Célestins) 2 heures au moins après le repas et non en mangeant; diurétiques simples, sel de nitre, stigmates de maïs, queues de cerises, racine de petit houx, vins blancs ; saison à Contrexéville, Vittel ou Vichy.

En cas d'hématurie, les boissons doivent être sucrées avec le sirop d'*Ac. ph.* pour essayer de cicatriser aussitôt les écorchures faites au canal d'émission ou dans le foyer du calcul.

En cas de coliques néphrétiques très douloureuses, essayer l'analgésine en boisson ou mieux en inj. hyp. 1 gr. dans 100 gouttes de notre solution d'*Ac. ph.* Si la douleur ne peut être vaincue, c'est un des rares cas où nous pensons que le médecin est autorisé à pratiquer des injections de morphine.

Grenouillette. — Oblitération de l'orifice d'une glande sous-maxillaire salivaire (canal de Wharton). S'il survient un obstacle momentané et en même temps une excitation produisant de la salive, la distension augmente la stricture de l'orifice et produit une tumeur parfois très volumineuse sous la langue.

Traitement. — Cathétérisme, et s'il y a récidive, in-

_____

(1) Une jeune femme de nos amies, Mᵐᵉ R, venait d'échapper par le traitement antiseptique et les inj. hyp. à 3 poussées de récidive d'un cancer opéré du sein, lorsqu'elle nous a été enlevée en pleine santé et en 3 jours par le passage d'un calcul qui, par déchirure, a produit une urémie ressemblant à la fièvre jaune par les symptômes. (V. *Méd. des ferments* Nº 36.)

jection, avec une petite sonde coudée appliquée à notre seringue, d'*Ac. ph.* ou d'*Iodo-ph.* pour lavage. Si le cathétérisme est impossible et la douleur intensive, ponction au trocart et injections répétées.

Grippe. — Symptômes analogues à ceux de la bronchite, mais de cause absolument spécifique ; atteint les personnes sans cause apparente, même sans refroidissement. Due à un microbe spécial très contagieux.

Au début, affaissement, lassitude, douleurs de tête, crampes dans les membres, frissons, catarrhe des yeux, du nez, du pharynx, quelquefois seulement catarrhe laryngé, voix rauque, quintes de toux, fièvre intense le soir.

Epidémique, elle présente des symptômes particuliers propres à chaque invasion ; phénomènes bilieux, crampes et troubles intestinaux ; inflammations broncho-pulmonaires, pneumonies lobaires, hémorragies, septicémie (V. ce mot). A distinguer de la fièvre typhoïde, de la méningite et de la tuberculose aiguë.

Traitement. — Macération d'*ipéca* (V. *Form.*) par gorgées le matin, de quart d'heure en quart d'heure jusqu'à vomiturition ; à ce moment on prend une dose plus forte pour déterminer le vomissement facile et complet. On commence alors le traitement phéniqué.

Sirop d'*Ac. ph.* 3 à 5 f. par jour dans la tisane ou dans du lait ; sirop au *Phén. amm.* le soir et dans la nuit. Nous avons vu des grippes céder plus facilement au sirop d'*anacahuita* (V. *Form.*) qu'à tout autre traitement, surtout vers la fin de la maladie ; prendre ce sirop par cuillerée à café tous les quarts d'heure jusqu'à 10 fois de suite. Gargarismes et pulvérisations au *Glyco-ph.* (V. *Form.*) Rarement l'on est obligé de recourir aux injections sous-cutanées.

Grossesse. — Etat naturel qui ne nécessite que des mesures d'hygiène. (V. *Form.* au mot *Sages-femmes.*)

Dans les premiers mois, vomissements. Le matin, la femme enceinte doit prendre des aliments avant de lever la tête de son oreiller, car dès qu'elle change sa position utérine, les vomissements se produisent. S'ils ne sont pas excessifs, ne rien faire que modifier l'alimentation, en se souvenant qu'il faut nourrir l'être qui se forme et surtout éviter l'état d'anémie albumineuse qui prédispose à l'éclampsie ; le *Phén. amm.* est un médicament très utile contre les vomissements excessifs et surtout contre les rhumes des derniers mois de la grossesse. Ne jamais permettre à la sage-femme ni au médecin de s'assurer de l'état de grossesse sans avoir préalablement lavé leurs mains avec une eau rendue antiseptique, soit par le *Glyco-ph.*, soit par un savon au *Sulfo-ph.*; favoriser le développement du ventre et des seins, préparer les bouts de sein (V. notre *Hygiène des enfants nouveau-nés*, in-8º, Lemerre). Éviter la constipation.

Hématurie. — Pissement de sang ; peut être produit par plusieurs maladies des voies génito-urinaires, par l'écrasement du rein ; assez fréquent chez les enfants, qui en jouant appuient avec un genou sur le ventre de leur camarade renversé sur le dos ; peut être consécutif à une maladie générale ; endémique dans certains pays chauds : Brésil, Indes, Guadeloupe. Dans l'Inde, il est causé par des parasites de la famille des distomes.

Traitement. — La lésion traumatique du rein est toujours grave, la cicatrisation étant difficile ; les récidives sont fréquentes et dangereuses. Dans un cas d'écrasement, nous les avons arrêtées en trois jours au moyen d'inj. hyp. d'*Ac. ph.* chez un enfant que les traitements ordinaires n'avaient pas guéri, et chez lequel la cicatrisation paraît définitive. Nous conseillons, outre les injections, les boissons au sirop d'*Ac. ph.* et les lavements au *glyco-ph.* à raison d'une cuillerée à café par demi-litre d'eau. La dose de sirop d'*Ac. ph.* sera diminuée pour les enfants. Dans tous les cas, il faut faire boire beaucoup pour entraîner le sang qui pourrait faire des caillots oblitérants dans la vessie, et tenir le corps très libre. Traiter la cause : si la maladie est équatoriale, changer de climat, monter à une altitude de 200 mètres et donner du sirop ou des inj. hyp. d'*Ac. ph.* pour combattre la cause microbienne. Dans les pays où l'on peut redouter le distrome ou le strongle, s'en préserver en buvant de l'eau filtrée ou cuite. Dans l'hémoglobinurie, donner le *Phén. amm.* pendant l'état aigu, et les inj. hyp. d'*Ac. ph.* et d'*Iodo-ph.* ensuite.

Hémorragie. — Suite de blessures ou spontanée : par la bouche, rejet du sang qui vient ou des fosses nasales, des voies respiratoires, ou de l'estomac ; par le nez, est rarement grave, si ce n'est lorsqu'elle est consécutive à une altération du sang ; par le vagin, exagération d'un écoulement naturel ; consécutive à l'accouchement ou à la présence d'une tumeur ou d'un polype inséré dans le canal utérin ; par l'anus, consécutive à la présence d'hémorroïdes, ou provenant d'une altération de l'intestin ou de l'estomac.

Traitement. — Fermer le vaisseau ouvert par blessure, à moins que ce ne soit à la poitrine ; coudre ou lier l'artère ; si le médecin est absent, mettre le doigt sur le point qui saigne et attendre ; placer enfin un peu de charpie râpée ou d'amadou trempé dans le perchlorure de fer. Le médecin procédera au besoin à la ligature. S'il s'agit d'une maladie générale, d'une altération du sang se traduisant par une hémorragie nasale, on emploiera de suite le petit pessaire à boule de Gariel, que l'on enfonce le plus loin possible et que l'on insuffle ou que l'on remplit d'eau froide avec un peu de pression. S'il s'agit d'une hémorragie utérine, pessaire rempli de glace, tamponnement, injection d'ergotine dissoute dans notre solution d'*Ac. ph.*, enfin, glace dans de longs sachets de caoutchouc que l'on applique, sans mouiller le malade, tout le long de la colonne, du vertex aux lombes. S'il s'agit d'hémoptysie, *seigle ergoté* pulvérisé récemment, 0.25 centig. dans une cuil-

lerée de sirop d'*Ac. ph.* chaque demi-heure, cinq fois
de suite ; mains dans l'eau chaude, morceaux de glace
dans la bouche ; de 3 à 5 gouttes de *perchlorure de fer*
dans l'eau fortement sucrée, sinapisme, puis traitement
sévère par les inj. hyp. d'*Ac. ph.*, d'*huile ph.* ou de *phénate de quinine.*

Dans tous les cas combattre la cause première.

Hémorroïdes. — Varices des veines de la partie inférieure de l'intestin déterminant des vésicules et entraînant une
modification maladive de la muqueuse qui les renferme ; diminution du calibre intestinal ; pertes de sang, état inflammatoire
avec des grosseurs saillantes à l'extérieur sous forme de bourrelets ; douleurs remontant jusqu'aux lombes ; écoulements de
sang parfois assez abondants pour occasionner une anémie spéciale. Causes dominantes : hérédité et constipation habituelle.

Traitement. — Se préserver par des garde-robes quotidiennes ; obliger à la régularité des fonctions les enfants prédisposés à la constipation ; ne pas séjourner
sur le siège en multipliant les efforts ; recourir, en cas
de constipation accidentelle, aux lavements de 40
à 200 gr. de glycérine avec addition d'une cuillerée à
café seulement de *Glyco-ph.* Après chaque garde-robe,
tremper une éponge dans de l'eau légèrement *Glyco ph.*,
laver et faire pénétrer autant que possible au delà des
bourrelets hémorroïdaux.

Si les hémorroïdes paraissent, appliquer de la *vitelline*, faire rentrer les boutons, et prendre du sirop au
Phén. amm., 1 à 2 cuillerées par jour : ce traitement
empêche toujours l'inflammation suppurée. Quand elles
sont volumineuses, ne pas recourir à l'opération inutile et dangereuse. Pénétrer avec une aiguille fine dans
chaque bouton et injecter de 8 à 15 gouttes de *Glyco-ph.*
pur ; pansement à la *Vitell. ph.*

Tenir le corps libre par des purgations légères appro-
priées au tempérament, et mieux avec la glycérine

pure ; prendre toujours un petit lavement au moment d'aller sur le siège ; pousser rapidement et se retirer de suite sans faire aucun effort, dût-on recommencer plusieurs fois pour se débarrasser de l'encombrement fécal.

Hépatite aiguë. — Maladie essentiellement microbienne, fréquente chez les Européens transplantés dans les pays chauds. Point de côté avec ou sans fièvre, foie gonflé, vomissement, diarrhée ; assez souvent teinte de jaunisse, langue sèche.

Cette maladie est souvent suivie d'abcès, annoncés tantôt par des symptômes aigus, tantôt par de simples troubles de l'estomac et des intestins. Au bout de trois semaines, d'ordinaire l'abcès s'ouvre soit dans l'intestin, soit dans le péritoine à travers la paroi du ventre ou dans les bronches, plus rarement dans l'estomac ; plus rarement encore il se résorbe.

Traitement. — Emissions sanguines ; ipéca en lavage (V. *Form.*), opium ; ouverture par les caustiques mieux que par l'incision. Cette maladie et beaucoup d'autres affections des pays chauds pourraient être évitées en ne buvant que de l'eau filtrée à travers de la porcelaine ou bouillie et aérée ensuite ; à défaut, mettre dans l'eau une cuillerée à café de *Glyco.-ph.* par litre d'eau ; préparer le breuvage demi-heure avant d'en faire usage. Tous les soirs, au coucher, un verre d'eau sucrée avec une cuillerée de sirop d'*Ac. ph.*

Tous les ans, quand on séjourne en pays chauds, une cure au sirop *Sulfo-ph.* ; de temps en temps, macération d'ipéca (V. *Form*). Au premier symptôme, sirop au *Phén. amm.*, de 4 à 6 cuillerées par jour, une inj. hyp. d'*Ac. ph.* le matin, une d'*Iodo-ph.* le soir. On peut arrêter ainsi les hépatites les plus graves. Si l'abcès est formé, l'ouvrir par le même procédé que le kyste hydatique, mêmes lavages et mêmes pansements.

Après guérison, *Phéno-fer* et élixir *Phos. amm.* tous les jours jusqu'à parfait rétablissement des forces. Continuer longtemps les injections hyp. d'*Ac. ph.* ou d'*Iodo-ph.* tous les deux ou trois jours.

Hernie. — *Inguinale*, la plus fréquente, la moins grave, s'étrangle rarement. — *Crurale*, plus fréquente chez la femme, *Ombilicale*, très fréquente après les accouchements.

Le choix d'un bandage est important et constitue le véritable traitement; un. mauvais bandage est dangereux. Placer les bandages avant de se lever, quand la hernie est bien rentrée; la consolider en se levant, ne jamais pincer l'intestin; se coucher sur le dos, replier les jambes et replacer le bandage dès que la hernie ressort.

Quand elle s'étrangle, on peut souvent la réduire avec beaucoup de patience; ne jamais agir avec force; prendre la hernie dans l'intérieur de la main et la presser doucement en tournant sans déplacer la main, de manière à faire rentrer dans l'intestin libre aussi peu que ce soit des gaz ou des matières, et peu à peu on obtient la réduction. Si elle est réellement irréductible par ce procédé, ne pas blesser par des récidives de taxis,. mais opérer avec tous les moyens septiques et antiseptiques connus aujourd'hui.

Herpès. — Se développe tantôt sur la peau, tantôt sur les muqueuses; souvent localisé aux lèvres, au menton, aux organes génitaux. *Herpès cutané.* I. Au début tache rosée légèrement saillante. II. Formation de vésicules d'abord opalines, puis opaques, du volume d'un grain de mil jusqu'à celui d'un petit pois; plusieurs vésicules peuvent confluer; groupes de formes et de situation irrégulières. III. Les vésicules se flétrissent, croûtes jaunes ou jaune brun, adhérentes. IV. La croûte tombe et laisse à découvert une surface rouge; pas de cicatrice; durée totale de 9 à 15 jours.

Herpès des muqueuses. Vésiculation éphémère, pas de croûtes, mais à la place vésicule opaline blanchissant à mesure; en cas de confluence des vésicules, aspect couenneux. Erosion dont les bords présentent nombre de petits arcs de cercle correspondant aux vésicules confluentes ; enfin séparation de la croûte. L'herpès peut siéger sur diverses parties du corps, face, menton, lèvres, paupières, oreilles, organes génitaux, grandes lèvres, périnée, anus. Il suit la pneumonie, la méningite, les fièvres intermittentes, la typhoïde, les lésions traumatiques, la menstruation, l'allaitement, etc. En un mot toute cause de perturbation brusque de l'économie peut provoquer l'herpès et en faciliter l'éclosion.

Il peut constituer le principal ou le seul symptôme d'une fièvre inflammatoire accidentelle (Fièvre herpétique). Il provient enfin de causes locales : écoulements âcres, hémorragies, menstrues, etc. Il est assez souvent causé par l'ingestion du poisson, de crustacés (moules, huîtres, etc.). L'herpès des lèvres est fréquent chez les femmes à l'époque de la menstruation.

A distinguer du chancre à base indurée, sans prurit et à bords réguliers, ainsi que du chancre mou, qui envahit en profondeur, bords à pic, déchiquetés, décollés, fond pultacé, suppuration abondante.

Traitement. — Le *Phén. amm.* pris pendant la menstruation est le meilleur médicament pour empêcher la reproduction mensuelle de l'herpès, en même temps qu'il facilite cette menstruation et diminue les douleurs qui souvent l'accompagnent.

La cautérisation avec un cristal d'*Ac. ph.* (V. *Acné*) dès le début empêche la propagation et diminue la durée du mal. Toucher les pustules avec du *Glyco-ph.* pur; pansement à la *vitell.;* mettre de l'eau bouillante sur une éponge, refroidir un peu avec le *Glyco-ph.* et maintenir le mélange très chaud sur les boutons. Pour l'herpès du prépuce, *liqueur antiseptique*, poudre d'amidon. Pour l'herpès du menton, eau brûlante mêlée au *Glyco-ph.*, panser ensuite avec la *vaseline boriquée* ou *phéniquée*, mais mieux avec la *vitell.* (V. *Form*).

Quand l'herpès est sec, usage du sirop d'*Ac. ph.* en cure. S'il se produit une exsudation semblable à celle de l'eczéma, employer à l'intérieur le sirop *Sulfo-ph.*, auquel nous devons des succès dans les cas les plus rebelles.

13.

Le traitement le plus rapide, le plus simple et le plus efficace au début consiste, nous le répétons, à approcher de la vésicule née ou naissante une éponge imbibée d'eau bouillante *glyco-phén.* que l'on applique de plus ou moins près, selon la tolérance, en l'éloignant momentanément quand la sensation de brûlure est trop forte. Cette cautérisation à distance, plusieurs fois répétée, avec lotions, dans les intervalles, à *l'eau antiseptique* ou à *l'eau de Montecristo,* suffit pour détruire le ferment dès la première attaque.

Hidroa. — Bulleux ou vacciniforme, d'ordinaire chronique, vésiculeux, aigu ou subaigu.

Vésicules proéminentes du volume d'un grain de millet, arrondies, transparentes, contenant une humeur aqueuse, ténue, non visqueuse, qui se ternissent et se rident pour disparaître.

Traitement. — Percer les bulles ; astrictions avec cristaux d'*Ac. ph.*; pansement à la *vitell. phén.* ou à la *liqueur antiseptique.*

Dans la forme chronique, à l'intérieur sirop d'*Ac. ph.* Inj. hyp. à l'*Iodo-ph.* ou au *Sulfo-ph.*; pulvérisations au *Glyco-ph.* au 5e, jusqu'à formation d'un nouvel épiderme. Alimentation substantielle ; sang à l'abattoir. *Phéno-fer* aux repas.

Hydarthrose. — Épanchement dans une articulation. Tient à des causes diverses qu'il faut combattre : rhumatisme, causes générales, etc.

Traitement. — On se trouvera bien de joindre au traitement de la cause l'usage des inj. hyp. d'*Ac. ph.* et d'*Iodo-ph.*, d'envelopper l'articulation de *vitelline* en évitant de laisser à demeure des linges imbibés de *Glyco-ph.* pur. L'immobilité est rarement favorable. Un de nos confrères nous écrivait s'être bien trouvé d'injections d'*Iodo-ph.* intra-articulaires ; nous ne les avons pratiquées qu'une seule fois sur un Anglais, M. M., pour combattre un accident grave du genou survenu à la suite d'une injection au chlorure de zinc, très affaibli cependant, faite dans l'articulation par un jeune agrégé de la Faculté. Nous avons pu obtenir la guérison et conserver le mouvement du genou.

Hydrocèle. — Tumeur formée par un amas de sérosités dans l'enveloppe du testicule. Rarement les deux testicules sont pris en même temps.

Traitement. — Injection dans l'enveloppe du testicule de cent gouttes de sol. d'*Ac. ph.*, à raison d'une par jour jusqu'à résolution. On peut, après l'injection, laisser s'écouler une partie du liquide, et, après cette évacuation, renouveler l'injection sans déplacer l'aiguille. La nuit, envelopper le scrotum avec de l'ouate enduite de *vitelline phén.*; on évite ainsi et l'opération et la récidive.

Hydrocéphalie. — Les inj. hyp. d'*Iodo-ph.*, l'élixir *Phos. amm.* et le *Phéno-fer* peuvent être utiles en modifiant les liquides des ventricules, en aidant à la résorption des épanchements et en fournissant des phosphates au cerveau et aux os.

Hydropisie. — Épanchement de liquide dans différentes parties des enveloppes des organes principaux. Prend le nom d'*ascite* dans le péritoine, d'*hydarthrose* dans les articulations, d'*hydrocèle* dans la tunique vaginale, d'*œdème* dans le tissu cellulaire, d'*anasarque* quand l'hydropisie est généralisée à une grande partie du corps, etc.

L'hydropisie a des causes diverses : pression prolongée sur une veine ou oblitération, paralysie des nerfs vaso-moteurs ; surtout consécutive à des lésions du cœur ou à l'altération des liquides de la circulation.

Traitement. — L'hydropisie, étant toujours consécutive, n'a d'autre traitement que celui des causes ; cependant il faut toujours faciliter la rentrée des liquides épanchés, par le massage ou par la position qui favorise la circulation, plus encore que par les purgatifs et les diurétiques.

L'hydropisie, sans cause certaine, des gaines synoviales du poignet et de la main est très difficile à guérir et nécessite une attention spéciale. J'ai obtenu une seule fois, par des injections intra-synoviales, un succès complet; j'ai eu plusieurs insuccès. Tout ce que je puis dire, c'est qu'aucun autre moyen n'a réussi dans ces cas, et que l'injection par elle-même est absolument sans danger, quand elle est faite avec notre solution spéciale. Peut-être n'ai-je pas été assez hardi, mais je me suis imposé toute ma vie la règle de ne jamais faire de mal, quand je ne pouvais obtenir tout le bien que je désirais.

Hydrorachis. — Écartement des lames et des apophyses des vertèbres à travers lesquelles la sérosité du canal rachidien vient faire hernie. Tumeur parfois très volumineuse ; accompagne ou produit souvent la paralysie des membres inférieurs; concomitante avec l'hydrocéphalie.

Traitement. — Inj. hyp. *Iodo-ph*; élixir *Phos amm.* ; sang de bœuf pour fournir à la constitution des matériaux de réparation.

Hydrothorax. — Sérosité accumulée dans la cavité d'une ou des deux plèvres, symptomatique de l'anasarque, des maladies du cœur, de l'albuminurie. Diffère de l'épanchement pleurétique.

Traitement. — Combattre la cause, et recourir aux inj. hyp. *Iodo-ph.* ; au besoin, ponction suivie de lavage à la sol. diab. *Iodo-ph.*

Hystérie. — Névrose du grand sympathique provenant de l'anémie. Rare chez l'homme.
Epileptiforme (*grande hystérie*), semblable à l'épilepsie pendant quelques minutes, puis contorsions, balancement rhytmé du haut du corps, hallucinations, pas de morsure de la langue.

Petite hystérie : Attaques commençant par des désordres fonctionnels, lassitude, pleurs, rires, boule hystérique, constriction de la poitrine et du cou, *aura*, douleur partant de l'o-
vaire et arrivant au larynx ; sifflements dans les oreilles, troubles visuels, chute sans perte immédiate de connaissance, cris,
congestion de la face, hoquet, convulsions du bassin, du tronc
(mouvements cadencés), de la tête. La perte de connaissance est
plus ou moins complète. La crise se termine par une détente,
pleurs, évacuation d'urine. Si ces symptômes font défaut, l'accès recommence.

L'hystérie peut ne pas se manifester par des convulsions et
prendre des formes variées : anesthésie, d'ordinaire à gauche ;
la peau du côté insensible est pâle et ne donne pas de sang à
la piqûre. Contractures localisées ou générales. Hémiplégie
(sauf de la face) ou paraplégie persistante ou guérissant brusquement, atrophie musculaire non progressive.

Névalgies (clou hystérique) intercostales, de l'estomac, du foie,
de l'ovaire ; perte de la parole, de la voix. Perturbations men-
tales, hallucinations, délire érotique, religieux, démence.

Traitement. — Dès la première sensation d'*aura*
2 cuill. de *Ph. amm.* Décoction de *racine fraîche* de
valériane ; souvent les *valérianates* n'ont pas d'action, les
uns étant faits avec un principe étranger à la valériane, les autres avec des racines sèches depuis longtemps. Si cette racine est cueillie un peu avant la
floraison, elle conserve plus longtemps ses propriétés
anti-hystériques. *Phéno-fer* à chaque repas 15 jours et
élixir *Phos. amm.* 15 jours. *Bromure de potassium, arsenic* (V. *Form.),* frictions sèches le soir avec lanières de
crin. Hydrothérapie le matin. Éviter la constipation.
Bains sulfureux. Au coucher, 1 cuill. de *Phén. amm.*
pour les malades qui dorment mal. La pression de
l'ovaire arrête parfois les accès, mais quelquefois les
exaspère. Laisser le malade au repos pendant les crises ; essayer la suggestion avec prudence.

Ichthyose. — Épaisissement de l'épiderme avec production
d'écailles d'épaisseur variable, blanches ou teintées. Certains
malades laissent tous les jours dans leur lit comme une couche
de son. Chez d'autres les écailles, au lieu de se détacher, se

durcissent et s'accumulent de manière à former une sorte de pointe. Cette affection est plus tenace que grave.

Traitement. — Antilymphatique : sang de bœuf, élixir *Phos. amm.*, *Phéno-fer*, inj. hyp. *d'Iodo-ph.*, embrocations à la *Vitell. ph.* ; cures répétées au *Sulfo-ph.*

Ictère. — N'est, à proprement parler, que la coloration jaune de la peau, des conjonctives, de l'urine, symptôme commun à plusieurs maladies du foie : cirrhose biliaire, calculs, hépatite aiguë, coliques hépatiques. Mais le mot *ictère* sert à désigner plusieurs maladies du foie.

L'*ictère bénin* peut survenir à la suite de coliques hépatiques et persister sans danger plusieurs semaines.

L'*ictère grave* peut être primitif ou éclater à la suite d'une maladie hépatique, cancer, cirrhose, etc. Il est considéré alors comme une maladie spécifique, connu aussi sous le nom d'*atrophie jaune aiguë*. Il paraît dû à un *micrococcus* spécial.

Symptômes. Courbature et frisson, douleurs de reins, affaissement, vomissements ou embarras intestinaux. Fièvre vers la fin du premier septenaire ; coloration jaune vif allant jusqu'au vert. Hémorragies du nez, des gencives, des intestins (*melæna*), insomnie, délire, mouvements convulsifs ou somnolence, engourdissement. L'état fébrile est variable, les urines dépourvues d'urée et souvent albumineuses ; rate gonflée, foie diminué, éruptions. L'ictère grave peut survenir au cours d'une pneumonie, d'une fièvre typhoïde.

Traitement de l'ictère grave spécifique. — Inj. hyp. *d'Ac. ph.* et *d'Iodo-ph.* alternés, 1 ou 2 par jour. Inj. hyp. de *Phén. amm.* en cas d'état fébrile ; *Vitell.* en frictions sur le foie, lavements à l'*Iodo-ph ; nitrate de potasse*, 2 gr. matin et soir dans une infusion de petit houx, de fraisier, de queues de cerise ou de reine des prés. S'abstenir des féculents, des corps gras et du sucre.

Ictère catarrhal. — Épidémique et saisonnier. Début semblable à celui de l'ictère grave ; parfois l'appétit est conservé ; après l'apparition de la couleur jaune, les matières fécales, par suite de l'absence de bile, se décolorent. Urines jaune foncé, parfois rares et albumineuses ; fièvre avec diarrhée bilieuse ; foie d'ordinaire gonflé.

Traitement. — Purgatifs salins ; eau de *Rubinat, Margarita Loesches*. Tous les matins, poudre jaune de *quinquina*, à la dose d'une cuillerée à café par demi-verre d'eau, faire bouillir 10 minutes, décanter et boire, ou mieux avaler la poudre et le liquide.

Elixir *Phos amm.*, 1 cuillerée à soupe au repas.

Dès que l'amélioration se produit, *sel de nitre*, de 1 à 2 gr. matin et soir dans infusion (fraisier, queues de cerise, etc.).

Pour l'ictère consécutif à la présence de calculs biliaires, V. *Lithiase*. Administrer de la *glycérine* très pure, 1 cuillerée le matin à jeun.

Impétigo (Gourmes). — Éruption de boutons d'où sort un liquide séro-purulent, ou qui se dessèchent sans s'ouvrir et forment des croûtes jaunâtres. Il siège au visage où il forme comme un masque *(imp. larvalis)* et au cuir chevelu, où les croûtes ont l'aspect de plâtre desséché. — Démangeaisons continues ; engorgements des ganglions sous-maxillaires. — L'impétigo peut devenir chronique et envahir à demeure la face des enfants.

Traitement externe. — A l'état aigu, *cataplasmes* de fécule et de semoule recouverts de très peu de *Vitell.* dont on augmente peu à peu la quantité à mesure que les croûtes deviennent moins sensibles. Toucher les plaques résistantes avec le *Glyc-ph.* pur.

Traitement interne. — Pour les enfants à la mamelle ½ cuillerée à café de *Phéno-fer* avec le lait 3 fois par jour. La dose est à augmenter avec l'âge. Pour les enfants lymphatiques de 4 ou 5 ans, 1 cuillerée à soupe d'élixir *Phos. amm.* à un repas, 1 cuillerée à dessert de *Phéno-fer* à un autre. Au besoin, sang à l'abattoir. V. *Eczéma.*

Incontinence d'urine. — Écoulement involontaire de l'urine, dû à des causes diverses. — L'incontinence nocturne, fréquente chez les enfants, se continue parfois chez l'adulte.

Traitement. — Pour guérir l'incontinence nocturne dans l'enfance et la jeunesse, ne pas exercer de rigueurs, la préoccupation ou l'appréhension devenant des causes nouvelles qui aggravent la prédisposition. Beaucoup de moyens rationnels échouent. Les meilleurs sont : l'électricité, le lupulin de houblon, et principalement le sirop de *Phén. amm.* ou simplement d'*Ac. Ph.* avec lequel on sucre une tisane de houblon et de capillaire. Il est inutile de diminuer la dose de la boisson ordinaire : l'urine plus excitante augmente au contraire la prédisposition aux évacuations involontaires. Réparer la constitution des sujets anémiques au moyen de l'*hydrothérapie*, du *Phéno-fer*, de l'élixir *Phos. amm.* Le soir, ½ lavement frais à garder, additionné de ½ cuillerée à café de *Glyco-ph.*

Si l'incontinence résulte d'un rétrécissement du canal et de la dilatation de la vessie, guérir le rétrécissement par l'électrolyse ou par la section interne (méthode et urétrotome de Maisonneuve modifié par de Pezzer).

Infiltrations urineuses. — Se produisent à la suite de l'ouverture d'abcès urineux.

Traitement. — Une fois les rétrécissements opérés par l'électrolyse ou la méthode Maisonneuve, et la sonde placée à demeure, injecter dans les trajets fistuleux la sol. *Iodo-ph.* jusqu'à cicatrisation, 2 fois par jour. Boissons phéniquées, pour imprégner l'urine du médicament antiseptique (V. Obs. de 1863 dans le *Traité de l'Ac. Phén.* 1865, p. 40).

Inflammation. — Ce mot a été souvent employé autrefois (1); l'ancienne médecine en a usé et abusé au point que

---

(1) Dans l'unique concours général pour la médecine militaire qui eut lieu en 1848, le seul à la suite duquel les médecins et étudiants purent entrer d'emblée en première division, on

dans la nomenclature médicale du peup'e, il désigne encore
une sorte d'entité morbide : on dit *l'inflammation*, comme on
dit *les humeurs*, le *mauvais sang*, un *chaud et froid*. Il signifie
encore chaleur, rougeur le plus souvent accompagnées de douleur, mais il ne peut servir qu'à désigner un ensemble de symptômes qui est toujours le résultat d'une action fermentative
locale ou générale entraînant une altération de la circulation,
soit par le resserrement des capillaires, soit par l'épaississement
des liquides qui circulent (1). Telles sont les causes qui pro-

donna à traiter aux candidats ce singulier sujet : DE L'INFLAM-
MATION. Je démontrai avec une très grande liberté d'appréciation le manque de précision du mot *inflammation*, la multiplicité
des causes inflammatoires, et la confusion que cette dénomination introduisait dans la langue médicale. Malgré cette critique,
j'eus le bonheur et l'honneur d'être classé le premier, avec 411
points de plus que le second, résultat qui prouve que la fran-
chise peut quelquefois n'être pas punie, quand elle vient d'un
inférieur. J'étais encore élève.

(1) En 1877, au congrès médical qui eut lieu à Genève,
M. Bouchard, qui n'était pas encore de l'Institut, lut un long
travail sur la fièvre typhoïde, dans lequel il n'était nullement
question de la fermentation, qu'on sait aujourd'hui être la
cause de la maladie ou plutôt la maladie elle-même. Je demandai la parole et je repris la thèse à ce point de vue.
M. d'Espine, secrétaire, résuma mes observations en ces termes
(V. le compte-rendu de la 5e session, publié par MM. Prévost,
Reverdin, Picat, d'Espine, secrétaire, à Genève, chez Georg,
libraire de l'Université) :

« M. Déclat rapproche l'évolution de la fièvre typhoïde de la
fermentation alcoolique ; la maladie se développe sous l'influence d'un être organisé ; le sang est modifié par l'action de
cet être ; la fièvre typhoïde est donc une affection spécifique
et contagieuse. »

Quelques confrères m'écoutèrent, mais par pure complaisance.
J'étais pour eux un visionnaire, pour ne pas dire autre chose.
J'eus le même sort quand je lus au même congrès une note
intitulée : « Des fièvres intermittentes. » (V. à l'article *Fièvre*).
Ce sujet parut si peu intéressant que plusieurs médecins français, entre autres M. le professeur Hardy, quittèrent la salle
comme s'il se fût agi d'entendre une conférence sur la chiro-
mancie ou les tables tournantes.

C'est un tort *d'avoir trop tôt raison*, selon le mot du poète.

duisent à l'intérieur la congestion des organes, le délire, la pneumonie, désordres auxquels correspondent, à l'extérieur, des modifications dans la couleur de la peau et toujours une élévation de température analogue à la chaleur que dégage la fermentation alcoolique dans les cuves à vin ou à bière.

Traitement. — L'inflammation n'est que le symptôme d'une action fermentative interne. Nous ne la traiterons donc pas comme une maladie spécifique. Mais nous dirons en général que c'est surtout dans les cas où la fermentation morbide présente le plus de ressemblance avec les fermentations chimiques, que se montrent le plus clairement la vérité de nos théories et l'efficacité de nos agents antiseptiques. Si ces phénomènes sont dus à l'action de microbes ou ferments, dans tous les cas où il y aura rougeur, douleur et surtout élévation de température, on devra les faire cesser si l'on dé-

---

Mais aujourd'hui, j'ai la satisfaction de voir que ceux qui croyaient le moins à mes dires et taxaient d'invraisemblables mes observations, quoique la principale fût signée du nom de Pasteur, professent hautement, y compris M. le professeur Hardy, la doctrine des ferments considérés comme causes des maladies. Ils sont d'avis que les ferments différents produisent des maladies différentes, et que la plupart des médicaments sont des antifermentatifs. Il est vrai que le mot *ferment* se prononce aujourd'hui *microbe*. A bas le ferment, mais vive le microbe ! Le Glyco-Phénique à 90 de glycérine et 10 d'acide phénique ne vaut rien. Ce qui vaut, c'est :

Glycérine 25
Acide phénique neigeux. . . 2,50

(Signé) Hardy et Hallopeau.

Ce n'est pas la même chose ! En effet, il y a une différence : l'acide phénique neigeux ne contient que 75 p. c. d'acide phénique, et l'acide phénique du *Glyco-ph.* en contient 100 p. c. De plus, l'acide ph. neigeux contient des meta-, des para- et des ortho-crésylols caustiques, coagulant l'albumine et pouvant devenir dangereux ; l'acide phénique incorporé à l'état naissant à la glycérine est seul pur et inoffensif.

Non, ce n'est pas la même chose !

truit ou si l'on suspend l'action des ferments, si l'on
facilite l'élargissement des capillaires et surtout si l'on
rétablit la fluidité du sang. Tel est en effet le résultat
qui est venu confirmer nos vues quand nous avons
associé l'acide phénique à l'ammoniaque, spécifique
contre la coagulation et l'épaississement du sang, dans
notre *Phénate d'Ammoniaque*, seule préparation qui
puisse fournir et rendre inoffensif l'ammoniaque gazeux. Ces deux antiseptiques forment, soit dans notre
sirop, soit dans notre solution antidiabétique, une combinaison instable qui est détruite par l'action de la
digestion sur le sucre ou la glycérine qui les tient
unis; les deux principes, acide phénique et ammoniaque, se séparent à l'état gazeux et agissent ainsi rapidement sur les ferments et sur la circulation. A la suite
du dégorgement des capillaires, la température s'abaisse,
la circulation se rétablit, ce qui produit la diminution
de la fièvre, la cessation des sueurs profuses chez les
phtisiques, et du délire, notamment dans la fièvre
typhoïde.

Donc toutes les fois qu'il y aura chaleur, rougeur et
douleur, on diminuera au moins l'inflammation en
donnant au malade, de quelque nom que la maladie
s'appelle, de 1 à 4 cuillerées de sirop au *Phén. amm.*,
soit coup sur coup tous les quarts d'heure, toutes les
demi-heures, soit plus lentement, toutes les 3 heures,
selon la gravité ou la persistance du mal et la susceptibilité du malade.

Insolation. — Maladie rare dans nos climats. Les *coups
de soleil* toutefois y produisent des vomissements et, sur les
parties exposées à nu, le cou, les bras, une sorte d'érysipèle
momentané avec chute consécutive de l'épiderme. Dans les pays
équatoriaux les insolations sont promptement mortelles et quelquefois foudroyantes. Ce mot sert aussi à désigner un genre
de fièvre pernicieuse qui se contracte au soleil dans les contrées malsaines.

Traitement. — La rougeur et la cuisson produites par le *coup de soleil* se guérissent instantanément par l'eau *glyco-ph.* si l'on peut l'appliquer sans tarder et par le pansement à la *Vitell. phén.* L'insolation plus grave se traite avec la *quinine* et l'*ipéca,* auxquels nous ajouterons : inj. hyp. et boissons au *Phén. amm.,* plus efficace et plus utilisable que la quinine, qui augmente la congestion des capillaires du cerveau, et qu'il ne faut pour ce motif administrer qu'au début des accidents ou pendant la convalescence.

Intertrigo. — Inflammation produite par le frottement de deux parties charnues l'une contre l'autre. Taches rouge brun. Les enfants affectés d'incontinence d'urine y sont sujets. L'intertrigo se produit souvent chez l'homme au sommet de la cuisse gauche.

Traitement. — Poudre d'amidon ou de lycopode pour les enfants. Les faire coucher dans un sac de son. Ajouter 0.05 de bismuth à l'amidon ou au lycopode pour les grandes personnes. Les médicaments les plus efficaces sont la pommade au *turbith minéral,* l'eau et la pommade dits de *Montecristo,* les lotions à l'eau chaude additionnée de quelques gouttes de *Glyco-ph.*

Ischurie. — Difficulté d'uriner, symptôme de plusieurs affections. L'ischurie rénale produit souvent l'urémie, par la présence oblitérante d'un calcul, par les lésions des canaux ou de la vessie. Peut provenir de tumeurs prostatiques, de rétrécissements de l'urètre.

Traitement. — Combattre la cause.

Jaunisse. — V. *Ictère.*

Kéloïde. — Tumeur sur la poitrine, d'ordinaire ovale, déprimée, aplatie, résistante, luisante. Quand elle est unique, elle peut avoir jusqu'à 4 ou 5 centim. de diamètre. La peau est plus colorée ou plus pâle que celle des parties voisines. Picotements aux changements de température ou aux époques des règles chez les femmes. Le kéloïde ne peut être confondu avec les tumeurs cancéreuses, qui forment des tubercules arrondis, violacés, à veines dilatées avec engorgement des vaisseaux voisins.

Traitement. — V. *Couperose*, sauf les astrictions, auxquelles il ne faut recourir qu'en cas d'insuffisance des autres moyens.

Kératite. — Ulcération de la cornée chez les enfants strumeux, lymphatiques. Ampoule vers laquelle convergent des vaisseaux. Cette ampoule se crève et l'œil peut se vider par là ; ou elle se cicatrise et la cicatrice forme un point blanc indélébile.

Cette maladie accuse toujours un manque de phosphate dans l'économie.

Traitement. — *Phosphates alcalins*, les liquides récrémentitiels devant être alcalins et non acides. Le plus utile est l'élixir *Phosph. amm.* 1 cuillerée à 2 repas ; *Phéno-fer* 1 cuillerée à un repas. Pulvérisations, sur les paupières fermées, avec 5 cuillerées à soupe d'eau chaude à laquelle on ajoute 1 cuill. à café de *Glyco-ph.* et 2 d'*eau antiseptique* ou d'*eau de Montecristo*. Laxatifs légers.

Kystes hydatiques du foie. — Ils sont produits par l'arrêt dans le foie de l'œuf du *tænia echinococcus*. Maladie fréquente surtout dans les pays chauds, parfois se développant au retour d'un climat tropical.

Symptômes. Douleur de l'épaule droite ; urticaire, dégoût des matières grasses, développement d'une pleurésie à droite (Dieulafoy).

Tumeur saillante à l'épigastre ou dilatant le thorax à droite, parfois s'étendant d'un hypochondre à l'autre, lisse, dure, à deux lobes et laissant percevoir la fluctuation. Peut s'ouvrir dans les bronches et sortir sous forme de *vomique* ; guérison rare en ce cas ; — ou dans l'intestin, le péritoine. Peut enfin, si l'hydatide meurt, se résorber ; la poche alors se durcit et se rétracte.

Traitement. — Il est aisé de comprendre que tout traitement qui n'atteindra pas l'hydatide dans sa poche

à double enveloppe sera inefficace. On a préconisé avec
raison le *calomel* et l'*iodure de potassium*, qui peuvent
concourir à empêcher le développement des hydatides.
Mais ces médicaments n'ont qu'une action indirecte et
restreinte. Nous conseillons, au début de la maladie,
chaque jour, une inj. hyp. d'*Iodo-ph.* dans les parois
du ventre. Si le kyste est formé, y faire pénétrer les
injections avec une aiguille fine et longue. S'il faut
vider le kyste, tenter l'aspiration préconisée par le
Dr Dieulafoy, en ayant soin de bien stériliser l'appareil.

Si ce moyen est insuffisant, mettre à l'endroit où l'on
sent la fluctuation un cautère à la potasse caustique ;
fendre l'escarre et remettre du caustique jusqu'à ce que
la largeur de l'ouverture permette de vider le kyste et
de pratiquer les lavages antiseptiques destinés à détruire les hydatides. Par ce moyen on évite les inflammations du péritoine qui suivent trop souvent l'emploi
des autres procédés. Après l'ouverture, lavages à la sol.
diab. d'*Iodo-ph.* à 50 % d'eau ayant bouilli ; pansement
à la *Vitell.* jusqu'à fermeture de la plaie. A *l'intérieur :*
sirop d'*Ac. ph.* et d'*Iodo-ph.* alternés, une cuillerée à soupe
d'*Iodo-ph.* à chaque repas, une d'*Ac. ph.* entre les repas.
Inj. hyp. de sol. *Iodo-ph.* Tous les jours avant le repas,
une cuill. de *glycérine.*

Pour le régime, V. *Calculs biliaires, Coliques hépatiques,* sauf l'eau de Vichy et les eaux alcalines.

Langue. — La langue indique d'ordinaire l'état de l'estomac. Cet organe, qui résiste aux morsures, aux froissements,
au traumatisme, est cependant sujet à des maladies graves, et
il guérit difficilement quand une fois il est envahi par une affection organique, *épithélioma, plaques nacrées* (V. *Médecine des
Ferments,* n° 29.)

Traitement. — Nous traitons de chacune des principales affections de la langue en son lieu, et nous nous

bornons à indiquer ici comme préservatif l'usage des lotions de *Glyco-ph.* étendu d'eau chaude en guise de dentifrice après le repas et surtout après avoir fumé.

Laryngite catarrhale. — 1° *Aiguë* : Chatouillement au larynx, toux sèche au début, voix altérée, rauque, émission douloureuse ; enrouement ou aphonie complète ; chez l'enfant, respiration difficile, accès de suffocation.
L'aphonie peut exister sans laryngite.

2° *Chronique* : Pas de douleur, toux modérée, enrouement permanent, aphonie rare.

3° *Granuleuse* : Inflammation localisée sur les glandes en grappes de la muqueuse à la face postérieure de l'épiglotte et s'étendant jusqu'aux cordes vocales. L'hypertrophie générale ou partielle suit souvent ces deux dernières formes de la laryngite.

4° *Tuberculeuse, phtisie laryngée.* (V. *Tuberculose.*)

Traitement. — Nous ne conseillons les *émissions sanguines* que dans les cas suraigus, et par le procédé suivant : appliquer les sangsues au cou *une à une*, la seconde au moment où la première se détache, de manière à produire une émission *continue* et à empêcher la congestion qui suit l'arrêt brusque du sang au moment où toutes les piqûres cessent à la fois de couler.

Pulvérisations (V. *Form.*). — S'il y a des granulations sur le trajet qui conduit au larynx, les toucher avec un pinceau trempé dans le *Glyco-ph.* pur. Si elles persistent, ajouter au *Glyco-ph.* la *Teinture d'iode* (V. *Form.*). Ne jamais faire pénétrer le pinceau trop près du larynx, bien qu'il soit protégé par l'épiglotte. Sucrer le lait ou la tisane avec sirop d'*Ac. ph.*, 1 à 3 cuillerées par jour. *Phén. amm.* de 1 à 3 cuillerées pendant la nuit. Autour du cou *compresse de Raspail* ou à l'*alcool camphré*. S'il y a toux, capsules à l'*Ac. ph.*, au *Phén. amm.*, au *Sulfo-ph.*

Laryngite striduleuse, faux croup. — Fréquente de

deux à six ans, surtout dans la période d'invasion de la rougeole. Oppression commençant *la nuit;* agitation fébrile, toux rauque et forte très fréquente ; respiration accompagnée d'un bruit aigu, *strident;* voix rauque, mais *jamais éteinte* comme dans le vrai croup. Congestion, puis rémission ; répétition des accès plusieurs nuits de suite, journées presque sans fièvre. Pas de *fausses membranes* ni de *gonflement des ganglions.*

Traitement. — Le diagnostic pouvant être perfide, il faut promptement recourir aux *pulvérisations* (V. *Croup*), et donner, selon l'âge de l'enfant, 1 ou 2 cuillerées à café de sirop de *Phén. amm.* par demi-heure pendant 2 heures, puis d'heure en heure, seulement pendant la nuit. Cesser dès qu'il y a amélioration, pour ne plus donner que du lait sucré au sirop d'*Ac. ph.* 1 cuillerée par ¼ de litre à boire en deux ou trois fois. Le sirop à l'*Anacahuita* pris par gorgées est un excellent calmant.

Lèpre. — (V. *Éléphantiasis.*)

Leucémie ou Lymphadénie. — Provient de la prédominance des globules blancs dans le sang et cause l'hypertrophie de toutes les glandes et ganglions lymphatiques, de la rate, des amygdales, du foie, des reins, etc.

Pâleur de la face et des muqueuses ; faiblesse générale, essoufflement facile ; les ganglions bronchiques et prétrachéaux étant gonflés, compression des organes de la respiration, d'où respiration pénible et sifflante, difficulté d'avaler, enflure de la face et des bras. — Ascite et enflure des membres inférieurs quand les ganglions mésentériques sont hypertrophiés. — Faiblesse croissante; vertiges ; hémorragies ; amaigrissement ; cachexie.

Traitement. — Inj. hyp. d'*Iodo-ph.* tous les jours, à alterner par quinzaine avec inj. d'*Ac. ph.* — Massage général à l'*huile phéniquée; frictions* sèches, *hydrothérapie.* *Huile de f. de morue phén.* au 1ᵉʳ déjeuner ; aux repas, alternativement *Phéno-fer* et élixir *Phos. amm.* pendant un mois, à remplacer le mois suivant par le sirop *Iodo-ph.* Sang chaud à l'abattoir. Étendre sur les membres enflés la *sol. double d'Iodure de potassium* et d'*Ac. tartrique.* (V. *Form.*).

Leucorrhée. — Écoulement muqueux, visqueux ou purulent au cours d'une affection utérine aiguë ou chronique. Est souvent le premier signe d'une métrite chronique. S'exagère presque toujours au moment des règles. Démangeaisons, surtout chez les diabétiques.

Traitement. — V. *Métrite.* Nous recommandons outre la médication générale, le traitement local suivant : la malade devra se coucher sur le tapis, le bassin portant sur un coussin, la fourche débordant sur une cuvette. Mettre dans un irrigateur 1 cuillerée de *Glyco-ph.* pour 1/3 de litre d'eau bien chaude; projeter cette injection de manière que le liquide lave la profondeur de l'organe et qu'une partie y séjourne pendant quelques minutes.

S'il y a des écorchures ou des granulations, toucher les points malades avec un pinceau trempé dans le *Glyco-ph.* pur ou dans le *mélange glyco-iodé* (V. *Form.*); ensuite *pulvérisation* sur tout le col à travers le spéculum. Si l'écorchure est ancienne ou profonde, bien sécher la partie malade et y porter au bout d'un pinceau un *cristal d'Ac. ph.* pur, qu'on laisse fondre sur place en protégeant les parties contiguës ; ensuite pansement avec *Ac. salicyl.* ou *Iodoforme* et un pinceau de charpie.

Lichen. — *Forme aiguë :* Malaise, courbature, fièvre ; éruption surtout aux mains, aux avant-bras, au cou, à la face, de papules agglomérées ou éparses de la grosseur d'un grain de millet, quelquefois perceptibles seulement au toucher par la sensation d'aspérité. Prurit violent ou cuisson ; élancements avec ou sans démangeaison. Récidives fréquentes aux mêmes points ou sur d'autres régions. Coexiste souvent avec d'autres affections de la peau : *eczéma, impétigo,* etc. La forme chronique est très rebelle.

Le lichen *scrofuleux* a des papules plus grosses et cause peu de démangeaisons. Il peut provenir aussi de syphilis héréditaire et affecte les parties sexuelles, l'anus ; ou de syphilis ac-

14

quise (acc. secondaires) : saillies dures, pleines, lisses, suivies d'une desquamation qui laisse autour de la papule un liseré blanc.

Traitement. — Si les démangeaisons sont légères, lotions avec 1 partie *Glyco-Ph.* dans 9 parties d'eau. — Si le mal tend à passer à l'état chronique, joindre aux lotions l'usage du sirop au *Sulfo-ph.*; si les démangeaisons sont vives, augmenter la proportion de *Glyco-ph.* dans les lotions, recourir à l'*Eau antisept.* et au besoin aux *Astrictions* (V. *Acné*). On fera tomber plusieurs fois les plaques cornées qui se produisent à la suite des astrictions. Si le cas est rebelle, on appliquera l'*Ac. lactique phéniqué* : 3 parties d'*Ac. ph.* en cristaux, 7 parties d'*Ac. lactique* ou d'*Ac. acétique*.

La persévérance dans ce traitement amène un succès certain. Traitement interne simultané.

Lithiase. — Formation de calculs dans le foie (lith. *biliaire*), dans le rein (lith. *rénale*), dans la vessie, et quelquefois dans les glandes à ouverture normale, les glandes salivaires, par exemple. (V. *Coliques hépatiques, néphrétiques*, etc.)

Lochies. — Écoulement naturel après le détachement du placenta dans l'accouchement. C'est dans ce liquide que le *microbe en chapelet* se développe facilement et produit la péritonite.

Traitement. — Pour empêcher cette culture, lavages fréquents à l'eau *glyco-phén.* (2 à 5 cuill. par litre) avant la parturition et après.

Lombago. — Douleur vive qui se produit spontanément comme par rupture dans la région des reins. Souvent d'origine rhumatismale et fréquente chez les hémorroïdaires.

Traitement. — Emplâtre américain à l'encens, dit *porous-plaster* (à conserver de trois à 5 semaines). Massage doux et prolongé avec les mains ointes de *Vitell. ph.* additionnée d'*alcool camphré* ou d'*eau de Cologne*. Repassage au fer chaud au travers d'une flanelle dont on tient une extrémité de la main gauche pour enlever promptement la chaleur s'il se produit une sensation de brûlure. — Sirop au *Phén. amm.* ou d'*Anacahuita* pendant la période de douleur. Dès que le mal est passé, ½ cure de sirop *Sulfo-ph.* Tenir le corps très libre ; porter ceinture de flanelle.

Loupes. — Kystes plus ou moins volumineux qui se développent le plus souvent sous le cuir chevelu. La poche renferme ordinairement une pulpe d'apparence sébacée. Mal sans gravité, mais parfois très gênant.

Traitement. — A l'époque où nous avons publié notre premier livre sur *l'Ac. ph.* en 1865, nous constations que les chirurgiens sages proscrivaient les opérations qu'on appelait *de complaisance* et nous conseillions de substituer au bistouri l'introduction d'une flèche de pâte au chlorure de zinc, les caustiques de cette nature étant seuls propres à resserrer et à oblitérer les ouvertures des cellules et des vaisseaux, à travers lesquels peuvent s'infiltrer les ferments de l'érysipèle, etc. Aujourd'hui, l'on suit enfin les préceptes que nous donnions il y a vingt-cinq ans ; grâce à l'*asepsie* et surtout à l'*antisepsie*, on peut impunément enlever ces kystes au moyen du bistouri.

Il y a cependant un traitement plus inoffensif et presque aussi certain, qui consiste à opérer la *réduction progressive*, en pratiquant dans la tumeur elle-même des injections de 15 à 50 gouttes de notre sol. d'*Ac. ph.* Si la solution ordinaire (2,50 p. c.) ne suffit pas, on peut porter la dose d'*Ac. ph.* à 5 et même à 10 p. c., en injectant le *Glyco-ph.* qui est à 10 p. c. Mais il faut en ce cas réduire le nombre de gouttes de l'injection (5 à 25), et recouvrir la tumeur avec la *Vitell. phén.*

Lupus. — Au début, apparition de petites éminences rouges, plus ou moins saillantes, quelquefois isolées, quelquefois groupées, variant de la grosseur d'un pois à celle d'une olive. Ces tubercules à évolution lente, d'abord lisses, tendus ou grenus, peuvent soit perdre leur dureté, s'affaisser et disparaître, en laissant une cicatrice ineffaçable *(lupus non ulcéreux)*, soit se couvrir rapidement de croûtes au-dessous desquelles se forme un ulcère *(lupus ulcéreux)*. Ces croûtes brunes, adhérentes, sont *enchâssées* dans les bords de l'ulcère, qui peut rapidement attaquer la peau dans une grande partie de son épaisseur, tantôt gagnant de proche en proche, formant au centre une cicatrice nacrée et s'étendant par les bords, tantôt localisé, sur une aile du nez, par exemple, et rongeant jusqu'à perforation complète. Il est presque toujours indolent, sans gonflement des ganglions voisins. Mal grave et le plus souvent tenace.

Traitement. — Nous avons rapporté (*Traité de l'Ac. ph.*, p. 303 sq.) un cas de lupus datant de 24 ans, soigné à diverses reprises dans les hôpitaux de Paris sans avoir jamais été arrêté dans sa marche, et guéri en sept mois par le traitement phéniqué.

Nous le formulons ainsi : Grandes *pulvérisations* avec 8 vol. d'eau, 1 vol. de *Glyco-ph.* et 1 vol. de *liqueur de Van Swieten ;* pansement à la *Vitell.* Poursuivre tous les boutons au moyen d'*inj. intersticielles* de 3 à 10 gouttes de *sol. alcoolique* de *Phénate* ou de *Salicylate de zinc* (v. *Form.*), pour produire une sorte de destruction par tannage et empêcher la suppuration. Pansement avec *Vitell.* recouverte d'ouate, et mieux avec *pommade à la résorcine*, la seule qui nous ait donné de bons résultats en *frictions*. Les cautérisations avec *cristaux d'Ac. ph.* sur les boutons à leur apparition nous ont souvent suffi pour les sécher dès le début.

On a proposé la *scarification* et *le curage*, moyens très douloureux et le plus souvent insuffisants. Si l'on y a recours, cautériser le fond avec des *cristaux en aiguille d'Ac. ph.* bien blanc, ou avec de l'alcool saturé de *salicylate de zinc.* Inj. hyp. d'*Iodo-ph.*

Le docteur A. Taylor propose au début la projection

d'*éthylate de soude* au moyen d'une sorte de chalumeau en verre et à pointe très fine.

Toniques sous toutes les formes : *Phéno-fer, huile de f. de mor. ph.*, élixir *Phos. amm.* ; sang à l'abattoir.

Maladies épidémiques. — Ces maladies qui atteignent un grand nombre d'individus dans une même contrée et dans une même période plus ou moins longue (*choléra, variole, croup, scarlatine, méningite*, etc.), sont toutes dites *aiguës*, c'est-à-dire à évolution rapide, et sont produites chacune par un *ferment spécial*, cause unique de la maladie. Ce ferment pénètre nécessairement par *l'air, l'eau* ou *les aliments* ; il s'introduit par les muqueuses, par les plaies ou les écorchures, et il suffit d'une prédisposition des liquides récrémentitiels pour faciliter son évolution.

Préservation. — Les liquides récrémentitiels de l'économie doivent toujours être *alcalins* ; il est donc prudent de se priver de tout ce qui facilite la production des *acides* dans les digestions, de favoriser la perspiration cutanée et la sueur, d'éviter les refroidissements, mais surtout de prémunir le corps au moyen de substances reconnues *antiseptiques* (1), c'est-à-dire empê-

---

(1) « Le Dr Déclat a fondé toute une médecine
». des maladies infectieuses sur l'emploi d'un des
» *meilleurs antiseptiques connus*, l'acide phénique,
» d'après cette présomption, que l'auteur dit lui
» avoir été suggérée également par mes études
» sur les fermentations, savoir : que les maladies
» qui se transmettent sont le produit, chacune,
» d'un ferment spécial, et que la thérapeutique
» médicale ou chirurgicale doit s'efforcer d'empê-
» cher la pénétration des ferments venus de l'exté-
» rieur dans les liquides de l'économie, ou, s'ils
» y ont pénétré, de trouver des antiferments pour
» les y détruire, sans toutefois altérer la vitalité

14.

chant la multiplication des ferments qui peuvent s'introduire dans l'économie, et de modifier le bouillon de culture. Dans ce but, prendre une ou deux fois par jour, tant que dure l'épidémie, le sirop d'*Ac. ph.*, le plus énergique et le plus inoffensif des dépuratifs et des prophylactiques. Donner aux enfants et aux anémiques de l'*huile de f. de mor. phén.* A la première atteinte, recourir au sirop de *Phén. amm.* qui alcalinise rapidement les liquides de la circulation.

Traitement. — V. les diverses *maladies épidémiques.*

Malaria. — Influence particulière que subissent à divers degrés tous les habitants des pays marécageux, et qui s'exerce surtout aux basses altitudes et après la nuit tombée. Les tempéraments qui offrent aux microbes de la malaria de mauvais bouillons de culture résistent longtemps. Mais les refroidissements, la fatigue, l'humidité de la pluie, l'alcoolisme, ouvrent la porte aux ferments.

Traitement. — L'alcool doit, dans les pays de malaria, être employé à titre d'antiseptique, mais à des doses modérées qu'il ne faut pas dépasser sous peine de se prédisposer à l'invasion du mal. La malaria complique presque toutes les maladies chez ceux qui habitent ou même qui ont habité des régions paludéennes. (V. *Fièvres intermittentes.*)

Masturbation. — Nous ne toucherions pas à ce sujet si nous n'avions observé que les précautions dont il faut entourer les enfants pour les préserver de cette funeste habitude, pouvaient être aidées par l'usage du *Phén. amm.* qui, administré au coucher, exerce une action calmante très efficace.

» des éléments histologiques des liquides ou des
» tissus. »

L. PASTEUR.
(Page 44, *Études sur la Bière*, 1876.)

Matrice. — Organe délicat, très apte, à partir de l'apparition des règles, à se laisser imprégner non seulement par le liquide spermatique dont une partie, attirée ou projetée au col, est aspirée et produit la fécondation, mais encore par les liquides malsains, tels que celui de la blennorragie chronique *(goutte militaire)*, qui cause des catarrhes du col très tenaces et amène des sécrétions contagieuses pour un homme sain. Si au traumatisme utérin, causé par les premiers rapports sexuels vient se joindre la fatigue des courses, des voyages en chemin de fer, il y a toujours lieu de redouter les inflammations chroniques, les déviations, le prolapsus, la stérilité.

Méningite aiguë. — A pour causes ordinaires les blessures, l'insolation, l'érysipèle, le rhumatisme. Survient parfois dans la typhoïde, la pneumonie. Peut être d'origine syphilitique. Début soudain, fièvre intense, vomissements, douleurs de tête, délire furieux, contracture des muscles de la face, trouble des yeux, de la respiration, du pouls. Cris *encéphaliques*, coma.

Traitement. — La congestion des capillaires du cerveau étant commune à tous les cas de méningite, le médicament par excellence est le *Phén. amm.* en inj. hyp. et en boissons. Au besoin, sol. diab. de *Phén. amm.* dans des lavements presque froids. Bains frais comme dans la typhoïde, quand la température approche de 405°,5.

Dans les cas très aigus, évacuations sanguines prolongées, une sangsue après l'autre derrière chaque oreille.

Méningite chronique. — D'origine syphilitique, alcoolique ou rhumatismale. Douleurs de tête, pupilles rétrécies. L'hémorragie cause ou l'hémiplégie ou des convulsions. Pouls déprimé, paralysie des sphincters.

Traitement. — Inj. hyp. *mercurielles* si la cause est *syphilitique*. Si elle est *alcoolique*, sirop de *Phén. amm.* chaque heure et inj. hyp. au *Phén. amm.* pour dégorger les capillaires. Même traitement contre la méningite *rhumatismale*; y ajouter les purgations.

Méningite épidémique. — *1re période :* Frissons, douleurs violentes de tête et de reins, chaleur extrême ; vomissements, convulsions, agitation, délire ; fièvre constante, moindre le matin. Urines rares ; surdité. Eruptions, herpès aux lèvres, *cris spéciaux* prolongés.

2e période : Somnolence, insensibilité, pouls irrégulier. A la période extrême, peau bleuie. *Complications :* inflammations internes, pleurésie, péricardite, pneumonie.

Dans les formes foudroyantes, les symptômes sont intenses, la somnolence et le coma surviennent presque au début.

Traitement. — La thérapeutique n'a trouvé jusqu'ici que des palliatifs : l'opium, les injections de morphine, le chloral. Or, la maladie est au premier chef microbienne ; de plus, elle est de celles où le ferment, logé dans les centres nerveux, est le plus difficile à atteindre.

Nous prescrivons : inj. hyp. d'*Ac. ph.*, d'*Iodo-ph.* et même de *Phén. amm.* de 25 ou de 50 gouttes, selon l'âge du malade, à répéter toutes les 4 heures. Boissons : *Phén. amm.* à dose proportionnée à l'âge, alternant avec les injections. Quand l'amélioration se produit, sirop d'*Ac. ph.* pour sucrer le lait et les boissons.

Méningite tuberculeuse. — Fréquente chez les enfants et les adultes jusqu'à 30 ans. Tristesse, fièvre, amaigrissement ; douleurs de tête, vomissements. — Fièvre rémittente, convulsions, strabisme, dilatation d'une pupille, délire ; cri spécial, dit *encéphalique ;* somnolence, torpeur, pouls irrégulier, ventre creusé ; arrêts dans la respiration. Paralysie. A la fin de la maladie, ventre tendu et coma.

Traitement. — Nous avons obtenu quelques guérisons peu enviables, parce qu'elles ont été suivies d'épanchements dans les ventricules. Dans un cas (V. *Traité de l'Ac. Ph.*, p. 872), après 6 semaines, mutisme pendant un mois de la convalescence ; pendant un an la malade a gardé des douleurs de tête très violentes et a fini par recouvrer une santé parfaite. Elle est aujourd'hui mère de famille.

Chaque jour une inj. hyp. d'*Ac. ph.* et d'*Iodo-ph.* A tous les moments d'exaspération du mal, *Phén. amm.*

par cuillerées ; chaque fois qu'il y a élévation sensible de chaleur, inj. hyp. au *Phén. amm.*

Ménorragie. — Écoulement utérin exagéré, indiquant d'ordinaire une altération quelconque de l'utérus et accompagné de pus ou de muco-pus. Survenant après la ménopause, la ménorragie est le signe d'une altération organique grave, épithélioma du col, etc.

Traitement. — La malade étant en position horizontale, *pulvérisations*, à travers le spéculum, avec eau fraîche et *Glyco-ph.* au quart. Cautérisations avec *cristaux d'Ac. ph.* ou au pinceau imbibé de *camphre phén. liquide*; sur la charpie du pansement, poudre d'*Ac. salicyl.* ou mieux *iodoforme* cristallisé dans l'Ac. ph. Si la ménorragie est l'indication d'une fausse couche commençante, repos absolu de 7 à 9 jours et injections *phéniquées* au quart.

Mentagre, sycosis. — Eruption caractérisée par des pustules acuminées, situées à la base des poils et suivies d'indurations tuberculeuses du derme ou de la surface. Peut se manifester, malgré son nom, sur toutes les parties velues du corps, mais siège de préférence au menton, aux lèvres. Très tenace à la lèvre supérieure.

Pustules superficielles avec chaleur, prurit ou tension, éphémères, isolées au début. Se renouvellent ou s'indurent, formant bouton en cône, à base résistante et laissant passer un poil par la vésicule du sommet ; croûte brune, épaisse au centre. Tubercules primitifs ou consécutifs à l'éruption, d'abord fermes, formant éminence rouge, sensible, d'ordinaire raboteuse et pouvant s'ulcérer à la surface. Epaississement et induration du tissu cellulaire autour des tubercules ; furoncles, phlegmons, abcès au derme. Souvent dû à la contagion par le rasoir. Favorisé par la diathèse rhumatismale ou lymphatique. Maladie très tenace et sujette à récidives.

Traitement. — Combattre la diathèse rhumatismale par le *Phén. amm.*, le *Sulfo-ph.*, l'arsenic ; la diathèse lymphatique par le *Phéno-fer*, l'élixir *Phos. amm.*, l'*Iodo-ph.* Lavages au pétrole avec un pinceau ; *huile glyco-ph.* à laisser la nuit. Si ces moyens sont insuffisants, pommade à l'*oxyde rouge de merc.* (V. *Form.*). Pour l'employer, couper la barbe au ciseau qu'on trempe de temps en temps dans un antiseptique pour ne pas propager le mal. Recourir à tous les antiferments, turbith, goudron, etc. Après guérison, usage quotidien de *Glyco-ph.* pour prévenir les récidives. — Stériliser les rasoirs dans le *Glyco-ph.* ou l'eau bouillante.

Métrite. — 1° *Aiguë :* Presque toujours conséquence d'un traumatisme, d'un coït trop précoce ou brutal, de couches difficiles, de suppression brusque des règles par le froid.

Au début, gêne et pesanteur dans les reins, les aines, les cuisses ; brûlures dans le vagin, ténesme anal et vésical. Quelquefois invasion brusque avec fièvre, courbature, ventre ballonné et sonore, tendance au vomissement.

Écoulement leucorrhéique (V. *Leucorrhée*). Cette maladie guérit en un mois ou six semaines, à moins de complications (pelvi-péritonite, phlegmons péri-utérins), ou elle passe à l'état chronique.

2° *Chronique :* Succède à la précédente ou survient d'emblée. La chlorose, la scrofulose, la tuberculose, l'arthritisme, l'herpétisme, les grossesses répétées, les tentatives d'avortement en sont les causes ordinaires. Mêmes symptômes que la *métrite aiguë*, de plus troubles dyspeptiques, névralgies (faciale, lombo-abdominale), leucorrhée.

Souvent les nouveaux mariés se mettent en voyage le jour même de leurs noces. C'est une pratique des plus imprudentes. Elle est souvent cause de métrites, de tendance aux renversements utérins, de stérilité.

L'homme est quelquefois atteint d'un écoulement chronique *(goutte militaire)* qui se communique facilement surtout aux premiers temps du mariage, lorsque le col utérin est tendre et neuf au contact. L'affection se localise derrière le museau de tanche et devient promptement difficile à guérir.

Traitement. — *Lotions* prolongées, en position horizontale, à l'eau chaude *glyco-ph.* ; *pulvérisations* à travers le spéculum. Cataplasmes sur le ventre à l'*huile glyco-ph.* — Inj. hyp. d'*Ac. ph.*, une par jour.

Éviter les *cautérisations* de quelque nature qu'elles soient, ainsi que le mouvement de la marche et surtout de la voiture, dont la conséquence est souvent *l'antéversion*. — Ceinture spéciale pour soutenir et immobiliser le ventre.

Contre la métrite provenant d'infection par la *goutte militaire*, nous appliquons des *pulvérisations* au *Glyco-ph.* ou mieux à l'*Iodo-ph.* (Dr Malgat, de Nice), et nous introduisons au moyen d'une sonde conductrice, un crayon de *savon phéniqué* (V. *Form.*), qui, pénètre et reste quelque temps dans le col utérin. Nous avons obtenu par ces moyens des guérisons définitives.

N. B. Le même traitement approprié réussit sur l'homme atteint de la *goutte militaire*, c'est-à-dire d'un écoulement peu abondant, mais persistant, de la fosse naviculaire.

Métrorragie. — Hémorragie utérine, différente de la *ménorragie* (v. ce mot). Souvent consécutive à un avortement ou à la présence d'un polype.

Traitement. — Faire disparaître la cause en traitant le polype s'il existe. Au début peut se guérir par l'application de la pâte antiseptique au moyen de la sonde spéciale (V. *Form.*). Au besoin ajouter à la pâte un peu plus d'*Ac. ph.*

Migraine. — Provient d'ordinaire de diathèse *rhumatismale*. Elle est héréditaire, apparaît avant 25 ans, et disparaît avec l'âge pour faire place à d'autres manifestations: dartres, asthme, gravelle, hémorroïdes, etc. Elle est d'ordinaire périodique : chaque accès dure de 6 heures à 2 jours. Perte d'appétit, langueur, difficulté d'application ou surexcitation passagère des fonctions et du moral. Douleur de tension dans la tête, localisée d'un côté à la tempe ou dans la région de l'orbite; exaspération par le bruit, la lumière. Bâillements, nausées. éructations, insensibilité et immobilité des intestins. Les troubles de l'œil sont souvent prédominants : brouillards, affaiblissement de la puissance visuelle de l'œil malade, étincelles ; quelquefois parole embarrassée, fourmillement dans le corps du côté malade.

Traitement. — Les migraineux ne doivent pas lire ou travailler le matin avant d'avoir pris un aliment quelconque.

Pendant les accès, *analgésine* (antipyr. française) de 0.50 centigr. à 1 gr. dans un peu d'eau. S'il n'y a pas de soulagement, *Phén. amm.*, de 1 à 4 cuillerées. *Ne pas recourir à la morphine.*

Modifier la constitution en prenant pendant un mois 2 cuillerées par jour de *Phéno-fer* à deux repas. Le soir, une des pilules suivantes : *Sulf. quin.* 3 gr., poudre de *digitale des Vosges fraîche* 1.50, pour 30 pilules. Les pléthoriques remplaceront le *Phéno-fer* par le sirop d'*Ac. ph.* demi-heure avant le repas et l'élixir *Phos. amm.* au repas. Au bout d'un mois de ce traitement, remplacer la pilule par une cuillerée de *Phén. amm.*, et le *Phéno-fer* par le sirop *Sulfo-ph.* demi-heure avant le repas. Éviter les aliments de digestion difficile, surtout l'ail et l'oignon. Tenir toujours le corps très libre.

Si après deux mois on est très soulagé, recommencer le traitement six mois plus tard, ou cure au *Sulfo-ph.*

A l'âge où les migraines cessent, se défier des accidents rhumatismaux et faire deux fois par an une cure au *Sulfo-ph.*

Miserere. — Entortillement ou invagination de l'intestin grêle *iléon*, d'où *Iléus*. Douleurs extrêmes dans le ventre, vomissements. Constipation mécanique, les matières étant arrêtées par l'occlusion intestinale ; ballonnement et mort dans d'atroces souffrances. Causes et effets analogues à ceux de la hernie étranglée. Rarement l'invagination est accidentelle.

Traitement. — Quand le mal provient d'une accu-

mulation de matières stercorales, introduction par le
rectum d'une sonde œsophagienne qu'on pousse aussi
haut que possible ; injection d'eau dans diverses positions ; massage doux : lavements à la glycérine pure ;
purgatif : huile au séné.

Morphinisme. — Wood fut, dit-on, le premier qui eu
l'idée de faire pénétrer la morphine sous la peau au lieu de la
livrer au hasard de l'absorption sur la plaie d'un vésicatoire.
Mais il réservait l'injection pour des cas spéciaux de névralgie.
Les Américains des pays de malaria, sujets aux névralgies
causées par l'impaludisme, ont combattu et tué la sensibilité
par les injections de morphine multipliées. Les médecins
français, si réfractaires aux innovations et aux inventions utiles
de leurs concitoyens qui n'appartiennent pas aux corps officiels,
ouvrent leurs portes toutes grandes aux intrusions américaines
ou seulement teutoniques. Chacun d'eux s'est donc muni d'une
seringue Pravaz de 20 gouttes, dose prescrite pour la morphinisation de toutes les douleurs : c'est une petite opération
agréable au malade et au médecin. Elle endort les douleurs,
ramène le calme dans le corps et dans les idées. Le malade, ne
pouvant toujours avoir le médecin près de lui aux moments de
souffrance, se munit du joujou chirurgical et se morphinise lui-
même. C'est ainsi que surtout chez les femmes la morphinisation est devenue une mode, mais une mode qui ne passe pas :
c'est l'opium ou le hatchich de l'Occident, dont l'usage dégénère
forcément en abus. En effet, la morphine ne s'élimine pas :
elle se localise et s'accumule dans les centres nerveux ; c'est un
corps étranger qui produit, dès que son effet soporifique est passé,
une excitation et une douleur que chaque dose augmente en
augmentant l'accumulation, et la morphinisation devient un
besoin maniaque sur lequel la raison ni la volonté n'ont plus,
au bout de peu de temps, aucun empire.

L'action de la morphine, qui devient si promptement fatale
par l'habitude, doit donc être réservée pour les souffrances
graves dont la cause a une durée *limitée* : passage de calculs,
conséquences douloureuses de certaines opérations. Un médecin
sage n'apprend pas aux névrosiques ce moyen de se calmer et
ne leur en confie pas l'usage. Il cherche à guérir les causes des
douleurs plutôt qu'à engourdir les douleurs mêmes, et s'il a
recours à la morphine, il doit prévenir le malade qu'il use d'un
véritable poison, lui en faire connaître les dangers et ne pas
laisser à sa disposition la solution injectable, encore moins le

15

munir d'ordonnances qui lui permettent de renouveler sa provision toutes les fois qu'il l'épuise.

Traitement. — L'*Iodo-ph.* en boissons paraît avoir une action éliminatrice sur la morphine en même temps qu'il calme les douleurs d'excitation spéciales aux morphiniques. Grâce à son emploi on peut arriver à diminuer chez eux la fréquence et les doses des piqûres à la morphine. (V. *Méd. des Ferm.*, no 33.)

Pour les doses de morphine à employer, v. *Form.*

Ne jamais recourir à la morphine avant d'avoir échoué avec l'*Ac. ph.*, l'*Iodo-ph.* et le *Phén. amm.* en injections, et introduire la morphine dans la sol. d'*Ac. ph.* pour inj. hyp.

Morve. — Maladie infectieuse qui se communique des chevaux à l'homme par *inoculation* ou par *absorption* des matières de jetage desséchées, comme la tuberculose se communique par les crachats desséchés des malades.

Au début, frissons ; élévation de la température, mal de tête violent, vomissements, courbature. Parfois douleurs très vives aux jointures, comme dans le rhumatisme articulaire aigu. Vers le douzième jour, apparition à la face ou dans le voisinage des articulations de *plaques* érysipélateuses, d'abord livides, puis phlycténoïdes et sphacélées. Écoulement fétide sanieux par les fosses nasales ulcérées ; engorgement des ganglions sous-maxillaires, difficulté d'avaler et de respirer ; toux avec crachats sanguinolents.

Traitement. — 1º *Prophylaxie.* Abattre les chevaux morveux, enfouir profondément leurs cadavres ; désinfecter les écuries avec solutions d'*Ac. sulfurique*, puis d'*Ac. phén.* à 5 %. Cautériser les écorchures suspectes avec des *cristaux* d'*Ac. ph.* pur. Laver les mains au *Glyco-ph.* pur. Aspiration par le nez d'eau chaude additionnée d'autant de *Glyco-phén.* qu'on pourra en supporter.

2º *Curation.* Panser les boutons à la *Vitell. ph.* Inj. hyp. d'*Ac. ph.* Sirop de *Phén. amm.* ou d'*Ac. ph.*

alterné avec sirop de *Sulfo-ph*. Percer les boutons et les laver au *Glyco-ph*. pur. Le salut. une fois la maladie en cours d'évolution, est dans les inj. hyp. réitérées, prolongées et au besoin alternées.

Moules (Empoisonnement par les). — Les moules et en outre certains œufs de poisson et même les huîtres, peuvent produire de véritables intoxications. Rougeur de la face, étouffements, vomissements, éruptions, urticaire.

Traitement. — Boire aussitôt du sirop ou de la sol. au *Phén. amm*. Provoquer le vomissement si l'on a mangé beaucoup de moules ou si les accidents sont nombreux. Dans les cas ordinaires il nous a suffi d'administrer le *Phén. amm*. tous les quarts d'heure 4 fois et jusqu'à 6 fois de suite.

Moutons. — Les trois maladies dont je me suis surtout occupé chez le mouton pendant mes longues expériences sur les antiseptiques sont : 1° la cachexie, 2° le sang de rate, 3° le piétin.

1° La *cachexie* cède facilement à l'usage des inj. hyp. d'*Ac. phén*. et aux boissons *phéniquées* faites d'une cuillerée à café de *Glyco-ph*. pour un demi-verre d'eau qu'on fait avaler à l'animal malade au moment où l'estomac n'est pas entièrement vide. Ce traitement nous a réussi, notamment en Sologne.

2° Le *sang de rate* est plus sérieux. Dès que le mal se déclare, il faut pratiquer des injections sous-cutanées de la sol. au *Phén. amm*. Il est urgent de ne pas tarder à appliquer le traitement, car la mort est rapide. L'*Ac. ph*. simple est insuffisant : le sang du mouton étant très plastique, il faut l'ammoniaque pour en faciliter le passage à travers les vaisseaux capillaires. Pour prévenir la maladie, il faut faire vacciner les moutons avec le vaccin que procure M. Boutroux.

3° *Piétin*. Faire un lait de chaux auquel on ajoute 1/2 flacon de *Glyco-Phénique pour les animaux* (1) par 3 litres. Placer le mélange dans une auge que l'on met en travers de la porte de l'étable, de manière que les moutons soient forcés d'y plonger les pieds en entrant et en sortant. Si la corne est détachée, laver l'intérieur de la partie ulcérée au moyen d'un pinceau trempé dans la *Solution Iodo-Phénique pour les animaux*.

Muguet. — Enduit blanchâtre, crémeux, assez analogue au *lait caillé*, qui recouvre la muqueuse buccale sublinguale. Il est produit par un champignon, l'*oïdium albicans*, et peut s'étendre au pharynx, à l'œsophage et à l'estomac.

Chez le nouveau-né, il est dû à l'insuffisance de l'alimentation, au mauvais entretien des biberons, à l'acidité du lait ; il est souvent le symptôme d'une maladie grave de la première enfance, l'*athrepsie ;* chez l'adulte et le vieillard, il est un des signes de débilité menaçante, à la suite de phtisie, cancer, diarrhée chronique, etc.

Traitement. — Pulvérisations dans la bouche à l'eau *glyco-phén.* Si elles sont trop difficiles à pratiquer, faire mâcher à l'enfant, *malgré lui,* un bout de linge trempé dans 1/4 *Glyco-ph.* et 3/4 *huile d'olive.*

Dans tous les cas, combattre la cause principale et surveiller l'alimentation. Bon lait de nourrice pour l'enfant, sang chaud pour le vieillard.

Myélite. — Paraplégie partielle ou complète; affaiblissement des membres supérieurs. Maladie à marche lente mais devenant fréquemment aiguë et prenant alors une marche rapide. Affection spéciale grave provenant de causes diverses : succède souvent au traumatisme, à un refroidissement brusque ; peut être engendrée par le séjour dans une habitation humide, les excès génésiques ou alcooliques; plus souvent par la syphilis tertiaire ou la tuberculose. D'ordinaire au début fourmillements, obtusion au bout des orteils, fatigue et affaiblissement ou excitation anormale ; lourdeur ; hésitation dans la

---

(1) M. Chassaing, 6, avenue Victoria, tient cette préparation prête à des prix très réduits.

marche, crampes avec petites secousses dans les jambes, tremblement; la sensibilité de la peau d'ordinaire conservée, parfois exagérée. Contractures dans les mouvements de flexion et d'extension. Douleurs en ceinture, raideur musculaire.

Traitement. — Le traitement diffère selon les causes. Calmer les douleurs par le *chloral; bromure de potassium* chez les rhumatisants, sirop au *Phén. amm.;* purgatifs à l'opiat (v. *Form.*), puis usage de la *lithine* avec l'*arséniate* (v. *Form.*). Chez les syphilitiques, inj. hyp. d'*huile* au *sublimé* et d'*Iodo-ph.* avec addition de 0,25 à 0,50 centigr. d'*Iodure de potassium* ajouté à la solution au moment de l'injection de 100 gouttes.

Pointes de feu le long de la colonne vertébrale.

La suspension n'est pas praticable comme dans le *tabes :* elle serait dangereuse.

Nécrose (carie, fistules osseuses). — Des causes nombreuses peuvent occasionner la mort d'une partie plus ou moins étendue des os longs et produire la nécrose. Si cette mort partielle atteint les os spongieux ou les cartilages des articulations, surtout aux pieds ou aux mains, c'est la *carie :* le trajet que suivent les liquides altérés s'appelle *fistule.*

Traitement. — 1° *Général :* combattre la cause (*tuberculose, scrofule,* etc.).

2° *Local :* injecter dans le trajet fistuleux 1 ou 2 parties de *Glyco-ph.* dans 9 ou 8 parties d'eau ayant bouilli. Pansement à demeure avec la *Vitell. Ph.*

Néphrite. — Primitive ou secondaire, consécutive à la pneumonie, à la variole, à la diphtérie, à la scarlatine.

Néphrite aiguë : Frissons, fièvre, douleur de reins, vomissements, urines rares, foncées. Enflure de la face s'étendant au corps en quelques jours. Urémie, convulsions, délire, coma, mort.

Traitement. — Au début, petite saignée, renouvelée s'il y a lieu. Sirop au *Phén. amm.,* de 2 à 5 cuillerées par 24 heures; sirop d'*Ac. ph.* pur ou dans du lait, à alterner avec sirop d'*Iodo-ph.* Inj. hyp. d'*Ac. ph.*, d'*Iodo-ph.* ou même de *Phén. amm.*, 2 à 3 par jour tant qu'il n'y a pas d'amendement. Lait pour toute nourriture ; plus tard, sang à l'abattoir. Tous les 3 ou 4 jours, 1 cuillerée à café d'*opiat purg.* (V. *Form.*)

Néphrite chronique : V. *Maladie de Bright, Albuminerie.*

Névralgie. — Douleur continue d'un trajet nerveux avec accès et paroxysmes, se produisant par secousses douloureuses et revenant périodiquement à heures fixes. Points douloureux sur les trajets.

Traitement ordinaire. — *Quinine* et *digitale,* surtout si l'origine tient à l'impaludisme ; *analgésine, pulvérisations* de *chlorure de méthyle,* ou mieux d'*éther au chlorure de méthyle* qu'il suffit d'appliquer tel que le prépare M. Sautereau ; *bromures, électricité.*

Traitement antiseptique. — Si la névralgie est d'origine paludéenne, inj. hyp. d'*Ac. ph.;* quinine (V. *Fièvres intermittentes*).

Au moment des accès, *Phén. amm.* de 1 à 3 cuillerées ; *Phéno-fer* aux repas. Si l'appétit fait défaut, élixir *Phos. amm.*

S'il y un état nerveux particulier, élixir *Phos. amm.* à un repas, *bromure de potassium* 1 gr. à l'autre. Il est important que ce médicament soit pur. Celui de Falières est, selon nous, le meilleur.

Sciatique. — Douleur parfois intolérable sur le trajet du nerf sciatique, depuis le point d'émergence jusqu'au pied ; souvent précédée de douleurs vagues dans les reins et la cuisse, avec pesanteur et engourdissement du membre ; d'autres fois le début est brusque et la marche impossible d'emblée. Inquiétude, désir continu de changer de position. Cette maladie peut devenir chronique et presque toujours elle est tenace.

Traitement. — Au moment des accès, *analgésine* 1 gr. dans un peu d'eau plutôt qu'en cachets. Applications de *chlorure de méthyle* ou simples lavages au pinceau avec ce chlorure dissous dans l'*éther*, préparation de Sautereau (1). Bains prolongés de Baden-Baden. Placer à l'émergence du nerf sciatique l'emplâtre américain dit *porous-plaster* que l'on conserve jusqu'à ce qu'il se détache.

Appliquer trois petits *vésicatoires* à l'*ammoniaque* dans un dé à coudre; bains prolongés.

Arséniate de soude à dose très légère : 0,01 centigr. dans 300 gr. d'eau à donner par cuillerées à café trois fois par jour.

Souvent la sciatique tient à un retour des accidents de la syphilis personnelle ou héréditaire. Elle est un des caractères de la *récidive tertiaire*. En ce cas, *Iodure de potassium*, 0,50 centigr. par jour en solution aqueuse au premier déjeuner. Sirop *Iodo-ph.* aux autres repas. Les inj. hyp. de sol. *Iodo-ph.* offrent un moyen plus actif, ainsi que celles d'*Ac. ph.* avec addition de 0,10 ou 0,15 centigr. d'*Iod. de potassium* au moment d'injecter. Eaux de Baden-Baden.

Névroses. — Manque d'équilibre dans les systèmes de l'économie sans altération apparente. Les névroses proviennent le plus souvent de causes héréditaires : épilepsie, alcoolisme, rhumatisme, etc.

Traitement — Les médicaments qui peuvent avoir de l'effet sur les névroses sont nombreux. L'un des plus efficaces est le *Phén. amm.*, que nous avons trouvé souvent utile contre les migraines, les insomnies, la dys-

---

(1) Il faut un appareil coûteux pour appliquer le chlorure de méthyle sous sa forme ordinaire. M. Sautereau, 18, rue Linois, Paris, a trouvé le moyen de le rendre moins volatil. On peut, au moyen de son flacon, utiliser plus aisément ce médicament peu maniable. Sa préparation, d'ailleurs très peu coûteuse, se conserve dans l'eau froide.

ménorrhée, l'hystérie. L'*éther*, les *valérianates*, la *caféine*, l'*arsenic* donnent tour à tour de bons résultats, mais la *morphine* rend les névroses *incurables*. Les *toniques* sont toujours nécessaires, surtout les *phosphates*, dont la meilleure forme est, pour nous, l'élixir *Phos. amm.*, le plus propre à alcaliniser les liquides récrémentitiels. Nous conseillons encore le *Phéno-fer* et tous les ferrugineux, le sang bu à l'abattoir, les *amers* pour relever l'appétit, l'hydrothérapie (V. *Form.*), les frictions sèches au gant de crin, le séjour dans les altitudes, la marche au grand air, enfin divers médicaments accidentels : une cure au *Sulfo-ph.* (V. *Form.*) ou une saison aux eaux ferrugineuses, alcalines ; *sulfate de strychnine*, 1 cuillerée à café de solution prise le matin ; *arséniate de soude;* mais il ne faut insister que peu de temps sur ces médicaments.

Obésité. — Les personnes grasses sont plus exposées que les autres dans les affections dites *aiguës;* leur bouillon de culture est également plus propice à l'évolution des microbes nuisibles.

Traitement. — Ne pas chercher l'amaigrissement au moyen de médicaments, dont l'effet est d'altérer les fonctions digestives et, au bout de peu de temps, d'augmenter l'obésité. C'est par le régime qu'il faut la combattre, en premier lieu par la tempérance et la régularité. Boire peu en mangeant, éteindre la soif entre les repas par des doses de boisson de plus en plus réduites jusqu'à ce qu'on ait perdu l'habitude de boire. Proscrire les aliments gras, les sauces grasses ; peu ou pas de potages, peu de farineux et de sucre; pas d'alcool ni de bière, mais du vin, du café ou du thé, non sucrés. Viandes noires et légumes frais. Exercice ; favoriser la transpiration en évitant les refroidissements. (V. *Form.* au mot *Régime.*)

Œdème de la glotte. — Sensation d'un corps étranger qui étouffe ; dyspnée croissante, accès de suffocation durant jusqu'à un quart d'heure ; inspiration bruyante ; voix et toux rauques ; déglutition difficile.

Traitement. — *Aspirations* sèches (V. *Form. Emanateur sec*). *Pulvérisations* : 1 cuil. à soupe de *Glyco-ph.* dans un 1/4 de litre d'eau très chaude. — *Fumigations* (V. *Angine, croup*); capsules à l'*Ac. ph.* ou au *Phén. amm.*; attouchements au pinceau avec le *Glyco-ph.* additionné de *teinture d'iode.* A prendre par petites gorgées une potion avec 10 gouttes d'*alcoolature d'aconit*, 4 gouttes de *teinture thébaïque*, et 1 à 2 cuill. de sirop d'*Ac. ph.* pour un grand verre d'eau ; sirop de *Phén. amm.* Plus tard cure de *Sulfo-ph.*

Le Dr Fauvel nous ayant appelé un jour auprès d'un malade menacé d'asphyxie et qui se refusait à la trachéotomie, nous avons pu, par des attouchements d'abord, puis par des pulvérisations phéniquées, éloigner le danger, occasionné par une ulcération cancéreuse qui s'étendait jusqu'aux cordes vocales.

Ongle incarné. — Les chaussures trop étroites du bout, à la suite la déviation et la déformation de l'ongle, l'habitude de trop ou de mal couper l'ongle le font entrer dans les chairs.

Traitement. — Élargir la chaussure ; couper l'ongle de manière qu'il dépasse un peu la pulpe, surtout sur le *bord externe*, et faire la section en *ligne droite.* Ne jamais *couper* la partie *externe* de l'ongle, mais la *limer.*

Les chirurgiens ont inventé l'arrachement partiel, mais on peut toujours guérir l'ongle incarné sans y avoir recours. Panser les végétations avec la *Vitell. ph. faible*, l'attouchement au pinceau avec le *Glyco-ph.* additionné de *teinture d'iode.* Repos au lit. Racler avec du verre le milieu de l'ongle pour éviter l'inclinaison du bord ; placer un peu de charpie sèche râpée entre

15.

l'ongle et la chair, et attendre que l'ongle, en poussant, ait franchi les chairs fongueuses et douloureuses.

Opérations (1). — La découverte de l'antisepsie chirurgicale est *toute française*. Nous en avons fait en 1861 la première application connue, et dès cette date elle a été pratiquée à l'Hôtel-Dieu par le chirurgien Maisonneuve. Elle aurait été couronnée à l'Institut de Paris en 1877, dans la personne du chirurgien anglais Lister, si le professeur Sédillot, rapporteur du prix Montyon, n'eût reconnu et affirmé notre priorité. Elle reçut enfin les honneurs du *Prix Boudet* en 1880, mais dans la personne prédestinée du même M. Lister, bien que notre priorité fût avouée sans conteste par M. Pasteur, membre de la commission chargée de décerner ce prix.

Tout en revendiquant pour la France un honneur qui lui appartient, nous devons dire que cette découverte, utile à beaucoup de malades, a été un malheur pour beaucoup d'autres. En effet, en supprimant les dangers multiples de la *purulence* à la suite des opérations, elle a enhardi les opérateurs *quand même*, qui luttent à qui fera les opérations les plus téméraires, souvent les plus injustifiées, et dont les audaces ont été fatales surtout aux *cancéreux* et aux *porteurs de tumeurs*.

Notre satisfaction, qui n'a pas besoin de consécrations officielles pour être légitime, est donc loin d'être sans mélange. Elle ne sera complète que le jour où nous aurons, avec ou sans le secours des étrangers, persuadé aux chirurgiens et aux malades que, dans un grand nombre de cas jusqu'ici réputés chirurgicaux,

---

(1) V. notre *Traité des plaies pendant le siège de Paris*, Lemerre, 1871.

le traitement antiseptique dispense des opérations, comme l'a soutenu et démontré le chirurgien Verneuil à propos de l'anthrax et du furoncle. En attendant ce jour, que nous croyons encore éloigné, nous ne nous lasserons pas de répéter qu'en général il ne faut pas opérer sans une *absolue* nécessité ; que, dans certains cas particuliers, tels que *cancers* et *tumeurs*, il vaut mieux d'abord recourir aux *caustiques*, chlorure de zinc ou autres, qu'au bistouri ; que les opérations sanglantes le plus souvent abrègent la vie des cancéreux et les exposent à des récidives suivies d'affreuses douleurs ; que l'antisepsie obtient plus de guérisons radicales que le fer, et, si la guérison est impossible, assure une survie plus longue et sans comparaison plus douce. (V. *Médecine des Ferments*, n°s 7, 8, 9, 10, 15, 16, 18, 19, 20, 22, 26, 29, 30, 34.)

En général, aucune opération ne doit se faire sans les précautions suivantes :

Tous ceux qui servent ou aident à l'opération, aussi bien que l'opérateur lui-même, doivent avant l'opération se laver les mains et les ongles à la brosse et à l'eau chaude *phéniquée* à 1 $^0/_0$ au moins, ou au savon *Sulfo-ph.* (V. *Form.*). Ils doivent avoir à leur portée, pendant l'opération, surtout si elle est longue, un récipient contenant de l'eau phéniquée pour y tremper les mains à plusieurs reprises. Les instruments doivent avoir séjourné au moins 20 minutes dans de l'eau phéniquée à 3 $^0/_0$. On doit laver la partie à opérer avec e *Glyco-ph.* *pur*, avant d'y faire pénétrer un instrument quelconque.

Nous préférons aux pluies phéniquées la *cautérisation immédiate*, *à la solution normale phéniquée*, de tous les tissus arrivés au contact momentané ou permanent de l'air extérieur. Par ce moyen, on oblitère les ouver-

tures béantes de tous les chemins d'invasion et l'on
tue les microbes tombés ou apportés pendant l'opération, avant qu'ils puissent s'insinuer dans les tissus.
Il faut éviter, dans cette cautérisation, de toucher les
os et surtout le périoste.

Les pansements doivent être rares, les lavages faits
à l'eau *glyco-phéniquée* et l'ouate à pansements enduite
de *Vitell. phén.*

Ophtalmie — Inflammation de l'œil.

Traitement. — Dès le début, *pulvérisations* avec
1 cuill. à café de *Glyco-ph.* pour 4 cuill. d'eau chaude.
On évite par ce moyen la dégénérescence granuleuse,
si difficile à guérir.

Dans les pays poussiéreux, lavage fréquent des
yeux avec *Eau antisept.* ou *Glyco-ph.* étendus d'eau
pour éviter les causes d'inflammation.

Conjonctivite granuleuse chronique.

Traitement. — Renverser les paupières et toucher toute
la muqueuse avec un crayon de *Sulf. de cuivre*, en ayant
soin d'enlever toutes les parties oxydées de ce crayon.
Il est préférable de toucher les paupières avec un pinceau trempé dans l'*eau de Montecristo* ou de faire pénétrer
ans l'œil de l'*Eau antiseptique*. Pour collyres habituels,
sol. diab. *Iodo-ph.* et *Eau antiseptique*, d'abord étendues
de moitié d'eau chaude; arriver par degrés à l'emploi
de ces deux substances pures.

Ophtalmie purulente. — Fréquente à la naissance,
parce que les liquides septiques pénètrent dans l'œil pendant
le passage ou y sont introduits par la personne qui lave l'enfant. Maladie dangereuse et difficile à guérir.

Traitement. — Ce que nous connaissons de plus efficace est le collyre suivant : mettre par moitié : eau
chaude et *Eau de Montecristo* ou *Eau antiseptique*, et

faire pénétrer jusqu'à 4 fois dans l'œil que l'on entr'ouvre avec les doigts. Laver fréquemment les coins de l'œil avec une éponge maintenue dans un mélange d'une cuillerée à café de *Glyco-ph.* et de 3 cuillerées à soupe d'eau chaude ayant bouilli. Éviter de laisser séjourner une goutte de pus dans les angles des paupières.

Orchite. — Epididymite. — Survient au cours ou au déclin d'une blennorragie aiguë, parfois même pendant la blennorragie chronique appelée *goutte militaire;* d'où la nécessité de porter un suspensoir pendant toute la durée de la blennorragie, soit aiguë, soit chronique.

L'épididymite est caractérisée par une douleur d'intensité variabl[,], spontanée ou provoquée par la plus légère pression au niveau de l'épididyme ; gonflement ; léger épanchement dans la tunique vaginale *(hydrocèle concomitante);* douleurs s'irradiant sur le trajet du cordon. Passe facilement, faute d'être bien soignée, à l'état chronique, devient un lieu d'élection favorable à l'évolution des tubercules *(Epididymite tuberculeuse),* et une cause fréquente d'impuissance.

Traitement. — Repos absolu. Relever les bourses même au lit : les envelopper de *Vitell. ph.;* légers purgatifs. S'il y a épanchement dans la tunique vaginale avec douleurs vives, faire une ponction avec une lancette flambée ou passée au *Glyco-ph.* et recouvrir aussitôt de *Vitell. ph.* Au besoin, sangsues successives. A l'intérieur, sirop de *Phén. amm.* toutes les 3 heures pendant le jour.

Oreilles. — Les écoulements et la suppuration des oreilles peuvent amener la surdité.

Traitement. — 1° *Local :* 1 partie de *Glyco-ph.* dans 9 d'eau chaude à injecter dans la profondeur du tube auditif sans redouter d'en laisser.

Les douleurs vives sont souvent causées par la présence d'un bouton qui tend à récidiver, signe d'*arthritisme.* En empêcher le retour en lavant avec persistance, tous les jours pendant plusieurs mois au besoin, l'intérieur de l'oreille au moyen d'un pinceau légèrement imbibé d'*Eau antiseptique*. — Tenir le corps libre.

2° Dans les cas de suppuration ordinaire, traitement de la *Scrofule* ou de l'*Anémie*.

Oreillons. — Engorgement des glandes parotides et salivaires. Douleur et enflure d'un côté d'abord; mastication et déglutition difficiles, tuméfaction du cou, du visage, des parties internes de la gorge; fièvre quelquefois au début, quelquefois à la période d'état. Suppuration possible, bien que rare. Chez les adultes surviennent quelquefois, au moment où l'enflure des parotides disparaît, de la fièvre avec agitation et délire et la tuméfaction d'un testicule; peau du scrotum rouge, distendue. Ces orchites, sans avoir toutes les conséquences des orchites blennorragiques, peuvent être suivies d'atrophie. Elles peuvent être le seul symptôme des oreillons. Maladie épidémique et contagieuse.

Traitement. — Les auteurs indiquent l'isolement des malades, le repos, la diète, les purgatifs légers, les onctions aux parotides avec l'iodure de plomb ou l'onguent mercuriel, les potions calmantes, l'iodure de potassium, l'éther, etc.

De ces traitements nous ne retiendrons que les deux premières prescriptions.

1° *Prophylaxie.* Les personnes qui approchent le malade isolé devront se faire des lotions au visage et au cou avec de l'eau *glyco-phén.* au 10°, laisser sécher sur place ou sécher avec une poudre inerte, et laver fréquemment la bouche avec le même mélange. Elles prendront le matin une cuill. de sirop d'*Ac. ph.*, ou de *Phéno-fer* si elles sont anémiques.

2° *Médication.* Pulvérisations sur la glande engorgée avec de l'eau chaude *glyco-ph.* au 5°; essuyer avec un linge chaud et recouvrir de *Vitell. phén.*; 3 fois par jour 1 cuill. à soupe de sirop d'*Ac. ph.* et tous les deux jours, léger purgatif. S'il y avait menace de suppuration, inj. hyp. d'*Iodo-ph.* — Si le malade est anémique, 2 fois par jour une cuill. de *Phéno-fer*; sirop *Iodo-ph.* au lieu de sirop d'*Ac. ph.* A la fin de la maladie, 1/2 cure au *Sulfo-ph.*

Orgeolet (grain d'orge). — Petit bouton suppurant au bord externe des paupières; fréquent chez les enfants lymphatiques ou anémiques, chez les adultes arthritiques; revient à époques fixes, surtout chez la femme.

Traitement. — Modifier les tempéraments *lymphatiques* et *anémiques* par le *Sulfo-ph.*, le *Phéno-fer* et l'élixir *Phos. amm.*, les *arthritiques* par l'*Iodo-ph.* et le *Sulfo-ph.*

On arrêtera toujours l'orgeolet au début en lavant la paupière malade avec l'*Eau de Montecristo* ou l'*Eau antiseptique*, et en ayant soin de bien imprégner l'insertion des cils où se trouve l'orgeolet. Ne pas craindre de laisser pénétrer dans l'œil ces liquides, bien que très piquants. Non seulement on fait ainsi avorter l'orgeolet, mais on prévient les récidives.

Si l'orgeolet est suppuré, laver l'œil le matin avec un de ces deux liquides ou avec du *Glyco-ph.* dans de l'eau chaude.

Os. — V. *Carie, Ramollissement, Nécrose.*

Ostéosarcome. — Tumeurs de diverse nature qui se développent dans les os.

Traitement. — V. les maladies spéciales qui les produisent.

Otite. — Maladie fréquente chez les enfants, sujets à des éruptions douloureuses de petits boutons dans les oreilles. Souvent consécutive aux affections des amygdales.

Traitement. — *Eau antiseptique* pure au pinceau jusqu'au fond de l'oreille; *pulvérisations* avec mélange d'eau chaude et d'un tiers d'*Eau antiseptique* ou d'un cinquième de *Glyco-ph.*; quand le mal est dans l'oreille profonde, 9 cuill. d'eau chaude, 1 de *Glyco-ph.* avec addition de quelques gouttes de *laudanum*. Si la douleur vive persiste et qu'il y ait un état aigu, *Phén. amm.* en boissons, et au besoin sangsues posées l'une après l'autre au-dessous de l'oreille et au-dessus, sur le côté au bas de la tempe. Il faut le moins possible recourir à cette opération, affaiblissante surtout pour les enfants,

Otorrhée. — Sécrétion de pus ou de muco-pus par le conduit auditif interne; sensation de gêne ou de plénitude dans l'oreille plutôt que douleur réelle. Ouïe modifiée ou même abolie. Il peut survenir des granulations polypiformes, plus rarement une carie du rocher ou des accidents cérébraux et vasculaires.

L'écoulement purulent est cause ou effet de débilitation. Le préjugé qui lui attribue la valeur d'un exutoire et une influence bienfaisante sur la santé générale est des plus funestes. Il est le symptôme d'une maladie de l'oreille externe ou de l'oreille moyenne. Le plus souvent il tient à une affection générale (tuberculose, scrofule, syphilis).

Traitement. — 1° *Local : Pulvérisations* prolongées ou injections à l'irrigateur deux fois par jour avec 4 cuill. de *Glyco-ph.*, 1 cuill. à café de *Teinture d'iode* et 20 cuill. d'eau chaude.

2° *Général : V. Otite, Scrofule, Syphilis, Tuberculose.*

Ovaires. — Organe de la femme correspondant au testicule chez l'homme. C'est là que se forment et de là que partent les ovules. Cet organe est placé à l'entrée du bassin, de chaque côté de la matrice. Il contient des éléments nombreux qui peuvent s'altérer séparément, d'où le grand nombre des affections qui peuvent l'atteindre. La plus fréquente est le *kyste*, qui a pour point de départ les *vésicules de Graaf*. Le contenu des kystes est très variable; le plus souvent il est séreux. Les kystes sont à une ou plusieurs poches *(uni-* ou *multi-loculaires)* et peuvent devenir très volumineux. Au début la malade n'éprouve ni gêne ni douleur. Le kyste se forme sur le côté et se développe vers la ligne médiane; il est uni ou bosselé.

Il a été souvent pris pour une grossesse, mais les règles sont un indice qui guide à peu près sûrement le diagnostic : quand elles persistent deux mois après que la grosseur a été constatée, l'existence du kyste peut d'ordinaire être affirmée. Il se développe au devant des intestins qu'il refoule. Au bout de peu de temps la fluctuation devient sensible.

Traitement. — Le traitement ancien consistait en ponctions et injections iodées. On a obtenu ainsi de rares guérisons. Depuis que l'antisepsie s'est généralisée, on enlève les kystes et, comme l'ovaire ne se reforme pas, le traitement chirurgical est aujourd'hui le seul véritable. Il n'avait jamais réussi à Paris à l'époque où parut notre premier *Traité de l'Ac. ph.* (1865). Il réussit aujourd'hui entre des mains habiles, surtout depuis l'invention des pinces destinées à saisir tout le pédicule, dues à l'éminent chirurgien Péan et dont il a été obligé de revendiquer l'invention.

L'on peut avant de recourir à l'opération tenter un traitement interne ainsi conduit : injection *Iodo-phén.* dans les tumeurs multiples et d'*Ac. phén.* dans chaque loge qu'on vide. Inj. répétées d'*Ac. ph.* et d'*Iodo-ph.* dans la tumeur unique avant de l'évacuer, puis ponction et lavage à l'*Iodo-ph.* en laissant séjourner dans la tumeur de 10 à 100 gr. du liquide.

Ozène. — Cette maladie est due à un *diplococcus* qui se développe dans les mucosités nasales stagnantes par suite d'agrandissement des fosses nasales, d'atrophie des cornets et d'amincissement de la pituitaire.

Symptômes. — Besoin fréquent de se moucher; formation dans les narines de croûtes plus ou moins épaisses, difficiles à expulser. Puanteur intolérable surtout au moment de l'expulsion des croûtes; nasillement.

Traitement.—Pulvérisations avec 5 cuill. d'eau chaude, 1 cuill. à soupe de *Glyco-ph.* et 1 cuill. à café d'*Eau antiseptique.* Réduire progressivement la quantité d'eau chaude jusqu'à rendre le mélange caustique. Irrigations faites à l'irrigateur ordinaire de manière à ce que le lavage entre par une narine et sorte par l'autre, avec 1 partie de *Glyco-ph.* dans 9 parties d'eau chaude. Aspirations constantes de vapeurs d'*Ac. ph.* dans l'émanateur. Tous les matins en hiver 1 cuill. *huile de f. de morue phén.;* en été, 1 cuill. de sirop d'*Ac. ph.* Inj. hyp. d'*Ac. ph.* et d'*Iodo-ph.* alternées, une par jour. Dans les cas rebelles, recourir au *Sulfo-ph.* Cures alternatives de *Sulfo-ph.* et d'*Iodo-ph.* Nous avons publié une observation de guérison datant de 1863.

Pâles couleurs. — V. *Chlorose.*

Palpébrite. — V. *Conjonctivite.*

Palpitations. — V. *Cœur.*

Panaris. — Le docteur Malgat, de Nice, ayant amélioré notre médication, nous lui empruntons sa méthode, qui guérit le mal en quatre jours.

Traitement. — Mettre dans une cuvette où la main puisse plonger en entier un litre d'eau très chaude avec 1 ou 2 cuill. de sol. diab. *Iodo-ph.* et tenir le mélange à la plus haute température supportable pendant une heure, matin et soir. Dès le premier bain la douleur cesse. La guérison vient au 5e jour. Quelques bains de plus sont nécessaires si le panaris est ulcéré quand on commence le traitement. A défaut d'*Iodo-ph.,* employer le *Glyco-ph.*

Paralysies. — 1° *Faciale.* — D'ordinaire hémiplégique. Douleurs dans l'oreille, à la tempe, au front. Du côté paralysé, traits déviés, muscles immobiles, rides effacées, œil plus ouvert, lèvres sans mouvement, joue flasque, mastication et parole gênées. Altération du goût.

2° Les paralysies locales peuvent affecter l'œil, les nerfs de la face, le bras, etc.

Traitement. — Rappeler la vitalité par la *faradisation,* surtout lorsque le froid est la cause occasionnelle de l'ac-

cident. Mais comme la cause réelle en est microbienne
et dépendante des centres nerveux, recourir au *Phén.
amm.* 2 cuill. par jour, et aux inj. hyp. quotidiennes
d'*Iodo-ph.* — *Bromure de potassium* de Falières, de 2 à
6 petites cuillerées par jour, dissous dans l'eau froide
et pris en mangeant. — Tisane de racine fraîche de
Valériane cueillie avant la floraison.

Parotidite. — Inflammation qui a son siège, comme les
oreillons, dans le tissu et les enveloppes des parotides, mais
différente de cette affection spécifique, épidémique et infectieuse. La parotidite est presque toujours consécutive à une
fièvre grave, scarlatine, rougeole, variole, typhoïde, diphtérie,
péritonite, etc., et quand elle intervient, elle est toujours une
complication grave. Elle provient parfois d'une affection locale,
stomatite mercurielle ou autre.

Traitement. — A établir suivant l'origine, mais les
inj. hyp. d'*Iodo-ph.* ou d'*Ac. ph.* sont toujours utiles
et contre la cause primitive et contre l'affection locale.
Injections dans la glande par la même ouverture qui
sert à l'évacuation s'il se produit de la suppuration
avant qu'on puisse l'empêcher. On préserve du moins
le malade de cicatrices hideuses.

Peau. — Nous avons traité de chacune des principales maladies de la peau en son lieu et place. Nous
nous bornerons à rappeler ici que toutes les éruptions,
rougeurs, effervescences à la peau, sont les indices
d'un bouillon de culture favorable à l'évolution des
ferments et qui doit être modifié. Les marques visibles
à la peau ne sont qu'une graine qui s'épanouit. Le ferment peut être intérieur, qu'il soit acquis ou héréditaire ; il peut être extérieur. Mais il faut se souvenir,
que si l'on se contente de le combattre sur place, sans
modifier l'état général par un traitement interne, soit ce
même ferment, soit d'autres, peuvent se localiser ailleurs
à l'abri de l'antiseptique appliqué extérieurement. Il

faut donc à la fois traiter extérieurement et attaquer la cause de l'altération des liquides récrémentitiels de l'économie si l'on veut guérir une maladie locale sans amener des répercussions dont les plus fréquentes sont la dyspnée, l'asthme, et par suite l'altération des cellules qui, cédant à la toux, se rompent et produisent l'emphysème.

Les maladies de la peau exigent les médicaments alcalins, l'élixir *Phos. amm.*, le *Phén. amm.*, puis le *Sulfo-ph.* et, selon les tempéraments, l'*Ac. ph.* en sirop ou en sol. diab.; de temps en temps une cure à l'*Iodoph.* pour les lymphatiques, ou au *Sulfo-ph.* si le soufre est toléré et si le malade n'a pas de tendance aux crachements de sang.

Pelade. — 1° Au début, prurit modéré ; les poils ou les cheveux se ternissent. 2° Puis chute des cheveux (*alopécie*); plaques de calvitie arrondies ou ovalaires bordées de poils noueux ou peu adhérents. 3° Repousse complète ou incomplète des cheveux ; dans quelques cas, calvitie définitive.

Cette maladie, due au parasite observé par Malassez, Pellizari, etc., est *éminemment contagieuse*, malgré le dire de quelques académiciens, mais elle est moins rebelle que le *Favus* ou la *Trichophytie*.

Traitement. — Frotter au moyen d'une brosse à dents la partie malade et les environs, avec un mélange contenant, pour 1/4 de litre d'eau bien chaude, 4 et puis 8 cuill. à soupe de *Glyco-ph.* et 1 à 2 cuill. de liqueur de Van Swieten ou d'*Eau antiseptique*. On peut employer également avec la brosse à dents le *mélange glyco-iodé* (V. *Form.*). Au besoin, pommade à *l'oxyde rouge de merc.* comme dans le *Sycosis*.

Quand la maladie est arrêtée, continuer longtemps les *lotions* à l'eau *glyco-phén.* et mieux à l'*eau antiseptique* ou à l'eau de *Montecristo*.

A l'intérieur, cure au *Sulfo-ph.* Tous ces traitements locaux et généraux donnent à l'économie la puissance de reproduire le cheveu. Ils doivent d'ordinaire sé terminer par l'usage du *Phéno-fer* pendant 5 à 6 semaines à la dose de 2 cuill. par jour aux repas.

Pellagre. — Affection due à l'emploi alimentaire de maïs altéré par un microbe. *Prodromes :* lassitude, langueur, tristesse ; bourdonnements d'oreilles. Inappétence ou faim extrême ; langue rouge, gonflée.

Erythème apparaissant au printemps ; taches rougeâtres avec enflure sur le dos des mains ; prurit au soleil. Bulles de liquide trouble, ou plissement de l'épiderme et fissures. Desquamation sous forme d'écailles sèches. Excoriation de la muqueuse de la bouche ; salive âcre et *salée*. Diarrhée ou constipation ; névralgies, convulsions, folie triste à la 3e ou 4e atteinte. Tendance au suicide par immersion. Paralysie due à l'extrême faiblesse, surtout des membres inférieurs. Cachexie, taches ecchymotiques, peau bronzée, maigreur. Typhus pellagreux, fièvre, diarrhée d'odeur ammoniacale, ataxie, collapsus, accès épileptiformes. La pellagre acquise peut produire une diathèse héréditaire.

Traitement. — Cette maladie intéresse toujours le système *nerveux central ;* les accidents de la peau semblent être des manifestations secondaires. Le parasite du maïs suit probablement les trajets nerveux, comme celui de la rage.

1° *Traitement local externe :* V. *Teigne.*

2° *Général :* A essayer les inj. hyp. d'*Iodo-ph.* ainsi que tous les antiseptiques injectables à l'intérieur ; *Phén. amm.* à hautes doses, de 5 à 6 cuill. à soupe en 24 heures. L'expérience personnelle nous fait défaut dans cette maladie ; le traitement que nous conseillons est fondé sur l'analogie. Du reste, on n'en connaît pas d'efficace.

Dans les pays où l'on fait usage du maïs, essayer de prévenir le mal en faisant cuire le maïs dès qu'on craint qu'il ne s'altère.

Pellicules du cuir chevelu. — Fréquentes chez les arthritiques.

Traitement. —Frotter le cuir chevelu, au moyen d'une brosse à dents, avec de l'*Eau antiseptique* ou de l'Eau de *Montecristo*. Après la guérison, laver la tête avec savon antiseptique au *Sulfo-ph.*; la nettoyer avec eau ayant bouilli additionnée d'une cuill. à soupe de *Glyco-ph.* par verre.

Combattre l'état général par une demi-cure au *Sulfo-ph.* ou, s'il y a anémie, à l'*Iodo-ph.*

Pemphigus. — Affection due à un parasite découvert par Vidal (1877), observé ensuite par Gibier, et constituée par des groupes d'éruptions bulleuses primitives et spontanées.

Symptômes. — Au début, prurit spécial, tache nummulaire de la dimension d'une pièce de monnaie; bulles épidermiques parfois très vastes contenant un liquide citrin et transparent qui devient purulent; rupture, dessiccation, desquamation. Parfois le derme est attaqué, d'où forme purulente et même gangréneuse. Forme aiguë et épidémique *(fièvre bulleuse)*.

Traitement. — 1° *Forme aiguë* : Frotter longtemps la partie qui démange avec de l'*Eau antiseptique* ou du *Glyco-ph.* pur. Si l'ampoule apparaît, la traverser d'une aiguille et d'un fil lavés dans le *Glyco-ph.*, et laisser le fil en séton pour l'écoulement du liquide. Pansement à l'ouate imbibée d'*Eau antiseptique* ou d'Eau de *Montecristo*; pansement à demeure avec la *Vitell. ph.*

2° *Forme chronique* : Cautériser les bords envahissants avec des *cristaux* d'*Ac. ph.* Lotion des plaies à l'eau chaude *glyco-phéniquée* au dixième; onctions à la *Vitell. ph.* S'il y a récidive ou résistance, inj. hyp. d'*Iodo-ph.* A l'intérieur, sirop d'*Ac. ph.* 1 ou 2 cuill. par jour. Toniques : *sang de bœuf Phéno-fer*, élixir *Phos. amm.*

Nous avons arrêté et guéri par ce traitement un Pemphigus qui avait détruit la peau de toute la cuisse et d'une partie du ventre.

Péricardite. — Inflammation du péricarde, provenant de coups directs, de chutes, de refroidissement brusque, de rhumatisme aigu. Le diagnostic en est souvent difficile ; battements plus forts, douleurs vers l'extrémité du cœur et dans le sternum ; bruit de souffle ou de râpe ; sentiment d'angoisse et gêne pendant le mouvement. Peut produire la voussure et l'hydro-péricardite *(péric. infectieuse)*. Consécutive à la pneumonie, à la tuberculose, souvent à la scarlatine.

Traitement. — Pendant les douleurs, sirop de *Phén. amm.*, quelquefois saignée et traitement à la *digitale*. *Bromure*, comme dans le *rhumatisme articulaire*. Si l'épanchement se produit et qu'il résiste aux inj. hyp. d'*Iodo-ph.*, il faut l'évacuer, mais l'opération est très délicate, à moins que le liquide ne soit très abondant.

Péritonite. — Cette maladie survient rarement d'emblée. Elle est presque toujours causée par une lésion, la perforation d'un organe interne, l'épanchement de matières dans le creux péritonéal, les lésions de l'utérus à la suite des accouchements *(fièvre puerpérale)*; elle est produite par un microbe analogue à celui de l'érysipèle. Elle est donc le plus souvent consécutive.

Symptômes. — Douleur violente s'étendant peu à peu à tout le ventre et s'exaspérant par le contact, le mouvement volontaire ou involontaire, la toux, l'éternuement. Ventre tendu; vomissements verts, hoquet; urines rares, constipation. Pouls petit, fréquent au bout de peu de jours ; délire, extrémités froides, abattement profond.

Traitement. — *Ordinaire :* Emissions sanguines, injections de *morphine*; *analgésine*, de 3 à 6 grammes par jour; *opium* à hautes doses. En cas de perforation, gorgées de boissons glacées.

Traitement antiseptique de la fièvre puerpérale. — 1° Prophylaxie : Accoucheurs ou sages-femmes ne doivent pas s'approcher d'une femme en couches sans avoir lavé leurs mains au savon *phén.* ou *sulfo-ph.* et frotté leurs ongles à la brosse trempée dans le *Glyco-ph.* pur ou étendu d'eau chaude. — Dès la délivrance, injections utérines avec 20 parties d'eau chaude ayant bouilli et 1 partie de *Glyco-ph.* Au moindre sympôme de ballonnement ou de fièvre qui ne serait pas causée par le lait, porter à 2 et 3 cuillerées la proportion de *Glyco-ph.* des injections et y ajouter 1 cuill. d'*Eau antiseptique.* A défaut d'*Eau antisept.*, employer l'*Eau de Van Swieten.*

Médication. — Si la maladie est déclarée, administrer l'*Ac. ph.* par toutes les voies, en boissons, en lavements, en pulvérisations à travers le speculum avec 1 cuill. à soupe de *Glyco-ph.* et 1 cuillerée à café d'*Eau antisept.* par 1/2 litre d'eau ; inj. hypod. d'*Ac. ph.* et de *Phén. Amm.; Vitell phén.* sur le ventre. Ce traitement ne nous a pas donné un seul insuccès et nous a donné une guérison dans un cas tellement désespéré, qu'un confrère spécialiste, le docteur Campbell, après avoir dit de la malade, Mme E. : « *elle sera décomposée avant d'être morte* », déclarait avoir assisté à une résurrection.

De tous les autres traitements proposés, nous n'acceptons que l'ancienne méthode des frictions mercurielles sur le ventre, le mercure étant un puissant microbicide, et la pratique du docteur Robert de Latour, qui consiste à couvrir le ventre d'une couche de collodion élastique.

Chez l'homme, la péritonite est le plus souvent occasionnée par la *Typhlite.* V. ce mot.

Pérityphlite. — Inflammation du tissu adjacent au cœcum. Fièvre, douleur de la fosse iliaque droite, s'étendant aux parties voisines: vomissements, constipation ; formation d'un abcès après le dixième jour.

Traitement. — Lavages intestinaux. (V. *Typhlite.)* Chaque jour, inj. hyp. d'*Ac. ph.* et d'*Iodo-ph.;* sirop de *Phén. amm.* par cuillerées pour calmer les frissons et empêcher ou retarder la formation de l'abcès. Cataplasmes bien imbibés de *Vitell. phén.*

Pertes séminales. — Ecoulement involontaire du sperme, d'abord, chez les jeunes gens, par pollutions nocturnes avec rêves et sensation spéciale, plus tard, sans aucune sensation, soit en allant à la selle, soit par une simple excitation telle que le voisinage d'une femme. Cette affection trouble profondément la santé, détruit les forces en même temps que l'énergie morale et conduit à l'impuissance.

Traitement. — Eviter les causes d'excitation, les images, le contact des femmes, le regard au passage ; toilette à l'eau froide ; la nuit dormir avec les bourses relevées. Si les pertes ont lieu au moment des selles, lavement au moment de la garde-robe pour éviter les efforts. Au coucher, sirop de *Phén. amm.* ou *Salix nigra* de Californie. Electricité légère, douches. Usage de l'élixir *Phos. amm.* et du *Phéno-fer* alternés pour réparer les forces.

Pertes utérines. — V. *Ménorragie*, *Métrorragie*.

Peste. — Maladie caractérisée par la tendance à la formation de gangrènes disséminées ou bubons ; originaire d'Egypte, épidémique. Faiblesse, anxiété ; vomissements, fièvre et chaleur intense, délire ; taches de *purpura* aux membres inférieurs ; bubons aux aines, quelquefois aux aisselles. Gangrène ; coma. Parfois les symptômes locaux font défaut dans les cas foudroyants. Dans les formes légères, le malade peut ne présenter que des plaques gangréneuses sans bubons.

Traitement. — Cette maladie ne peut être combattue utilement que par le sirop *Iodo-ph.* et les inj. hyp. d'*Iodo-ph.* à raison de 4 par jour dans les tissus, avant la formation des bubons. Dès qu'ils apparaissent, inj. d'*Ac. ph.* dans les bubons mêmes. Pansement à la *Vitell. ph.* sur les ulcérations. Lavements à l'*Iodo-ph.* — Sirop au *Phén. amm.* Eviter les accidents aigus.

Phlébite (1). — Inflammation du tissu veineux avec ten-

_____

(1) Le docteur Trousseau, trois semaines avant sa mort, voulut bien, à ma demande, se rendre au lit d'un de mes malades. Comme il marchait péniblement, je lui demandai d'où il souf-

dance du sang à se coaguler sur les parois des veines. Veines durcies surtout aux membres inférieurs ; durcissement du membre même, œdème, teinte bleuâtre sous la peau ; symptômes inflammatoires, fièvre, etc. La phlébite de la *saphène*, surtout dans les maladies cancéreuses, est toujours un signe très grave.

Phlébite des nouvelles accouchées, ou *Phlegmatia alba dolens*. Inflammation variqueuse des vaisseaux blancs. Douleurs dans le membre, d'ordinaire plus vives à l'aine, au mollet, et sur le trajet des veines; lourdeur. Veines profondes durcies, mouvements de la jambe difficiles; œdème blanc et lisse. L'inflammation peut se communiquer aux quatre membres successivement. La *Phlegmatia alba dolens* peut être le symptôme du cancer.

Traitement. — Au début, pour empêcher le sang de se coaguler, le médicament par excellence est le *Phén. amm.*, antiplastique et antiseptique à la fois. Sirop de *Phén. amm.*, de 3 à 6 cuill. par 24 heures, et sirop *Iodo-ph.*, de 2 à 3 cuill. Inj. hyp. de *Phén. amm.* (v. *Form.*), une par jour. Si la maladie tend à se généraliser, de 2 à 3 en 24 heures. Si l'on n'intervient qu'au moment où l'on a lieu de craindre que les caillots ne soient déjà formés, s'abstenir de ce médicament, pour éviter que les caillots ne soient détachés avant d'être décoagulés et ne produisent des embolies.

---

frait. « C'est la phlébite, » répondit-il. « J'en ai pour trois semaines. » Et comme je lui reprochais de ne pas rester en repos : « Je penserais peut-être trop à mon mal, » me dit-il ; « qu'importent d'ailleurs quelques jours de plus ou de moins ? » Le docteur Trousseau avait tous les courages. Pendant que Rayer, au cours du procès de la succession Gramont Caderousse, engageait sous main Benoît Champi à ne pas laisser une grosse fortune échoir par testament à un médecin, *pour ne pas induire les autres en tentation (??)*, alléguant d'ailleurs que l'Association des médecins verrait avec peine ce procès gagné par un confrère, Trousseau protestait par une lettre énergique et publique dans laquelle il m'appelait son ami. Cet homme de bien était exempt de la faiblesse, de la pusillanimité et de la bassesse qui accompagnent toujours les ambitions malsaines et la soif des honneurs.

Phlegmatia alba dolens. — V. *Phlébite des nouvelles accouchées.*

Phlegmon. — Le phlegmon est toujours consécutif.

Traitement. — Combattre la cause première, donner largement issue au pus avec une lame passée à la flamme ou trempée plusieurs minutes dans le *Glyco-ph.* pur. Aussitôt après injecter de l'*huile tiède phéniquée* à 50 %. Pansement avec ouate imbibée du même mélange. S'il y a des parties sphacélées ou des anfractuosités, drain et lavages profonds à l'eau *glyco-phén.* Inj. hyp. d'*Ac. ph.* Sirop d'*Ac. ph.* en boisson, à continuer quelque temps après la suppression du pus et la cicatrisation.

Phtisie. — V. *Tuberculose.*

Pituite. — Genre d'expectoration dû le plus souvent aux excès de boisson ou de tabac.

Traitement. — Supprimer les causes et cure au *Sulfo-ph.*

Pityriasis (v. *Pellicules*). — Peut se montrer sur toutes les parties du corps. On l'observe souvent sur le cuir chevelu. Démangeaison. Poussière blanche formée par de petites squames épidermiques semblables au *son.* Sur le corps, taches jaunâtres ou brunes de grandeurs diverses, à surface pulvérulente.
Maladie tenace, se reproduisant avec une grande facilité ; souvent d'origine arthritique.

Traitement. — *Lotions, pulvérisations, frictions* à la brosse avec le *Glyco-ph.* étendu tantôt de 9 fois son volume d'eau, tantôt de 2 fois son volume d'huile d'olive et mélangé à 1/2 % de liqueur de *Van Swieten.*
Après la disparition du pityriasis, continuer longtemps avec persévérance les lotions, mais *moins concentrées.* A l'intérieur, 1 cuill. par jour d'élixir *Phos. amm.* et une de *Phéno-fer.*
Dans les cas rebelles, 1/2 cure au *Sulfo-ph.* et faire

complètement le traitement local avec l'*Eau antisept.*
ou l'eau de *Montecristo* employées pures en frictions sur
le corps ou sur le cuir chevelu.

Plaies. — Les plaies peuvent provenir de causes diverses
et multiples. Elles sont ou consécutives à une affection quelconque, telle que varices, maladies de peau, anthrax, etc., ou
elles proviennent d'accidents : brûlure, pénétration de projec-
tiles ou d'instruments aigus, entailles, écrasement, etc. Nous
avons parlé des plaies consécutives aux maladies en traitant de
chacune des affections qui peuvent les produire. Nous ne nous
occupons ici que des plaies *traumatiques* proprement dites.

Traitement. — Laver toujours la plaie avec de l'eau
où l'on met, quelque temps avant de s'en servir, 2 cuill.
de *Glyco-ph.* par litre. Si l'eau a bouilli, on peut l'employer sur le champ.

S'il n'y a pas d'os à découvert ou faisant saillie, toucher toutes les chairs à vif avec du *Glyco-ph. pur,* afin
de détruire les microbes qui ont pu se déposer sur la
plaie au contact de l'air ou des corps extérieurs, et de
resserrer les ouvertures des vaisseaux par où les ferments pourraient s'introduire dans la circulation ; si la
plaie est très large et produite par écrasement, toucher
avec la *solution normale* (v. *Form.)* les parties molles,
en évitant les os et les tissus nerveux.

S'il y a des os à découvert ou saillants, les préserver
du contact du *Glyco-ph.* et de la *sol. norm.* à cause du
périoste, qui se détacherait comme se détache l'épiderme au contact de l'*Ac. ph.* à un certain degré de
concentration.

Pansement à demeure : ouate imprégnée de *Vitell.
phén.* S il y a des parties sanieuses, après les avoir
lavées à l'eau *glyco-phéniquée,* les toucher avec la sol.
glyco-iodée, et recouvrir ensuite du pansement indiqué.

Si la plaie est compliquée, on établira un courant
continu, en gouttes ou en jet, d'eau contenant du

Glyco-ph. à très faible dose : de 15 à 20 gr. par litre d'eau, pour éviter le décollement de l'épiderme sur les parties voisines.

S'il survient des complications internes, fièvre, etc., recourir aux inj. hyp. d'*Ac. ph.*

Par ces moyens on évite les accidents de toute nature qui pourraient résulter des blessures. Le professeur Mosetig, chirurgien en chef d'un des grands hôpitaux de Vienne, nous écrivait : « *Grâce à votre traitement, je ne connais plus les accidents traumatiques.* »

Quant au plus redoutable de tous ces accidents, la *résorption purulente* réputée *incurable* et *toujours mortelle*, le même docteur Mosetig l'a *guérie* chez un malade atteint de fracture compliquée des deux mâchoires avec écrasement des os profonds. Les symptômes de l'infection purulente, frisson, etc., s'étant manifestés dix jours après la blessure, le médecin administra 1 gr. d'*Ac. ph.* par jour en injections hyp. La résorption fut suspendue. Mais le traitement ayant été interrompu trop tôt, les symptômes d'infection se reproduisirent. Les mêmes injections les firent disparaître, et cette fois elles furent continuées jusqu'à la guérison complète, et même quelque temps après la cure définitive, à la dose de 0,50 centigr. par jour. V. notre *Traité des plaies pendant le siège de Paris* (1871, Lemerre).

Plaies (complication des). — Piqûres anatomiques ; chirurgicales ; infection purulente ; infection putride ; pourriture d'hôpital ; résorption purulente.

Ces complications n'existent plus que par l'ignorance ou l'obstination de ceux qui les laissent se produire. Il y a plus de vingt ans qu'à l'occasion de la mort de plusieurs de nos confrères, entre autres l'éminent chirurgien Follin, nous avons publié dans le *Courrier médical* le moyen de guérir ces accidents ou de les prévenir.

Traitement. — La piqûre anatomique étant une *vaccination*, il peut arriver que la cautérisation ou même

16.

l'amputation soient insuffisantes, si un seul microbe infectieux a été entraîné dans le torrent circulatoire. Il faut donc recourir dès l'abord aux inj. hyp. d'*Ac. ph.*, aux sirops d'*Ac. ph.* et de *Phén. amm.*

Si les accidents sont survenus avant que ce traitement ait pu être appliqué, recourir aux inj. hyp. d'*Ac. Ph.*, d'*Iodo-ph.* et de *Phén. amm.* alternées de 2 heures en 2 heures pour les cas les plus graves. A ce traitement interne, joindre un traitement *local*, comme dans le cas de *Pustule maligne.* Tenir sur la piqûre du mélange *glyco-iodé* sur du coton, et autour, pansement à la *Vitell. phén.* S'il survient un abcès qui amène le danger d'infection purulente, *lavages* antiseptiques réitérés dans l'intérieur de l'abcès.

Pleurésie. — Malaises, frissons, douleur à un point du thorax ou de l'hypochondre. Au bout de trois à quatre jours, fièvre continue, point de côté, toux sèche, difficulté de respiration croissante à mesure que se forme l'épanchement, qui envahit d'ordinaire les trois quarts inférieurs de la cavité thoracique, quelquefois toute la cavité de la plèvre : évanouissements et syncopes quand l'épanchement est à gauche.

L'épanchement peut se résorber graduellement au bout de six semaines, ou se résoudre plus lentement au bout de trois mois, avec persistance de la douleur du côté et de l'oppression. Il peut persister avec gêne et douleur pendant des années. Il peut aussi devenir purulent et emporter le malade par la cachexie, ou abcéder et s'ouvrir dans les bronches ou le péritoine.

La pleurésie peut être purulente dès les premiers jours et se terminer rapidement par la mort; le pus peut être évacué chirurgicalement par l'ouverture intercostale, ou sortir par les bronches.

Immobilité du côté malade, écartement des espaces intercostaux. Matité à la percussion avec sonorité des points situés au-dessus de l'épanchement; bruit de souffle, disparaissant quand l'épanchement est considérable; absence de bruit respiratoire.

Le liquide pleurétique contient plus ou moins de globules sanguins. Quand il en contient beaucoup, la pleurésie est dite *hémorragique.* Ces pleurésies sont surtout consécutives à la cirrhose, aux fièvres éruptives, à la tuberculose aiguë ou chronique, aux cancers en général et, en particulier, à ceux du poumon ou de la plèvre.

On nomme *Hydrothorax* l'hydropisie de la plèvre provenant le plus souvent de causes cardiaques ou de cachexie. Le *Pneumothorax* est constitué par la présence de gaz ou d'air dans la plèvre, l'*Hydropneumothorax*, par celle de gaz ou d'air et de liquides, eau ou pus. Toutes ces formes sont graves.

Nous avons obtenu la guérison d'un cas d'hydropneumothorax purulent et tuberculeux chez M. B., de Besançon, après une année de traitement. M. B. est encore vivant. Au contraire, nous avons vu mourir en trois jours le docteur O'Connor, de Philadelphie. La rupture s'est faite pendant un accès de toux, et les accidents n'ont pu être conjurés, malgré les soins éclairés de plusieurs confrères.

Traitement. — Au début, sangsues consécutives. — Pour empêcher l'épanchement de devenir purulent, dès les premiers symptômes, inj. hyp. d'*Ac. ph.* et d'*Iodo-ph.*, l'une le matin, l'autre le soir. Sirop de *Phén. amm.* contre la fièvre et la douleur. Calmer la toux par des cuill. à café de sirop d'*anacahuita*. Petits vésicatoires répétés chaque jour autour du tronc. Laxatifs légers par intervalles. A la fin de la maladie, cure au sirop *Sulfo-ph.*

Si l'épanchement purulent est de cause tuberculeuse, faire la *ponction intercostale* et peu à peu injecter profondément par les drains un mélange d'eau tiède ayant bouilli et de *Glyco-ph.*, d'abord 1 cuill., puis 2, puis 3 par litre d'eau. Injections hyp. comme ci-dessus. *Huile de f. de morue phén. Phéno-fer* et élixir *Phos. amm.* alternés aux repas. La guérison est la règle. V. *Médecine des Ferments*, nº 37, l'observation de Mme L. guérie en 3 mois par notre jeune confrère, M. Darcaigne, d'une *pleurésie suppurée datant de deux ans*, par les inj. hyp. *Ac. ph.* et d'*Iodo-ph.*

Pneumonie. — Inflammation du tissu pulmonaire. Cette maladie est vulgairement connue sous le nom de *Fluxion de poitrine*, désignation plus appropriée que le nom de *pneumonie*, qui indique un état local, alors que de fait la fermentation qui cause ce mal intéresse d'ordinaire et compromet toutes les parties qui composent la poitrine, tissus, enveloppes et même la plèvre. En effet, le premier degré de Laennec, l'engouement, caractérisé par les râles sous-crépitants, appartient plutôt à la bronchite. La forme catarrhale n'est aussi qu'une variété de la bronchite chez les malades affectés de catarrhe chronique. La pleuropneumonie n'est autre chose que l'inflammation pulmonaire s'étendant jusqu'à la plèvre.

Le mal s'annonce d'ordinaire par du malaise, de la courbature, de l'anorexie; rougeur et chaleur d'une joue. Le début est constitué par des frissons, un point de côté et de la toux. Température de 39 à 40°; pouls grand, mou. Le point de côté se fait sentir le plus souvent au-dessous du sein; il s'exagère par la toux et quelquefois par la pression. Expectoration d'abord claire, muqueuse, puis sanguinolente : crachats *rouillés*, *brique*, *abricot*. Difficulté de respirer, douleur au front, soif, langue blanc jaunâtre. Ces symptômes s'aggravent pendant 2 à 3 jours, et dans les cas ordinaires, au moment de leur plus grande intensité, ils diminuent en quelques jours. L'inflammation du poumon, qui a causé l'*hépatisation* ou induration, friabilité et rougeur du tissu pulmonaire, se résout, et la résolution s'annonce par le retour du râle crépitant qui a marqué le début de la maladie avec le *souffle bronchique* à timbre métallique. La pneumonie propre occupe d'ordinaire les lobes inférieurs et moyens; elle siège quelquefois au sommet; elle peut envahir le poumon entier et même les deux poumons vers le 3e ou 4e jour. Cette dernière forme est très grave.

La pneumonie peut devenir purulente. Râle muqueux vers le 4e jour ; fièvre et prostration; dyspnée et pâleur ictérique; crachats brunâtres (jus de réglisse, jus de pruneaux).

Elle peut se terminer par un abcès qui s'ouvre dans les bronches et cause souvent l'asphyxie, ou dans la plèvre, et amène une sorte de consomption par la durée de la purulence. Chez les diabétiques elle peut enfin aboutir à la gangrène. Elle devient rarement chronique ; en ce cas, parfois la résolution est lente, mais complète; d'autres fois, les bronches se dilatent, le tissu induré s'altère et la cachexie se produit.

La pneumonie franche prend souvent un caractère de gravité quand elle vient s'enter sur une autre affection, surtout épidémique : grippe, bronchite, scarlatine, etc.

Traitement. — Il y a lieu quelquefois, dans la forme aiguë, de recourir aux émissions sanguines locales : ventouses, sangsues en série, et aux révulsifs : vésicatoires de petite étendue qu'on ne laisse que jusqu'à ce qu'ils aient déterminé une rougeur vive et qu'on a soin de camphrer, afin d'éviter l'action dangereuse des cantharides sur la vessie.

Phén. amm. à haute dose. Tisane de pruneaux, de dattes, etc., sucrées au sirop d'*Ac. ph.* Inj. hyp. d'*Ac. ph.* et d'*Iodo-ph.* Quand il y a surélévation de température et de la matité, *Phén. amm.* en inj. hyp. au moment où il y a le plus d'apparence de malaise et même de prostration.

Tenir le corps libre par des lavements purgatifs. Au moment où les crachats se forment, du 4e au 6e jour, potion au Kermès (v. *Form.*) pour faciliter l'expectoration. Ne pas employer la morphine au début, mais une potion composée de 5 gouttes d'*extrait thébaïque*, de 10 gouttes d'alcoolature d'aconit dans un verre d'eau sucrée au sirop d'*Ac. ph.* à prendre par gorgées le soir et la nuit. Si la température est trop élevée, lavages à l'eau fraîche, lavements froids, boissons fraîches ; couvrir très peu le malade.

Polyadénome. — Tumeurs multiples formées dans les tissus des glandes.

Traitement. — On a trop souvent recours à la chirurgie pour la guérison des polyadénomes. Ils cèdent d'ordinaire aux inj. hyp. et aux boissons d'*Iodo-ph.* suivies de l'administration de toniques, élixir *Phos. amm.*, *Phéno-fer, huile de f. de m. phén.*

Polypes. — Productions parasitaires aux muqueuses du nez, de la gorge, de l'oreille, de l'utérus, sous forme d'excroissances pédonculées.

Traitement. — 1° *Polypes de la gorge* : Pulvérisations fréquentes avec *Glyco-ph.* 4 parties, *Eau antisept.* 1 partie, eau chaude 100 parties. Sirop d'*Ac. Ph.* et d'*Iodo-ph.* alternés. A la suite de ce traitement suivi pendant 5 semaines, un malade du Dr Fauvel, qui avait subi une première tentative d'extraction, a vu son polype se détacher comme une verrue desséchée et l'a craché à la suite d'une seconde tentative, après l'attouchement infructueux de la pince.

2° *Du nez.* Même traitement à suivre, même si l'extraction a eu lieu, pour empêcher les récidives.

3° *De l'utérus. Pulvérisations* comme ci-dessus à travers le spéculum. Si le polype est facile à atteindre, l'extraire par l'anneau, le broiement ou l'arrachement, et *pansements phéniqués* à la suite de l'extraction. S'il ne peut être atteint ou enlevé dans son entier, le flétrir sur place et tuer la végétation au moyen de *cristaux en aiguille d'Ac. ph.*, en protégeant les parties voisines au moment où ces cristaux se fondent. Panser ensuite avec notre nouvelle *Poudre d'Iodoforme* cristallisé dans l'Ac. phénique pur (1).

Pourriture d'hôpital. — Cette maladie a aujourd'hui disparu grâce à l'antisepsie. Sorte de mycelium pulpeux qui envahissait les plaies et les ulcères dans les hôpitaux et avait un caractère contagieux. Formation d'une sorte de couenne d'une odeur intolérable, très difficile à guérir, causant des douleurs particulières et empêchant toute cicatrisation. Nous avons soigné des malades que nous ne pouvions approcher qu'avec un tampon de charpie camphrée retenu par un fil sous les narines.

Traitement. — Le traitement ancien consistait en pansements à l'alcool camphré ; fer rouge approché de la plaie le plus près possible, pour essayer de la modifier et de l'aider à se débarrasser de cette couenne spéciale ; membre enfermé dans une boîte close dans laquelle on entretenait une haute température au moyen d'un tube métallique traversé par la flamme d'une lampe à alcool.

---

(1) Cette préparation cristallisée, obtenue par M. Sautereau, a éveillé l'attention des membres compétents du jury d'exposition en 1889.

Ces moyens étaient à peu près impuissants, et l'infection allait croissant pendant des mois entiers.

Aujourd'hui le pansement à la *Vitell. phén.* et l'attouchement des bords des plaies et ulcères avec le mélange *glyco-iodé* rend impossible l'invasion de la pourriture d'hôpital.

Prolapsus. — Relâchement d'une partie du corps, telle que la luette, le vagin, la matrice, le rectum.

1. Le *prolapsus de la luette* tient à des causes diverses et nombreuses : paralysie, scrofule, etc. (V. ces mots.)

Traitement. — 1° Traitement *général* de la cause. 2° Le traitement *local* consiste en badigeonnages au mélange *glyco-iodé* faits au pinceau trois fois par jour surtout dans les cas de scrofule et d'œdème. Si le prolapsus persiste et si la respiration est gênée, retranchement aux ciseaux stérilisés. Mais il faut le plus possible s'abstenir de cette opération surtout chez les jeunes gens : la suppression de la luette ouvre l'entrée des voies respiratoires et livre un plus facile passage aux microbes de la tuberculose, qui sont souvent arrêtés avec les poussières par les parties humides et peuvent être expulsés avec les crachats avant d'être attirés par l'aspiration, ou avalés.

2. Le *prolapsus du vagin* est souvent la cause d'une déchirure pendant l'accouchement et amène des fistules recto-vaginales dont le traitement est orthopédique ou chirurgical. Le plus ordinairement il est occasionné par le prolapsus utérin, qui débute par un simple *abaissement,* et en passant par la *chute* ou *descente,* peut devenir *précipitation* ou *prolapsus complet.*

Traitement. — L'abaissement et la descente peuvent être combattus avantageusement par les injections *glyco-phén.* décrites à l'art. *Métrite.* Après ces injections, maintenir l'abaissement par une éponge imbibée d'eau *glyco-phén.* L'appareil le plus simple et de beaucoup préférable à tous les autres est le pessaire de Sims (anneau en boucle fait d'aluminium) qu'on peut conserver des mois entiers, mais qu'il est bon de ne pas laisser séjourner trop longtemps sans interruption et dont l'usage oblige à des soins de propreté multipliés. Une fois maintenu, l'abaissement se guérit par la continuation des injections et la position horizontale. Eviter le plus possible la station prolongée et le serrement du corset qui abaisse les intestins et occasionne des pressions dangereuses surtout aux moments de toux.

Dans la chute complète, surtout si la malade est une travailleuse, il faut recourir à l'opération simple de l'avivement des bords avec suture vaginale incomplète. Nous n'avons pas besoin de dire que dans les cas de prolapsus réductible, l'hystérectomie, qui ne dispense pas d'opérer ensuite le prolapsus, est une pratique que rien ne justifie. V. le n° 34 de notre journal *la Méd. des Ferments.*

3. *Prolapsus du rectum.* Procidence de l'intestin hors de l'orifice anal, réduit le plus souvent à un renversement de la muqueuse. Fréquent chez les enfants; tient à un manque d'énergie du sphincter; chez les vieillards il augmente peu à peu et devient une cause grave de détention des matières fécales.

Traitement. — Chez l'enfant, faire rentrer l'intestin avec les doigts bien enduits de *Vitell. phén.* dont l'effet est à la fois astringent et antiseptique. Lotions froides. Exiger que l'enfant ne séjourne pas à la garde-robe et ne se livre pas à des efforts prolongés d'expulsion. S'il a une tendance à la constipation habituelle, le forcer à aller tous les jours à la garde-robe à la même heure au moyen d'un lavement, avec retrait immédiat, quel que soit l'effet produit. Combattre cette tendance par *l'huile de foie de m. phén.* et l'élixir *Phos. amm.*

Lè traitement du prolapsus simple est le même pour les vieillards. Mais souvent chez eux il y a complication d'hémorroïdes. En ce cas, sirop de *Phén. amm.;* n'aller à la garde-robe qu'avec un lavement *glyco-phén.* retenu le plus possible et expulsé d'une poussée unique. Si le lavement ne peut être retenu, placer un tube en caoutchouc doux au bout de la canule, l'introduire le plus haut possible dans l'intestin et injecter de la glycérine pure. Recourir rarement aux purgatifs; usage modéré des laxatifs variés : tamar, divers thés.

Quelquefois on est forcé de réduire le prolapsus comme on réduit les hernies et de maintenir en place l'intestin par un bandage spécial; on a proposé aussi pour cette usage divers pessaires. Enfin dans certains cas on est forcé d'aviver quelques plis rayonnés de la base du rectum.

Prostatite. — Inflammation aiguë ou chronique de la prostate, rarement consécutive à une affection générale *(oreillons, variole, infection purulente),* mais souvent à une blennorragie, à un cathétérisme inopportun ou mal conduit, à des plaies opératoires de la région prostatique, à des calculs ou à des corps étrangers situés à son niveau, surtout à l'usage inconsidéré d'injections intra-urétrales caustiques.

Symptômes. — Pesanteur subite au périnée et au rectum; sensation de cuisson dans le fond du canal pendant la miction; fièvre ou frissons; constipation opiniâtre; abcès. Si l'abcès de la prostate s'ouvre spontanément, écoulement par le méat de pus mêlé de sang, après lequel les accidents disparaissent. Sinon, la miction devient de plus en plus fréquente et douloureuse; parfois elle s'arrête brusquement, la défécation est très pénible et la fièvre augmente. Parfois d'origine cancéreuse.

Traitement. — Contre la fièvre, employer à l'intérieur le *Phén. amm.,* et contre l'épuisement qui suit la suppuration, *huile de foie de m. phén.* (V. *Convalescence.*)

Si l'abcès doit être incisé, après l'ouverture, *irriga-*

tions fréquentes avec *Glyco-ph.* 1 partie, eau 9 parties. Compresses imbibées du mélange de *Glyco-ph.* 2 parties, eau 8 parties.

Prurit. — De toutes les démangaisons, la plus douloureusement incommode est le *prurit vulvaire*, qui provient de causes diverses : diabète, leucorrhée chez les anémiques, passage de règles difficiles ou d'un écoulement purulent, occasionné par une ulcération du col ou un catarrhe utérin.

Traitement. — 1° *Général* : Guérir la cause première. 2° *Local* : *Pulvérisations* avec *Glyco-ph.* de 1 à 4 parties, eau chaude de 2 à 6 parties, projetées en pluie fine au moyen du pulvérisateur à 2 boules. Pansement à demeure avec un petit linge imbibé d'eau de *Montecristo*.

Les prurits ordinaires de cause accidentelle, piqûres de parasites, de moustiques surtout, cessent très rapidement soit par des lotions d'eau *glyco-phéniquée*, soit par un simple attouchement au *Glyco-ph. pur*, à la suite duquel l'enflure causée par la piqûre des moustiques diminue promptement.

Psoriasis. — Inflammation chronique bornée d'ordinaire à une partie du tissu cutané. Au début, élevures solides, qui se transforment en plaques squameuses, d'aspect nacré, non déprimées au centre, à bords irréguliers et peu proéminents, se détachant sur un fond rouge. Endurcissement de la peau et production très abondante de squames sèches, blanches, épaisses. Affection tenace ; héréditaire ; le plus souvent d'origine rhumatismale.

Traitement. — 1° *Externe* : Application d'*huile glycophén.* (V. *Form.*) Dès que l'état aigu est terminé, *lotions d'Eau antisept.* ou d'eau de *Montecristo*.

2° *Interne* : Bien que des résultats satisfaisants aient été obtenus par Kohn au moyen de *pilules phéniquées*, nous proscrivons absolument la forme *pilulaire* pour l'administration de l'*Ac. ph.*, ne retenant de cette constatation que la démonstration des vertus curatives de l'*Ac. ph.*, même mal employé.

L'analyse des urines est une indication précieuse pour le traitement. Pendant une *poussée* de psoriaris, il y a souvent diminution des urines et de l'urée, ce qui impose l'usage du *régime lacté* jusqu'au retour de la quantité normale de l'urine et de l'urée. Administrer alors le sirop d'*Ac. ph.* dans du lait. Au repas, 1 cuill. à café d'*arsén. de soude* 0,10 centigr. dans 300 gr. d'eau. Le soir et la nuit 1 cuill. de sirop au *Phén. amm.* Tenir le corps libre au moyen de laxatifs légers. La poussée terminée, cure de sirop *Sulfo-ph.*, à remplacer par le sirop *Iodo-ph.*, s'il survenait pendant la cure une diminution d'appétit.

Purpura. — Hémorragie de la peau. Éruption de taches pourprées, arrondies, proéminentes, isolées ou réunies. Chaque tache, au bout d'une semaine environ, de *rouge* devient *violette* et puis *verte*. A l'hémorragie locale se joignent souvent l'*épistaxis*, l'*hémoptysie*, l'*hématurie*, etc. Les taches pourpre siégeant aux membres inférieurs sont parfois symétriques et s'accompagnent de douleurs aux jointures et aux muscles, d'œdème des membres, d'accès de fièvre. Le purpura est le plus souvent le symptôme d'un état cachectique des tuberculeux, des typhoïques, des rhumatisants et en général des anémiés.

Traitement. — Le ferment du purpura décompose le sang avec une extrême rapidité ; il faut donc associer les reconstituants aux antiseptiques. Aux inj. hyp. quotidiennes d'*Ac. ph.*, joindre l'usage constant du *Phéno-fer*, de l'*huile de f. de m. phén.*, de l'élixir *Phos. amm.* alternés. Relever l'appétit par les amers. Frictions sèches. Exercice très modéré, souvent répété, mais sans fatigue.

Pustule maligne. — *(Anthrax malin, œdème malin, charbon.)* — *Historique.* — Le bacille de la pustule maligne a été découvert en 1852 par Rayer et Davaine, et cette découverte a été confirmée par Pollender (1855) et Brunck (1857). Il est surprenant que ces observations n'aient donné ni à M. Davaine ni à d'autres l'idée de voir dans le bacille la cause de l'infection, ni d'instituer un traitement approprié à un mal dont la nature était ainsi connue. On a continué à le poursuivre dans la pustule même par le feu ou les caustiques, sans songer qu'une fois que les bactéridies ont pénétré dans le sang, l'infection devient *générale* et que tous les traitements *locaux* sont insuffisants. Nous rappelons à titre de document historique que nous avons le premier, en 1864, traité et guéri la pustule maligne de l'homme au moyen des *pulvérisations* et des *boissons phéniquées*. Cette guérison obtenue *sans cautérisations* est la première authentique dont la science fasse mention : elle a été consignée dans un Mémoire à l'Institut en date du 2 janvier 1865 et dans notre livre : *Nouv. Applic. de l'Ac. phén.*, publié en octobre de la même année, p. 177. Nous avons guéri également le charbon des animaux dans plusieurs épidémies en 1869, et nous ne croyons pas contestable que nos succès n'aient été le point de départ d'études fécondes en résultats. C'est ainsi que, plusieurs années après, M. Davaine fit part à M. Cézard, notre collaborateur, de ses expériences sur l'action de la teinture d'iode, qu'il l'engageait à employer, et que ce savant vétérinaire se servit d'acide phénique et de teinture d'iode contre le charbon. Mais dans son rapport à l'Académie, il reconnut que le premier nous avions eu la pensée de guérir la pustule maligne par un traitement entièrement interne, tandis qu'il avait lui-même, et bien après nous, employé à la fois la cautérisation et les injections. Nous croyons que nos succès dans le traitement du charbon chez l'homme en 1864 et chez les animaux en 1869, succès bien connus de M. Pasteur, peuvent avoir contribué à attirer ses savantes recherches sur cette maladie. C'est le charbon qui a été son premier sujet d'études médicales et qui lui a valu un premier triomphe, que tant d'autres ont suivi. C'est à propos du charbon qu'il me disait en parlant des médecins qui ne voulaient ni me croire, ni vérifier mes dires : « Tranquillisez-vous ; je les ferai bien marcher avant peu. » Il y est arrivé, non sans efforts. Ils marchent aujourd'hui dans la voie, et si, désarmés par sa gloire, ils ne montrent pas de rancune contre celui qui les y a poussés, ils n'ont pas encore pardonné à celui qui l'a ouverte. Mais si nous avons eu le faible mérite d'attirer l'attention de M. Pasteur sur un champ d'études nouveau, c'est lui qui a fertilisé le nôtre. Nous lui devons la lumière qui nous a guidé et la confiance qui nous a soutenu. Nous émettions en 1865 (*Nouv. Applications*, p. 27) l'idée que *le ferment seul est cause des modifications que nous appelons* maladies, *et que chaque maladie est due à un ferment spécial.* Cette affirmation n'était qu'une hypothèse qu'aucune démonstration scientifique ne confirmait encore. Grâce aux travaux, aux découvertes de M. Pasteur, grâce à son génie et à sa persévérance, l'hypothèse est arrivée par degrés aux limites de la certitude et chaque jour lui apporte une confirmation nouvelle.

M. Pasteur, en découvrant la prophylaxie du charbon et en assurant l'immunité aux animaux, a diminué la fréquence d'un mal redoutable pour les hommes, la pustule maligne n'étant que le charbon des animaux inoculé à l'homme. Toutefois elle n'a pas disparu du cadre des maladies infectieuses et nous ne pouvons la passer sous silence, alors surtout que le remède héroïque de la pustule maligne est l'acide phénique, comme l'ont prouvé les guérisons que nous avons obtenues en 1864, et surtout celles que nous avons publiées depuis. (V. notre *Traité* de 1874, p. 369-377.)

Symptômes. — Au point d'inoculation prurit et apparition d'une vésicule qui se rompt et se change en une ulcération à fond livide, quelquefois formé par une escarre noirâtre ; autour, aréole à soulèvements sériculaires et durs. Enflure des tissus et des ganglions, avec traînées de lymphangite. Cette pustule est indolente. Parfois elle est réduite à une excoriation difficile à apercevoir dans l'œdème.

Nausées, vomissements, pouls petit, faiblesse, défaillances, dyspnée, asphyxie.

L'infection ne paraît pas se communiquer à l'homme par les voies qu'elle suit souvent dans les épizooties, c'est-à-dire par les aliments végétaux. Toutefois il ne serait pas impossible que des légumes crus, tels que salades, radis, etc., l'aient parfois propagée, mais on n'a aucune démonstration de ce fait.

Traitement. — Quand la pénétration du microbe a lieu par contact extérieur (*mouches, attouchement des cuirs, laines, peaux, cornes,* etc.), le microbe séjourne pendant la période d'incubation dans l'ampoule presque toujours apparente. Si on le détruit d'un seul coup dans ce séjour par le *sublimé* ou les *pulvérisations* et *cautérisations phéniquées* suivies au besoin d'*inj. hypod.* dans les abords de la pustule, la guérison est assurée. Mais la mort au contraire serait inévitable si, le ferment ayant pénétré dans l'économie, on ne l'y poursuivait au moyen de l'acide phénique sous toutes les formes ou, à défaut, d'un antiseptique tel que l'*iode*. Nous prescrivons donc :

1° Pulvérisations phéniquées à 2 °/₀ (20 gr. de *Glyco-ph*. pour 80 gr. d'eau chaude).

2° *Déchirure* de la pustule et *cautérisations* au centre avec *Ac. ph.* et mieux *Phén. amm.* ou *Sulfo-ph.* purs ; pansement à la *Vitell. phén.* Pour l'emploi du *sublimé*, v. *Form.*, *Escharotiques*.

3° Sirop d'*Ac. ph.* et *Phén. amm.* en boissons.

4° Inj. hyp. d'*Ac. ph.*, et de *Phén. amm.* en cas d'extrême plasticité du sang. Ces injections suffiraient à elles seules, même à une période avancée de la maladie.

Les inj. hyp. d'*iode* ont eu aussi des succès. Mais nous nous en tenons, pour notre part, à la méthode de traitement interne que nous avons inaugurée et qui a assuré le salut des malades sans se démentir depuis 1864.

Pyélite. — Suite assez fréquente des coliques néphrétiques. Douleurs aux reins, perte d'appétit, sécheresse de la bouche, fièvre par accès intermittents. Muco-pus et quelquefois sang mêlé aux urines ; oblitération de l'urétère par des concrétions fibrineuses ; alors, grosseur progressive dans l'abdomen, accès de douleurs néphrétiques, urines sanglantes ou purulentes. Si l'anémie survient, le malade succombe aux complications de l'urémie. V. dans la *Médecine des Ferments*, n° 37, une mort par suite d'urémie après trois jours de souffrances atroces.

Traitement. — Les sécrétions purulentes profondes ne peuvent être combattues que par la continuité d'un traitement antiseptique. Tous les jours, tant que dure la maladie et longtemps après, alterner les diverses préparations d'*Ac. ph.* en boissons : sirop d'*Ac. ph.*, d'*Iodo-ph.*, *huile de f. de m. phén.*, etc.

Inj. hyp. d'*Ac. ph.* et d'*Iodo-ph.* alternées, une par jour. Si l'on soupçonne la présence d'un calcul, tenter à plusieurs reprises le *Phén. amm.* S'il y a poche rénale purulente avec écoulement persistant malgré l'usage constant des antiseptiques, l'on peut tenter l'ablation du rein, mais il ne faut recourir à cette tentative que lorsque le malade s'amaigrit et se cachexie. Surtout s'il y a persistance des accès intermittents, continuer le traitement antiseptique pendant l'opération et longtemps après.

N. B. Les urines noires ne sont nullement une contre-indication de l'emploi de l'*Ac. ph.* Cette coloration est due à l'*aniline* formée par l'*Ac. ph.* au contact du pus qu'il rencontre dans les reins.

Rachitisme. — Maladie d'enfance attaquant les tissus de l'ossification. Déformation douloureuse ; l'enfant fuit le mouvement ; les nouures se forment : saillie des côtes au point de jonction avec les cartilages ; aplatissement de la poitrine ; sternum saillant, élargissement aux dernières côtes ; gonflements noueux des bras et des jambes.

Traitement. — Alimentation salée ; bains salés ; bains de mer. Pendant l'hiver *huile de f. de m. phén.* Pendant trois mois tous les jours, sang à l'abattoir. Inj. hyp. quotidienne d'*Iodo-ph.* de 20 à 100 gouttes selon l'âge (1 an à 6 ans). C'est une prescription indispensable à suivre. A un repas, l'élixir *Phos. amm.*, à l'autre *Phéno-fer* alternant avec sirop *Iodo-ph.*; insister sur le médicament le mieux supporté et qui donne les meilleurs effets.

Rage. — Bien que nous n'ayons pas de médication spéciale à indiquer, les travaux relatifs à cette question sont si importants et se rattachent si intimément à l'histoire et au développement de l'antisepsie, que nous devons en parler avec quelque détail, d'autant qu'ils nous fournissent une nouvelle occasion de rendre hommage au génie d'un homme aussi utile à l'humanité que glorieux pour la France.

M. Pasteur a formé l'entreprise, noble entre toutes, de combattre un terrible fléau, de trouver sinon la guérison, du moins la prophylaxie de la rage, après avoir trouvé celle du charbon ou pustule maligne. Il est arrivé d'abord à conférer l'immunité aux chiens, qui sont les propagateurs par excellence de cette horrible maladie, puis à empêcher l'éclosion de la rage chez l'homme après morsures avant une période d'incubation trop avancée.

Premières observations. — En 1881, un enfant mourait de la rage à l'hôpital Sainte-Eugénie. Quatre heures après la mort, un peu de mucus pris dans sa bouche et délayé dans de l'eau était inoculé à deux lapins. Les deux animaux mouraient 36 heures après l'inoculation.

Avec leur salive, on inocula d'autres sujets de la même espèce, qui succombèrent plus rapidement que les premiers. On continua ces inoculations en séries, et la mort des sujets d'expérience fut de plus en plus prompte.

Ils périssaient tous par asphyxie, en présentant des symptômes qui donnaient lieu de croire à une maladie différente de la rage : le sang des animaux morts était envahi par des organismes microscopiques, des bâtonnets très courts en forme de 8. Isolés et cultivés au laboratoire dans du bouillon de veau, ils gardaient toute leur virulence après plusieurs cultures successives.

Ce microbe, semblable à celui du choléra des poules, pouvait être impunément inoculé aux poules et n'avait prise sur les cobayes qu'à des doses considérables.

Une question se posait naturellement : Y a-t-il une relation entre la rage et cette maladie, communiquée par le mucus de la bouche d'un rabique après sa mort?

1° La période d'incubation de ce nouveau virus est nulle, tandis que la rage du chien inoculé n'apparaît qu'après une période de 4 à 40 jours.

2° Les lésions anatomiques diffèrent dans les deux maladies.

3° Le sang des lapins morts de la rage et en général le sang des animaux inoculés avec la salive d'un rabique ne donne pas la rage.

4° La salive des lapins malades, inoculée à des chiens, les tue, mais ne leur donne pas la rage.

La conclusion à tirer de ces faits était que, s'il existe une connexité entre les deux maladies, elle ne saurait être affirmée que sur des recherches donnant un résultat positif.

Ainsi le mucus buccal après la mort par la rage, s'il contient encore le virus rabique, ne le contient que modifié, amorti au point qu'il cesse d'être identique à lui-même. Mais ce virus rabique est certainement présent dans la salive du rabique vivant. Comment y vient-il et quel est son siège principal ?

L'examen des symptômes extérieurs de la maladie, certaines observations histologiques sur le cerveau des rabiques tour nèrent les recherches vers le système nerveux. Dès 1881, M. Duboué avait émis l'idée que le virus rabique se propage le long des fibres nerveuses périphériques jusqu'au système nerveux central. M. Galtier inocula le produit obtenu en exprimant la substance cérébrale d'animaux rabiques sans pouvoir démontrer la vérité de cette assertion. M. Pasteur, au contraire, inocula avec succès le bulbe, le liquide céphalo-rachidien et même la partie frontale d'un des deux hémisphères. Il put dès lors affirmer que le virus rabique n'est pas dans la salive seule ; que le cerveau le contient et qu'on l'y trouve possédant une virulence au moins égale à celle qu'il a dans la salive des rabiques.

Expériences sur la durée d'incubation. — Ces mêmes recherches avaient fourni le moyen d'abréger la durée de l'incubation et de rendre les inoculations toujours efficaces. Ce moyen consistait à inoculer directement par la trépanation, à la surface du cerveau, la substance cérébrale d'un animal rabique. A la suite de cette inoculation, les symptômes apparaissaient toujours du 7e au 15e jour ; la mort avait lieu en trois semaines ; la rage était tantôt furieuse, tantôt mue. Ces deux variétés procèdent d'un même virus et expérimentalement on peut passer de l'une à l'autre. Quant aux symptômes rabiques, ils étaient très variés, probablement par suite de la différence du milieu de localisation et de culture du virus rabique.

Acheminement vers la prophylaxie de la rage. — Le virus de la salive est associé à des microbes divers. Aussi cause-t-il des accidents variés. La mort des animaux inoculés avec la salive rabique a lieu au moins de trois manières : 1° par les microbes de la salive, 2° par purulence, 3° par rage.

Le virus chez les animaux morts de la rage se trouve dans l'encéphale, dans le bulbe, dans la moelle et dans tout le système nerveux.

Le même virus, suivant les modes d'inoculation et les quantités inoculées, produit des symptômes différents : l'injection intra-veineuse qui, comme la trépanation, est une méthode sûre pour développer la rage, est suivie de phénomènes qui diffèrent de ceux de la rage furieuse communiquée par morsure ou par trépanation. Elle produit la rage *paralytique*, dans laquelle la moelle paraît atteinte d'abord et être le siège de

17.

l'évolution et de la multiplication du virus ; si l'on tue l'animal
inoculé par injection intra-veineuse dès les premiers symptômes de paralysie, on s'assure que le bulbe n'est pas rabique.

L'inoculation intra-veineuse de salive rabique n'est pas suivie
de mort. Les sujets qui l'ont reçue peuvent devenir rabiques
et mourir à la suite d'inoculations postérieures soit par trépanation, soit intra-veineuses.

Après les premiers symptômes rabiques la guérison peut être
spontanée ; elle ne l'est jamais après les symptômes aigus. Un
chien ainsi guéri a été inoculé à deux reprises par trépanation
sans qu'on ait pu lui donner la rage. Le virus rabique avait
mal évolué ou s'était atténué dans son corps pour des causes
inconnues, mais il était naturel d'attribuer l'immunité postérieure à la présence du principe primitivement pathogène et
devenu inoffensif dans l'organisme de l'animal, ou tout au
moins à la modification des milieux de culture par ce principe
pathogène avorté.

Tel fut le premier pas vers la découverte de la prophylaxie
de la rage.

Tous les efforts du savant devaient dès lors porter sur la reproduction artificielle de ce phénomène, par conséquent sur la
culture et l'atténuation du virus rabique.

Atténuation du virus rabique. — Le virus rabique se conserve par le froid ou à l'abri de l'air pendant plusieurs semaines
sans atténuation.

Les tentatives infructueuses de culture dans de la moelle,
dans du liquide céphalo-rachidien, ont fait douter de la présence d'un microbe dans le virus rabique. Mais ce microbe
nécessaire, M. Pasteur croyait le voir dans certaines granulations caractéristiques.

Selon la quantité plus ou moins grande de virus rabique
inoculé par injection intra-veineuse, on obtient la rage paralytique ou la rage furieuse et l'incubation peut être abrégée ou
prolongée.

A un certain degré de dilution, l'inoculation peut être sans effet
pathologique, mais elle ne confère pas l'immunité.

La virulence se modifie par le passage du virus d'une espèce
animale à une autre. On arrive à une sorte de fixité propre à
chaque espèce.

C'est un système d'inoculations de virus de divers ordres qui
a permis de rendre d'abord 23 chiens réfractaires à la rage.
Les animaux auxquels on a conféré l'immunité pour *tous les
modes* d'inoculation sont également réfractaires aux virus rabiques de *toute nature.*

La prophylaxie de la rage chez le chien est donc découverte en principe. Il s'agit encore d'étudier les différents moyens d'atténuation des virus.

Un fait acquis aujourd'hui est la préservation d'une virulence par une autre de *moindre intensité.*

En faisant passer le virus rabique du chien au singe, puis de singe à singe, on l'affaiblit à chaque passage. Si l'on revient ensuite au chien pour passer au lapin, au cobaye, le virus va s'atténuant toujours et l'on arrive à un degré où, inoculé par trépanation, il ne produit aucun effet pathologique et confère l'immunité à l'animal inoculé.

Si alors on inocule successivement à cet animal des virus de plus en plus forts, il devient entièrement réfractaire à la rage. Ces virus de plus en plus forts sont obtenus par le passage du virus atténué de lapin à lapin. Quand le maximum de virulence est atteint, on a un virus qui agit chez le chien avec plus d'intensité que celui du chien à rage des rues.

Ces divers degrés de virulence ne peuvent se reconnaître aux symptômes extérieurs, toujours très variables. Un signe plus certain se trouve dans la durée d'incubation, variable aussi, mais sur laquelle on peut se fonder à condition d'adopter la méthode d'inoculation intra-cranienne, et d'inoculer des quantités supérieures, bien que très faibles, à celles qui seraient seulement nécessaires pour donner la rage.

Or, des inoculations successives de chien à lapin, puis de lapin à lapin ont permis d'obtenir, après de nombreux passages, des virus produisant la rage au bout d'une période d'incubation fixe de sept jours. Les moelles des derniers lapins de la série sont rabiques *dans toute leur étendue* et leur virulence est *constante.* D'autre part, par la dessication à l'air, elles perdent lentement leur virulence jusqu'à devenir inoffensives.

Partant de ces données, la méthode a été ainsi fixée : on suspend chaque jour, dans un flacon à air séché à $22-23^{\circ}$ et contenant des fragments de potasse, un morceau de moelle fraîche d'un lapin mort de la rage après 7 jours d'incubation. Quand on a une série de moelles à divers degrés de dessication, on injecte chaque jour sous la peau d'un chien une seringue de bouillon stérilisé dans lequel on a délayé un morceau de moelle en dessication, en commençant par celle dont la virulence est diminuée jusqu'à être inappréciable. Les jours suivants on opère de même avec des moelles plus récentes séparées par un intervalle de deux jours de dessication, jusqu'à ce qu'on arrive à la moelle très virulente mise à sécher depuis un ou deux jours. Au bout de cette série d'inoculations ou de vaccinations, le chien est réfractaire même à l'inoculation intra-cranienne. 50 chiens ont été ainsi rendus réfractaires sans un seul insuccès.

La rage prévenue après morsure. — Partant du fait constaté plus haut, qu'on a vu la rage guérir avant l'apparition des symptômes aigus, M. Pasteur a tenté de prévenir la rage après morsure chez l'homme. Son premier essai, avec l'aide du ducteur Vulpian, date du 6 juillet 1885. Il eut lieu sur un enfant, J. Meister, mordu aux jambes et aux mains, et qui reçut en 10 jours 13 inoculations faites avec des moelles de 14 jours à 1 jour de dessication. L'enfant fut préservé de la rage.

Nous ne pouvons relever les chiffres contenus dans les statistiques qui sont aux mains de tout le monde. Il nous suffira de dire qu'on peut penser, avec M. Pasteur, que les inoculations, pouvant être efficaces si elles suivent de près la morsure, sont inutiles quand elles sont faites seulement une semaine, peut-être deux, avant l'éclosion de la rage, l'envahissement des centres nerveux étant trop avancé pour que le virus vaccinal puisse en conjurer les suites.

La méthode a subi, pour prévenir la rage après morsures de loups rabiques, des modifications qui consistent en inoculations faites en plus grande quantité et dans un temps plus court.

Les inoculations sont également précipitées dans les cas de morsures à la tête, au visage, ou d'atteintes profondes aux membres (1). On inocule en ces cas

le 1er jour des moelles de		12—10—8	jours.
2e	—	6—4—2	—
3e	—	1	—
4e	—	8—6—4	—
5e	—	3—2	—
6e	—	1	—
7e	—	4	—
8e	—	3	—
9e	—	2	—
10e	—	1	—

(1) Le *Bulletin médical* du 22 janvier 1890, nous fait connaître que depuis le 21 août 1889, huit cent cinquante nouveaux malades ont été traités à l'Institut Pasteur sans un seul décès « Ces heureux résultats, ajoute le journal, peuvent s'expliquer de diverses façons : ... à l'heure actuelle la quantité de liquide injectée est généralement plus considérable que par le passé. En outre, lorsque les blessures sont particulière-

Tel est le catalogue sommaire des résultats obtenus par M. Pasteur. Ces faits ont donné lieu à de nombreux commentaires spéculatifs, à des hypothèses théoriques dont nous ne pouvons examiner ou rappeler que les principales. Nous y joindrons les nôtres sur le processus du virus rabique. On ne manquera pas de les trouver hasardeuses et audacieuses parce qu'elles sont nouvelles. On dira — ce qu'on a déjà dit — ce que nous a dit M. Pasteur lui-même jadis et qu'il aurait un peu plus d'embarras à nous répéter aujourd'hui. Nous serions heureux de laisser dire si, dans quelque vingt ans, l'expérience et l'expérimentation devaient nous donner raison comme l'ont fait les études microscopiques pour nos premières affirmations sur l'origine des maladies.

Diverses hypothèses ont été émises par M. Pasteur lui-même sur les causes et le mécanisme de l'immunité conférée par la méthode prophylactique de la rage après morsure.

Nature du virus. — Mécanisme de l'inoculation. — 1° Le séjour des moelles rabiques dans l'air séché à 23 — 25° diminuerait progressivement l'intensité de leur virulence jusqu'à la rendre nulle ou de nul effet. Le premier virus injecté n'aurait pas de virulence appréciable ; les suivants en auraient une faible, les derniers seraient de plus en forts. Et de fait ces virus, injectés à des lapins, leur donnent la rage avec des durées d'incubation en rapport avec le degré de dessication des moelles qui les ont fournis.

2° L'expérience démontrerait plutôt que ces différences dans les durées d'incubation sont un effet de l'appauvrissement du virus en *quantité*, mais non en virulence. En effet, si l'on reprend du virus sur les lapins chez lesquels la durée de l'incubation a été retardée, ce virus, inoculé à d'autres lapins, leur donne la rage en sept jours. La virulence serait donc la même, mais elle serait soumise à la loi de la durée variable de l'inoculation, variation due à des quantités de plus en plus petites d'un virus identique à lui-même en virulence.

3° Le microbe de la rage n'a pas pu être isolé. Une matière vaccinale est associée au microbe rabique, lequel garderait sa virulence propre dans toutes les moelles en dessication, mais s'y détruirait progressivement plus vite que la matière vaccinale. En injectant de la moelle rabique, on injec-

_____

ment dangereuses (morsures multiples et profondes, morsures à la face et au crâne), les moelles très virulentes, comme la moelle de trois jours, sont injectées non plus seulement un jour, mais deux jours consécutifs. »

terait le microbe et la matière vaccinale ; celle-ci irait *plus vite* au système nerveux central que le microbe et constituerait un bouillon de culture où le microbe une fois parvenu ne pourrait plus être suffisamment alimenté.

Mais en admettant cette hypothèse, pourquoi l'inoculation par trépanation produit-elle toujours la rage, tandis que l'injection sous-cutanée communique d'ordinaire un état réfractaire ?

La différence, selon M. Pasteur, tiendrait à ce que l'inoculation sous la dure-mère n'introduit que peu de virus et par suite peu de matière vaccinale, tandis que l'inoculation par voie sous-cutanée en introduit beaucoup plus.

Autre objection : Aucun liquide filtré sur porcelaine ne communique ni la rage ni l'immunité. La matière vaccinale doit donc être solide. En ce cas comment se propage-t-elle ?

4° Selon M. Dubief le produit sécrété par le microbe de la rage serait virulent et vaccinal tout à la fois : un animal ayant subi plusieurs injections serait *mithridatisé*, c'est-à-dire habitué aux toxines.

5° L'agent producteur de la rage ne s'absorbe pas. Il se propage le long des fibres nerveuses qui ont été atteintes par le liquide virulent.

6° D'après M. Metschnikoff, les leucocytes microphages s'habitueraient, par les vaccines atténuées, à lutter contre les microbes, d'abord peu nuisibles, puis de plus en plus dangereux. Ils seraient ainsi soumis à une sorte de dressage.

Ces hypothèses sont connexes avec celles qui ont été faites sur le mode de propagation du virus rabique.

Théorie de M. Duboué. — L'hypothèse de la transmission par le sang n'éclaire en rien la pathogénie de la rage. La transmission par les nerfs, au contraire, explique nombre de phénomènes pathologiques : pénétration lente du principe rabique ; progression d'autant plus tardive que la distance du point d'inoculation au bulbe est plus grande ; brièveté relative de la période d'incubation chez les enfants et dans les cas de morsures à la face ; passage rapide du bulbe au cerveau, aux branches du trijumeau, au nerf lingual et à la salive ; brièveté de la période d'incubation chez les petits animaux, tels que le lapin ; durée de l'incubation réduite au *minimum* par les inoculations faites à la surface du cerveau ; enfin insuccès des inoculations de sang rabique.

A cette théorie, exposée en 1881, M. Pasteur a fait l'objection suivante :

L'injection intra-veineuse du virus donne la rage. Donc le passage de ce virus de la périphérie au centre par les nerfs ne pourrait être considéré comme la seule voie. Il est des cas où l'absorption se fait par le système sanguin.

A cette objection M. Duboué répond: Une absorption par le sang qui durerait des semaines ou des mois ne se comprendrait pas, les virus et poisons manifestant leur action avec une grande rapidité.

De plus cette absorption devrait avoir une durée uniforme, quel que fût le point d'inoculation.

L'efficacité des cautérisations tardives serait inexplicable.

La rage se communiquerait en inoculant dans le sang d'animaux sains le sang ou la salive d'animaux rabiques, ce qui n'a pas lieu.

La communication de la rage par injections de substance nerveuse virulente n'a-t-elle pas pu se faire par le contact des nerfs de la plaie ou par les nerfs du plexus pulmonaire, la substance rabique ayant passé par les capillaires de l'artère pulmonaire et produit en ce point une véritable inoculation?

Enfin au moment où apparaît la rage, apparaît une douleur qui s'irradie du siège de la plaie virulente vers le rachis. C'est que le trajet du virus se fait sans douleur jusqu'à son arrivée au bulbe rachidien, et au moment précis où débute l'accès, sous l'influence de l'excitation bulbaire, le nerf qui a transmis le virus devient de plus en plus douloureux. Cette douleur peut servir à indiquer le point de départ de l'inoculation.

D'après Metschnikoff, la durée de l'incubation ne serait pas une raison de rejeter l'hypothèse de la transmission par le sang. L'apparition de la maladie serait retardée plus ou moins longtemps par la lutte plus ou moins longue que les leucocytes auraient soutenue contre le microbe.

Nous exposerons ici notre hypothèse, fondée plutôt sur les lois de l'analogie et de l'induction que sur l'expérimentation ou même l'observation anatomique. Pas plus que la micrographie, l'analyse anatomique n'a dit son dernier mot, et nous pouvons espérer que des travaux ultérieurs confirmeront nos vues actuelles, comme la micrographie a confirmé la théorie des microbes pathogènes que nous avons généralisée sans nous émouvoir des critiques, sûr qu'on ne peut s'égarer quand on explique la nature par elle-même, quand on se fie à l'unité et à la constance de ses lois et de ses procédés.

I. D'abord les vaccinations rabiques introduisent dans le corps des vaccinés le microbe et ses ptomaïnes. Il y a *multiplication* du virus rabique, donc il y a *vie*. Un venin, un poison, s'absorbent, font leur œuvre de destruction, mais ne se mul-

tiplient ni ne se reproduisent. C'est pour nous une vérité fondamentale que rien ne saurait infirmer.

II. La transmission par le sang nous paraît improbable pour
les mêmes raisons qu'à M. Duboué, et pour cet autre motif
qu'il serait difficile de comprendre comment la matière vaccinale ou le virus rabique inoculé par morsure, l'une contenant,
l'autre produisant des ptomaïnes douées, relativement au sang,
d'une virulence propre, tout au moins de propriétés toxiques
et nocives, seraient transportés par le torrent circulatoire sans
produire aucun des phénomènes qui accusent si promptement
une altération du sang, même passagère.

III. Ce sont les trajets nerveux qui conduisent le virus
rabique à la moelle, au bulbe, et par là au cerveau, comme
l'a dit M. Duboué. Mais si la transmission du microbe déposé
par morsure ou par vaccination à un point de la périphérie
s'explique sans peine par cette hypothèse, il est plus difficile
de comprendre la transmission des ptomaïnes ou, si l'on veut,
des parties du virus vaccinal distinctes du microbe. Or, en
l'état actuel de la science, la transmission de ces ptomaïnes
au lieu de l'élection du microbe, au bulbe, au cerveau, est
indispensable à la préservation, qui ne peut se faire par le
microbe qu'on n'a pas isolé et amené par la culture à devenir
un agent de la prophylaxie.

Que le microbe introduit par inoculation vaccinale, ou affaibli ou diminué en quantité, puisse arriver au bulbe, en che-
minant le long des trajets nerveux, par lui-même, en vertu
de sa force propre et de sa motilité, c'est ce qu'il est aisé
d'admettre. Mais comment les ptomaïnes *inertes* suivent-elles
le même chemin ?

IV. De même que le cœur, doué d'un mouvement propre
et initial, est le centre et l'instrument de la circulation des
liquides volumineux, le cerveau, doué d'un battement dérivé,
est le centre et l'instrument d'une circulation. Un mouvement
de pulsation ne peut, dans un organe essentiel, être purement
passif. Le cerveau est un mécanisme ou un rouage dont le cœur
est le volant. Il serait impossible de comprendre, dans une
machine faite de main d'homme, l'existence d'une pièce à
laquelle le moteur communiquerait un mouvement qui ne serait
pas moteur à son tour, un mouvement non utilisé. A plus forte
raison, pareille anomalie serait inexplicable dans la machine
humaine.

Le cerveau est, par son mouvement régulier, organe d'aspiration et d'expiration ou de propulsion, pompe aspirante et
foulante.

Ses artères et ses veines sont les nerfs.

Ce qu'on sait de la constitution des nerfs ne s'oppose pas à cette hypothèse. Les nerfs, sans être spécialement des tubes ou des canaux, peuvent servir de tubes et de canaux. Qu'ils soient cylindriques ou aplatis, ils consistent en un tissu lamineux contenu dans une gaine, dite *gaine de Schwann*. Ils sont formés de faisceaux résultant de l'union des *tubes nerveux*, contenus et séparés par le *périnèvre*. Les tubes nerveux sont constitués par une paroi mince et transparente ; au centre se trouve le *cylindre-axe* et entre le cylindre-axe et la paroi une matière liquide, visqueuse, *la myéline*, formant une couche de l'épaisseur d'un millième à trois millièmes de millimètres. La périphérie du tissu nerveux est munie de capillaires suivant la direction longitudinale des faisceaux et formant à leur surface des mailles allongées, sans pénétrer entre les tubes mêmes.

D'après Ranvier les tubes nerveux sont formés de cellules soudées bout à bout et la gaine de Schwann présente des étranglements en forme d'anneaux ; mais le cylindre-axe se continue, et c'est probablement par là qu'a lieu le passage de parties matérielles non observées encore, mais qui ne seront peut-être pas toujours inobservables.

La pulsation du cerveau est un mouvement secondaire de systole et de diastole commandé par le cœur. Il attire de la périphérie certains éléments d'une excessive ténuité par rapport aux liquides de la circulation sanguine. Il envoie ces éléments s'élaborer dans un milieu propre, les ventricules peut-être, et les renvoie, modifiés comme le sang dans le poumon, au lieu d'action des nerfs, c'est-à-dire à leurs points d'aboutissement dans toute l'économie.

V. En ce qui touche la rage, voici comment nous comprenons le fonctionnement de cet appareil. La salive rabique dépose dans la morsure des microbes plus ou moins nombreux. Ceux qui se trouvent au contact d'un filet nerveux ou de capillaires du nerf, pénètrent dans le filet nerveux par choix de milieu, suivant en cela l'instinct de tous les êtres vivants qui cherchent leur lieu d'élection. Par leur mouvement propre et l'effet de l'aspiration ils cheminent jusqu'au centre correspondant au filet pénétré. Là ils se multiplient, produisent la modification de la substance dans laquelle et aux dépens de laquelle ils vivent, et par le mouvement contraire à celui de l'aspiration, ils sont repoussés dans les filets qui se rendent aux organes. Ce mouvement de retour les porte notamment dans le pneumo-gastrique et les glosso-pharyngiens, où ils déterminent les phénomènes caractéristiques de la rage.

VI. Nous ne chercherons pas pour le moment dans l'ordre physiologique les faits qui pourraient nous servir à appuyer notre hypothèse. Nous nous bornerons à signaler, dans le sujet qui nous occupe, ceux dont elle peut rendre compte avec plus de probabilité que les théories moins radicales. Nous réservons les développements qui pourraient servir à étayer cette affirmation, cette vérité de principe, que le mouvement de pulsation du cerveau doit être une *fonction*, et non une conséquence stérile du mouvement du cœur.

Dans la troisième hypothèse ci-dessus rapportée, il est admis que les ptomaïnes de la matière vaccinale arrivent au cerveau avant le microbe.

Supposons vraie notre théorie de l'aspiration cérébrale. Les microbes et les ptomaïnes de la matière vaccinale sont appelés par les filets nerveux : les ptomaïnes inertes obéissent à cette aspiration, tandis que les microbes sont plus ou moins retardés par la lutte contre les cellules microphages, par le besoin de se nourrir. Ils suivent le mouvement d'aspiration, mais sans que leurs facultés et leur autonomie soient complètement annulées par la force aspirante.

De même, a-t-on dit, que la lymphe vaccinale évolue plus rapidement que le germe variolique naturel, le virus vaccin de la rage se développerait plus vite que le virus rabique naturel. Pourquoi ? On a répondu :

« Parce que probablement le virus naturel est l'ennemi mortel, tandis que le virus vaccin est un ami et qu'il doit y avoir une différence dans le mode de réception intime accordé par les tissus aux deux virus. »

Que les microbes de la vie soit doués d'instinct, c'est ce qu'il est impossible de ne pas croire. Mais que cet instinct aille jusqu'à distinguer à leur approche les amis des ennemis et à leur faire un accueil différent, c'est une assertion qui, par sa forme au moins, paraît plutôt appartenir au domaine de la poésie qu'à celui de la science.

Pour nous, le microbe rabique chemine en luttant, et laisse sur son passage des colonies, au moins en germe, dans les trajets nerveux et les ganglions. De ces colonies partent, après l'avant-garde, si l'on peut ainsi parler, les renforts qui viennent à tout moment renouveler et augmenter la troupe des envahisseurs. Si les ptomaïnes vaccinales, attirées par l'aspiration cérébrale, non seulement arrivent au bulbe avant les microbes, mais y arrivent après avoir, chemin faisant, troublé l'évolution des colonies, la troupe envahissante n'y arrive que doublement affaiblie et inoffensive ; peut-être même elle périt en route et n'y arrive pas. — En tous cas, il faut admettre une force conduisant de la périphérie au centre la partie *inerte* de la matière vaccinale, nécessaire à faire de ce centre un lieu de culture où le microbe rabique, s'il y arrive, ne peut pas évoluer.

On pourra nous dire : Si les ptomaïnes vaccinales arrivent au·cerveau avant le microbe, pourquoi celles que produit le microbe rabique n'y seraient-elles pas attirées avant ce microbe et ne feraient-elles pas l'effet de vaccine ?

Rien ne dit qu'il n'en arrive pas, en effet, avant le microbe. Mais ces ptomaïnes sont, dans la production naturelle, en quantité moindre que dans les injections multipliées ; elles sont produites peu à peu, arrivent au cerveau par masses moindres et successives et sont insuffisantes pour modifier le bouillon de culture.

Enfin à l'objection faite à cette même hypothèse: « Pourquoi l'inoculation par trépanation provoque-t-elle toujours la rage, tandis que l'inoculation sous-cutanée confère l'immunité ? » ne pourrait-on pas répondre que le microbe inoculé par trépanation avec la matière vaccinale pénètre promptement dans le cerveau et s'y développe parce que les ptomaïnes *inertes*, si elles y pénètrent, n'y sont pas arrivées avant lui ou plutôt ne pénètrent pas dans les cellules intérieures faute de canaux d'appel à la périphérie de la seconde enveloppe, l'arachnoïde ou séreuse cérébrale ?

Après avoir pris date et formulé pour la première fois une hypothèse peut-être destinée à se confirmer après nous et à acquérir assez d'importance pour que nous tenions dès aujourd'hui à y attacher notre nom et à la porter à l'avoir de la science libre de notre pays, nous n'ajouterons que peu de mots pour justifier et défendre, au nom des résultats acquis par d'autres, les audaces d'induction qu'on nous a reprochées dans le passé.

Il y a un microbe de la rage comme il y a un microbe du charbon ; on a pas encore pu l'isoler comme la bactéridie de Davaine et produire son vaccin comme on a produit celui de la pustule maligne. Cependant au moyen de vaccinations, on confère aux animaux l'immunité de la rage et l'on en empêche l'éclosion chez les individus inoculés par morsure, si l'on peut les vacciner à temps.

On sait que les microbes laissent dans les milieux où ils ont vécu le résultat de leurs excrétions, de leurs modifications, leurs exsudats, leurs cadavres. Les milieux où sont restées ces matières ne peuvent plus nourrir ni développer les microbes de la même espèce qui viendraient à s'y introduire. Celles qui s'éliminent facilement laissent le corps exposé à des récidives ; celles qui séjournent plus longtemps assurent d'ordinaire l'immunité.

De là les maladies qu'on peut avoir plusieurs fois et celles qu'on n'a d'ordinaire qu'une fois. Donc pour préserver l'homme d'une maladie microbienne, il suffirait de pouvoir recueillir les exsudats du microbe qui la produit et les introduire dans l'économie. Tant qu'ils y séjourneraient, le microbe ne pourrait s'y développer.

C'est ce que n'a pas pu faire exactement M. Pasteur pour conférer l'immunité de la rage. Il a tenté alors d'inoculer le microbe et les ptomaïnes, mais après s'être mis en possession d'une matière vaccinale d'une virulence précise, composée de ptomaïnes efficaces et de microbes tellement affaiblis en nombre, sinon en virulence, après dessication à divers degrés, qu'ils ne peuvent ni se reproduire ni évoluer dans toute leur force.

M. Pasteur nous écrivait jadis : *Je crois aux microbes que je vois.* Cette fois, il a cru au microbe sans le voir et c'est à l'induction et à l'analogie, procédés auxquels il refusait le caractère scientifique, qu'il doit une grande découverte. Ce n'est pas nous qui triomphons, c'est la vérité.

Tout le monde a lu avec émotion le récit des préoccupations, des inquiétudes qui ont assailli le savant après la première tentative faite sur l'homme, et l'ont tourmenté jusqu'au delà de la durée possible d'incubation. Si le jeune Meister était pris de la rage, serait-ce le ferment déposé par la morsure ou le ferment inoculé qu'il faudrait accuser ? Le succès vint le tirer de ses perplexités. Mais on ne peut se défendre d'une sorte d'angoisse rétrospective quand on songe à toutes les conditions qu'il fallait remplir pour arriver à ce succès et à toutes les causes inconnues qui pouvaient le compromettre. Aussi faudrait-il s'étonner que les insuccès ne soient pas plus fréquents, de même que les accidents.

La pratique, plutôt que la méthode des inoculations préventives contre la rage, a eu des insuccès et a causé des accidents qui paraissent avérés. Au moment où nous écrivons, le *Moniteur de l'Hygiène publique* du 1ᵉʳ janvier 1890 enregistre un nouveau cas de mort survenue à la suite d'inoculations faites à l'Institut Pasteur et que les symptômes permettraient d'attribuer à la rage paralytique ou rage de laboratoire.

Mais tout d'abord, relativement aux insuccès, il faut considérer que la question de la prophylaxie de la rage, malgré les résultats positifs déjà obtenus, est toute nouvelle et qu'une science ne se crée pas de toutes pièces en un jour. D'autre part la thérapeutique, même quand elle agit avec des moyens connus en soi, se trouve toujours aux prises avec l'inconnu si souvent impénétrable des tempéraments particuliers, des idiosyncrasies. Il faut donc que la médecine se résigne à être toujours, par un côté, une science conjecturale, et dans les cas extrêmes, hasardeuse ; il faut de même que les hommes qui en ont besoin sachent bien qu'elle ne peut leur donner la certitude qu'elle n'a pas. Moins que les autres, les médecins ne peuvent demander à une pratique, à une méthode, surtout appliquée aux cas désespérés, des résultats absolus et constants. Ils savent que si l'on pouvait, pour chaque maladie ou pour chaque traitement, dresser une statistique exacte des gens que la médecine a sauvés et de ceux qu'elle n'a pu sauver, cette statistique justifierait aussi bien ceux qui repoussent les soins du médecin que ceux qui l'appellent à leur chevet.

Les insuccès de la méthode Pasteur ou les accidents qu'elle a causés seraient un motif d'y renoncer s'ils étaient plus nombreux ou plus certains que les guérisons. Il n'en est pas ainsi. S'il s'agissait, vu l'état actuel des moyens d'action, de généraliser l'usage des vaccinations anti-rabiques, de mettre la prophylaxie de la rage sur le même pied que celle de la petite vérole, nous convenons qu'il y aurait lieu d'hésiter, et M. Pasteur lui-même se refuserait à cette extension de sa méthode de prophylaxie *après morsures*. Mais ces hésitations n'ont pas de raison d'être pour les cas de morsures par des animaux atteints de la rage. Si la morsure a été faite dans des conditions telles qu'il n'y ait pas à redouter l'éclosion de la rage, si l'inoculation par la dent n'a pas pu avoir lieu, assurément il est inutile de courir le danger des inoculations préventives. Car il nous paraît certain, quel que soit le succès des vaccinations prophylactiques sur les chiens avant morsure, qu'il serait périlleux de conclure du chien à l'homme, et que des vaccinations instituées et calculées pour arrêter le développement de la rage inoculée par morsure ont le droit de n'être pas inoffensives dans un corps où elles ne trouvent pas de principe rabique à combattre. Mais à moins d'une certitude irréfragable, certitude impossible à acquérir, qui dira, qui prendra la responsabilité d'affirmer, du moment qu'il y a eu seulement une goutte de sang à la surface de l'ecchymose produite par la morsure, qu'il n'y a pas eu contact, si minime qu'il soit, de la salive rabique avec un filet nerveux, qu'il n'y a pas eu absorption de virus rabique ? Dans le cas relaté par le journal cité plus haut, deux hommes, après un cheval, ont été mordus à travers leurs vêtements. Le premier, non traité, n'a présenté au bout de sept mois, nul symptôme de rage ; le second, soigné à l'Institut Pasteur, serait mort de la rage paralytique, 43 jours après la morsure, 33 jours après les inoculations. Mais les ecchymoses, même faites à travers deux pantalons dont le

premier seul était manifestement percé, avaient laissé couler
du sang. Dès lors nous demandons quel est le médecin qui
aurait, en toute sécurité de conscience, pris sur lui de déconseiller
le traitement prophylactique, même avec la quasi-certitude que
le sang n'était sorti qu'à la suite du gonflement produit par la
meurtrissure? Que si cet homme a été traité pour une morsure qu'en réalité il n'avait pas reçue, la faute n'en est ni à
la méthode de prophylaxie *après morsure*, ni à ceux qui l'ont
appliquée ayant dû considérer le malade comme réellement
mordu.

Dans le cas de morsures franches, à la suite desquelles
l'inoculation est certaine, en admettant même qu'elles aient pu
être cautérisées sans aucun retard, ce médecin seul pourrait
déconseiller les inoculations prophylactiques qui serait certain
d'avoir détruit par la cautérisation jusqu'au dernier microbe
inoculé, autre certitude impossible à acquérir, ou qui aurait en
main un traitement dont il serait sûr.

Quant aux intéressés qui ont assez de lumières et de résolution
pour prendre conseil d'eux-mêmes, il est sûr qu'il n'y en aura
guère que la *règle des paris* ne conduise à l'Institut Pasteur.
Entre la mort à peu près certaine et la mort seulement possible
par la rage, on n'hésitera pas. On cite partout l'histoire
d'Alexandre et du médecin Philippe. Le monde est plein de
gens qui ont vidé ou videraient la coupe hasardeuse avec autant
de résolution qu'Alexandre.

C'est ainsi que, par la force des choses, sans qu'on la
prône ou qu'on la combatte, la découverte de Pasteur recevra
des jours à venir sa confirmation ou une condamnation bien
peu probable. Mais cette tentative, quelle que soit sa destinée,
est de celles qui honorent l'homme qui l'a faite et le pays qui
l'a favorisée. Nous ne pouvons que souhaiter au savant assez de
jours et de forces pour arriver à isoler le microbe de la rage et
à trouver la prophylaxie avant morsure pour l'homme.

Traitement. — Le docteur Dartigues formule ainsi
le traitement qui lui a réussi dans sa pratique personnelle et qu'il a dû défendre contre les préventions
et l'indifférence de l'Académie à laquelle il l'avait
soumis.

1° S'il est possible, établir une ligature entre la
morsure et le cœur ; scarifier la plaie et la brûler à
la poudre si ce mode de cautérisation est praticable ;

sinon, au fer rouge, mais non rougi à blanc. Porter le caustique non seulement dans la plaie, mais à sa circonférence.

2° Trois fois par jour frictions à l'onguent mercuriel double, principalement au cou, et inj. hyp. de *nitrate de pilocarpine.*

3° Si le sujet est jeune et pléthorique, le saigner jusqu'à défaillance et aussitôt après lui administrer un milligr. d'*hyosciamine* d'heure en heure. Continuer ce traitement préventif 12 à 15 jours.

4° Électrisations quotidiennes.

Si les premiers symptômes de la rage ont apparu :

1° Administrer toutes les heures 1 milligr. d'*hyosciamine* avec 1 milligr. d'*arséniate de strychnine* et 1 centigr. de *camphre mono-bromé.*

2° Bains à l'étuve jusqu'à 54 degrés trois jours de suite. Pendant ces trois jours inj. hyp. deux fois par jour, chacune de 5 centigr. d'*azotate* ou de *nitrate de pilocarpine.* (V. *Guérison de la rage,* par P. I. Dartigues. Doin, éditeur, Paris, 1882.)

Le *stramonium,* analogue pour ses effets à l'*hyosciamus,* est employé empiriquement en Chine contre la rage.

Nous pensons qu'il pourrait être utile de laver la morsure scarifiée, après l'avoir fait saigner, avec le *Glyco-ph.;* d'injecter dans la plaie et surtout dans tous les environs des liquides antiseptiques : *Glyco-ph., Iodoph., sels mercuriels* pour injections hypod. Il ne saurait qu'être avantageux de continuer l'usage des inj. hyp. quotidiennes antiseptiques même pendant la durée du traitement de Pasteur, l'iode et l'acide phénique pouvant diminuer la vitalité des microbes injectés dans le liquide vaccinal.

Ramollissement du cerveau. — 1° Toujours consécutif à diverses maladies : encéphalite, athérome, artérite, thrombose, embolie cérébrale, syphilis. Débute de deux manières, 1° *brusquement*, par apoplexie, par hémiplégie à droite plus souvent qu'à gauche, par aphasie. La perte de la parole suit la perte de la mémoire qui a lieu sans celle de la volonté ni de la compréhension : le malade est dans l'impossibilité d'assembler les mots, ou les mots chevauchent ; il remplace un mot par l'autre ou ne peut dire que *oui*, *non*, ou tel autre mot s'appliquant à tout. 2° *Lentement*, par des étourdissements, des douleurs de tête, du vertige, de l'engourdissement dans les pieds et les mains, des troubles intellectuels, de l'incohérence d'idées. Ces accidents peuvent durer des années.

Traitement. — Si la cause est syphilitique, recourir aux spécifiques, proto-iod. de merc., iodure de potassium, sublimé, biiodure, etc., et mieux à notre nouveau médicament, présenté à l'Exposition de 1889 sous le nom de *Phéno-Iodure d'Hydrargyrum et de Potassium.*

Dans les autres cas la guérison est difficile à obtenir. Le médicament le plus utile est le *Phén. amm.* en boissons, joint aux inj. hyp. quotidiennes d'*Iodo-ph.*

Ramollissement des os. — Douleurs à la colonne vertébrale, au bassin, s'augmentant par le mouvement de la marche. Déformations du thorax : le malade *se tasse ;* perte de l'appétit, palpitations, amaigrissement, cachexie rapide.

Traitement. — La seule médication au moyen de laquelle nous ayons réussi à enrayer cette maladie, a consisté en inj. hyp. d'*Iodo-ph.* une par jour : *huile de f. de m. phén.* alternant avec sang à l'abattoir ; élixir *Phos. amm.* à un repas tous les jours pendant trois mois ; aux autres repas, 15 j. *Phéno-fer* et 15 j. sirop *Iodo-ph.* alternativement. Quand on cesse l'élixir, faire une cure au *Sulfo-ph.* suivie d'une cure à l'*Iodo-ph.*, la maladie étant longue et sujette à récidive.

Dès que le malade a repris des forces, douches froides au moyen d'un seau d'eau versé sur les épaules, précédées d'un lavage de la figure à l'eau froide et suivies d'une friction avec un linge chaud, laine ou pluche, et d'une marche pour favoriser la réaction.

Rectum (chute du). — V. *Prolapsus.*

Règles. — Ecoulement naturel qui indique, à son apparition, le commencement de la rupture de la vésicule de Graaf et de la production des ovules. Apparaît souvent chez des jeunes filles qui, à ne considérer que l'état physiologique des organes, peuvent être fécondées, mais dont l'état général ne correspond pas à l'état local, et chez lesquelles la modification de l'économie entraîne souvent la chlorose ou l'anémie. Les commencements de la menstruation doivent être surveillés avec soin afin d'éviter les modifications extra-naturelles occasionnées par les refroidissements, les émotions, etc. A ce moment le *plexus solaire* est dans un état d'évolution qui expose à des modifications maladives le système du *grand sympathique.* Il peut survenir une suspension qui détermine la chlorose et l'anémie, ou une perversion telle que le sang s'échappe par des hémorragies diverses : épistaxis, crachements de sang analogues à l'hémoptysie, hématémèse, écoulement même par les mamelles.

Souvent l'évacuation naturelle s'accompagne de douleurs excessives, tenant à l'étroitesse ou à la configuration du col : le museau de tanche est porté en avant par une prolongation du col, qui est rond, très étroit et laisse passer difficilement le premier sang, épais et parfois en caillots. De là viennent des douleurs dans les reins, analogues à celles de l'accouchement. Quand cette conformation n'est pas une cause de stérilité (v. *Stérilité*), le mariage et surtout l'accouchement la modifient ; mais il n'est pas rare qu'elle reparaisse après la parturition.

Traitement. — Au moment des douleurs, sirop au *Phén. amm.*, médicament vraiment spécifique pour empêcher la formation des caillots et donner de la fluidité au sang. On pourra donc l'administrer dès les premiers symptômes de règles douloureuses à la dose d'une cuill. par heure, au besoin jusqu'à six fois le premier jour, et les trois jours suivants le continuer à la dose d'une à trois cuill. très espacées.

18

Reins (maladies des). — V. *Bright (mal. de), Lombago.*

Rétention d'urine. — Toujours consécutive, soit à une paralysie, soit plus souvent à un obstacle dans le trajet du col au méat urinaire, à diverses maladies de la prostrate, aux rétrécissements du canal. Quelquefois momentanée et spasmodique après qu'on a contenu trop longtemps le besoin d'uriner. Certaines personnes nerveuses ne peuvent uriner en public.

Traitement. — On combat la rétention spasmodique en plaçant le malade dans un endroit sombre, solitaire, en laissant couler près de lui un courant d'eau s'il y a un robinet ; bain local froid ou simplement attouchement d'un vase froid.

Quant à la rétention consécutive, il faut en combattre la cause et recourir ausssitôt aux sondes rendues aseptiques et aux injections intra-vésicales d'eau aseptisée par l'*Acide borique.*

Rétrécissements. — 1° *De l'anus et de l'intestin.* — Assez souvent occasionné par des paquets hémorroïdaux (v. *Hémorroïdes*). Quand il ne tient pas à cette cause, il est le plus souvent consécutif à un cancer du rectum. Parfois cette modification épithéliale est portée très haut. Le rétrécissement ne se reconnaît que par les irrégularités des garde-robes et les débâcles. La présence du cancroïde est accusée par la forme des matières qui sont rubanées ou rayées, jamais cylindriques.

Traitement. — V. *Cancroïde.* Porter la *Vitell. ph.* sur le cancroïde ainsi que les *lavages phéniqués* au moyen de sondes rectales de plus en plus volumineuses. Cette affection est très rarement guérissable. L'opération de l'*anus artificiel* ne fait que hâter la mort du malade et lui imposer la plus cruelle souffrance morale. Tous les chirurgiens consciencieux ont renoncé à cette pratique.

2° *Rétrécissement de l'œsophage.* — Difficulté de déglutition. Si elle n'est due ni à une pharyngite, ni à une tumeur du cou, ni à une amygdalite, le rétrécissement constaté par l'exploration de l'œsophage peut être purement spasmodique chez une femme hystérique ; il peut avoir été causé par le passage d'un liquide caustique ou par une blessure, provenir d'un cancer ou avoir une origine syphilitique.

Traitement. — Dans les cas de rétrécissement traumatique, passer dans l'œsophage une boule emmanchée d'une baleine et trempée dans de la *Vitell. ph.* pour cicatriser les éraillures et empêcher par la dilatation la rétraction cicatricielle. En boisson 1 cuill. à café de *Glyco-ph.* dans un verre d'eau par gorgées chaque demi-heure.

Faciliter le passage des aliments en avalant beaucoup d'eau à la fois.

Quand la cause est interne, même traitement local, avec inj. hyp. quotidiennes d'*Iodo-ph.*

Un habitant de San-Salvador, pays à goîtres, venu avec un commencement de goître et un rétrécissement de l'œsophage, a été guéri en un an par les inj. hyp. d'*Iodo-ph.* et l'usage des sirops d'*Ac. ph.* et d'*Iodo-ph.* alternés.

On recommande l'*électrolyse.*

3° *Rétrécissement de l'urètre.* — Deux origines : 1° *inflammatoires,* conséquence d'une inflammation prolongée de la muqueuse du canal (blennorragie) ; 2° *cicatriciels,* succédant à une perte de substance déterminée par une déchirure de la muqueuse à la suite d'un traumatisme (chute à califourchon, rupture incomplète produite par des efforts dans le coït, fracture du pubis), ou d'une ulcération chancreuse étendue.

Le rétrécissement blennorragique, de beaucoup le plus commun, peut survenir un an, dix ans et plus après la première blennorragie ; le rétrécissement cicatriciel se forme quelques semaines à peine après l'accident.

Symptômes : Jet d'urine bifurqué ou en pomme d'arrosoir ; difficulté progressive de la miction, écoulement goutte à goutte du liquide après qu'on a achevé d'uriner. Tous ces signes fonctionnels sont corroborés par l'examen du canal fait à l'aide d'un explorateur à boule olivaire, examen que peut seul pratiquer le médecin. Conséquences : irritation et maladies de la vessie, abcès et fistules urinaires.

Traitement. — *Dilater* le canal à l'aide de bougies d'un calibre croissant introduites périodiquement, (tous les trois jours, par exemple), ou laissées à demeure. Dans quelques cas de rétrécissements infranchissables, on pratique la *section* du rétrécissement (*urétrotomie interne*), ou l'*électrolyse linéaire*.

Rhumatisme. (V. *Goutte*). — Nous n'étudierons sous ce titre que les deux manifestations principales, connues sous le nom de *rhumatisme articulaire* et de *rhumatisme chronique*. Ces deux espèces sont dues à deux ferments différents. Nous ne considérerons pas comme des entités morbides les localisations diverses du rhumatisme aigu au cœur, aux organes respiratoires, au cerveau, aux voies digestives, mais seulement comme des symptômes dus probablement à l'accumulation des ferments et des ptomaïnes et leucomaïnes dans les divers organes. Il en est de même des diverses manifestations du rhumatisme chronique, qu'il soit de forme simple, noueuse, sénile, fibreuse ou articulaire. Les théories de l'école s'agitent en pleine obscurité ; les mots s'y choquent et s'y confondent, et la thérapeutique hésite dans ces ténèbres. Pour nous qui n'admettons qu'une cause unique des manifestations et des modifications morbides et qui avons vu si souvent notre théorie confirmée par les découvertes de la science microscopique, nous ne pouvons que chercher à atteindre les ferments partout où ils trahissent leur présence et à faciliter l'élimination des résidus morbifiques qu'ils ont produits ou laissés à leur passage. Ce ne sont pas les mots, mais les remèdes qui guérissent. Qu'on veuille bien considérer que les seuls médicaments efficaces, le salicylate de soude, combinaison d'Ac. phénique et d'Ac. carbonique rendue soluble par son association avec la soude et employée dans le rhumatisme aigu, l'iode et l'arsenic dans le rhumatisme noueux, le camphre dans les arthrites blennorragiques, ne sont autre chose que des antiseptiques, des modificateurs, des éliminateurs de ptomaïnes.

Rhumatisme articulaire aigu. — Douleurs dans une ou plusieurs jointures (cou-de-pied, genou), rougeur, gonflement, élévation de température, sueur gluante ; passe d'une jointure à une autre et des jointures aux organes, la plèvre, le poumon et surtout le cœur : quelquefois, mais plus rarement, débute par ces organes. Le froid humide, le refroidissement subit prédisposent à l'éclosion du ferment, véritable cause du rhumatisme, éclosion brusque et donnant lieu à un début très rapide ; elle a lieu d'ordinaire de 15 à 30 ans. Ce genre de rhumatisme se porte aussi sur les tissus qui enveloppent les articulations, et même sur les muscles, les tendons, les bourses séreuses. Enflure des parties envahies, surtout aux pieds et aux mains ; souvent de l'épistaxis, mais toujours le cerveau libre. Ce qu'il y a surtout à redouter et à prévenir avant la deuxième semaine, c'est le passage du rhumatisme aux parois du cœur, complication grave qui est une cause fréquente des maladies du cœur, surtout des valvules. Le rhumatisme récidive fréquemment au moment des convalescences.

Traitement. — Avant nous il n'y en avait pas, chaque médecin ayant son médicament : aconit, vératrine, belladone, quinine. Depuis que nous avons inauguré notre médecine, tout a changé. Si l'on n'a pas adopté notre traitement, on en a au moins admis le principe. On l'a défiguré, puis on y a ajouté le salicylate de soude, antiseptique sur lequel, malgré qu'il puisse être utile, nous faisons plus loin des réserves. Voici le traitement que nous avons institué depuis plus de 15 ans, y compris l'usage des bains frais, que nous avons été un des premiers à prescrire :

Dès le début, inj. hyp. d'*Ac. ph.* et d'*Iodo-ph.*, une et puis deux de chacun par 24 heures. Si la température ne s'abaisse pas au thermomètre, inj. hyp. de *Phén. amm.* Sirop de *Phén. amm.* de 4 à 8 cuill. en 24 heures jusqu'à diminution des douleurs. Lorsque la température se rapproche de 39°, *Phén amm.* la nuit, sirop d'*Iodo-ph.* le jour, 4 cuill.; boissons : macération de *feuilles de digitale* (v. *Form.*), additionnée de *sel de nitre* et sucrée au sirop d'*Ac. ph.* Dès la première atteinte, mettre sur la poitrine du côté gauche des compresses d'*alcool camphré* recouvertes de caoutchouc ou de toile cirée pour ralentir l'évaporation. Envelopper les articulations d'ouate imbibée *d'huile*

18.

glyco-phén. couverte de linge sec et, en cas de douleurs vives, de caoutchouc ou de toile cirée, sauf aux mains et aux pieds, parties où il ne faut pas prolonger l'action de l'*Ac. phén.*

Le *salicylate de soude* s'emploie actuellement dans le traitement du rhumatisme articulaire aigu. Il est peu probable qu'il réussisse là où le *Phén. amm.* échouerait, mais c'est un moyen de plus, et on doit y recourir à la dose d'un gr. jusqu'à 2,50 gr. par jour dans une potion *glycérinée.* Toutefois, ce médicament peut n'être pas exempt d'inconvénients. On l'obtient en faisant passer un courant d'Ac. carbonique sur l'Ac. phénique, et il est très peu soluble dans le sang. L'addition de la soude le rend plus soluble, il est vrai, mais l'acide salicylique se reforme après la décomposition du salicylate dans l'économie ; alors les portions en suspension peuvent causer des congestions cérébrales et produire des embolies qui plus tard conduisent au ramollissement du cerveau. (V. *Ramollissement.*)

Dès qu'il se produit un bruit anomal du côté du cœur, appliquer des *vésicatoires camphrés,* dont l'action est plus rapide que celle de la *teinture d'iode ;* les cicatriser promptement avec l'*huile glyco-phén.* afin de pouvoir les renouveler.

Si la température du jour persiste au-dessus de 39°,5 et monte au soir jusqu'à 40°, donner en lavement froid à garder 1 cuillerée à café de *Glyco-ph.* par 1/4 de litre d'eau de guimauve. S'il y a constipation, ajouter une ou deux cuill. de *glycérine* et renouveler les lavements.

Si le cœur est pris d'une manière quelconque et que la température soit au-dessus de 40°, ne pas hésiter à donner un bain frais à 25°, jamais au-dessous, le renouveler au moment même où la température est élevée et dès que la tête est menacée.

Plus tard, si l'on reconnaît une affection permanente du cœur, donner pendant les accès des *Granules au cyanure de zinc*, de 2 à 6 en 24 heures, alternant avec le sirop au *Phén. amm.*

Rhumatisme chronique. — Tantôt succède au rhumatisme aigu ou subaigu, tantôt se produit d'emblée. Articulations douloureuses à la pression ; certains mouvements douloureux accompagnés de craquements ; douleurs musculaires de formes particulières dans le mouvement, rarement au repos, aux mains, aux pieds, au talon, conduisant à l'amaigrissement des muscles ; les articulations se déforment, le malade devient peu à peu *impotent*. Sensibilité extrême aux courants d'air, aux changements de temps. Ce qui différencie le *rhumatisme chronique* de la *goutte*, c'est que les personnes qui mangent peu de viande, les paysans, en sont plus souvent atteints que les habitants des centres. Le séjour dans les lieux bas, les rez-de-chaussée, en favorisent le développement. Dans la forme noueuse, déformation des doigts des mains et des pieds, de 40 à 50 ans. Cette déformation est souvent *symétrique*. Le gros orteil est surtout envahi. La déformation tient non seulement aux dépôts qui se forment, mais encore à la contracture anomale des muscles sains pendant les accès, tandis que les muscles douloureux se relâchent. Ce rhumatisme n'est pas toujours connexe avec la surabondance d'acide urique : il coïncide plus souvent avec des altérations cardiaques et produit des hydarthroses surtout aux genoux. Il est fréquemment héréditaire, surtout lorsqu'il dévie les doigts des mains et des pieds, et par conséquent *parasitaire*; son ferment se développe pendant la vieillesse. Il faut probablement le distinguer de celui du rhumatisme chronique fibro-musculaire.

On pense que le rhumatisme chronique peut se porter sur les organes. Cela est peu probable, mais on ne peut nier l'action rhumatismale sur le tissu cellulaire. Un membre entier peut devenir œdémateux sans altération du cœur, sans compression des veines.

Traitement. — Les médicaments qui agissent dans le rhumatisme aigu ont peu ou point d'action sur le rhumatisme chronique, quelle qu'en soit la forme, ce qui prouve la différence de ferment des deux maladies : tels sont le colchique, la salicylate. Il faut ici recourir surtout aux massages lents et prolongés avec le

Glyco-ph. étendu d'huile, la pommade de *Montecristo,* divers liniments calmants (V. *Form.*). Inj. hyp. d'*Iodo-ph.*, sirop d'*Iodo-ph.* ; deux cures par an au *Sulfo-ph.*, précédées et suivies de purgations.

Emplâtres d'encens contre les douleurs profondes continues et subaiguës. Nourriture substantielle chez les pauvres, plus légère et moins abondante chez ceux qui boivent. Il est important que les eaux de table soient *peu calcaires.* L'électricité bien dirigée est très utile surtout pour combattre l'affaissement des muscles qui favorise la déformation osseuse.

Rhumatisme secondaire, infectieux. — Accidents de forme rhumatismale au cours d'une autre maladie : blennorragie, dysentérie, oreillons, scarlatine, grossesse, puerpéralité.

La blennorragie amène souvent des hydarthroses du genou, accident sérieux ; l'articulation de la hanche peut être prise. Ces *pseudo-rhumatismes* étant occasionnés par le transport du ferment cause de la maladie principale, du *gonococcus,* par exemple, dans la blennorragie, les inj. hyp. d'*Ac. ph.* et d'*Iodo-ph.* sont naturellement indiquées. Le transport du *gonococcus* pouvant se faire jusque dans les synoviales du cœur, de la plèvre, etc., et d'autre part la blennorragie pouvant guérir promptement par les inj. hyp. d'*Ac. ph.*, nous espérons qu'on en viendra plus tard à recourir, ne fût-ce qu'à titre préventif, à ces injections dès le début des blennorragies. (V. *Blennorragie.*)

La dysentérie à une période avancée et même pendant la convalescence s'accompagne souvent d'arthrite pseudo-rhumatismale.

Les oreillons sont souvent suivis de gonflements articulaires ; le transport a lieu assez fréquemment au cœur et cause des *endocardites.*

La scarlatine à son déclin peut causer des rhumatismes infectieux, surtout des poignets et du cou-de-
pied, allant jusqu'à la suppuration, des pleurésies ou
des péricardites ayant une tendance à la purulence.

Ces affections secondaires seront prévenues par
l'usage des inj. hyp. d'*Ac. ph.* pendant les maladies
d'où elles dérivent, alors même qu'on ne les croirait
pas utiles à la guérison des maladies mêmes, ce qui
serait le plus souvent une erreur.

Rhume. — *Rhume de cerveau.* — V. *Coryza.*

Rhume de poitrine. — V. *Bronchite.*

Rhume des foins. — Rhume périodique annuel aux premières chaleurs, peut-être produit par les ferments des divers
pollens disséminés dans l'atmosphère. Affection sérieuse, tenace
et aggravée par la périodicité. Fosses nasales, cornets, sinus,
gorge et bronches envahis successivement. Ecoulement abondant ; symptômes du *coryza aigu* à ses débuts, mais exagérés
et persistant deux mois et plus.

Traitement. — On a tenté à peu près inutilement
toutes les médications, jusqu'au galvanocautère, qui
diminue à peine le flux, n'empêche pas la périodicité
annuelle et produit souvent une altération de l'odorat.
Nous prescrivons : *Pulvérisations* au pulvérisateur à deux
boules, 4 ou 5 fois par jour, avec eau chaude de 120 à
200 gr. et *Glyco-ph.* de 30 à 50 gr. ou *Iodo-ph.* pur, en
poussant la pulvérisation le plus haut et le plus profondément possible dans les narines. Le soulagement
et la diminution du flux sont immédiats. Aspirations
sèches (émanateur sec d'*Ac. ph.*). Tisanes sucrées au
sirop d'*Ac. ph.* Contre les éternuements et l'état fébrile,
3 cuill. de *Phén. amm.* le jour et 2 la nuit. Tant que
dure l'état aigu, inj. hyp. d'*Ac. ph.* quotidienne, à es-
pacer ensuite suivant l'amélioration, et sirop d'*anacahuita* par cuillerées à café tous les quarts d'heure.

Quand commence la rémission définitive, cure au *Sulfo-ph*.

Aux approches du printemps, usage du sirop d'*Ac. ph.*, de l'*huile de f. de m. phén.* et des *pulvérisations*. La première année le mal diminue rapidement ; la seconde, il se réduit à la proportion d'un coryza simple, la troisième d'ordinaire il disparaît définitivement, à moins que l'influence du terrain habité ne reproduise le ferment, cause première de la maladie.

Rougeole. — Frissons et malaise, inappétence, douleurs de tête, fièvre modérée. Yeux rouges et larmoyants ; catarrhe nasal, bronchique et laryngé : toux, enrouement, aphonie. Du quatrième au septième jour, éruption au visage avec redoublement des symptômes d'invasion, saillies rouges et veloutées, *sans rudesse*, s'effaçant sous la pression, groupées par plaques, plus rarement confluentes ; diarrhée fréquente au moment de l'éruption et desquamation furfuracée au front et au visage.

Dans quelques cas, convulsions et forte fièvre dès le début ; abaissement de la température, puis chaleur intense.

Accidents soit avant soit pendant l'éruption : bronchite capillaire et pneumonie lobaire, pleurésie, laryngite, etc.

Maladie contagieuse dès le début, quoique l'on ait pensé que le principe infectieux résidait dans les *furfurs* très fins de la période de desquamation. Elle est sujette à des récidives probablement dues à la facilité d'élimination des ptomaïnes du microbe rubéolique. Elle favorise le développement de la tuberculose.

Traitement. — *Vapeurs phéniquées* dans la chambre du malade. (V. *Croup.*) Sirop d'*Ac. ph.*, 2 à 4 cuillerées par 24 heures dans une tisane émolliente, avec addition d'une goutte d'*alcoolature d'aconit* par tasse. Dans les cas graves, inj. hyp. *Iodo-ph.* — Ne pas trop couvrir le malade ; boissons à peine tièdes. Ce traitement prévient les complications, mais ne diminue pas l'intensité de la maladie, qui suit son cours.

Quand la desquamation est terminée, bain avec un demi-flacon de *Glyco-ph.* pour prévenir la contagion et cure de 15 jours au *Sulfo-ph*.

Pendant la convalescence, les enfants sont menacés de maux d'yeux, entre autres de la *kératite*. Il sera prudent de leur donner de l'élixir *Phos. amm.* et du *Phéno-fer* aux repas, après la cure de *Sulfo-ph.*

Rupia. — 1° *Simple.* Tache érythémateuse arrondie, saillante, se transformant promptement en pustule aplatie en forme de disque. A la circonférence, aréole enflammée d'où naissent des bulles pleines de liquide transparent qui s'épaissit, puis se dessèche; production successive de ces bulles autour de la croûte primitive qui s'agrandit ainsi pendant plusieurs jours.

2° *Proéminent.* Pustule initiale volumineuse, bulles plus nombreuses; sous la croûte, ulcères avec sécrétion purulente. Au bout de quinze jours, la croûte épaissie forme une éminence en cône, dure, noirâtre, ayant l'aspect lamellé d'une écaille d'huître. Cicatrice indélébile. — Peut provenir de diathèse scrofuleuse ou de syphilis tertiaire. Il est alors accompagné d'autres symptômes qui décèlent la cause du mal.

Traitement. — Inj. hyp. d'*Iodo-ph.* tous les deux jours jusqu'à la chute des croûtes; élixir *Phos. amm.* au déjeuner, *Phéno-fer* au dîner 1 cuill. Au début, percer les pustules en les traversant de fils *phéniqués;* compresses d'*Eau antisept.;* pansement à la *Vitell. phén.* C'est le seul traitement qui puisse modifier et amoindrir les cicatrices.

Saisonnières (maladies). V. *Epidémies.* — Selon la hauteur à laquelle le soleil se lève au méridien et l'état hygrométrique de l'atmosphère, l'électrisation générale de la terre est est modifiée et exerce sur la vie animale et végétale une influence qui varie chaque jour et à chaque heure aux moments de transition. La vie microbienne doit ressentir plus profondément encore cette influence, et l'attaque des ferments qu'active spécialement le changement de saison nous surprend dans les dispositions variables dues aux variations atmosphériques, à la différence de pression, aux sursauts hygrométriques et thermométriques du jour et de la nuit. Nous sommes de plus influencés de seconde main, pour ainsi dire, par la nourriture, soit animale, soit végétale, qui a elle-même subi l'influence des changements atmosphériques. Ce sont ces modifications multiples et incessantes du bouillon de culture qui nous exposent à contracter les maladies dites *saisonnières*.

Traitement. — Du moment que nous connaissons l'origine microbienne des maladies en général et les affections spéciales aux diverses saisons, les indications hygiéniques et prophylactiques sont très nettes. Outre les précautions à prendre pour se garantir des variations de la température, il faut d'une part augmenter la force de résistance, et de l'autre lutter contre l'invasion des ferments par tous les moyens capables d'amoindrir leur vitalité et d'entraver leur évolution et leur reproduction. Les grippes, bronchites, coryza, rougeoles, angines qu'amène le printemps seront prévenus par l'usage de l'*huile de f. de morue phén.* prise en hiver et du sirop d'*Ac. ph.;* pour les arthritiques et pour les gens sujets au rhume des foins, par le sirop *Sulfo-ph.* pris en cure ou par doses quotidiennes. A l'automne les rhumatisants devront recourir en outre aux toniques, aux phosphates, à l'élixir *Phos. amm.* et faciliter la circulation en évitant les congestions locales ou pulmonaires au moyen du *Phén. amm.* pris au coucher et pendant la nuit au besoin. La valeur de ces moyens de préservation nous a été démontrée de nouveau dans la dernière épidémie d'*influenza.*

Sarcocèle. — Ce mot désigne les diverses tumeurs des testicules (V. *Tumeurs*). La plus fréquente est de nature encéphaloïde. Elle est indolente au début, et la grosseur seule attire l'attention du malade. Surface lisse ; consistance ferme ; bientôt formation de mamelons, de bosselures molles comme des abcès, avec douleurs vives, lancinantes ; grossissement rapide, peau altérée ; la tumeur abcède, envahissant l'épididyme, les cordons, les ganglions, et la mort est prompte (V. *Cancer*). Les opérations sont suivies généralement de récidive dans le ventre.

Traitement. — 1° *Général* : *L'arséniate de strychnine* ajouté à notre sol. d'*Ac. ph.* pour injections paraît augmenter l'action de l'*Ac. ph.* Mais il faut se souvenir que ce sel ne s'élimine pas comme l'*Ac. ph.* et s'accumulérait rapidement dans l'organisme si l'on n'en réduisait la dose à 1 centigr. par jour.

2° *Local* : Envelopper la tumeur d'ouate enduite de *Vitell. phén.* Les emplâtres dont on use d'ordinaire (Vigo, iodurés, etc.), sont irritants et hâtent les progrès du mal au lieu de les arrêter.

Sarcocèle kysteux. — Le sarcocèle peut provenir d'un ou de plusieurs kystes formés d'ordinaire dans l'épididyme. Ces kystes ne détruisent pas la substance comme le cancer, mais ils refoulent le testicule de côté et l'aplatissent. Ils peuvent devenir très volumineux.

Traitement. — Injections d'*Iodo-ph.* dans les divers kystes, pour arriver à les vider séparément. Si le kyste est unique, ce qui est plus rare, ponction et injection. Il y a de petits trocarts au moyen desquels on peut laisser un petit drain dans la piqûre. Ce procédé facilite les lavages résolutifs et antiseptiques. Traitement général très rigoureux : ces kystes, étant toujours de nature douteuse doivent être surveillés très attentivement.

Sarcocèle syphilitique. — Tellement indolore que le malade ne s'en aperçoit que lorsque la tumeur devient volumineuse, que les bourses grossissent et que le poids cause des tiraillements. Le testicule, sans être aussi développé que dans l'encéphaloïde, est cependant grossi par une couche d'eau interposée dans la tunique vaginale. La tumeur ne dépasse pas l'épididyme; un autre caractère essentiel est la diminution des désirs vénériens et l'abolition complète si le second testicule se prend.

Traitement. — Pansement à la *Vitell. phén.;* à l'intérieur, *bichlorure* ou *proto-iodure d'hydrarg.* (v. *Form.*); *Iodure de potassium* au premier déjeuner, soit dans du sirop d'écorces d'oranges amères, soit plutôt fondu dans un peu d'eau et pris au milieu du repas. A moins d'accidents particuliers, la dose de 50 centigr. par

19

jour est suffisante. Si le cas est grave, inj. hyp. mercurielles (V. *Syphilis*).

Sarcocèle tuberculeux. — Forme fréquente. Commence toujours par l'épididyme, mais ne s'y limite pas comme le sarcocèle syphilitique. Dès le début, bosselures saillantes et détachées du corps de la tumeur, moins dures que celles du sarcocèle syphilitique et sans épanchement séreux. Peu à peu il se forme des adhérences avec la tunique vaginale et la peau ; abcès et pus caractéristique qui se différencie aisément au microscope. Guérison facile.

Traitement. — Injections dans la fistule au mélange *glyco-iodé*. Pansement à la *Vitell. phén.*; inj. hyp. d'*Iodoph. Huile de f. de m. phén.*, élixir *Phos. amm.*, sirop d'*Iodo-ph.* et de *Sulfo-ph.* alternés en tâtant la nature du malade.

Sarcopte. — Genre de parasites auquel appartient l'*acarus*, qui produit la maladie cutanée nommée *gale*.

Ce parasite est à peine visible à l'œil nu, mou, luisant, légèrement translucide, de couleur laiteuse.

Il vit dans de petits sillons apparents qu'il se creuse sous l'épiderme à l'aide des organes qui arment sa bouche ; ce n'est ordinairement que le soir et la nuit qu'il travaille à ces galeries. Celles-ci ne communiquent jamais les unes avec les autres, et elles présentent, de distance en distance, de petits trous par où sont sortis les petits, et où s'est arrêtée sans doute la mère pour pondre les œufs. Sur le trajet des sillons se trouvent ordinairement, mais non toujours, des vésicules qui ne durent guère que 4 ou 5 jours ; ce n'est pas dans ces vésicules, comme on l'a cru longtemps, que séjourne l'animal, mais bien à l'extrémité du sillon, dans une petite cavité qui se distingue par un point blanc ; les mâles n'ont que cette petite cavité creusée près du sillon de la femelle ; ils ne font point de sillons. Les sarcoptes se tiennent de préférence aux mains, dans les intervalles des doigts, à la face antérieure des poignets et des avant-bras, aux seins et au ventre chez la femme, aux malléoles et plus rarement dans quelques autres parties du corps. — Le sarcopte que nous venons de décrire ne paraît pas vivre sur d'autres animaux que l'homme ; mais on en trouve sur les animaux d'autres qui en diffèrent très peu.

C'est un des parasites qui trouvent le moins de constitutions réfractaires. S'il existe des individus antipathiques ou réfractaires au sarcopte, ces individus sont pour le moins extrêmement rares. Mais, s'il en est ainsi dans l'état de santé, il n'en est point de même dans l'état de maladie. On a souvent observé qu'une maladie intercurrente se déclarant chez un galeux suspendait les symptômes de la gale. Suivant quelques observateurs, les animaux périssent dans leurs gîtes ; suivant d'autres, ils n'y sont qu'engourdis, et ils reprennent leur activité quand la maladie intercurrente est passée ; suivant d'autres, enfin, ils désertent la peau du malade. Quelle que soit la véritable interprétation, ce qu'il y a d'intéressant c'est que le corps humain, atteint de certaines maladies, n'est plus un terrain favorable à la vie et à la reproduction du sarcopte.

Traitement. — Le dernier perfectionnement du traitement de la gale est formulé ainsi par M. Hardy :

Premier temps. — Friction générale avec une solution de savon noir pour bien nettoyer la peau.

Deuxième temps. — Bain simple pour ramollir l'épiderme.

Troisième temps. — Friction générale avec la pommade d'Helmerich, modifiée par M. Hardy : axonge 300 gr., soufre 50 gr., sous-carbonate de potasse 25 gr.

Une seule séance de ce traitement suffit pour guérir radicalement la gale ; encore M. Hardy pense-t-il que le premier temps est le plus souvent inutile. Il faut seulement que la friction générale soit pratiquée bien complètement sur toutes les parties du corps, le cuir chevelu excepté, et assez vigoureusement.

Nous ne pensons pas que le traitement phéniqué puisse rivaliser de promptitude avec le traitement de M. Hardy ; cependant nous ne croyons pas inutile de dire qu'il a produit des résultats excellents entre les mains de M. Mosétig, médecin de l'hôpital Rodolphe de Vienne, et de son collègue, M. le docteur Monti. Ces honorables et habiles confrères guérissent radicalement la gale en quatre jours, à l'aide de 3 frictions par jour, faites avec une solution de 1 d'*Ac. ph.* pour 15 de glycérine. M. Monti, qui a expérimenté sur des enfants, emploie une proportion d'acide moindre encore. Ce traitement plus long, il est vrai, a l'avantage de ne causer aucune excitation et de n'être pas même désagréable au malade, car les frictions peuvent être très douces.

Mais le traitement au soufre est d'un effet si certain que nous n'hésitons pas à le préférer à tous les autres, malgré leurs succès.

Gale des animaux. — Nous avons eu occasion de constater la valeur des frictions, lotions phéniquées, etc. dans des cas rebelles de gale rouge des chiens.

Mettre 1 cuill. à soupe de *Glyco-ph.* dans 6 cuill. d'eau ou 3 d'huile, et frotter les parties malades avec une brosse assez dure, en réservant les parties saines, assez sensibles chez le chien.

Quel que soit le traitement adopté pour l'homme et même pour les animaux, une fois la guérison obtenue, il reste de la gale une modification de la peau qui offre passage à d'autres microbes. De plus, l'altération du sang consécutive à la gale peut faciliter l'évolution des germes héréditaires *(syphilis, cancers,* etc.). Il sera donc sage de faire, après la disparition de la maladie, une cure au *Sulfo-ph.*

Scarlatine. — Maladie toujours grave et insidieuse. Prodromes semblables à ceux de la rougeole, mais plus courts. Parfois vomissements. Rougeur sur la voûte du palais et les amygdales. Eruption débutant par le tronc, les avant-bras, le bas-ventre et non par la face, comme dans la rougeole. Rougeur diffuse sans intervalles de peau saine, blanchissant sous la pression. Eruption du visage vergetée. Angine dès la période d'invasion ; au premier jour, enduit pultacé peu adhérent aux amygdales ; engorgement des ganglions du cou. — Du sixième au neuvième jour, desquamation débutant par le cou et la poitrine, finissant à la paume des mains et à la plante des pieds. Cette desquamation a lieu par petites écailles au visage, par plaques aux bras et aux jambes, par lambeaux aux extrémités.

Elle peut durer au delà de cinquante jours; durée moyenne : huit ou quinze jours.

La maladie débute souvent par l'angine, sans autres prodromes.

Forme maligne: Pouls fréquent, chaleur intense; délire, convulsions, vomissements constants, diarrhée, suppression des urines, suffocations.

Les accidents de la période d'état ou de la période décroissante sont fréquents et redoutables : angine diphtérique du second septenaire; albuminurie, hématurie; anurie, anasarque, accidents rhumatismaux, suppurations des ganglions du cou, pleurésie purulente.

Traitement.. — Pour prévenir dès le début les complications toujours redoutables de la gorge, *inhalations* constantes dans la chambre du malade (V. *Croup)*; sirop d'*Ac. ph.* de 2 à 6 cuill. par 24 heures dans du lait ou de la tisane ; *Phén. amm.* la nuit lorsque la température est élevée; inj. hyp. *Iodo-ph.*, la seule efficace sans être souveraine. Dans cette maladie comme dans la fièvre typhoïde, l'élévation très rapide de la température est un danger réel. Il faut éviter de soumettre les malades à une chaleur exagérée. C'est une croyance funeste que c'est par la chaleur qu'on fait développer la maladie à la peau. Au traitement indiqué on ajoutera des lavements frais, et si la température du corps s'élève trop, des lotions tièdes ou des bains à 25°. Dans 25 ans de pratique active, nous n'avons pas perdu *un seul* malade de la scarlatine elle-même ; un seul, le fils de Théodore Bac, l'un des défenseurs de Mme Lafarge, est mort d'anasarque consécutif à l'albuminurie, que nous prévenons depuis par l'usage des bains tièdes. Pour stimuler l'économie, recourir aux macérations d'*Ipeca* (v. *Form.)* ; on facilitera ainsi l'élimination des ptomaïnes, qui sont plus tenaces que celles de la rougeole et séjournent surtout dans le rein.

Dans la convalescence, élixir *Phos. amm.* au début, puis *Phéno-fer.*

Sciatique. — V. *Névralgie.*

Sclérose, sclérodermie. — Troubles nerveux, tremblements, douleurs, éruptions, pâleur ou congestion.

Gonflement de la peau, puis durcissement par plaques blanches ou brunes; surface semblable à une cicatrice; tension et gêne des parties durcies. A la face, les orifices naturels sont rétrécis, les lèvres diminuées, la langue et la bouche souvent atteintes par le mal; ankylose, atrophie, tissu adipeux disparu.

Traitement. — Le seul traitement consiste dans les inj. hyp. d'*Iodo-ph.* et au besoin de *Phén. amm.* Massage sur la colonne vertébrale et sur les points indurés avec mélange d'*huile*, de *Glyco-ph.*, et d'*Eau de Cologne.* (V. *Form.)* Elixir *Phos. amm.* aux repas.

Scorbut. — Maladie épidémique due à une mauvaise hygiène, à la privation de végétaux frais, à l'usage prolongé des salaisons. C'est la maladie des équipages de navire soumis aux privations, des villes assiégées et affamées. En dehors de ces conditions, le scorbut peut attaquer des malades atteints d'affections intestinales. Nous en avons vu un cas très grave chez le père d'un de nos confrères très distingué. Ce médecin croyait son père perdu et voulait s'opposer au traitement phéniqué qu'il accusait d'avoir été la cause première et déterminante du scorbut. M. G. père avait été atteint d'ulcérations intestinales que nous avions guéries par un traitement antiseptique rigoureux. Pendant une suspension de traitement, le scorbut intervint; nous reprîmes le traitement phéniqué très suivi et M. G. fut guéri.

Symptômes: Douleurs aux jambes, aux articulations, affaiblissement sans fièvre. A la suite gonflement et ulcération sanieuse des gencives, haleine fétide, muqueuses de la bouche couvertes d'érosions et de bulles sanguinolentes. Taches de purpura aux jambes; présence dans les urines de globules du sang altérés; ulcères dits *scorbutiques*, hémorragies externes et internes, infiltration et durcissement par places du tissu cellulaire. Douleurs intenses, respiration difficile. A la dernière période, les dents se déchaussent et tombent. Urémie, diarrhée, fièvres, sueurs froides, prodromes de la mort.

Traitement. — La médecine, jusqu'ici impuissante

contre ce mal, a conseillé les légumes frais, le jus de citron, les limonades, le jus de cresson, les boissons alcoolisées. Quelques-unes de ces prescriptions s ont bonnes à retenir, surtout la limonade à la crème de tartre (Bouchardat), mais par malheur certaines sont impossibles à suivre sur un vaisseau perdu ou dans une ville bloquée. Elle conseille encore de toucher les gencives avec du jus de citron mêlé d'alcool ou avec de l'acide chlorhydrique dilué ; l'extrait de ratanhia contre les hémorragies, l'eau de Rabel, le perchlorure de fer, le seigle ergoté. Voici le traitement qui a guéri le scorbutique dont nons avons parlé : inj. hyp. d'*Ac. ph.* le matin, d'*Iodo-ph.* le soir. Avant chaque repas, 1 cuill. de sirop d'*Ac. ph.*, *Phéno-fer* et élixir *Phos. amm.* alternés en mangeant. *Massages* sur tous les membres atteints de pétéchies avec la *Vitell. phén.*

Scrofule. — Peut se manifester dès la première enfance par les croûtes de lait et les gourmes, suivies d'inflammation chronique des paupières avec suppuration ; impétigo ; écoulement du nez et des oreilles ; engorgements ganglionnaires, adénites du cou, des bronches, du mésentère ; les premières donnent lieu à des suppurations très longues laissant des cicatrices caractéristiques le long des joues et jusque sur la face. — Prédisposition aux angines, aux rhumes ; coryza chronique, scrofulides pustuleuses de la tête, ulcères de la gorge, maladies de peau, lupus, caries, tumeurs blanches. Acheminement vers la tuberculose.

Traitement (1). — Régime tonique, mais varié : sang chaud, etc. Excitants à la peau : frictions sèches, hydrothérapie, gymnastique, équitation, bains de mer de courte durée, exercice avec des vêtements légers, à un froid sec, au grand air, avec la précaution indispensable de changer de linge si l'on a sué et de se bien vêtir pendant le repos ; bains sulfureux, changement

---

(1) V. les observations détaillées dans notre *Traité* de 1874, p. 1050 et suiv.

d'air le plus souvent possible, chambre à coucher spacieuse, peu meublée et dans laquelle puisse pénétrer le soleil plusieurs heures par jour. Suivre les indications de la nature en se couchant et se levant peu de temps après le soleil. Surveillance absolue des habitudes solitaires ; conserver le plus que l'on peut le régime et le caractère de l'enfance par le milieu de l'éducation, etc.

Médication. — Inj. hyp. d'*Ac. ph.* et d'*Iodo-ph.* alternées, une par jour d'abord, puis une tous les deux jours. Cette partie du traitement est très efficace. *Huile de f. de mor. phén.* le matin, *Phéno-fer* et élixir *Phos. amm.* alternés aux repas.

Si les tumeurs se forment, injection *Iodo-ph.* autour de la tumeur et dans la tumeur même en faisant la ponction toujours dans le même trou pour ouvrir passage à la suppuration, s'il s'en produit. En ce cas, prendre une aiguille plus grosse pour élargir le passage et pouvoir injecter des liquides de lavage *iodo-phéniqués*. S'il survient des ulcérations de la gorge, *pulvérisations* au *Glyco-ph.* étendu d'eau chaude ; attouchements au pinceau avec le mélange *glyco-iodé* (v. *Form.*). Doubler le traitement interne et donner des bains ferrugineux camphrés (v. *Form.*).

Sein. — Le sein chez la femme est sujet à diverses maladies qui se manifestent le plus souvent sous forme de grosseurs. C'est le lieu d'élection des tumeurs malignes, comme l'enveloppe du testicule chez l'homme. La femme doit toujours surveiller cet organe, surtout à partir de trente ans, et s'assurer s'il n'y survient pas de grosseurs. Elles sont fréquentes dans la jeunesse, surtout après la maternité et souvent sont sans gravité. Toutefois il est sage de les faire vérifier aussitôt qu'on les découvre, mais par un médecin plutôt que par un chirurgien.

Splénite. — Inflammation de la rate presque toujours symptomatique, à moins qu'elle ne provienne d'une lésion, blessure, coup, etc. Quand elle est chronique, elle est d'ordinaire consécutive à des causes infectieuses diverses dont la plus fréquente est la fièvre. On pourrait croire que l'office de la rate est d'arrêter au passage, comme un tamis, les séries de microbes, qui séjournent en ce point d'arrêt, et qui éclosent si souvent quand les malades sont loin des pays chauds et malsains d'où ils les ont rapportées. Ainsi s'expliqueraient les accès de retour si fréquents et si tenaces.

Traitement. — Les inj. hyp. sont indispensables dans tous les engorgements de la rate. C'est le seul moyen, à tout le moins le plus sûr et le plus direct, pour atteindre les microbes qui doivent y être comme enkystés. Selon que ces germes sont plus ou moins protégés par leurs sécrétions, les injections ont un effet rapide ou lent. Il suffit quelquefois d'une seule injection d'*Ac. ph.* pour guérir une fièvre intermittente. C'est ce que nous avons observé dans trois cas, où les malades, par excès de sensibilité ou de timidité, n'ont pas voulu se soumettre à une seconde piqûre et cependant ont été guéris. D'autres, au contraire, doivent en subir un assez grand nombre et recourir au *Phén. amm.* dans les cas rebelles.

Stérilité. — Imputable à l'homme quand il a été atteint d'une double épididymite, ou quand les spermatozoaires manquent de vitalité et que le liquide utérin anormal les tue ou qu'ils ne peuvent traverser le trajet utérin sans cesser d'être fécondants. C'est ce qui explique la fécondité dans un second mariage d'une femme stérile au premier. Les causes de stérilité propres à la femme sont nombreuses. Elle provient soit d'un coït brutal, immodéré aux premiers jours du mariage, soit de l'affection du col engendrée par la goutte militaire chez l'homme (V. *Métrite*). Le col peut être trop allongé, à lèvre supérieure oblitérante, à ouverture arrondie et étroite; enfin l'une des ouvertures du conduit peut être d'une étroitesse excessive.

Traitement. — S'il y a étroitesse réelle, l'opération de Sims réussit quelquefois. S'il y a renversement ou abaissement, on doit employer le pessaire d'aluminium à anneau en forme de boucle. Si l'on est en présence

19.

d'un catarrhe utérin et d'un rétrécissement consécutif, on peut avec de la persévérance, nous y avons souvent réussi, faire cesser la stérilité par une dilatation progressive en même temps que par la guérison du catarrhe. Nous nous servons, dans ces cas, de la pâte au *savon médicinal phén.* (v. *Form.*) introduite dans une sonde droite en forme de tube et poussée avec un mandrin faisant piston, de manière à ce que cette pâte, quoique molle, franchisse d'abord la première entrée, peu à peu traverse tout le col et dépasse enfin le dernier obstacle. Cette pratique ne peut occasionner aucune lésion et a souvent réussi en nos mains et aux mains de plusieurs confrères auxquels nous l'avons indiquée. Il est à noter que la première fois que la pâte franchit le dernier détroit du col utérin, la malade éprouve souvent une sensation de défaillance qui est presque toujours l'annonce du succès. Il faut, mais seulement alors, faire cesser l'abstinence après les premières règles qui suivent l'opération.

Stomatite. — Inflammation des muqueuses de la bouche, langue, joues, gencives, qui se hérissent de papilles ou de tuméfactions ; érosions et ulcérations superficielles douloureuses. — Entretenue par les affections internes ou l'usage du mercure. (V. *Scorbut.)*

Traitement. — Pulvérisations et gargarismes au *Glyco-ph.* 1 cuill. pour 5 ou 7 d'eau chaude. Toucher les érosions les plus rebelles au pinceau trempé dans le mélange *glyco-iodé* (v. *Form.*). Sirop d'*Ac. ph.* de 2 à 5 cuill. par jour, selon la gravité de la cause interne.

Stomatite ulcéro-membraneuse.—Après les symptômes ci-dessus, ulcérations plus fréquentes à gauche ; plaques saignantes, violacées, qui se couvrent d'une pulpe jaunâtre ou grise ; la pellicule suppurée découvre une ulcération sanieuse ; parties environnantes enflées ; douleur vive, salivation sanguinolente, ganglions sous-maxillaires engorgés.

Traitement. — V. ci-dessus. Si les ulcérations persistent, astrictions avec *cristaux* d'*Ac. ph.* pur ou poudre de *Salicylate de zinc.* Ranimer les ulcérations avec quelques pointes de feu (galvano-cautère). Toucher le bord gingival avec un pinceau imbibé de *teinture d'iode.* Toniques : Sang à l'abattoir ; *Phéno-fer* et élixir *Phos. amm.* alternés au repas. Inj. hyp. dépuratives d'*Iodo-ph.* ou d'*Ac. ph.*

Stranguric. — Ecoulement difficile des urines, qui sortent parfois goutte à goutte. (V. *Rétrécissement, Cystite,* etc.)

Strongle. — Ce ver est remarquable par son cosmopolitisme, si l'on nous permet ce mot : il vit à la fois sur les mammifères, les oiseaux et les reptiles. L'espèce la plus remarquable, le *Strongylus gigas* (Strongle géant), vit dans le rein de l'homme, du chien, du loup, du renard, du cheval, etc. Il acquiert jusqu'à trois décimètres de long, quelquefois davantage. Les malades qui en sont atteints éprouvent souvent des symptômes graves du côté des reins, et ils rendent quelquefois par les urines de petits strongles.

Traitement. — On pourrait essayer contre ce ver les inj. hyp. phéniquées. Nous n'oserions promettre qu'elles réussiraient, mais nous ne croyons pas qu'on puisse conseiller de médication plus appropriée. Peut-être favoriserait-on l'action de l'acide phénique en administrant concurremment un diurétique tel que l'eucalyptus, qui aurait pour effet de faire traverser le rein par une plus grande quantité d'acide phénique, car on se rappelle que cet acide est surtout éliminé par les voies respiratoires.

Strumeuse (humeur). — V. *Scrofule.*

Suette militaire. — Maladie épidémique, contagieuse ; peut être contractée plusieurs fois.
Sueurs abondantes ; douleurs dans la région des yeux ; respiration difficile, soif ardente, urines rares, constipation. Avant le cinquième jour, fourmillements, suivis d'éruption en forme

de grains de millet sur la poitrine et l'estomac, rare au visage. Vers le quinzième jour la desquamation commence.

Traitement. — Les médications anciennes se bornent à prescrire les toniques et la quinine. Nous ajoutons : sirop d'*Ac. ph.* pour sucrer toutes les tisanes. *Phén. amm.* 4 à 6 cuill. par 24 heures tant que dure la fièvre.

On a rarement besoin de recourir aux injections ou aux lavements au *Glyco-ph.* dans une décoction de guimauve ou d'amidon. *Phéno-fer* aux repas pour rétablir les forces.

Sueur fétide des pieds. — Le Dr Dehaut conseille contre cette incommodité de se pourvoir de chaussettes de laine et d'en changer tous les jours; de ne se laver ni au savon ni à la lessive, mais seulement à l'eau pure et à peine chaude.

Saupoudrer l'intérieur des chaussettes, avant de les mettre, avec de la *poudre phéniquée*, de manière à la faire pénétrer dans le tissu. L'expérience apprendra vite la quantité qu'il faut en mettre. Lavage des pieds, chaque matin, avec l'*eau antiseptique*.

Surdité. — Abolition plus ou moins complète du sens de l'ouïe. Provient de causes très différentes : absence ou altération des organes (enfants sourds de naissance et muets consécutivement); suite d'otite aiguë ou chronique ; sécrétion trop abondante du cerumen qui se durcit et forme un bouchon qu'on ne peut toucher sans produire une douleur dans l'oreille.

Le docteur Philippeaux a indiqué autrefois un moyen de reconnaître si la surdité est curable ou définitive : remplir d'eau le canal auriculaire et dans cette eau mettre un fil métallique mis en contact avec les conducteurs d'un appareil d'induction; placer l'autre pôle sur la nuque avec une éponge mouillée et établir le courant. Si la surdité est curable, le malade doit ressentir une douleur à la langue, qui reste insensible dans le cas contraire.

Traitement. — Guérison de la cause si elle est connue. — Injections chaudes d'huile *glyco-phén.* très légèrement d'abord. Sirop au *Phén. amm.*

Dans les cas chroniques, injections dans l'oreille de sol. diab. *Iodo-ph.*, en laissant séjourner le liquide plusieurs minutes. Stimuler l'activité de l'appareil auditif par l'électricité.

S'il y a amas durci de cerumen, le ramollir au moyen d'huile légèrement *glyco-phén.* et l'enlever par fragments avec la curette.

Syphilis. — L'acide phénique n'est nullement spécifique contre le virus de la syphilis. Il aurait, d'après quelques médecins, donné des succès dans le traitement du chancre et de la blennorragie. Nous ne l'avons trouvé utile qu'à condition qu'il soit mêlé, à doses très légères et progressives, aux injections hypodermiques mercurielles. Toutefois dans certaines manifestations locales de la syphilis, entre autres dans des cas d'ulcères de la gorge d'une extrême gravité, il a produit des effets inespérés. Le docteur Swoby Smith l'a employé pour traiter une *érosion syphilitique* de la gorge qui mettait le malade en danger de mort et il écrivait : « Ce fut avec un sentiment d'admiration que je constatai l'immense soulagement que produisit dès les premiers jours l'acide phénique sur les plaies du larynx. »

Dans notre pratique nous avons obtenu de l'association des deux médicaments, *sublimé* et *acide phénique*, des cures que nous pouvons considérer comme aussi merveilleuses. Sans prétendre expliquer l'action que l'acide phénique a pu exercer dans ces occasions, nous pouvons affirmer qu'il peut au moins servir à porter plus rapidement dans la circulation l'agent auquel on l'associe, à en assurer l'innocuité, peut-être aussi à en faciliter l'élimination.

De plus, le mercure qui est, quand on commence à l'administrer dans la syphilis, un reconstituant énergique [1], devient en un certain temps une cause d'altération pour l'organisme dans lequel il s'accumule. En ces cas, le *Phéno-fer*, pris pendant le traitement mercuriel, aide à la guérison en favorisant la reproduction des globules et en relevant la constitution de l'affaiblissement dû à l'action du mercure. Enfin, après la disparition des accidents, au moment où l'on a recours aux eaux sulfureuses, Luchon, Cauterets, Barèges, le sirop *Sulfo-phénique* sera précieux pour aider à l'élimination difficile des sels mercuriels.

---

[1] V. *Méd. des Ferments*, n°ˢ 2 et 3.

Traitement. — 1° *Prophylaxie.* Après un rapport sus-
pect, lavage avec *l'Eau antisept.* ou au *Glyco-ph.* étendu
d'eau. Surveiller, au cas où l'on a des doutes, s'il ne
survient pas dans les 7 ou 8 jours un bouton ou ampoule insensible, indolente, qui ne se cicatrise pas et
tend à devenir dure. Si elle paraît, ne pas attendre que
les glandes soient prises pour recourir au traitement.
Les personnes peu soigneuses de leur corps ne
soupçonnent souvent que trop tard la présence de ce
bouton.

2° *Médication.* Percer l'ampoule, mettre dessus un
cristal d'*Ac. ph.* pur et récemment préparé, le laisser
fondre sur place en empêchant le contact avec les parties voisines pour éviter la brûlure, très douloureuse et
très difficile à guérir aux parties génitales.

La médication interne du chancre induré consiste
encore aujourd'hui dans l'application de l'une des formules suivantes :

1° *Bichlor. de merc.* 0.20 centigr., *thridace* 1 à 2 gr.
pour 40 pilules, 2 à chaque repas (Langlebert) ;

2° *Proto-iod. de merc.* 1 gr. 50, *thridace* ou *extr.
thébaïque,* q. s. pour 30 pilules, une tous les soirs.
(Ricord et Fournier) ;

3° Pilules d'*oxyde rouge* en mangeant ;

4° *Frictions merc.* et les diverses inj. hyp. de *sublimé,*
d'*oxyde rouge,* etc. (V. *Form.: Antisiphylitiques.*)

Nous y ajouterons inj. hyp. *Iodo-ph.* dès le début.

Ne pas augmenter les doses des pilules 1 et 2 pour
ne pas attaquer les gencives et les dents, qu'il faut préserver par des gargarismes au *Glyco-ph.* 3 fois par
jour. Varier chaque mois la nature des pilules. Ce
traitement est à continuer trois mois et plus, si les
accidents sont à l'état aigu. Dans les cas persistants,
recourir à l'oxyde rouge, aux frictions mercurielles ou
ieux aux applications de sparadrap au calomelas.

Quelque amélioration qu'on ait obtenue, quelque légère qu'ait été la maladie, prendre pendant 6 mois l'*iodure de potassium*, 0,50 centigr. par jour au premier déjeuner; faire ensuite une cure de *Sulfo-ph.* pour éliminer les ptomaïnes, le mercure, et s'assurer que pendant ce traitement il n'y a pas de récidive. Revenir souvent à l'usage du sirop *Iodo-ph.* pour empêcher le retour d'accidents qui éclatent quelquefois vingt ans après la guérison primitive.

Accidents secondaires. — Si le bouton ulcéré est abandonné à son évolution, si le traitement n'est pas assez actif ou assez tôt appliqué, il survient de petites taches rouges sur le corps six semaines après le premier accident, puis des maux de gorge, des ulcérations sur les jambes, aux lèvres, aux sourcils, des croûtes à la tête, une calvitie passagère, que guérit l'*Eau de Montecristo.*

Les accidents *tertiaires* se portent aux os des jambes, des avant-bras, du sternum ; perte des petits os du nez, perforation de la cloison ou du plancher de la bouche, ozène spécial ; destruction de l'aile du nez, tubercules dans la langue, etc., etc.

Dans les cas d'accidents de retour tenaces, nous avons obtenu des succès presque inespérés au moyen d'inj. hyp. de sol. d'*Ac. ph.*, additionné d'*Iodure de potassium* de 0,20 à 0,50 centigr. dans chaque injection. Le Dr Biéchy, de Sassenage, a publié une observation très remarquable de guérison obtenue par ce moyen dans un cas rebelle à tous les traitements dirigés par plusieurs médecins de Paris, entre autres par le Dr Fournier.

Nous venons d'obtenir une combinaison triple : *phéno-iodure d'hydrargyrum* et de *potassium*, dont les effets curatifs, actuellement à l'étude, seront exposés après expériences complètes.

Taches. — V. *Chloasma.*

Tænia. — Le nom de Tænia (ταινία, ruban), a été donné à un genre de vers allongés en longues bandes rubanées, composées d'un grand nombre d'articulations.

L'intestin de l'homme sert d'asile à deux espèces de tænias désignés l'un sous le nom de *tænia solium*, et l'autre sous le nom de *tænia lata*. L'un et l'autre, en raison de ce qu'ils sont souvent, mais non toujours, uniques, ont été appelés vers *solitaires*.

Il paraît acquis que le *tænia lata* qu'on appelle aussi *tænia inerme*, provient du cysticerque du bœuf ou du veau, tandis que le *tænia solium* provient du cysticerque qui constitue la *ladrerie* du porc. Il paraît aussi que l'homme s'ensemence lui-même et que l'on a trouvé dernièrement des cysticerques de provenance directe.

Les anneaux séparés et rendus malgré la volonté du malade et à son insu appartiennent au *tænia inerme*, beaucoup plus fréquent que l'autre. Les anneaux réunis expulsés pendant la garde-robe décèlent l'existence du *tænia solium*. Encore, selon le professeur Potain, l'expulsion en est rare, ainsi que de ceux du botryocéphale. La recherche des œufs est, dans ces cas, le plus sûr ou même le seul moyen de diagnostic. Les autres symptômes, dyspnée, diminution de la salive, constriction de la gorge, prurit du nez et de l'anus, ne sont pas décisifs.

Traitement. — L'acide phénique n'a pas donné de résultats; peut-être le *Sulfo-ph.* a-t-il favorisé l'expulsion du parasite dans quelques cas. Il faut donc recourir aux médicaments usités, aux spécifiques dont la plupart donnent des résultats douteux. Le *Mucenna,* le *Kamala*, remèdes exotiques, ont peu réussi en France. Le *Kousso* compte quelques succès de plus.

L'extrait éthéré ou la poudre de fougère mâle, la graine de courge et la racine de grenadier sont les trois spécifiques indigènes. La fougère mâle est d'emploi difficile; celle des Vosges est seule active. La graine de potiron commun mondée, à la dose de 50 ou 60 gr., doit être pilée en pâte et donnée en émulsion dans du lait; à la suite, purgatif. Pour l'écorce ou la racine de grenadier, infusion de 60 gr. dans 750 gr.

d'eau, laisser macérer 24 heures et évaporer à 500 gr.
Purgatif. Le principe actif de la racine de grenadier,
ou Pelletiérine, s'emploie à la dose de 0,30 centigr.
(V. *Form. : Anthelminthiques.*)

Quel que soit le médicament employé, il faut que le
tænia soit expulsé pendant qu'il est engourdi. Diète
lactée la veille, lavement purgatif ; puis donner l'an-
thelminthique en 2 fois, et le purgatif quand certains
mouvements dans l'abdomen indiquent que le ver se
détache, c'est-à-dire 3 quarts d'heure après l'administration du spécifique. Placer le malade sur un vase
plein d'eau pour qu'on puisse voir la tête de l'animal.
Ne pas tirer s'il sort peu à peu. Lavement purgatif s'il
tarde à sortir.

Teignes. — En 1839, découverte par Schoenlein du champignon *Achorion Schoenleinii* ; en 1844, du *Trichophyton ton-
surans* par Graby et Malmstein, du *Microsporon furfur* par
Eichted, 1846. Contagion par le champignon lui-même de
l'homme à l'homme et à l'animal, et inversement.

Traitement. — V. *Favus, Trichophytie, Pelade.*

Testicules. — V. *Orchite, Varicocèle, Sarcocèle, Blennorragie, Tuberculose.*

Tétanos. — Contractures musculaires d'intensité variables
à la suite d'intoxication ou de blessures, surtout aux mains et
aux pieds. Endémique dans les contrées tropicales.

Symptômes : Contracture des mâchoires, des muscles de la
nuque, et consécutivement du dos et du tronc, qui se renverse
et se recourbe en arrière, plus rarement de côté ou en avant.
Cette tension a des périodes de relâchement. Constriction de la
gorge, angoisse et asphyxie ; peau bleuie, sueurs profuses,
intelligence conservée. Température très haute sans fièvre pendant les accès.

Au moment où nous écrivons ce livre, le bacille du tétanos
vient d'être découvert. C'est une nouvelle confirmation des
théories que nous soutenons depuis 1860.

Traitement. — Les traitements classiques ont consisté

jusqu'ici dans l'emploi du *curare*, du *chloral*, de la *morphine*, de la *fève de Calabar*, etc. Ces médicaments ne peuvent être que des palliatifs dans une maladie qui exige manifestement l'emploi des antiseptiques. Notre pratique ne nous fournit pas d'observations personnelles, mais le seul fait que cette maladie devient de plus en plus rare à mesure que se généralise l'usage des antiseptiques dans le traitement des blessures nous paraît une indication manifeste. Nous pensons donc qu'il y aurait lieu d'essayer : 1° le *Phén. amm.* en boissons, 1 cuill. de 2 en 2 heures, et en inj. hyp. de 50 gouttes toutes les 3 ou 4 heures ; 2° les lavements avec 1 cuill. de sol. diab. *Iodo-ph.* dans aussi peu d'eau que possible, alternant avec les boissons, et à multiplier dans les cas où la difficulté de déglutition ou la contracture rendraient difficile l'ingestion des liquides. On pourra alterner les inj. hyp. d'*Iodo-ph.* avec celles de *Phén. amm.* et insister sur celles qui produiraient le meilleur effet.

Deux guérisons ont été obtenues récemment par les inj. hyp. d'*Ac. ph.*

Tic. — Mouvement convulsif involontaire et plus ou moins fréquent de certains muscles, surtout du visage.

Tic convulsif ou *douloureux.* — Contraction momentanée de quelques muscles du visage avec névralgie faciale des branches frontales ou sus-orbitaires. Élancements instantanés, fulgurants, d'ordinaire de courte durée, mais parfois très rapprochés. Mal très rebelle, toujours symptomatique, parfois de tumeurs profondes, de lésions sur le trajet de la cinquième paire, d'impaludisme, de syphilis. Peut aussi provenir d'applications inopportunes de l'électricité.

Traitement. — Tous les tics, sauf parfois ceux de l'enfance, sont difficiles à guérir. Des anciens traitements, il n'y a guère à retenir que le *Valérianate d'ammoniaque* dont l'action a été observée pour la pre-

mière fois sur la marquise de F. et dont nous avons
obtenu de remarquables cures dans le traitement des
névralgies rebelles. (V. *Obs.* dans le *Bulletin de Thérap.*,
année 1856). Les injections de morphine sont absolument à proscrire.

Si l'origine est l'impaludisme, pilules avec *Sulf. de
quin.* 3 gr., poudre de *digitale des Vosges* 1 gr. 50 pour
30 pilules, une tous les soirs. — En cas de syphilis,
Iod. de potassium, iod. mercuriels, inj. de *chlorure de
merc.* (V. *Form.*). Dans les autres cas, inj. hyp. d'*Iodo-
ph.* et dans les cas les plus rebelles, de *Phén. amm.*
une par jour. Au moment des douleurs vives, sirop de
Phén. amm., analgésine 1 gr. La nuit, applications
locales d'huile et *Glyco-ph.* ou *Iodo-ph.*

Torticolis. — Douleurs des muscles du cou avec inclinaison
de la tête en avant ou sur le côté, rarement en arrière. De nature rhumatismale ; rarement inflammatoire.

Traitement. — *Huile glyco-ph.* à demeure après
quelque temps, *porous-plaster* américain à l'encens, si
l'on peut le placer. Calmants : camomille camphrée et
opiacée. *Chlorure de méthyle* distillé dans l'éther, procédé
de Sautereau. A l'intérieur, s'il y a inflammation,
Phén. amm. de 2 à 6 cuill. Si l'origine est rhumatismale,
inj. hyp. d'*Iodo-ph.*; cure au *Sulfo-ph., Arséniate de soude*
dans une boisson gazeuse. (V. *Form.*).

Tourniole. — Congestion locale entre l'épiderme et la peau
au contour de la matrice des ongles, tendant à suppurer et
décollant l'épiderme. Quand elle attaque le derme, elle forme
le panaris. Souvent consécutive à l'arrachement des languettes
épidermiques autour des ongles et surtout sur les bords.

Traitement. — Avoir soin de couper et non d'arracher
les languettes épidermiques soulevées. Guérison facile
au début au moyen de quelques gouttes d'*Eau antiseptique.* Si le mal est plus avancé, application de *Vitell*

phén. Enfin si le pus est formé, traverser, comme dans
l'ampoule, avec une aiguille aseptique et un fil trempé
dans l'*Eau antiseptique* ou la *vitelline*. Le traitement du
panaris tel que l'a institué le docteur Malgat réussit à
plus forte raison contre les tournioles.

Trichine. — Quand on vit la trichine pour la première
fois, on connaissait déjà les métamorphoses du tænia et on la
considéra comme la larve d'un autre ver. Mais un examen
attentif ne tarda pas à montrer que, malgré son enkystement
qui la faisait ressembler aux larves du tænia, elle formait un
ver complet, pourvu de tous les organes, y compris les organes
sexuels.

La trichine est donc enkystée. Le kyste qui l'enveloppe est
formé par une petite vésicule elliptique de 1/5 à 1/3 de millimètre dans son plus grand diamètre, obtuse à chaque extrémité
et composée de deux couches : la première est formée du
tissu de l'animal malade et enveloppée d'un réseau vasculaire,
la seconde appartient au parasite. Chaque kyste contient un
ou deux individus, rarement trois. Ce ver est long de 1/3 à
1/2 millimètre et épais d'environ 3 centièmes de millimètre ; il
est roulé en spirale et forme 2 ou 3 tours, rarement 4.

La trichine *spirale* se rencontre quelquefois en nombre considérable au milieu des muscles. Elle se développe de préférence chez les individus amaigris, affaiblis par des privations ; on
l'a surtout rencontrée chez le porc et le chien. L'alimentation
avec la viande crue ou imparfaitement cuite, ou fumée, introduit l'animal dans les organes de l'homme, où il se développe
abondamment et provoque des symptômes d'apparence
typhoïque, qui peuvent entraîner assez promptement la mort:
l'autopsie d'un individu qui avait ainsi succombé, à la suite
d'une alimentation avec de la viande de porc trichinée, a
permis à Virchow de constater que les muscles étaient farcis
d'une innombrable quantité de trichines. On en trouve dans
les ganglions mésentériques, dans les cavités séreuses, en
quantité considérable. A mesure que les parasites se développent et se multiplient dans les muscles, le tissu musculaire
s'atrophie. Ils produisent une irritation qui donne lieu à la
formation de l'enveloppe externe du kyste. Enfin plus ou
moins longtemps après la formation des kystes, se développent souvent les phénomènes typhoïques d'où peut résulter la
mort.

La viande trichinée peut rester plusieurs semaines dans l'eau sans que les trichines périssent, mais un boucanage suffisant les détruit toutes sans exception. La viande *très bien fumée* peut donc être consommée crue sans danger, mais le plus sûr est de faire cuire toutes les viandes.

Traitement. — La *trichinose* n'a pas encore été reconnue assez souvent sur le vivant pour qu'on ait pu constituer et expérimenter un traitement. Le cas échéant, nous croyons, vu le volume du parasite, que l'*Ac. ph.* ou l'*Iodo-ph.* en sirop et en inj. hyp. auraient beaucoup plus d'efficacité que contre le tænia.

Trichophytie, Teigne tondante, tonsurante. — Plaques arrondies plus ou moins rouges ; chute des poils, dont la racine est enfermée dans une gaîne amiantacée d'un blanc gris. Au cuir chevelu, poils brisés à quelques millimètres du point d'émergence ; dénudation en tonsure avec surface *chagrinée*, couleur ardoisée ou gris jaunâtre. Sur le pourtour des plaques, cheveux décolorés ou rougeâtres. Les tonsures peuvent devenir pustuleuses et se couvrir de croûtes semblables à celles du *Favus*, à travers lesquelles les cheveux repoussent. La teigne tonsurante peut affecter diverses parties du corps, le dos des mains, la partie dorsale des avant-bras, le périnée, le scrotum, la région anale, la partie interne et supérieure des cuisses.

Traitement. — Le parasite siégeant à la racine des poils et jusque dans le follicule pileux, la difficulté de le mettre en contact avec le médicament a longtemps fait considérer l'*épilation* comme une condition absolue de guérison. Mais cette opération douloureuse, longue et difficile n'est pas toujours nécessaire pour atteindre le parasite. Nous formulons ainsi le traitement :

1º Laver les surfaces teigneuses au *naphte*, au *pétrole*, à la *benzine* ou avec toute autre essence légère dégraissante.

2º Lotionner place par place avec le *mélange glyco-iodé.*

3º Frotter les plaques avec une brosse à dents à crins durs imbibée soit d'*Eau de Montecristo*, soit d'*Eau antiseptique* de Sautereau, très efficace dans la plupart des maladies de la peau. Elle a surtout la propriété d'arrêter les démangeaisons et de faciliter la repousse des cheveux.

4° Après la friction, pansement à l'*huile phéniquée* à maintenir tout le jour et à continuer la nuit en enveloppant les compresses d'un bonnet en tissu imperméable.

L'*épilation* doit être réservée pour les cas les plus rebelles et toujours immédiatement suivie du traitement ci-dessus. Elle doit se faire en appliquant d'abord des cataplasmes sur la tête et en enlevant cheveu à cheveu au moyen de pinces à cet usage.

Trismus. — V. *Tétanos*.

Tuberculose. — La tuberculose est due à un microbe que nous avons combattu longtemps avant qu'il fût connu. Sa découverte date de 1882; elle est due à Koch. Ce microbe est un bâtonnet dont la longueur atteint environ le tiers de celle du globule sanguin. Il se trouve dans les tubercules et infiltrations de tous les organes, dans les crachats des phtisiques, dans le pus, dans les urines, dans les selles, en un mot, dans les produits de la tuberculose locale ou générale. Sa présence permet de distinguer la tuberculose des bronchites, des pneumonies et des manifestations laryngées ou pulmonaires de la syphilis, etc.

Nous avons indiqué au n° 33 de notre journal la *Médecine des Ferments* les procédés de recherche et de coloration de ce bacille. Cette recherche s'impose et forme le complément indispensable de l'examen stéthoscopique.

Quand ce microbe se cantonne dans les poumons, les tissus qu'il attaque forment autour de lui, en s'altérant, un rempart, une sorte d'abri, qui présente l'aspect d'une nodosité dure, saillante, qu'on appelle *tubercule* (petite bosse). Cette enveloppe est le produit d'une double action, celle du microbe qui veut se protéger et celle de la nature qui veut circonscrire l'action de son ennemi et l'empêcher d'envahir. Les tubercules sont d'abord gris, plus tard jaunâtres. Ils peuvent s'agglomérer et former dans l'organe où ils se trouvent des masses variant de la grosseur d'un pois à celle d'un œuf. Au bout d'un temps variable ils se ramollissent et deviennent *caséeux* ; alors se

forment les ulcérations et les cavernes. Beaucoup plus rarement ils deviennent *consistants* ou *fibreux* et se couvrent comme
d'un tissu cicatriciel. En ce cas la maladie est arrêtée, sinon
guérie.

Souvent les microbes se répandent dans l'organisme entier
sans s'agglomérer, et donnent aux tissus l'aspect lardacé. On
les trouve à l'état diffus aux poumons, au larynx, dans les
ganglions lymphatiques, au cerveau, aux articulations. Ils donnent lieu alors aux nombreuses manifestations de la *tuberculose locale*.

Cette maladie est héréditaire ou acquise et se développe avec
plus ou moins de rapidité suivant que l'organisme offre aux
microbes un bouillon de culture plus ou moins favorable. Il
n'est pas rare de voir des parents ayant transmis la tuberculose
à leurs enfants n'en mourir eux-mêmes qu'après que les enfants
en sont morts. Elle se communique par contagion. Le bacille
de Koch foisonne dans les excrétions des tuberculeux, surtout
dans les crachats des phtisiques. Les poussières de ces crachats
desséchés, celles qui proviennent des mouches mortes après les
avoir pompés contiennent sinon le bacille lui-même, du moins
ses graines ou *spores* et ensemencent les poumons qui respirent
l'air où elles se trouvent en suspension. Suivant l'état des organes qui les reçoivent, ces semences évoluent avec plus ou
moins de rapidité, parfois demeurent longtemps inoffensives,
parfois amènent de prompts accidents, attendant pour se manifester une circonstance favorable, une cause occasionnelle. Parmi ces causes, les plus fréquentes sont les maladies des voies
respiratoires, la faiblesse que laissent les souffrances de toute
nature, l'anémie que donnent les privations et les dépenses de
force excessives.

Tuberculose du poumon. — Selon la rapidité d'évolution des lésions tuberculeuses, la *phtisie* ou *consomption* qui
en est la conséquence est *aiguë* ou *chronique*.

Symptômes. Amaigrissement, toux caractéristique, pommettes
colorées, joues et tempes creusées. Fièvre redoublant tous les
soirs, sueurs nocturnes ; pieds enflés ; à la fin de l'évolution,
dernière phalange développée et ongles bombés (ongle *hippo-
cratique*).

Percussion et auscultation. Au début, obscurité du son à l'un
des sommets ; rudesse de la respiration, expiration prolongée
avec saccades ; quelquefois râles ou craquements secs ; respiration supplémentaire, un poumon fonctionnant pour deux. Quand
les tubercules se ramollissent, les *râles humides* remplacent les

craquements secs, l'obscurité du son augmente ; les craquements secs peuvent commencer sur d'autres points, généralement à l'autre sommet. — Quand les cavernes se forment, gargouillements, *souffle caverneux* ; bruit de fêlure à la percussion ou tintement métallique avec souffle résonnant (*souffle amphorique*).

Crachats ordinaires au début, bien que contenant d'ordinaire des bacilles ; plus tard opaques, arrondis, *nummulaires* (en forme d'*écu*), à la fin purulents.

Crachements de sang au début et à la fin de la maladie, tantôt le sang étant mêlé aux crachats sous forme de filets, tantôt rejeté seul, rouge et écumeux, pendant la toux. Le crachement de sang peut manquer complètement, de même qu'il peut précéder de beaucoup tous les autres symptômes. Il est par lui-même un symptôme grave, car suivant le lieu de développement des tubercules, il peut rapidement devenir funeste en amenant des hémorragies internes foudroyantes.

Ces symptômes généraux sont d'ordinaire accompagnés ou précédés de symptômes locaux qui modifient le caractère de la maladie. Il n'y a pas d'organe qui ne puisse être attaqué par la tuberculose avant, après le poumon, ou en même temps : la bouche, la langue, l'estomac, l'anus (ulcérations), la poitrine, le cœur (palpitations, péricardite), les nerfs (méningites, névrites, névralgies), le cerveau, la moelle épinière ; les organes génito-urinaires : prostate, vessie, reins, testicules, ovaires, utérus ; les os (caries, nécroses avec abcès froids) ; les articulations, etc.

Les localisations peuvent quelquefois être combattues victorieusement par des traitements locaux. Mais souvent l'infection générale se produit après la guérison, réelle ou apparente, des manifestations locales. Il est donc indispensable de soumettre les malades à un traitement général, quel que soit l'organe où la tuberculose se localise.

Traitement. — 1° *Prophylaxie.* M. Villemain, après avoir le premier démontré la contagiosité de la tuberculose, avait formulé au nom d'une commission des « Instructions au public pour qu'il sache et puisse se défendre contre la tuberculose ». Bien que sa rédaction ait trouvé à l'Académie un accueil presque hostile, nous adoptons la plus grande partie des opinions qu'il a ainsi formulées :

« La tuberculose est, de toutes les maladies, dans les

villes et même dans certaines campagnes, celle qui fait le plus de victimes.

Si les tuberculeux sont si nombreux, c'est que la phtisie pulmonaire n'est pas la seule manifestation de la tuberculose, comme on le croit dans le public.

En effet, nombre de bronchites, de rhumes, de pleurésies, de gourmes, de scrofules, de méningites, de péritonites, d'entérites, de tumeurs blanches, osseuses et articulaires, d'abcès froids, sont des maladies tuberculeuses, aussi redoutables que la phtisie pulmonaire.

La tuberculose est une maladie parasitaire, virulente, contagieuse, transmissible, causée par un microbe, *le bacille de Koch*. Ce microbe pénètre dans l'organisme par le canal digestif avec les aliments, par les voies aériennes avec l'air inspiré, par la peau et les muqueuses à la suite d'écorchures, de piqûres, de blessures et d'ulcérations diverses.

Certaines maladies : rougeole, variole, bronchite chronique, pneumonie, certains états constitutionnels provenant du diabète, de l'alcoolisme, de la syphilis, etc., prédisposent considérablement à contracter la tuberculose.

La cause de la tuberculose étant connue, les précautions prises pour se défendre contre ses germes sont capables d'empêcher sa propagation.

Le parasite de la tuberculose peut se rencontrer dans le lait, les muscles, le sang des animaux qui servent à l'alimentation de l'homme (bœuf, vache surtout, lapin, volailles).

La viande crue, la viande peu cuite, le sang, pouvant contenir le germe vivant de la tuberculose, doivent être prohibés. Le lait, pour les mêmes raisons, ne doit être consommé que bouilli.

Par suite des dangers provenant du lait, la protection des jeunes enfants, frappés si facilement par la

20

tuberculose sous toutes ses formes (puisqu'il meurt annuellement à Paris plus de 2,000 tuberculeux âgés de moins de deux ans), doit attirer spécialement l'attention des mères et des nourrices.

L'allaitement par la femme saine est l'idéal.

La mère tuberculeuse ne doit pas nourrir son enfant ; elle doit le confier à une nourrice saine, vivant à la campagne où avec les meilleures conditions hygiéniques, les risques de contagion tuberculeuse sont beaucoup moindres que dans les villes.

L'enfant ainsi élevé aura de grandes chances d'échapper à la tuberculose.

Si l'allaitement au sein est impossible, et qu'on le remplace par l'alimentation avec le lait de vache, ce lait, donné au biberon, au petit-pot ou à la cuiller, doit toujours être bouilli (V. *Form.*, *Lait*).

Le lait d'ânesse ou de chèvre offre infiniment moins de danger à être donné non bouilli.

Par suite des dangers provenant de la viande des animaux de boucherie, qui peuvent conserver toutes les apparences de la santé alors qu'ils sont tuberculeux, le public a tout intérêt à s'assurer que l'inspection des viandes, exigée par la loi, est convenablement et partout exercée.

Le seul moyen absolument sûr d'éviter les dangers de la viande qui provient d'animaux tuberculeux, est de la soumettre à une cuisson suffisante pour atteindre sa profondeur aussi bien que sa surface ; les viandes complètement rôties, ou bouillies et braisées, sont seules sans danger.

D'autre part, le germe de la tuberculose pouvant se transmettre de l'homme tuberculeux à l'homme sain, par les crachats, le pus, les mucosités desséchées et tous les objets chargés de poussières tuberculeuses, il faut, pour se garantir contre la transmission de la tuberculose :

1º Savoir que les crachats des phtisiques étant les agents les plus redoutables de la transmission de la tuberculose, il y a danger public à les répandre sur le sol, les tapis, les tentures, les rideaux, les serviettes, les mouchoirs, les draps et les couvertures.

2º Être bien convaincu, en conséquence, que l'usage des crachoirs doit s'imposer partout et pour tous.

Les crachoirs doivent toujours être vidés dans le feu et nettoyés à l'eau bouillante ; jamais ils ne doivent être vidés ni sur les fumiers ni dans les jardins, où ils peuvent tuberculiser les volailles et les chiens, ni dans les latrines.

3º Ne pas coucher dans le lit d'un tuberculeux ; habiter le moins possible sa chambre, mais surtout ne pas y coucher les jeunes enfants.

4º Éloigner des locaux habités par les phtisiques les individus nés de parents tuberculeux, ou ayant eu la rougeole, la variole, la pneumonie, des bronchites répétées ou atteints de diabète, etc. ; en un mot, tous les sujets considérés comme prédisposés à contracter la tuberculose.

5º Ne se servir des objets qu'a pu contaminer le phtisique, linge, literie, vêtements (objets de toilette, tentures, meubles, jouets) qu'après désinfection préalable (étuve sous pression ; ébullition ; vapeurs soufrées ; peinture à la chaux).

6º Obtenir que les chambres d'hôtels, maisons garnies, chalets ou villas occupés par les phtisiques dans les villes d'eaux ou les stations hivernales, soient meublées et tapissées de telle manière que la désinfection y soit facilement et complètement réalisée après le départ de chaque malade. Le mieux serait que ces chambres n'eussent ni rideaux, ni tapis, ni tentures, qu'elles fussent peintes à la chaux et que le parquet fût recouvert de linoléum.

Le public est le premier intéressé à préférer les hôtels dans lesquels pareilles précautions hygiéniques et pareilles mesures de désinfection si indispensables sont observées. »

Les précautions à prendre sont les mêmes pour ceux qui comptent des tuberculeux parmi leurs ascendants et pour ceux qui, sans hérédité avérée, ont la poitrine faible, délicate, sont sujets aux rhumes et sensibles aux variations de la température. Il est indispensable pour eux d'être constamment sous l'influence d'un antiseptique pris à petite dose. Le plus sûr et le plus commode à employer est le sirop d'*Ac. ph.*, pur ou dans le lait, à la dose d'une cuill. chaque matin. L'usage peut en être continué pendant des années sans nul inconvénient. Chez les anémiques, remplacer le sirop d'*Ac. ph.* par le *Phéno-fer* pris à un repas et l'élixir *Phos. amm.* à l'autre. Aux enfants lymphatiques, donner tous les jours pendant l'hiver 1 cuill. d'*huile de f. de m. phén.* et l'élixir *Phos. amm.* pendant un mois.

2. *Régime.* — Pour mettre les tissus en état de résistance, il faut leur fournir les éléments les plus appropriés : lait, œufs, viandes, de préférence aux légumes et aux féculents. L'appétit est irrégulier chez beaucoup d'enfants qui ne portent pas d'ailleurs de signes de maladie. Cette irrégularité est un danger absolu dont il faut à tout prix les préserver, en recourant aux amers, aux apéritifs, à l'exercice et au besoin au gavage, pour obtenir l'absorption d'une quantité fixe de nourriture destinée à réparer les pertes et à fournir des éléments à la croissance.

3. *Médication.* — Les microbes de certaines maladies

à ferments s'éliminent avec plus ou moins de facilité : celui de la phtisie peut disparaître dans certains cas très rares de tuberculose locale, mais quand il est établi aux poumons, il ne s'élimine jamais. Il décompose les tissus aux dépens desquels il vit. Cette décomposition forme autour de lui comme un rempart de corps hétéromorphes qui retardent, il est vrai, la diffusion du mal, mais qui, étant très peu vasculaires, opposent en même temps une barrière à la pénétration des antiseptiques. C'est cette barrière qu'il faut franchir. Pour y parvenir, il faut : 1º administrer les remèdes antiseptiques sous des formes variées ; 2º il faut les administrer constamment, pour ne pas laisser le bacille un moment livré à lui-même et aux prises avec la vie ; 3º en renouvelant sans cesse les médicaments, n'employer que ceux qui ne s'accumulent pas, mais se volatilisent et s'éliminent en peu de temps après avoir produit leur effet : destruction ou anesthésie du microbe, reconstitution des globules altérés.

Les antiseptiques sont nombreux et peuvent tous être utiles à leur heure. Les deux principaux sont l'*Iode* et l'*Acide phénique*. L'Acide phénique est la base du traitement de la phtisie. C'est celui qui donne les résultats les plus constants et le plus généralement applicable. Il est inoffensif, pourvu qu'il soit employé dans les conditions où nous l'avons placé à la suite de longues expériences pratiques.

Il se prend en boissons, lavements, inhalations, pulvérisations et injections hypodermiques. Ces divers emplois dans le traitement de la phtisie et des maladies à ferments en général, doivent être *simultanés* et non *consécutifs*. Il faut assiéger l'ennemi sur tous les points à la fois, et on le peut quand on est sûr de l'innocuité parfaite du médicament sur l'organisme.

Tel est le principe général du traitement. Quant au

détail, les moyens d'action que nous possédons contre
la tuberculose forment trois catégories. Ils sont: 1° défensifs, 2° défensifs et offensifs, 3° purement offensifs.

Dans la première catégorie sont compris les moyens
prophylactiques et les anciens traitements: climat, nourriture, gavages, révulsifs, reconstituants, sang de bœuf,
huile de foie de morue, etc.; adoucissants: baume de
tolu, etc.

La 2ᵉ catégorie comprend ceux qui servent à la fois
à réparer les pertes de l'organisme et à attaquer le
microbe. Le fer est le plus puissant reconstituant des
globules. J'ai réussi, chose difficile, à l'associer à l'acide
phénique. Cette réunion constitue le *Phéno-fer*. Ce médicament se prend avant, pendant ou après le repas,
selon la tolérance.

2° Huile de foie de morue phéniquée.

3° Elixir phospho-ammoniacal alcoolisé ou phéniqué.
L'action tonique spéciale de cette préparation sur le
système nerveux paraît analogue à celle du fer sur le
système sanguin. Dans ce médicament, les phosphates
sont solubles et de plus ils sont alcalins, ce qui est
indispensable pour la modification du terrain de culture
des microbes, car il faut se souvenir que les liquides
récrémentitiels sont toujours alcalins, et qu'une diminution de degré d'alcalinité facilite l'invasion des ferments. Mais il faut aussi se souvenir que la soude et
la potasse ne doivent jamais être en excès : elles modifient la plasticité du sang et facilitent les congestions.
L'ammoniaque, lorsqu'il peut être introduit à l'état
gazeux, est certainement le plus utile et le plus applicable,
cable, car il rétablit l'alcalinité et s'évapore ensuite.
Cet élixir, très mauvais au goût, se prend également
pendant les repas.

La 3ᵉ catégorie comprend tous les microbicides ou
modificateurs de l'évolution microbienne, car il est

oiseux de se demander si c'est en tuant le microbe, ou en le paralysant, ou en le rendant inoffensif qu'on obtient la guérison. Ce sont ces médicaments qu'il faut faire pénétrer par toutes les voies : stomacale, hypodermique, rectale, respiratoire, cutanée.

Les plus actifs, à mon avis et d'après mon expérience, sont :

1° L'acide phénique chimiquement pur, récemment incorporé à la glycérine, au sucre, à l'huile ; 2° l'acide sulfhydrique ; 3° l'ammoniaque ; 4° l'iode métallique.

Ces derniers médicaments forment les combinaisons nommées par nous : *Sulfo-phénique, Phénate d'ammoniaque, Iodo-phénique.*

D'autres microbicides peuvent avoir une utilité *momentanée*. Le tannin, si l'on en prolonge l'usage, ôte l'appétit, trouble les fonctions digestives et amène la constipation. L'acide sulfureux, très puissant, pousse aux hémoptysies. L'arsenic sous forme d'arséniate de soude, s'associe très utilement à l'acide phénique, mais il n'est pas prudent d'en prolonger l'usage. L'iodoforme, également très puissant, n'est pas longtemps toléré. L'eucalyptol peut être utilement mêlé aux fumigations, et le Dr Roussel l'utilise pour les injections hypodermiques, associé à l'acide phénique.

1° Boissons :

A. — *Phénate d'ammoniaque.*

Presque tous les phtisiques sont sujets à la fièvre vespérale, résultat d'une suractivité fermentative ou anti-fermentative dont la conséquence est une congestion locale, très dangereuse pour l'envahissement. Elle produit les sueurs nocturnes. A ce moment, le médicament le plus efficace connu est sans conteste le sirop ou la solution au phénate d'ammoniaque, pour calmer la toux et arrêter la transpiration et les douleurs..

B. — *Iodo-phénique.*

L'iode métallique est assez difficilement toléré d'habitude, même à faibles doses. Associé à l'acide phénique, il est toléré et utile à des doses *qu'on ne croirait pas* supportables.

Ce médicament est indiqué dans tous les cas d'anémie profonde, d'expectorations abondantes mêlées ou non de suppuration, avec ou sans résorption, et dans tous les cas d'engorgement ganglionnaire et lymphatique.

C. — *Sulfo-phénique.*

L'expérience a démontré que l'acide sulfhydrique est un puissant insecticide qui n'a pas les inconvénients graves de l'acide sulfureux, lequel ne peut être pris qu'en vapeurs et altère un peu la vitalité des globules en même temps qu'il attaque le tubercule. L'acide fluorhydrique présente les mêmes désavantages. Il maigrit les ouvriers mêmes qui en respirent les vapeurs disséminées dans l'air des usines.

L'acide sulfhydrique peut être fixé par l'acide phénique, tous deux à l'état naissant. Mais, comme il a l'inconvénient de diminuer l'alcalinité des liquides récrémentitiels, je lui ai associé des vapeurs d'ammoniaque, pour qu'au moment où le sucre est digéré par l'estomac, cet acide sulfhydrique n'ait aucune réaction acide et qu'au contraire les liquides restent alcalins.

Il n'y a pas de combinaison chimique proprement dite de ces deux substances avec l'acide phénique, qui est un alcool. Il n'y a donc que *juxtaposition*, et le médicament a pour but et pour résultat de porter les trois substances ensemble jusqu'aux endroits où elles peuvent agir séparément et utilement contre le ferment.

Le sulfo-phénique se prescrit chez les phtisiques à évolution catarrhale sans menaces d'hémoptysie, lorsque les granulations primitives se caséifient, mais paraissent éloignées des vaisseaux. Ce médicament est très efficace, mais on ne doit pas le continuer plus de quatre à six semaines chaque fois, car il nous a semblé remarquer, avec tous les observateurs des eaux sulfureuses, que le soufre porte un peu aux hémoptysies et n'est pas toléré longtemps par les voies digestives. Sans cela, le sulfo-phénique serait le plus puissant remède contre la phtisie. Je préfère pour son application la forme progressive puis descendante, que nous appelons *cure*. (V. *Form.*)

Injections hypodermiques. (V. *Pièces justificatives*, p. 472.)

Dans tout traitement de la phtisie il faut pratiquer des injections hypodermiques de 100 gouttes chacune, soit avec la *solution d'acide phénique simple* (à 2 1/2 $^0/_0$) soit d'*iodo-phénique* (2 $^0/_0$ d'acide phénique et 1/2 $^0/_0$ d'iode métallique), selon les indications. Ces injections doivent être quotidiennes au début et plus ou moins éloignées ensuite, selon l'amélioration obtenue.

L'injection à la solution de phénate d'ammoniaque, qu'il faut pratiquer qnand le sirop de phénate d'ammoniaque tarde à agir (au bout de cinq ou six jours), ne doit être qu'accidentelle. Elle est plus douloureuse ; c'est pourquoi je propose deux piqûres de 50 gouttes chacune et le filtrage du liquide au moment de l'employer. La proportion d'Ac. ph. et d'Iodo-ph. pourrait être élevée jusqu'à 7 et 8 $^0/_0$ dans les cas où les injections ne pourraient pas être pratiquées tous les jours à cause de la distance. En ce cas, il faudrait faire les solutions dans l'huile, jamais dans la vaseline qui ne s'assimile pas. Mais la difficulté consisterait à trouver de l'ac. ph.

assez pur pour être injecté sans danger. Nous indiquons ce moyen sans le recommander.

L'injection au sulfo-phénique de 40 à 50 gouttes, très douloureuse, n'est à pratiquer que dans les cas rebelles. Elle est très efficace, mais difficilement tolérée. Cette solution doit toujours être filtrée au moment de l'injection.

Soit maintenant un cas de phtisie au 2ᵉ degré chez un sujet chloro-anémique :

Nous conseillons : 1° Une inj. de solution d'*Iodo-ph.* tous les jours, dix jours de suite, puis une d'*Ac. ph.* pur dix jours de suite, pour juger les deux médicaments sur le même malade.

2° Une cuill. de *Phéno-fer* au déjeuner; une d'élixir *Phos.-amm.* au dîner.

3° De 1 à 3 cuill. de sirop au *Phén. amm.*, le soir et dans la nuit par intervalles.

4° Un petit lavement après la garde-robe avec une cuill. à café de *Glyco-ph.*

5° Une tasse de lait avec soit une cuill. à café de *Glyco-ph.*, soit une grande cuill. de sirop d'*Ac.-ph.*

6° *Gargarismes* avec le *Glyco-ph.* étendu d'eau tiède : commencer par une cuillerée à café par verre et concentrer de plus en plus.

7° *Respiration* de vapeurs d'*Ac. ph.* placé dans un vase profond, avec addition, si l'on veut, d'*iode métallique* (*émanateur sec*), ou, avec l'émanateur *humide*, de vapeurs de *Glyco-ph.* ou de *cristaux d'Ac. ph.* dans de l'eau que l'on fait bouillir dans une casserole à soldat, recouverte d'un entonnoir avec tuyaux plus ou moins longs, et recourbés si l'émanateur doit fonctionner pendant que le malade est au lit.

Varier la marche de ce traitement dès que se manifestent des symptômes d'accoutumance, pour la reprendre plus tard.

Les docteurs P. Pinnoy, médecin en chef des hôpitaux civils d'Anvers, R. Heylen et L. Van Bogaerts, médecins de l'hôpital civil de Stuyvenberg d'Anvers, ont expérimenté dernièrement un médicament préconisé par les médecins américains et en ont obtenu de remarquables effets. Nous avons voulu avoir du docteur Van Bogaerts la confirmation des faits relatés par le *Courrier médical* du 4 mai 1889 d'après le *Scalpel*. Ce confrère, malade au moment où nous lui avons écrit, nous a brièvement donné les plus positives assurances de succès nombreux parmi les malades des hôpitaux aussi bien que dans sa clientèle privée et celle de son maître, le docteur Pinnoy.

Le traitement avait été ainsi primitivement institué :

Selon l'âge du malade, la période de la maladie et la durée du traitement, injection hypoderm. soit d'une seringue Pravaz entière, soit de 3/4, 1/2 ou 1/3 de seringue de la solution suivante :

> Vaseline liquide médicale .   60
> Arséniate de strychnine . .   0,30

Ces injections étaient faites au niveau de la lésion pulmonaire, à raison d'une par jour. Régime tonique, vins, quinquina, huile de foie de morue.

Ayant proscrit la vaseline (V. *Form. : Inj. hyp.*), comme véhicule dangereux dans les injections hypodermiques, et d'autre part, ayant constaté l'insolubilité de l'arséniate de strychnine dans ce liquide, nous l'avons dissous dans la glycérine hydratée et ajouté dans les proportions voulues à notre solution d'acide phénique. Sur nos observations, M. le docteur Van Bogaerts a adopté ce mélange, dont les effets sont, comme il l'a constaté et nous l'a fait savoir, supérieurs à ceux que lui donnait la pratique primitive.

Tuberculose du pharynx et du larynx. — Outre le traitement général (V. *Tuberc. des poumons*), insister sur les *pulvérisations*, les *fumigations*, les *émanations* sèches, le siège du mal permettant en ce cas d'agir directement sur le microbe. Maladie très rebelle.

— *des intestins.* — Outre le traitement général, multiplier les *lavements* phéniqués, composés de demi-cuill. à café de *Glyco-ph.* et 1 cuill. à soupe de sol. diab. d'*Ac. ph.* ou d'*Iodo-ph.* dans 1/4 de lavement amidonné après chaque garde-robe; en même temps, en boisson, un blanc d'œuf battu sucré avec le sirop d'*Ac. ph.*

Sous-nitrate de bismuth porphyrisé et délayé dans de l'eau glycérinée (méthode du docteur Quesneville), de 20 à 25 centigr., à prendre en mangeant.

Au moment des coliques, 8 à 10 gouttes de *liqueur parégorique* sur un morceau de sucre.

S'abstenir de préparations *arsénicales*, qui poussent à la diarrhée.

— *des ganglions mésentériques.* (V. *Carreau,*)

— *des reins.* — Bien qu'il passe de l'acide phénique par le rein après l'absorption stomacale, ce n'est pas sur les boissons phéniquées qu'il faut le plus compter, mais sur les inj. hyp. d'*Ac. ph.* et d'*Iodo-ph.*

— *du péritoine.* — Le médicament spécial est l'*Iodo-ph.*, à la différence de la péritonite qui exige surtout le *Phén. amm.*

— *anale.* — Ulcérations à fond purulent, granulations tuberculeuses. Insister sur les lavements *phéniqués* ; pansements à la *vitell. phén.*

— *du testicule.* — Nodosité progressant jusqu'à la formation d'une tumeur qui s'abcède et fait souvent croire à une cause syphilitique ou cancéreuse. Le traitement général de la tuberculose suffit pour guérir en peu de temps cette localisation.

— *des méninges*. (V. *Méningite*.)

Tuberculose des os. Modification et altération des tissus blancs, cartilagineux ou osseux, par le bacille. Ces affections, comme le cancer, sont plutôt du domaine de la médecine que de celui de la chirurgie. Les amputations et les résections peuvent amener une guérison passagère, mais elles sont très souvent suivies au bout de plus ou moins de temps, de récidives dans d'autres articulations ou de phtisie pulmonaire. Ces localisations peuvent le plus souvent guérir sans opération, surtout si elles sont prises au début. Dans la coxalgie, il est possible de prévenir la formation de l'abcès ou de le faire résoudre avant le déplacement de la hanche. (V. *Coxalgie*.)

Dans la tuberculose des vertèbres, indolente quand on n'exerce pas de pression, le pus glisse à travers et le long des muscles pour venir s'accumuler dans le haut des fesses ou dans l'aine, où apparaissent des abcès froids. Le tissu osseux se dissout; la portion phosphatée qui reste seule s'affaisse, d'où gibbosité, paralysie des membres, abcès.

La tuberculose des os plats, surtout du tibia, est plus difficile à guérir, car elle produit souvent des nécroses de la table externe en laissant des germes dans le tissu spongieux. Si le tubercule est peu volumineux, il peut s'exfolier et s'éliminer de lui-même sous l'influence du traitement général. Dans le cas contraire, il faut enlever les parties nécrosées qui entretiennent la suppuration.

Tumeurs blanches. Ces tumeurs proviennent le plus souvent de la tuberculose des os. Elles se placent au genou, au pied, au coude, à la main. Enflure indolente au début : peu à peu les articulations sont envahies, la suppuration s'établit et des trajets se forment. Quelquefois la tumeur blanche guérit et l'articulation reste ankylosée. Mais il n'est pas rare que la phtisie pulmonaire suive au bout d'un temps variable la manifestation locale, surtout après une amputation.

Traitement. — Envelopper l'articulation de *Glyco-ph.* et d'huile battus. Au moyen d'une canule mousse, laver les trajets avec du *Glyco-ph.* étendu d'eau; si les tissus

21

blancs sont très infiltrés, ajouter quelques gouttes de *teinture d'iode* à l'eau du lavage. Inj. hyp. d'*Iodo-ph.* une le matin, une le soir. Alterner par semaine *Phéno-fer*, élixir *Phos. amm.*, sirop d'*Ac. ph.* et sirop d'*Iodo-ph.* A la suite, une cure au *Sulfo-ph.* Nous avons trouvé peu de tumeurs blanches rebelles à ce traitement.

Abcès froids consécutifs à la tuberculose des os. (V. *Abcès.*) Nous résumons, pour indiquer le traitement, une observation rédigée par le malade guéri et insérée au n° 34 de notre journal *la Médecine des Ferments.*

Un jeune homme, aujourd'hui étudiant, sent en mars 1885 un point douloureux au niveau du sein gauche. Après une rémission, la douleur reparaît, s'ir-radiant dans le ventre, et passe ensuite dans le dos. Trois ou quatre mois après, douleur au côté droit, pas-sant aux reins et aux jambes. Vertèbres lombaires très sensibles au toucher. Au mois de février suivant, un abcès se forme au côté droit, s'étendant du sein jus-qu'au ventre; bouche sèche et fièvre vespérale. C'est à ce moment que le malade commence le traitement phéniqué, étant menacé de la résection d'une côte. Il prend :

Le matin 1 cuill. d'*huile de f. de m. phén.*, à midi et le soir 1 cuill. de sirop *Iodo-ph.* Tous les jours une inj. hyp. d'*Iodo-ph.* et une fumigation au *Glyco-ph.* et aux feuilles d'*Eucalyptus.* Tous les soirs, massage le long de la colonne vertébrale à la *vitell. phén.* Au coucher et pendant la nuit, aux moments de fièvre, 1 cuill. de sirop au *Phén. amm.* Au bout de 15 jours, amélioration dans l'état général, *diminution* du volume de l'abcès.

Vers le milieu de juillet, formation d'un abcès au côté gauche à un point symétrique. Chaque jour pointes au fer rouge sur les deux abcès. L'abcès de droite se *ramollit*, celui de gauche est arrêté. Puis, *dans* les tumeurs mêmes, injections alternées d'*Ac. ph.* et d'*Iodo-ph*. Au bout de 15 jours la tumeur de gauche disparaît. En novembre, l'abcès de droite s'ouvre, le pus sort en abondance à la pression, et au bout de deux semaines la tumeur est totalement vidée. Peu de temps après la guérison était complète et toute trace d'abcès avait disparu, la toux avait cessé, les forces et l'embonpoint étaient revenus. M. R. est depuis en parfaite santé.

Tumeurs stercorales. — Accumulation de matières fécales dans l'ampoule rectale à la suite d'une constipation prolongée. Ces matières peuvent acquérir au bout d'un certain temps une consistance telle qu'elles arrivent à produire une obstruction intestinale complète. Les femmes y sont plus sujettes que les hommes, et, parmi les hommes, les vieillards.

Nous avons vu à New-York une dame atteinte de cet accident. La dilatation intestinale remontait jusqu'au colon transverse et se sentait facilement au palper. L'intestin donnait la sensation d'un câble.

Traitement. — Nous avons guéri cette malade : 1° avec des lavements de *Glycérine* pure additionnée d'un peu de *Glyco-ph*. à doses progressives : dans le commencement l'introduction paraissait impossible ; 2° inj. hyp. *Iodo-ph*., sirop d'*Iodo-ph*., *huile de f. de morue phén.* — Après deux mois de traitement, il s'est produit une débâcle d'une abondance extraordinaire. La malade s'était évanouie et les selles étaient involontaires pendant cet évanouissement.

Tympanite. — Gonflement de l'abdomen ; gaz dans l'intestin ; gaz dans le péritoine, même sans perforation (*tymp. péritonéale*). Symptôme grave qui indique une décomposition. Toujours consécutive et symptomatique.

Traitement. — Attaquer la cause. Dans la tympanite péritonéale on peut tenter la ponction.

Typhlite. — Inflammation du *cœcum*. Maladie rare et bénigne chez l'enfant. Elle peut être causée par des constipations opiniâtres, par la présence de corps étrangers arrêtés à la fin du petit intestin, tels que noyaux, pépins, graines de fraises, ou par un calcul stercoral. Elle peut provenir d'un refroidissement ou tenir à une cause tuberculeuse ou syphilitique.

Symptômes : constipation, douleur au ventre à droite, tension, vomissements; région du cœcum douloureuse; frissons et fièvre intense. *Conséquences* : occlusion intestinale, péritonite, perforations, propagation de l'inflammation et pérityphlite consécutive (V. *Pérityphlite*).

Traitement. — Moyens ordinaires pour faciliter les garde-robes, surtout l'*huile de ricin* et la *glycérine* en lavements. Faire monter aussi haut que possible dans l'intestin une canule souple, allongée, analogue à celles dont on se sert pour l'œsophage, et laver l'intestin avec de l'eau bouillie contenant 1 cuill. à dessert de *Glycoph.* et 10 de *Glycérine* par litre d'eau à 15°; renouveler ces lavages jusqu'à ce qu'on ait ramené l'activité à l'intestin, Massage très doux avec la paume de la main pratiqué au besoin par le malade lui-même. Eau chaude dans une bouteille de caoutchouc appliquée sur le ventre et le long de la colonne. Diète aussi sévère que possible. Dès le début, pour empêcher les complications et surtout la pérityphlite, chaque jour 2 inj. hyp. d'*Ac. ph.*; *Phén. amm.*, 2 à 3 cuill. par 24 heures.

Typhus. — Maladie absolument distincte de la *typhoïde*. Epidémique et contagieuse. Le ferment se multiplie et se communique surtout à la faveur des grandes agglomérations, de l'encombrement, du manque d'air.

Au début, frissons, vertige, vomissements, abattement extrême, prostration subite. Température très élevée, douleurs lombaires analogues à celles de la fièvre jaune. Quand la maladie est sérieuse, du 3e au 5e jour apparition de taches rosées à l'abdomen et sur tout le corps, sauf à la face; décubitus dorsal, carphologie. Dans les cas légers, l'affection dure de 8 à 10 jours, de 12 à 15 dans les cas plus graves. Elle se termine par une transpiration abondante et le sommeil. La convalescence est longue et exposée à des complications diverses au poumon, à la plèvre; accidents gangreneux des extrémités; parotidites.

La mort a lieu d'ordinaire dans les derniers jours du second septenaire, et en 12 ou 15 jours dans les épidémies; dans le typhus *sidérant* elle survient en 3 ou 4 jours. La mortalité est de 15 à 50 °/₀.

Traitement. — L'école conseille le traitement prophylactique rigoureux : dissémination et isolement des malades, désinfection des lieux contaminés. « Une médication tonique et alcoolique, lotions froides, quelques calmants, alimentation modérée, résument le traitement du typhus. » Dieulafoy.

Nous conseillerions, comme dans toutes les épidémies, sirop d'*Ac. ph.* 1 cuill. 2 fois par jour. Pour une troupe campée ou en caserne, mettre un flacon de *Glyco-ph.* dans 2 litres 1/2 d'eau bouillie, et donner de ce mélange 2 petits verres par jour à chaque homme. *Phéno-fer* en mangeant, ou sirop d'*Iodo-ph.* 1/2 heure avant le repas. Aux premiers symptômes, recourir au *Phén. amm.* Inj. hyp. d'*Iodo-ph.* ou *Sulfo-ph.* à cause de l'action que doivent avoir l'iode et le soufre sur le ferment du typhus comme sur les bactéridies. A la convalescence, élixir *Phos. amm.* et autres toniques variés pour empêcher les rechutes.

Ulcères. — 1° *des jambes.* Ont pour causes ordinaires la syphilis, la tuberculose, le diabète et plus fréquemment les varices. A. — ulcères *variqueux.* Peau amincie, luisante, se recouvre d'exfoliations eczémateuses ou érythémateuses et finit par s'ulcérer. B. — Les ulcères *syphilitiques* sont précédés de douleurs intra-osseuses profondes. Ce caractère, ainsi que l'amélioration produite par le traitement spécifique de la syphilis, permettent de distinguer facilement les ulcères de cette nature. C. — L'ulcère *tuberculeux* a des bords calleux, fongueux; il est indolent et siège le plus souvent au niveau des petites articulations du pied.

Traitement. — Outre la médication générale de la cause par les inj. hyp., les boissons phéniquées et les reconstituants, faire l'antisepsie de la plaie par des lavages et surtout des pulvérisations à l'eau *glyco-phén.*;

saupoudrer de *salicylate de bismuth*, étendre de la *vitell. phén.* et recouvrir d'ouate avec compression modérée. Repos absolu au lit ou à la chaise longue.

2° — *de l'estomac* (V. *Cancer mélanique*). Douleur vive à la région xiphoïdienne du sternum, avec correspondance au niveau de la première vertèbre lombaire, revenant par accès plusieurs fois par jour, s'exaspérant par la pression, se réveillant par l'ingestion des aliments et persistant pendant la digestion. Vomissements après le repas, souvent très acides; vomissements de sang (rouge ou noir, ayant séjourné dans l'estomac). Parfois selles noires (melæna).

Traitement. — Combattre l'acidité par lavage volontaire ou lavage à la sonde avec une solution aussi concentrée que possible de *bicarbonate de soude*. Le liquide sort de l'estomac comme d'un siphon à eau de Seltz, ce qui fait préférer l'ingurgitation naturelle au lavage mécanique. Aussitôt après, ingestion d'un peu de viande crue hachée. Manger fréquemment; demi-heure avant chaque repas, 1 cuill. de *Phén. amm.* Ne jamais donner de lait qu'avec sirop d'*Ac. ph.*

Par les inj. hyp. d'*Ac. ph.* et d'*Iodo-ph.* on peut arriver à la cicatrisation profonde. Nous avons pu faire vivre un de nos malades plus de 20 ans, encore qu'il ne suivît pas exactement son régime.

Urticaire. — Efflorescences ou élevures peu saillantes, de forme irrégulière ou ronde, dures, faisant tache en rouge ou en blanc sur la peau saine, entourées d'un cercle rouge vif. *Prurit et cuisson.* — Cette éruption souvent causée par l'ingestion de certains aliments, chair ou œufs de poisson, crustacés, paraît et disparaît quelquefois très promptement, mais elle est récurrente. Elle peut devenir grave et, à un âge avancé, aboutir à des *eczéma* de nature très rebelle.

Traitement. — Toute personne qui a des dispositions à l'urticaire doit se priver non seulement des aliments qu'elle sait propres à causer l'éruption, mais encore des viandes salées, du poisson de mer, des fromages de haut goût.

Les éruptions passagères dues à l'ingestion de moules, d'huîtres, de crustacés, etc., cèdent immédiatement à l'administration de 1 à 3 cuillerées de sirop au *Phén. amm.* (V. *Form., Empoisonnements*).

Dans les cas d'urticaire localisée et persistante, *lotions* à l'eau chaude additionnée de *Glyco-ph.* et d'*Iodo-ph.*

Tant que durent la disposition à l'urticaire et les récurrences, inj. hyp. d'*Iodo-ph.*, et pendant longtemps 1 cuill. de sirop d'*Ac. ph.* dans du lait.

Utérines (affections). — Pesanteur du bas-ventre, flueurs blanches avant et après les règles, douleurs dans les reins, état de l'estomac analogue à celui de la grossesse; vomissements. Rougeur du col avec ou sans ulcérations; granulations, renversement utérin, plus souvent antéversion.

Traitement (V. *Métrite, Polypes*, etc.). Proscrire *absolument* les *cautérisations* au nitrate d'argent, au nitrate acide ou au feu, toujours dangereuses pour l'avenir (localisation des cancroïdes).

Pulvérisations à travers le speculum avec : *Glyco-ph.* 20 gr., *Eau antisept.* 5 gr., eau chaude 100 gr. — Toucher toutes les rougeurs avec l'*Eau antisept.* pure ou avec le mélange *Glyco-iodé* (V. *Form.*); placer un tampon bien humecté du mélange qui a servi à faire la pulvérisation, et le retirer au bout de quelques heures. Dans les cas légers, il suffit de faire des injections profondes, la malade étendue avec le bassin élevé, de manière que le liquide injecté séjourne le plus possible au fond du vagin. Au besoin, pessaire de Sims en forme de boucle. Combattre l'anémie, si fréquente dans ces affections, par le *Phéno-fer* aux repas.

Vaccine. — La vaccine, une des plus retentissantes découvertes de la médecine moderne, est encore discutée, et les études micrographiques ont fourni à ses adversaires quelques arguments nouveaux. Au moment où nous écrivons ces lignes, un congrès médical va s'ouvrir à Baltimore, où sera repris l'examen de la question de la vaccine qu'un précédent congrès, tenu à Albany, a commencé d'examiner.

Quel que soit le verdict à intervenir, nous regardons comme assuré que la prophylaxie par la vaccine est utile, indispensable même dans les grandes agglomérations, et que les dangers qu'elle peut présenter peuvent et doivent être évités par les soins et l'attention de ceux qui la pratiquent. C'est, en effet, au manque de précautions des vaccinateurs que doivent être attribués les accidents avérés qu'on a reprochés à la vaccine, et dont les opérateurs devraient être rendus responsables.

La plus importante de ces précautions que suggère la science nouvelle des ferments est la suivante :

Quand la vaccination a lieu de bras à bras, l'opérateur doit prendre garde à ne recueillir, avec une lancette flambée ou lavée dans un liquide antiseptique *avant chaque inoculation*, que le contenu de la pustule vaccinale. S'il s'y mêle la *moindre parcelle de sang*, il peut inoculer, avec le vaccin, la syphilis, la scrofule, la tuberculose ou d'autres affections. Nous croyons que le danger sera plus facile à écarter si l'on prend le vaccin au septième jour, au moment où il n'est pas à l'état laiteux ou purulent.

Quant aux *cow-pox* du commerce, il faut par tous les moyens s'assurer de leur provenance et de leur authenticité. Dans tous les cas, si l'on trouve du vaccin *natif*, l'on doit prendre, pour ne recueillir que le liquide contenu dans la vésicule vaccinale de la vache, les *mêmes précautions* que dans la vaccination de bras à bras, au lieu de serrer la pustule à la base avec des pinces, pratique qui a pour résultat de mêler au vaccin toute sorte d'éléments dangereux à inoculer.

Vaginite. — 1° *Aiguë : blennorragie.* (V. *Blennorragie*), *Pulvérisations* avec : *Glyco-ph.* 1 cuill. à dessert, *Eau antiseptique* 1 cuill. à café, eau chaude 15 cuill. à diminuer progressivement jusqu'à 5. 2° *Chronique.* Souvent consécutive à l'infection du col par la blennorragie chronique de l'homme *(goutte militaire)* ou aux maladies utérines ; disparaît par le traitement de ces diverses affections (V. *Métrite, inflammations, affections utérines* etc.).

Varicelle et Varioloïde. — La varioloïde est due au microbe de la variole, plus ou moins modifié par le bouillon de culture, qui, lui-même étant modifié, apporte une résistance à la multiplication des ferments. Les pustules de la varioloïde servent encore en Orient aux inoculations destinées à prévenir la variole confluente. Mais si l'inoculation rencontre un terrain favorable, on peut voir se reproduire l'accident primitif de la variole. Ses pustules sont semblables à celles de la variole, petites, et ne donnent pas de fièvre secondaire ; elles peuvent laisser des cicatrices profondes.

La varicelle est produite par un microbe probablement voisin, mais différent de celui de la variole qu'elle ne reproduit jamais et dont elle ne préserve pas. Le bouton a des formes différentes ; il est rarement ombiliqué. Souvent les papules rougeâtres parcourent leur période en 8 ou 10 jours, s'affaissent et se dessèchent sans croûte. La forme *vésiculeuse* débute sans prodromes. Au second jour, l'éruption présente une vésicule centrale proéminente contenant un liquide limpide, incolore ou citrin. Ces vésicules se flétrissent le 4° jour. Du 5° au 8° se forment des croûtes qui laissent des taches rouges, mais sans dépression.

Traitement. — Pour la varioloïde, v. *Variole*. La varicelle peut être livrée à son évolution naturelle. Toutefois, le sirop d'*Ac. ph.* et, aux moments de malaise, le *Phén. amm.* interviendront utilement. Après guérison, traitement dépuratif, *huile de f. de m. phén.* ou l'un des composés de l'*Ac. ph.* suivant les indications.

Varices. — Dilatation des veines par un obstacle quelconque ou un relâchement des tissus. Ralentissement de la circulation. Certaines varices sont apparentes, les autres profondes. Œdème des membres par épanchement de sérosités. Altération progressive des tissus voisins arrivant jusqu'à la peau, où finissent par se former des plaies de nature très dangereuse.

Une des conséquences des varices peut être l'embolie.

Traitement. — Dès l'apparition d'une varice, massage de bas en haut, par pression douce et continue, avec *huile* et *Glyco-ph.*; recourir immédiatement à un tissu compresseur. A la cuisse, les bandages contentifs sont difficiles à maintenir : il faut que le malade apprenne à appliquer lui-même une bande roulée et la replace chaque fois qu'elle se défait.

S'il y a anémie, *Phéno-fer*; s'il y a pléthore, *Phén. amm.* 1 cuill. le soir. — *Plaies variqueuses* (V. *Ulcères*).

Varicocèle. — Dilatation du réseau veineux des testicules, avec enflure du scrotum, quelquefois consécutive à des affections blennorragiques, pouvant provenir aussi de continence excessive.

Traitement. — Matin et soir lotions froides de 8 à 10 minutes. Pendant la nuit pansement avec ouate enduite d'*huile glyco-phén.* En cas d'atonie et d'anémie, *Phéno-fer* aux repas.

Variole. — Elle est *discrète*, c'est-à-dire caractérisée par des pustules éruptives *séparées* par de larges intervalles de peau saine, ou *confluente*, les pustules étant si voisines l'une de l'autre qu'elles couvrent toute l'étendue de la peau.

1° *Invasion.* Frissons et douleur dans les reins, chaleur intense et transpiration pendant toute cette première période; douleurs de tête; vomissements, constipation, quelquefois diarrhée. Avant l'éruption, petites élevures au visage, semblables à des *sudamina*. D'ordinaire la période d'invasion dure trois jours pleins dans la variole *discrète*, deux jours dans la variole *confluente*.

2° *Eruption.* Dans la variole discrète, chute de la fièvre, boutons à la face, au cou; en 36 heures le corps tout entier est envahi. Papules rouges, légèrement pointues, se transforment en pustules inégales qui contiennent un liquide transparent, puis ayant un aspect laiteux. Les boutons du corps seuls se creusent au centre. Les muqueuses sont envahies par l'éruption, d'où difficulté d'avaler, toux, etc.

Dans la variole confluente, rougeur diffuse à la face ; le lendemain les vésicules s'ouvrent les unes dans les autres ; visage tuméfié. Eruption généralisée sur les muqueuses ; fièvre persistante, parfois délire.

3° *Suppuration.* Dans la variole *discrète*, elle a lieu d'abord à la face, et 24 heures après, au corps. Bords de la pustule enflammés ; l'ombilication disparaît. Les pustules de la face se dessèchent ; celles du corps s'ouvrent et laissent échapper leur pus. Suppuration douloureuse et longue aux pieds et aux mains. Retour passager de la fièvre.

Dans la variole *confluente*, toute la face est tuméfiée, couverte d'ampoules grisâtres, puis jaunes, d'odeur fétide. Redoublement de la fièvre, continue mais moins forte le matin, pendant toute la durée de la suppuration. Salivation abondante ; quand diminue la tuméfaction de la face, l'enflure des pieds et des mains commence.

4° *Dessiccation.* Variole *discrète* : croûtes jaunâtres qui durcissent ; à la chute, cicatrices rouges, puis blanches. Variole *confluente* : larges écailles foncées, creuses, d'odeur fétide, laissant des cicatrices indélébiles.

Traitement. — 1° *Prophylaxie.* En temps d'épidémie, sirop d'*Ac. ph.* de 1 à 3 cuill. par 24 heures, pur, dans de l'eau ou dans du lait. Usage constant du *glyco-ph.* pour la toilette, surtout de la bouche le matin et après les repas. Vapeurs phéniquées dans les appartements (appareil Sautereau).

2° *Médication.* — Dès que se présente, en temps d'épidémie, le symptôme de douleur aux reins, recourir au sirop d'*Ac. ph.* et aussitôt qu'apparaît la fièvre, au *Phén. amm.* par 1/2 cuill. de 2 à 8 par jour.

Dès que les vésicules se forment au visage, le percer avec une aiguille trempée dans le *Glyco-ph.* pur, pour faciliter l'issue de la suppuration et la diminuer, en l'empêchant de creuser. *Pulvérisations* réitérées avec 1 cuill. de *Glyco-ph.* dans 1/2 litre d'eau chaude. Cette pratique procure un grand soulagement aux malades. Recouvrir ensuite avec de l'*huile phén.*, 1 cuillerée de *Glyco-ph.* pour 5 ou 6 d'huile. Tenir le corps libre :

lavements de guimauve ou de son avec 1 cuill. à café de *Glyco-ph.* par lavement, alimentation légère : lait avec un peu de sirop d'*Ac. ph.* ou de *Phén. amm.*

Quand les muqueuses de la gorge sont prises, *pulvérisations* avec eau chaude *glyco-phén.* au 10e; quand la chaleur est intense, diminuer la température par des lotions tièdes à 25° à l'éponge ou en baignoire; ajouter à l'eau un peu de *Glyco-ph.*

La complication la plus grave n'est pas la confluence et presque la gangrène, dont l'antisepsie peut encore avoir raison, mais une *décoloration* subite de la peau qui annonce une fin très prochaine par une sorte d'arrêt de la circulation. Il faut en ce cas recourir à l'inj. hyp. d'*éther* à la dose d'un centim. cube. On peut injecter aussi la *caféine* ou le *Phén. amm.* Boissons : 1 cuill. toutes les 2 heures de sirop d'*Ac. ph.* ou de *Phén. amm.*, et d'*Iodo-ph.*, quand la suppuration est intense. Tant qu'elle dure, chaque jour, une inj. hyp. d'*Ac. ph.* et une d'*Iodo-ph.* La quinine, dans le même cas, agit comme antiseptique puissant.

Dès que commence la convalescence, *Phéno-fer* par cuill. à café, en augmentant jusqu'à la dose de 2 cuill. à soupe par jour.

Ce traitement n'est pas toujours héroïque ni infaillible, comme l'affirmait le Dr Grimaud de Caux, contre les exagérations duquel nous avons dû nous élever. (V. *Traité de l'Ac. phén.* Lemerre, 1874, p. 574.)

Nous avons eu également à protester contre l'emploi peu rationnel et peu prudent que M. Chauffard a fait de l'Ac. phénique, qu'il a essayé après nous, mais non d'après nous, et dont il a cependant obtenu des résultats satisfaisants dans une épidémie de variole. Mais, ces réserves faites, il est certain que la médication phéniquée est la plus efficace de toutes celles qu'on a employées contre la variole. Le soulagement qu'elle procure est surtout sensible quand elle intervient pendant un autre traitement. Les malades en ressentent tant de bien-être qu'ils attendent avec impatience et réclament l'administration des médicaments phéniqués, surtout les pulvérisations dans la gorge. Elle a l'avantage de prévenir les abcès, décollements, etc., si souvent consécutifs à la variole, et de pouvoir être appliquée en même temps que les autres traitements.

Végétations. — Productions charnues qui s'élèvent et semblent végéter à la surface d'un organe, d'une plaie. Fréquentes sur la muqueuse du prépuce après déchirures, sans caractères syphilitiques.

Traitement. — Attouchements au mélange *glyco-iodé* à parties égales. Isolement avec charpie. S'abstenir de retrancher chirurgicalement les végétations, qui se multiplient comme les verrues. Traitement général à l'*Iodo-ph.* et plus tard au *Sulfo-ph.* Après guérison, lotions quotidiennes à l'eau *glyco-ph.*

Vertiges. — État dans lequel les objets semblent tourner. Peut exister sans que la vue soit obscurcie ; s'il devient plus fort, le malade peut perdre la vision et même l'équilibre. Le plus souvent idiopathique. S'observe dans beaucoup de maladies nerveuses ; provient souvent de troubles digestifs *(vertigo a stomacho læso)* ; fréquent au début des migraines. Le vertige avec obscurcissement de la vue est toujours plus grave ; symptôme de congestion ou d'épilepsie.

Traitement de la cause.

Vipère (morsures de). — M. Fredet (de Royat) a adressé à l'Académie quatorze observations de morsures de vipère sur l'homme et présenté à ce sujet les remarques suivantes :

La morsure de la vipère, en France, est une cause de mort plus fréquente pour l'homme qu'on ne le croit généralement (6 morts sur 14 cas); elle est des plus dangereuses pour les enfants.

La gravité de la morsure dépend du siège, ou mieux de

l'importance des vaisseaux atteints, de l'âge du blessé et de la quantité du venin injecté.

Quand elle n'est pas mortelle, elle peut causer des accidents généraux d'une gravité variable et compromettre la santé pour un temps plus ou moins long.

La vipère mériterait d'être rangée parmi les animaux les plus nuisibles et une prime devrait être instituée par les départements ou les communes pour sa destruction.

Traitement. — Lier le membre mordu; ventouse ou succion sur la morsure qu'on élargit au besoin. Inj. hyp. d'*Ac. ph.*, *Phén. amm.* en boissons. Si l'intoxication est commencée, s'il y a œdème, inj. hyp. au *Phén. amm.* de 3 en 3 heures. Nous avons reçu la relation de cas nombreux de chiens guéris, par ces seules injections, de la morsure de vipères.

Médication indiquée par le docteur Frère et confirmée par le docteur Dewade, qui l'a vu appliquer dans le Loiret : Piler des feuilles et des côtes de *bardane*, jeter dessus un peu d'eau, exprimer fortement et boire ce liquide; appliquer ces mêmes feuilles écrasées sur la morsure.

Pour les morsures de serpents à venin très rapide (*cobra, crotale, trigonocéphale, corail*, etc.), faire *immédiatement* autour de la morsure, en oblique et jusqu'au-dessous, de 4 à 6 inj. de 15 gouttes de *glyco-ph.* pur pour tanner les tissus et empêcher la diffusion par une barrière matérielle. Ensuite, une inj. dans la morsure même. Enfin, traitement au *Phén. amm.* comme ci-dessus.

Xérasie. — Maladie des cheveux et des cils, ou plutôt du cuir chevelu et des glandes ciliaires, qui empêche le poil de se développer, le rend cassant et fin, semblable à un duvet poussiéreux. Consécutive à l'anémie qui suit diverses affections. Ne peut être améliorée que par la guérison de la cause.

Traitement local. — Lavages à la brosse à dents avec *eau de Montecristo.*

Yeux (maladies des) V. *Ophtalmie.*

Amaurose. Affaiblissement progressif et perte de la vue sans que les divers milieux, humeur aqueuse, cristallin, humeur vitrée, soient atteints; œil d'apparence saine. Peut provenir d'altération nerveuse ou d'une lésion de la rétine, du nerf optique. Parfois, et c'est le cas le plus grave, symptôme d'une altération de la partie du cerveau qui reçoit les sensations optiques. Causes fréquentes : syphilis, albuminurie, diabète.

Traitement. — Attaquer les causes et dans tous les cas tenter l'usage des dépuratifs et des reconstituants; boissons et inj. hyp. d'*Iodo-ph.;* élixir *Phos. amm.*

Zona. — Douleur névralgique intercostale qui précède l'éruption et presque toujours persiste après qu'elle a disparu. Plaques rouges par intervalles, formant demi-ceinture autour du tronc et donnant naissance à des vésicules perlées et transparentes qui se développent en 3 ou 4 jours, et quelquefois deviennent confluentes. Vers le 5ᵉ ou 6ᵉ jour, le liquide des vésicules se trouble. Croûte foncée. Eruption terminée vers le 12ᵉ jour. Elle suit généralement le trajet des nerfs intercostaux. Elles peut affecter d'autres parties du corps : zona cervical, brachial, sciatique, lombo-abdominal, etc.

Traitement. — Contrairement à la règle universellement admise de ne pas ouvrir les vésicules du zona, nous les ouvrons toutes, une par une, et, à mesure que nous les ouvrons, nous les cautérisons avec un *cristal en aiguille* d'*Ac. ph.* pur, pris et déposé avec la pointe d'un petit pinceau, au centre même de la vésicule. Il résulte de cette cautérisation une douleur assez vive qui dure quelques minutes seulement, dix au plus, et encore rarement; mais cette douleur une fois passée, la douleur propre au zona passe avec elle, et nous avons pu voir des malades qui n'avaient pas dormi depuis le début d'un zona datant de plusieurs jours, et non seulement n'avaient pas dormi, mais avaient souffert cruellement, tomber dans un sommeil profond une demi-heure ou une heure après la cautérisation. Celle-ci doit quelquefois être renouvelée deux, trois ou quatre jours de suite s'il se développe de nouvelles vésicules, mais l'apparition des vésicules terminée, toute douleur cesse habituellement d'une manière définitive. Ceux qui ont observé des zonas très douloureux peuvent seuls se faire une idée du bienfait de la médication phéniquée. Sauf les cas très rares où le zona tend à se prolonger au delà de 2 septenaires, cette cautérisation suffit à la cure. Dans les cas rebelles, comme chez les diabétiques, on insistera sur les médicaments internes, sol. diab. d'*Ac. ph.*, élixir *Phos. amm.*, *Phéno-fer* non sucré; inj. hyp. d'*Ac. ph.* et d'*Iodo-ph*, alternés. Enduire le trajet d'*huile phén.* : *Glyco-ph.* 1 cuill., huile 3 cuill., recouvrir de flanelle et repasser avec un fer chaud, en ayant soin de tenir un bout de la flanelle pour la soulever s'il se produisait une sensation de brûlure.

FIN

FORMULAIRE

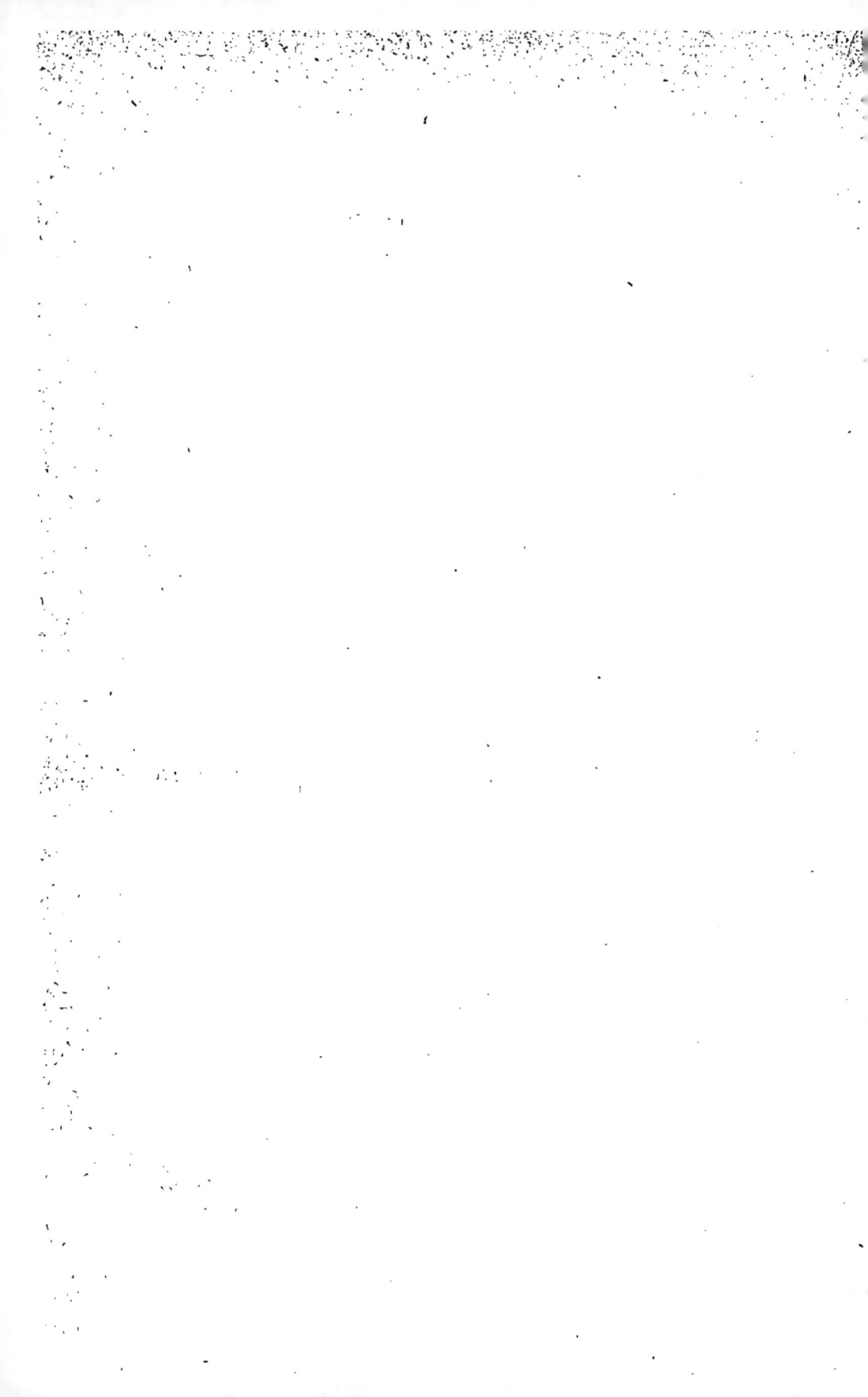

FORMULAIRE

En écrivant ce complément aux pages qui précèdent, nous n'avons pas la prétention de faire œuvre didactique, bien que, malgré le titre, nous ne nous soyons pas astreint à ne donner que des formules médicales. Nous avons pensé être plus utile à nos lecteurs en leur permettant, grâce à des explications techniques, de se faire une idée nette des différents médicaments indiqués dans notre ouvrage, et surtout de ceux qui sont le fondement de notre thérapeutique.

Malgré notre vif désir de ne rien oublier, des omissions, des défectuosités pourront nous être signalées. Loin de nous formaliser des critiques, nous prions nos lecteurs de nous adresser leurs observations et nous remercions d'avance tous ceux qui voudront bien nous aider à améliorer notre œuvre.

Acide phénique. — Dès 1861, en étudiant les applications thérapeutiques de l'Acide phénique, nous eûmes à constater que les acides phéniques fournis par le commerce étaient des mélanges de substances diverses dont quelques-unes, par leurs propriétés irritantes, étaient de nature à compromettre la sécurité d'un traitement fondé sur l'emploi de ce précieux antiseptique. Ce fut surtout cette considération qui nous engagea, nos lecteurs le savent, à faire préparer des produits spéciaux à base d'acide phénique.

Encore aujourd'hui l'acide cristallisé ne contient souvent que 75 p. c. d'acide pur, le reste étant constitué surtout par des para- et des ortho-crésylols solides, dangereux lorsqu'ils sont injectés sous la peau, à cause des abcès et des embolies mortelles qu'ils peuvent causer. Il ne peut en être autrement, étant donné le mode de préparation de l'acide phénique com-

mercial. On part, en effet, des huiles de goudron de houille
bouillant entre 150 et 200°. On traite par des lessives de soude
caustiques et concentrées, puis on brasse le mélange chauffé.
Par refroidissement, on obtient un magma solide, qu'on dissout
dans cinq fois son volume d'eau chaude ; on agite fortement
et on laisse refroidir. On décante pour séparer la naphtaline
et les autres carbures surnageant ou déposés, puis on ajoute à
la liqueur claire de l'acide sulfurique ; après agitation et repos,
le phénol surnage. On le soutire, on le lave deux fois à l'eau,
on le soutire encore, on l'agite avec du chlorure de calcium
fondu et on le distille. On élimine les produits distillant avant
180°, on recueille ce qui passe entre 180 et 195° et on soumet
le produit ainsi obtenu à un refroidissement à + 10°. Le phénol cristallise en même temps que les crésylols solides, tandis
que les crésylols liquides ne se solidifient pas. On verse le
tout dans des entonnoirs, on laisse écouler les crésylols liquides,
on égoutte, on exprime et on livre à l'industrie les cristaux
ainsi obtenus. La purification de l'acide industriel est donc
absolument nécessaire.

Church a indiqué dans ce but un procédé reposant sur l'insolubilité de l'acide phénique dans les solutions aqueuses additionnées de sel marin, qui dissolvent certains corps étrangers.
Il termine ensuite le traitement par une distillation faite en
présence d'un peu de chaux, en ayant soin de recueillir seulement ce qui passe vers 185°. L'acide obtenu ainsi a une odeur
à peine sensible se rapprochant de celle du géranium.

Nous arrivons au même résultat par plusieurs distillations
fractionnées et par plusieurs cristallisations incomplètes dans
l'alcool. L'acide que nous obtenons par ce procédé se produit
et se maintient sous forme de longues aiguilles d'une blancheur
incomparable, d'une odeur à peine perceptible et très agréable.
Il est soluble dans l'eau dans des proportions absolument
théoriques. Tel est l'acide que nous utilisons pour toutes nos
préparations : c'est le seul qui entre dans leur composition.

Anacahuita. V. *Calmants.*

Anesthésiques. — Agents capables de produire l'insensibilité générale ou locale. Les principaux sont : l'éther, le
chloroforme, le protoxyde d'azote, le chlorhydrate de cocaïne,

le chlorure de méthyle. Les trois premiers, inhalés pendant un certain temps, entraînent la résolution musculaire générale et l'insensibilité. Les pulvérisations d'éther, de chlorure de méthyle, les injections de chlorhydr. de cocaïne en un point du corps ou d'un membre produisent une anesthésie locale.

Sautereau (1) a fait une eau anesthésique qui retient le chlorure de méthyle dans l'éther. Elle se conserve en tenant dans l'eau le flacon qui la contient et rend facile l'emploi du chlorure de méthyle si compliqué par les procédés ordinaires. Un simple attouchement sur la peau suffit pour insensibiliser là partie où l'on veut pratiquer une injection sous-cutanée.

Anthelminthiques.

1er GROUPE, TÆNIFUGES.

1. *Ecorce de racine de grenadier* à employer fraîche (v. *Apozèmes*).
2. *Cousso*, dont on utilise les sommités fleuries (v. *Apozèmes*).
3. *Extrait éthéré de fougère mâle.*
4. *Tannate de Pelletérine*, résultat de la combinaison du tannin avec un des alcaloïdes extraits de l'écorce de grenadier par M. Tanret. Médicament précieux en ce qu'il n'a que peu de goût et agit à très faible dose, mais à n'employer qu'avec ménagement à cause de son activité. Il ne doit pas être donné aux enfants trop jeunes.

2e GROUPE, VERMIFUGES.

1. *Mousse de Corse*, précieuse dans la médecine des enfants contre les lombricoïdes. Mousse de Corse, 5 gr. Lait bouillant, 100 gr. Sucre, 20 gr.

Jeter le lait bouillant sur la mousse de Corse, passer, et ajouter le sucre. A prendre en une fois le matin à jeûn.

2. *Semen contra*, auquel on préfère son principe actif, la *Santonine*, en tablettes à 1 centigr. Dose : 5 à 20.

Lavement contre les oxyures.

Semen contra. . .	10 gr.	
Eau bouillante . .	100 gr.	laisser refroidir et ajouter
Glyco-phénique. .	1 cuill. à café.	

Le *Glyco-phénique* est suffisant si l'on n'a pas de Semen contra.

3. *Calomel*, à la dose de 30 à 60 centigr. en tablettes ou biscuits.

Antiarthritiques. — Remèdes propres à combattre la goutte.

Contre la goutte aiguë :

1. *Phénate d'ammoniaque*, 3 à 8 cuill. par 24 heures, pour diminuer les congestions locales et calmer les douleurs.

---

(1) 18, rue Linois, Grenelle, Paris.

2. *Potion Gallois.*

Teinture de semences
    de colchique . . . 10 à 15 g^{tts}.
Teinture de digitale . 10 gouttes.
Alcoolature d'aconit. 15   —
Eau distill. de laitue. 80 gramm.
Sirop des 5 racines. . 20   —
    Par cuill. toutes les 2 heures.

3. *Liniment antiarthritique* (Home)

Camphre. . . . . 3 gr.
Essence de térébenthine . 10 —
Savon noir. . . . . 30 —
Baume nerval . . . . . . 15 —
Essence de cumin . . . . 1 —
Carbonate d'ammoniaque. 1 —

4. *Vin antigoutteux.*

Alcoolat. de bulbes de colchique. .   5 gr. } de 10 à 20 gr. par jour.
Vin blanc. . . . . 100 — }

Antiasthmatiques.

Cigarettes antiasthmatiques (Trousseau).

Feuilles sèches de stramonium, 30 grammes. Mouillez avec la mixture
suivante :
     Extrait aqueux d'opium. . . . 2 grammes.
     Eau 25   —
Faites sécher, et roulez dans du papier pour faire des cigarettes.

Cigarettes nitrées antiasthmatiques.

Nitrate de potasse, 5 gr.; infusion d'espèces aromatiques, 30 gr.
Imprégnez du papier à filtrer et divisez en vingt cigarettes.

Tisane antiasthmatique.

Lobelia inflata. . . . . . .   5 gr.
Arséniate de soude.   0,05
Sirop d'acide phénique. . . 100,00 grammes
Eau bouillante. 1000,00   —
    Faites infuser la lobelia dans l'eau bouillante, dissolvez l'arséniate de
soude, laissez refroidir et ajoutez ensuite le sirop d'acide phénique.
    A prendre par cuillerées à café de 3 à 7 fois par jour au moment
de l'oppression, et à alterner jour par jour avec le sirop de phénate
d'ammoniaque.

Antiblennorragiques.

Sirop au phénate d'ammoniaque, 6 à 8 cuillerées contre les accidents aigus ; cubèbe, copahu, santal, astringents, d'ordinaire en opiat ou pilules après disparition de la douleur ; alun, sous-nitrate de bismuth en injections.

1. Opiat de copahu composé.

Baume de copahu	100 gr.
Cubèbe pulvérisé	150 »
Cachou pulvérisé	50 »
Huile volatile de menthe.	3 »

10 gr. par jour dans du pain azyme.

2. Opiat pour blennorragie avec anémie.

Copahu	10 gr.
Poivre cubèbe	29 »
Tartrate ferrico-potass	2 »
Sirop de ratanhia	q. s.

F. s. a. Dose : 5 à 20 gr.

3. Pilules de copahu composées.

Copahu	20 gr.
Cubèbe pulvérisé	20 »
Sulfate d'alumine et de potasse	2 »
Magnésie	q. s.

Diviser en pilules de 30 centigr. — 12 par jour en 3 fois ; augmenter de 3 par jour jusqu'à 36 (12 par fois) ou cessation de l'écoulement ; continuer 3 à 4 jours, puis redescendre ; en même temps sirop d'ac. phénique dans les boissons.

4. Injection.

Sulfate de zinc	0,20
Acétate de plomb cristallisé	0,20
Eau distillée de roses	100,00

5. Injection.

Sublimé corrosif	0,10 gr.
Eau distillée	1000,00 »

6. Injection.

Extrait de ratanhia	8 gr.
Sulfate de zinc	2 »
Eau de roses	120 »
Laudanum	15 gt.

7. Injection.

Sulfate neutre de quinine	1 gr.
Eau distillée	100 »

8. Injection.

Contre l'écoulement sans douleur :

Sous-nitrate de bismuth	10 gr.
Eau de roses	100 »

Antidiarrhéiques.

1. Julep antidiarrhéique.

Ipeca concassé	2 à 5 gr.
Eau	150 »
Sirop citrique	50 »

Faire bouillir l'Ipeca 1/4 d'heure, passer et ajouter le sirop ; 1 cuill. toutes les 10 minutes.

2. Potion.

Sirop de ratanhia	40 gr.
Teinture de cachou	15 »
Carbonate de chaux	5 »
Laudanum Sydenham	25 gt.
Eau distillée de menthe	125 gr.

1 cuill. à café par demi-heure, dans 1 cuill. de sirop d'acide phénique.

3. Pilules antidysentériques.

Ipéca................... 0,30 gr.
Calomel............... 0,03 »
Extrait d'opium........ 0,06 »
Pour 3 pilules, une chaque heure.

4. Bols.

Sous-nitrate de bismuth .) aa
Electuaire diascordium ..) 5 gr.
Pour 20 bols à prendre dans la journée.

Antiphlogistiques. — Contre les inflammations.

1. *Phénate d'ammoniaque* par cuillerées à café toutes les heures jusqu'à rémission des accidents aigus.

2. *Pilules antiphlogistiques.*

Calomel à la vapeur....... 0,10
Extrait de Belladone.. 0,15
Pour 10 pilules de 2 à 4 p. jour.

Antipsoriques. — Contre la gale.

1. *Pommade au Naphtol.*

Naphtol ....,..... 10 gr.
Vaseline............... 100 »

2. *Pommade d'Helmerich.*

Soufre sublimé.......... 10 gr.
Carbonate de potasse..... 5 »
Eau .... 5 »
Huile d'amandes douces.. 5 »
Axonge................. 35 »

Antipyrétiques. — V. *Fébrifuges.*

Antiseptiques. — Nous avons donné dans l'avant-propos l'histoire succinte mais suffisante de la genèse de nos théories ou plutôt de nos inductions sur la cause des maladies. Des assertions de Raspail, des luttes de M. Pasteur contre M. Pouchef est sortie notre conviction que les maladies sont dues à l'action exercée par des germes vivants sur notre organisme. Cette affirmation, qui ne pouvait avoir aux yeux de la science expérimentale que la valeur d'une hypothèse, une fois formulée et arrêtée dans notre esprit, nous avons consacré tous nos efforts à découvrir un moyen d'enrayer l'action des germes vivants dans le corps comme les expérimentateurs l'enrayaient dans les fermentations au laboratoire. Le hasard, qui a toujours sa part dans les découvertes humaines, me mit sous les yeux une note de Liebig dont je fus très vivement frappé. Des sangsues tombées dans une solution d'acide phénique (l'acide phénique n'était alors qu'une substance de laboratoire), y étaient mortes et avaient subi une sorte de tannage. Je me mis alors à expérimenter l'acide phénique et à chercher les applications thérapeutiques auxquelles il pouvait se prêter.

En même temps, les partisans des deux doctrines opposées expérimentaient à la recherche d'arguments. On constata que la filtration de l'air à travers le coton n'était pas la seule manière de conserver inaltérées les solutions putrescibles, mais qu'un certain nombre de substances minérales ou organiques avaient la propriété d'empêcher la fermentation des solutions végétales ou animales, même abandonnées au contact de l'air. On constata de plus que dans certaines maladies le sang des animaux atteints contenait des êtres microscopiques analogues à ceux de la putréfaction ou de la fermentation. Ces constatations n'étaient que la consécration de nos déductions tirées de l'analogie, mais une consécration officielle ; ce qui, aux yeux de bien des gens, vaut mieux que la vérité.

Les substances capables d'empêcher la fermentation ou la décomposition des solutions putrescibles au laboratoire, du sang et des liquides dans les tissus et les organes du corps humain, sont des *antiseptiques*.

Les principaux antiseptiques proprement dits sont l'acide phénique, le bichlorure de mercure, l'iode, l'acide arsénieux, la quinine, l'essence de thym, d'eucalyptus, l'acide salicylique, l'acide benzoïque, le salicylate de soude, l'acide borique, l'acide lactique, le sulfate de cuivre, le sulfate de zinc, l'alcool, etc., etc.

Quel que soit le rang de puissance que les expériences de laboratoire assignent à chacune de ces substances, notre thérapeutique donne sans conteste le premier rang d'importance à l'acide phénique, parce qu'il est le plus utilisable de beaucoup. Les uns : bichlorure de mercure, acide arsénieux, etc., sont des poisons dangereux. D'autres, tels que la quinine, peu solubles, s'accumulent dans l'organisme et ne peuvent être pris longtemps sans danger par les voies digestives. La plupart ne peuvent fournir de solutions injectables. Seul l'acide phénique peut être administré par les voies digestives, la voie rectale et la voie hypodermique, s'il est absolument pur et dépouillé de sa causticité par son association, à l'état naissant, au sucre, à la glycérine aseptique hydratée ou à l'huile rectifiée. Dans ces conditions il est avant tout inoffensif et peut être pris avec continuité pendant des années non seulement sans causer le moindre trouble, mais sans cesser jamais d'exercer une action bienfaisante, car l'extrême facilité avec laquelle il s'élimine supprime tout danger d'accumulation et même d'accoutumance.

Pour l'usage externe, le danger de la toxicité du bichlorure

22

de mercure étant fort diminué, il peut être associé à d'autres antiseptiques. Il forme la base de l'*Eau de Montecristo*. Dissous en même temps que l'acide benzoïque et l'acide phénique dans de l'alcool faible, il constitue l'*Eau antiseptique* de Sautereau.

Enfin telles substances qui n'ont que peu ou point d'action directe sur les ferments peuvent, en thérapeutique, faire office d'antiseptiques en modifiant les milieux où ces ferments évoluent et les conditions normales de leur vie et de leur développement. La liste en serait nombreuse, surtout eu égard aux diversités infinies que présentent les tempéraments particuliers ou idiosyncrasies. On peut dire, en un mot, que tous les médicaments effectifs, c'est-à-dire capables ou de guérir ou d'aider à la guérison des maladies, sont des antiseptiques qui agissent directement sur les ferments ou indirectement sur le milieu où ils se développent. Les ferments eux-mêmes, isolés et cultivés, puis employés en vaccinations, deviennent des antiseptiques en ce qu'ils empêchent l'évolution du ferment naturel dans l'organisme où ils ont été introduits.

Antispasmodiques. — Substances propres à calmer, prévenir ou guérir les contractions ou excitations nerveuses.

Le plus efficace et le plus sûr des antispasmodiques est le phénate d'ammoniaque. Les antispasmodiques usuels sont : l'éther, le camphre, le castoreum, le musc; la valériane, l'asafœtida, le tilleul, la camomille, la fleur d'oranger, etc.

1. Lavement antispasmodique.

Racine de valériane fraîche.................... 30 gr.
Eau bouillante........... 250 »
Asa-fœtida pulvér....... 4 »
Jaune d'œuf.........N° 1 »

Faire infuser la valériane dans l'eau bouillante, passer et avec l'infusion à peine tiède et le jaune d'œuf, émulsionner l'asafœtida.

2. Pilules antispasmodiques.

Musc................. ⎫
Extrait de valériane... ⎬ aa 0,10
Extrait d'opium .... ⎭ 0,05

Pour une pilule, 1 à 2 par 24 heures.

Apozèmes. — Diffèrent des tisanes en ce qu'ils renferment plus de principes médicamenteux et ne servent pas de boisson ordinaire aux malades.

Les plus usités sont :

1. *Décoction blanche de Sydenham,* contre la diarrhée.

Phosphate tricalcique.... 10 gr.
Mie de pain de froment .. 20 »
Gomme pulvér.......... 10 »
Sucre blanc............ 60 »
Eau de fleur d'oranger... 10 »
Eau distillée........... q. s.

Triturer dans un mortier le phosphate, la gomme, la mie de pain et le sucre; mettre le tout dans un poêlon avec un peu plus d'un litre d'eau à bouillir pendant ¼ d'heure; passer avec expression à travers étamine peu serrée ou passoire très fine, et aromatiser à l'eau de fl. d'oranger. Pour 1 litre de produit.

2. *Médecine noire (purgatif).*

Feuilles de séné mondées 10 gr.
Rhubarbe choisie........ 5 »
Sulfate de soude........ 15 »
Manne en sorte .... 60 »
Eau distillée bouillante.. 100 »

Verser l'eau bouillante sur le séné et la rhubarbe, laisser infuser ½ heure, passer avec expression, ajouter le sulf. de soude et la manne, faire dissoudre à une douce chaleur, passer, laisser déposer et décanter. Pour 130 gr. de produit.

3. *Petit lait de Weiss,* contre la sécrétion lactée.

Follicules de séné....... 2 gr.
Sulf. de magnésie....... 2 »
Sommités d'hypericum ... 1 »
— de caille-lait... 1 »
Fleurs de sureau........ 1 »
Petit lait bouillant...... 500 »
Faire infuser ½ heure, passer et filtrer.

4. *Apozème de Cousso.*

Cousso en poudre demi-fine................. 20 gr.
Eau distillé bouillante.. 150 »
Délayer la poudre dans l'eau bouillante, laisser refroidir et donner le mélange au malade sans l'avoir passé.

5. *Apozème de racine de grenadier.*

Ecorce récente de racine de grenadier........ 60 gr.
Eau distillée.............................. 750 »

Contuser l'écorce et la faire macérer au moins 6 heures dans l'eau (750 gr.). Faire ensuite bouillir sur un feu doux jusqu'à réduction du tiers. Passer, décanter et filtrer.

Arsénicales (Préparations).

Granules de Dioscoride. — Solution de Fowler.

Solution d'arséniate de soude.

Arséniate de soude...................
Eau distillée......................... 200 »

1 à 2 cuill. à café par jour.

Usage externe, V. *Escharotiques.*

Astrictions. — V. *Cautérisations.*

Bains.

Bains simples d'eau douce, de source ou de rivière.

Froids, de 10 à 20°. Durée de 1 à 3 minutes.

Frais, de 20 à 25° (typhoïde, maladies inflammatoires). Durée de 5 à 15 minutes. Obtenir la réaction.

Tièdes, de 25 à 30°.

Chauds, de 30 à 38°, à utiliser pour assurer la respiration cutanée; à surveiller chez les phtisiques et les malades atteints d'affections du cœur.

Nous ajoutons à tous ces bains ½ flacon de glyco-phénique.

Bains médicamenteux.

1. *Antiseptique.*

Contre les maladies de la peau.

Bichlor. de merc....... 5 gr.
Chlorhydrate d'ammon. 20 »
Eau chaude............ 200 »
Glyco-phénique........ 1 flac.

Faire dissoudre les sels dans l'eau chaude et ajouter la dissol. et le glyco-ph. à l'eau du bain. Baignoire de bois.

2. *Antisyphilitique.*

Bichlor. de merc....... 10 gr.
Sel ammoniac.......... 20 »
Eau chaude............ 200 »
Glyco phénique........ 1/2 flac.

Opérer comme pour le bain antiseptique.

Baignoire de bois.

3. *Sulfureux.*

Polysulfure de potassium solide (foie de soufre sec)................ 100 gr.
dans une baignoire de bois ou de zinc.

4. *Ferrugineux camphré.*

Sulfate de fer déshydraté 100 gr.
Alcool camphré....... 250 »

Faire dissoudre le sulfate de fer; puis ajouter l'alcool camphré en le versant peu à peu au fond du bain pour faciliter l'éparpillement du camphre, peu soluble dans l'eau.

5. *Barèges artificiel.*

Monosulfure de sodium cristall............... 50 gr.
Chlorure de sodium sec. 50 »
Carbonate de soude sec. 50 »

Dans une baignoire de bois ou de zinc.

6. *Bain sinapisé.*

Farine de moutarde 150 à 250 gr. à délayer à l'eau froide et à répandre dans le bain à la fin, pour sortir dès que l'effet est produit. Laver le visage à l'eau fraiche.

Bains de mer. — Sur les plages du Nord, ils doivent être courts, pris à la lame le plus possible. Exercice après le bain jusqu'à réaction. Dans le Midi, ils peuvent être prolongés. Les gens peu nerveux peuvent laisser le corps se sécher au soleil. Les autres se laveront à l'eau douce, à l'eau de pluie, ou se feront éponger après le bain de mer. Les bains de sable, consistant à enterrer le corps dans le sable chaud, peuvent être très utiles.

Bains d'eaux minérales, d'eaux thermales.

Les eaux les plus efficaces sont celles qui jaillissent à la température de 26 à 36°.

— **acidulées,** contre l'atonie générale, les maladies cutanées, les névralgies, le rhumatisme : Condillac, Soultzmatt, Schwalheim, Saint-Galmier.

— **sulfureuses.** Lymphatisme, scrofule, maladies cutanées, rhumatismes, syphilis chronique. Affections chroniques des muqueuses (vésicale et pulmonaire) : Amélie, Barèges, Cauterets, Eaux-Bonnes, Eaux-Chaudes, Saint-Honoré, la Preste, etc.

— **chlorurées.** Diathèse scrofuleuse : Challes, Salies de Béarn, Salins, etc.

— **bicarbonatées.** Gravelle, goutte, rhumatisme : Vichy, Vals, le Boulou, la Malou, Carlsbad, Marienbad, etc.

— **sulfatées.** Sédatives et laxatives : Montmirail, Birmenstorff, Bagnères-de-Bigorre, Aulus, Capvern, etc.

— **ferrugineuses.** Chlorose, affaiblissement général, suite de fièvres intermittentes : Barbotan, Châtel-Guyon, la Malou, Orezza, Saint-Nectaire.

— **oligo-métalliques.** Sédatives et reconstituantes : Néris, Plombières, Dax, Ussat, Mont-Dore, etc.

Bains de boues minérales contre le rhumatisme : Saint-Amand, Barbotan, Bagnères-de-Bigorre, Dax, Néris, Ussat, etc.

Bains de vapeur. Étuves sèches de 40 à 70° ; étuves humides, de 35 à 40°, contre la diathèse rhumatismale ou goutteuse. Moyen excellent d'assurer la perspiration cutanée. Dans les établissements d'hydrothérapie, on fait suivre d'ordinaire la sudation de douches d'abord tièdes, puis froides de courte durée.

Balsamiques. — Nom générique des baumes et des substances résineuses, tolu, benjoin, baume du Pérou, storax, styrax, etc. Les balsamiques, auxquels la médecine attribuait jadis une puissance exagérée, peuvent encore servir à modifier, par les acides aromatiques qu'ils contiennent, les affections des muqueuses laryngo-bronchiques, génito-urinaires, gastro-intestinales, à rendre les urines acides, et à dissoudre les calculs vésicaux.

A l'intérieur on utilise leurs vapeurs, les solutions obtenues par leur macération dans l'eau (acide cinnamique, benzoate de soude, fumigations de tolu, de benjoin). *A l'extérieur :* les solutions alcooliques ou les onguents dont ils forment la base : lait virginal, ou teinture de benjoin étendue de 50 fois son volume d'eau ; utile, après le glyco-phénique ou la vitelline phén., contre les gerçures du sein.

Bougies. — Nous n'avons pas à parler des bougies chirurgicales, employées pour la dilatation. Les bougies médicamenteuses, faites de médicaments solubles incorporés à un mélange de glycérine, de gélatine et d'eau, servent à mettre ces médicaments en contact avec la muqueuse de l'urètre ou des cavités utérines.

Les bougies de Garesnier peuvent être utilisées pour introduire dans ces parties l'acide phénique. Nous ne les conseillons que dans les cas de blennorragie chronique (goutte militaire). Encore leur préférons-nous notre pâte au savon médicinal (v. *Savon*), à introduire au moyen de la sonde cylindrique à piston.

Bougies plastiques (Garesnier).

Acide phénique.	0,20
Savon blanc de Marseille	4
Glycérine pure à 30°	4 gt.
Huile de ricin.	2 gt.

Faire une pâte molle avec les trois dernières substances, porter au bain-marie à 100°. Ajouter à la masse semi-fluide l'acide phénique, mélanger intimément, et aspirer dans des tubes de verre de diamètre convenable ; comprimer au mandrin, laisser refroidir et pousser les crayons hors des tubes. Couper à 15 centim. et conserver en flacons.

Calmants. — Le *Phénate d'ammoniaque* est le plus efficace des calmants, parce qu'il agit sur la cause de la douleur en rendant la fluidité au sang et en élargissant les capillaires congestionnés.

Le sirop d'*anacahuita*, préparé par Chevrier, fait d'une décoction de l'écorce d'un arbuste du Mexique et sucré avec la réglisse est, après le Phénate d'ammoniaque, le calmant le plus efficace contre la toux et surtout les douleurs utérines mensuelles.

Les autres calmants, qui agissent plutôt comme anesthésiques momentanés, peuvent être utilement employés.

1. *Cataplasme calmant.*		2. *Gargarisme calmant.*	
Capsules de pavot. . . .	25 gr.	Décocté d'orge	100 gr.
Feuilles sèches de jus-		Mellite simple	40 »
quiame.	50 »	Teinture d'opium . . . 2 à 5	»
Farines émollientes . . .	100 »	Glyco-phénique. . . .	20 »

3. *Loch calmant.*	4. *Potion calmante.*
Gomme ammoniaque . . 1 gr.	Sirop de chloral . . . . 30 gr.
Looch blanc. . . . . . 90 »	— de morphine . . . 30 »
Sirop de morphine . . . 30 »	Eau de fleur d'oranger . 100 »
Par cuillerées d'heure en heure.	1 cuillerée 3 fois par nuit dans les toux opiniâtres.

Capsules. — Enveloppes minces de forme ovoïde, faites de gélatine, de sucre et de gomme, dans lesquelles on administre des médicaments doués d'odeur ou de saveur peu agréables.

Nos capsules au *goudron* et à *l'acide phénique* peuvent donner une idée des avantages qu'offre cette forme pharmaceutique. On peut les transporter facilement et en nombre suffisant pour avoir toujours à sa disposition un médicament utile. Le dosage y est mathématique, la contenance étant invariable par suite du procédé de fabrication. De plus, suivant qu'on les avale sans les casser ou qu'au contraire on les casse dans la bouche, on peut en obtenir deux effets différents. Avalées, elles portent à l'intérieur le double effet du goudron et de l'acide phénique. Tenues dans la bouche, amollies et cassées ensuite, elles constituent un véritable gargarisme utile dans tous les cas de laryngite, d'amygdalite, etc. Prises aux approches des quintes de toux, elles calment promptement l'accès. Quand on les utilise pour remplacer les sirops qu'on n'a pas à sa disposition, en voyage, par exemple, sachant qu'elles contiennent 0,01 centigr. d'acide phénique, on peut assurer la continuité et la régularité d'un traitement commencé.

Carbonate de lithine.

    Contre le diabète. (Traitement du docteur Martineau.)

    Carb. de lithine. . . . . . . 2,00 en 10 paquets.

    Arséniate de soude 0,20
    Eau distillée bouillie . . . . . . 500 »

Mettre un paquet et une cuillerée à soupe du mélange dans la boule du siphon à eau de Seltz pour un litre d'eau à boire dans la journée aux repas.

Cardialgiques. — Médicaments propres à calmer les douleurs au cœur.

1. Macération de feuilles de digitale. (V. *Digitale.*)
2. Sirop de convallaria maïalis.
3. Phénate d'ammoniaque.

Par cuillerées à café au moment des douleurs.

Cataplasmes. — Médicaments d'application externe.

1° Cataplasmes *crus:* Sinapismes (v. ce mot); pulpes végétales écrasées ou broyées, non soumises à l'action du feu (cataplasmes de ciguë, etc.).

2° Les cataplasmes *cuits*, d'usage beaucoup plus fréquent, ont le plus souvent pour base la farine ou la graine de lin, le riz, la semoule, la fécule de pommes de terre, mêlées avec un liquide chaud, ou la décoction de ces mêmes farines.

Quelle que soit la base d'un cataplasme, il sera d'autant plus efficace que la farine ou la pulpe qui le constituent seront plus susceptibles de conserver l'eau absorbée et la chaleur. Les cataplasmes, en effet, n'agissent le plus souvent que par l'humidité chaude retenue par la viscosité de la pâte et forment à la surface de la peau une sorte de bain continu.

Pour préparer un cataplasme, on délaie la farine dans de l'eau froide, de manière à obtenir une pâte claire et bien homogène. Puis on chauffe modérément en remuant continuellement jusqu'à consistance de pâte demi-molle. Il n'y a plus alors qu'à étaler sur la moitié d'une gaze double, à bien égaliser en repliant la moitié de l'étoffe restée libre, en lui faisant faire un mouvement de va-et-vient et en comprimant avec les doigts, puis à replier les bords.

Dans les cas où l'on emploie dans la préparation des cataplasmes de la farine de moutarde, du camphre, du safran, du laudanum ou du sous-acétate de plomb, on ne mélange pas ces substances à la masse émolliente; on en saupoudre ou l'on en humecte seulement la face du cataplasme qui doit être en contact avec la partie malade.

Pour éviter l'emploi de la farine de lin rance ou dont l'huile a été extraite, on peut se servir de la graine de lin ou mieux, ainsi que l'a conseillé Durand de Caen, du mucilage de cette graine; on en imbibe un morceau de molleton de grandeur convenable, qu'on enveloppe de mousseline claire et qu'on recouvre, une fois appliqué, de taffetas gommé.

Les cataplasmes sont à *proscrire* dans certaines maladies, surtout dans les luxations, foulures et entorses.

Cautérisations. — Les cautérisations au moyen des liquides doivent toujours être faites au pinceau de marte.

1. *Solution normale d'acide phénique.*

Acide phénique pur. 50 gr. ⎫ àà
Alcool rectifié . . . 50 gr. ⎭ .

Pour les plaies accidentelles ou chirurgicales ; pour cautériser les tissus ouverts après une opération (v. *Opérations, Plaies*). — Doit se préparer au moment de s'en servir.

2. *Solution glyco-iodée (forte).*

Glyco-phénique. 1 cuil. à soupe.
Teinture d'iode. 1 » à café.

(faible.)

Glyco-phénique . . . . . 40 gr.
Teinture d'iode . . . . . 5 »

---

3. *Astrictions.*

Prendre à la pointe d'un pinceau un ou plusieurs cristaux en aiguilles d'acide phénique *bien blanc*, et les déposer sur le point à cautériser. Quand la chaleur de la peau ou les liquides des tissus les fondent, préserver les parties voisines au moyen d'un linge ou d'un pinceau.

Cérats. — Médicaments ayant pour base un mélange de cire et d'huile et pouvant servir d'excipient à diverses matières médicamenteuses.

Très employées autrefois, ces préparations sont de jour en jour plus délaissées par le fait du progrès de la doctrine microbienne. Outre qu'elles ont l'inconvénient de rancir, elles sont, contrairement aux vaselines et aux cérats à base de paraffine et de pétroline, des terrains éminemment favorables au développement des ferments. Le seul moyen de les utiliser et d'en supprimer les inconvénients est de les associer aux antiseptiques.

1. *Cérat phéniqué.*

Cérat simple . . . . . . 95 gr.
Acide phénique. . . . . 5 »

2. *Cérat camphré.*

Cérat simple . . . . . . 40 gr.
Acétate de plomb . . . . 4 »
Camphre . . . . 1 »

Charpie. — Râper un linge de fil au couteau et conserver la charpie ainsi obtenue dans un récipient de verre ou de porcelaine avec un peu de poudre d'*acide salicylique*. L'acide phénique serait dangereux pour cet usage à cause de la rapidité avec laquelle il s'altère. (V. *Pansements.*)

Chaux (Eau de). — Mettre une certaine quantité de chaux hydratée dans un flacon avec 30 ou 40 fois son poids d'eau, afin de dissoudre la potasse que la chaux peut contenir. Laisser reposer, décanter et remplacer cette première quantité d'eau par une quantité d'eau distillée égale à 100 fois le poids de la chaux. Laisser en contact pendant quelques heures en agitant de temps en temps. Ce liquide filtré constitue l'*eau de chaux*. Elle renferme par litre, à la température de + 15°, 1,285 gr. de chaux caustique en solution. Conserver dans des flacons bouchés, et laisser dans le vase un excès de chaux non dissoute. Filtrer au moment du besoin (Cod.).

On s'en sert : 1° pour faire tolérer le lait aux estomacs trop acides, qui le caillent trop vite et le transforment en fromage indigeste. La chaux se combine avec l'acide de l'estomac et empêche la coagulation trop prompte. Elle peut être administrée comme l'eau de Vichy contre les acidités.

2° On l'emploie pour les brûlures. Son alcalinité empêche la formation des acides qui irritent et compliquent les plaies de brûlures. On peut en ajouter au mélange d'huile et de Glycophénique, mais ce mélange seul peut tenir lieu du *liniment oléocalcaire*, l'acide phénique suffisant à empêcher la formation d'acides nuisibles à la plaie.

Collodion élastique.

Fulmicoton.	5 gr.
Ether à 62° C.	55 »
Térébenthine de Venise	2,5
Huile de ricin	3,5
Alcool à 90° C	20 »

Faire dissoudre le fulmicoton dans le mélange d'éther et d'alcool, puis ajouter l'huile de ricin et la térébenthine de Venise.

Collutoires. — Médicaments plus actifs que les gargarismes (v. ce mot) et destinés comme eux à être employés dans la bouche. On les applique le plus souvent avec un pinceau.

Collutoire boraté.

Borate de soude pulvérisé.	4 gr.
Miel rosat.	30 »

Mêlez.

Collyres. — Préparations destinées à agir sur les yeux ou les paupières.

1° Les collyres *secs* sont des poudres. Elles doivent toujours être absolument impalpables.

2° Les collyres *mous* ont une consistance un peu plus ferme que celle des pommades. Ils sont composés d'un excipient graisseux et de médicaments actifs. (V. *Pommades ophtalmiques*.)

3° Les collyres *liquides* ont pour excipient des eaux distillées, des infusions, des décoctions auxquelles on ajoute des sels ou d'autres substances.

4° Les collyres *gazeux* sont des vapeurs à l'action desquelles on expose les yeux. Les substances dont on les tire d'ordinaire sont l'ammoniaque liquide et le Baume de Fioraventi. On se sert aussi du gaz acide carbonique émanant de sources minérales. On le recueille dans une cuve au moyen de tubes et on le conduit sur les yeux.

1. Collyres secs.

Sulfate de zinc.......... 10 gr.
Sucre candi............. 10 »
Réduire en poudre et mêler; à insuffler dans les yeux, pour dissiper les taches de taies.

2. Collyre sec de Dupuytren.

Calomel.................. 5 gr.
Sucre candi............. 5 »
Pulvériser et mêler. Contre les taies de la cornée.

3. Collyre sec de Cullerier.

Tuthie................... 5 gr.
Sucre blanc............. 5 »
Nitre.................... 5 »
Mêler; contre les taies anciennes.

4. Collyre liquide astringent.

Sulfate de zinc.......... 1 gr.
Eau distillée de roses.... 125 »
Dissoudre et filtrer.

5. Collyre astringent opiacé.

Collyre au sulf. de zinc... 125 gr.
Laudanum de Sydenham. 1 »

6. Collyre à la pierre divine.

Pierre divine........... 4 gr.
Eau commune......... 1000 »

7. Collyre contre l'inflammation de l'iris.

Sulfate d'atropine......... 0,05
Eau distillée............. 15,00

8. Collyre au nitrate d'argent.

Nitrate d'argent.......... 0,50
Eau distillée............. 10,00
Contre les ophtalmies externes à leur début.

Collyres antiseptiques.

1. *Eau antiseptique* de Sautereau, coupée de 1 à 4 fois son volume d'eau selon le mal. A mesure que l'inflammation diminue ou si elle est chronique, arriver à l'employer pure.

2. *Eau de Montecristo*, contre les orgelets ou la blépharite ciliaire. Appliquer au pinceau plusieurs fois par jour. Ces deux liquides peuvent sans nul inconvénient pénétrer dans l'œil, même à l'état pur.

Crayons. — Préparations pharmaceutiques dont le nom indique la forme, et destinées à porter les médicaments dans les anfractuosités qu'il serait difficile d'atteindre directement.

Les sels fusibles dans leur eau de cristallisation ou fusibles par eux-mêmes ont été surtout utilisés sous cette forme, mais presque toujours comme caustiques.

Ces mêmes sels peuvent être dilués avec des médicaments inertes, tels les crayons de nitrate d'argent mitigé, et les crayons plastiques de *Garesnier*, dont voici la formule :

> Sulfate de cuivre.... .....   1 gr.
> Savon blanc de Marseille.....   30   »
> Glycérine pure ....   30 gouttes.
> Huile de ricin.............   10   »

Pulvériser très finement le sulfate de cuivre dans un mortier de porcelaine chauffé, puis triturer en ajoutant la glycérine et l'huile de ricin. Ajouter le savon préalablement râpé et mélanger exactement. Faire ramollir au bain-marie, aspirer la masse dans des tubes de verre de diamètre convenable; comprimer pour assurer l'homogénéité, laisser refroidir et pousser ensuite les crayons hors des tubes.

Préparer de même, en faisant varier seulement les doses de savon suivant que la substance est liquide ou solide, les crayons à l'iodure de potassium, à la créosote et à l'acide phénique. Pour ces derniers, faire d'abord un mélange de 1 partie d'ac. phénique et de 4 parties de savon, puis ajouter q. s. de savon pour arriver à une consistance qui permette d'introduire la pâte par pression dans le tube porte-crayon.

Créosote. — La différence qu'on prétend exister entre la créosote de hêtre et celle du goudron est à peu près imaginaire. Les propriétés, les qualités et les défauts sont sensiblement les mêmes dans ces deux produits. Au congrès de Genève en 1873 les expériences de différenciation ont été absolument négatives, les deux corps soumis aux mêmes réactifs ayant donné des précipités identiques. La créosote serait un bon antiseptique, mais elle est très peu soluble; elle précipite l'albumine; dans les injections hypodermiques elle peut occasionner des embolies mortelles. Prise par les voies digestives, elle ôte l'appétit, et l'usage n'en peut être continué. Elle n'a aucune qualité que ne possède l'acide phénique et présente des inconvénients dont il est exempt. Employée contre la douleur des dents et la carie, elle fait tomber en morceaux la dent qu'elle touche. L'acide phénique *en cristaux* calme la douleur et au lieu d'amollir la dent, la durcit et la conserve.

Cures. — L'*Iodo-phénique* et surtout le *sulfo-phénique* doivent quelquefois être pris dans la forme qui suit:

1re semaine, chaque jour 1 cuillerée.
2e — — 2 —
3e — — 3 —
4e — — 2 —
5e — — 1 —

Dans certains cas la dose quotidienne peut être doublée, le chiffre de 2 cuillerées représentant alors l'unité. Demi-cure, 3 semaines, 1, 2, 1 cuill.

Décoctions. — Préparations pharmaceutiques résultant de l'ébullition plus ou moins prolongée d'une ou plusieurs substances médicinales avec l'eau. Ces substances sont ordinairement des bois, des écorces, des racines, certaines feuilles; quelquefois on y joint des produits minéraux: phosphate de chaux, sulfure d'antimoine (V. *Apozèmes*).

1. *Décoction astringente antiseptique.*

Feuilles de noyer....... 1 once.
Eau .... 1000 gr.
Glyco-phénique........ 2 cuill.
Pour injections en cas de pertes blanches invétérées et de granulations du col.

2. *A la formule N° 1 ajouter:*

Sulfate de zinc ou alun.. 2 à 4 gr.

Dentifrices. — La salive contenant des microbes pathogènes dont les uns peuvent produire ou compliquer les maladies de la gorge, du larynx, des bronches et des poumons, dont les autres putréfient les parcelles des aliments restées entre les dents, le seul dentifrice utile est celui qui peut exercer une action réelle sur ces microbes.

Après chaque repas, et avant, surtout en temps d'épidémie, au lever, au coucher et après avoir fumé, laver les dents et la bouche avec un demi-verre d'eau tiède contenant une cuillerée à café de Glyco-phénique. On peut ajouter au mélange le parfum ou le dentifrice auquel on est accoutumé.

On peut employer en même temps l'*opiat antiseptique* suivant (formule inédite):

Phosphate de chaux........ 25 gr.
Poudre de talc.............. 25 »
Acide phénique............. 2 »
Miel .... q. s.
Essence de menthe......... 5 gouttes.
Carmin .... traces.

23

Dépuratifs. — Absolument empirique au temps où la médecine se payait de mots vagues : âcreté du sang, abondance d'humeurs, pléthore, etc., la médication dépurative a quitté aujourd'hui la voie des errements aveugles. La chimie et la microbiologie en ont établi les principes non moins que la nécessité, et si elle n'a pas donné tous les résultats qu'il en faut attendre, c'est à la routine et non à la science qu'on doit s'en prendre.

De tous les faits acquis jusqu'à ce jour découle la nécessité de substituer à l'empirisme d'autrefois la médication antiseptique qui est antifermentative d'abord, puis diurétique, sudorale et sialagogue. En effet les maladies sont dues : à l'action pathogène des ferments venus de l'extérieur ou héréditaires; à l'accumulation des produits physiologiques naturels toxiques, que l'organisme altéré ne peut régulièrement éliminer, et auxquels se joignent les substances excrétoriales, également toxiques, produites par les ferments pendant leur action pathogène, ainsi que les détritus produits par la désorganisation et la nécrose des parties aux dépens desquelles ils ont vécu. Il faut donc à la fois empêcher l'action du ferment et éliminer les produits infectieux dus à sa présence. Telle est la double tâche de la médication antiseptique, qui serait incomplète si elle n'était à la fois *antifermentative* et *dépurative*, car telle est la valeur du mot antiseptique.

Lorsqu'on brûle une substance telle que de la laine, de la corne, du blanc d'œuf ou de la viande, d'épaisses fumées âcres à l'odorat et irritantes pour les yeux s'échappent du vase où se fait la combustion. Ces fumées ont une odeur ammoniacale prononcée. Si l'on interpose entre elles et l'atmosphère un corps refroidi, verre ou porcelaine, il se dépose sur ce corps des goutelettes d'eau plus ou moins pures. Finalement lorsque les vapeurs cessent, lorsque la carbonisation est terminée, il reste toujours au fond du vase où la combustion s'est faite une masse de charbon. Cette laine, cette corne, etc., sont ce que la chimie appelle des corps azotés, et, comme ils produisent, outre l'azote sous forme de vapeurs ammoniacales et d'autres produits analogues, de l'eau et un résidu de charbon, des *composés quaternaires :* azote, carbone et composants de l'eau, hydrogène et oxygène, constituent, en effet, quatre corps simples, c'est-à-dire indécomposables en d'autres plus simples.

Un phénomène analogue se passe dans l'économie humaine, et s'y passe avec une intensité aussi grande bien que moins apparente, parce qu'au lieu de se faire dans un foyer unique, la combustion se fait dans tous les points de l'organisme. De même que les substances quaternaires se décomposent par la chaleur en produits azotés ammoniacaux, en produits aqueux et en charbon, de même, dans l'économie, sous l'influence de la digestion, de la nutrition générale des cellules et de la combustion pulmonaire, la viande, le blanc d'œuf, etc., subissent une décomposition analogue et aussi profonde. Les produits ammoniacaux ne sont plus des vapeurs, mais ce sont cependant des termes ultimes de la décomposition de la molécule cellulaire : urée, leucine, lécithine, tyrosine, leucomaïnes. Le charbon ne reste pas non plus en nature, mais l'acide carbonique qui s'échappe pendant l'expiration est le composé le plus simple que le charbon puisse donner avec l'oxygène de l'air. Quant à l'eau, c'est bien réellement de l'eau qui s'élimine sous forme de sueur, d'urine, de salive.

A l'état normal, l'organisme élimine tous ces produits par divers émonctoires naturels : le corps humain peut être considéré comme un laboratoire où les substances sont décomposées, puis utilisées, sauf certains résidus inutilisables et même nuisibles, lesquels résidus sont évacués sous forme de liquides, de gaz ou de corps solides.

Supposons maintenant un laboratoire où la propreté cesserait d'être observée et où les résidus s'accumuleraient. La puanteur et la putréfaction suivront cette accumulation ; la santé des ouvriers s'en ressentira bientôt, leur vie même pourra être compromise.

L'accumulation des résidus de la nutrition générale, tous toxiques à divers degrés, accumulation causée par le défaut de soins hygiéniques, selles irrégulières, intempérance, ou par le mauvais fonctionnement d'un des organes de la salubrité, d'un des émonctoires naturels, produira chez l'homme les mêmes désordres et pourra parfois amener la mort.

Les causes de l'auto-infection tiennent à l'altération des fonctions de l'organisme. Or, cette altération est la conséquence de l'action des microbes, qu'ils viennent du dehors soit à l'état d'êtres parfaits, soit à l'état de germes, ou qu'ils soient héréditaires.

Ces microbes sont-ils végétaux ou animaux ? Les savants discutent et discuteront sans doute longtemps, car la nature ne s'est pas astreinte, pour la satisfaction de l'esprit humain, à tracer des limites absolues. Il est certainement un point où le végétal et l'animal se confondent, et c'est peut-être dans le groupe des organismes inférieurs, des infiniment petits qu'a lieu cette confusion. Mais peu nous importe le doute. Végétales ou animales, les cellules vivent en réalité de la même manière.

Si les grands organismes nous paroissent vivre différemment dans les deux règnes, c'est que nous considérons l'ensemble et non l'élément primitif, le constituant le plus simple de ces êtres, la cellule.

Or, toute cellule vivante respire, absorbe, décompose, assimile et produit des résidus. Ce qui varie d'un être à l'autre, ce sont les moyens employés pour opérer ces fonctions, ce sont les produits créés, ce sont les produits non utilisés. Telle cellule contient de l'amidon, telle de la quinine, telle de la strychnine et telle autre de l'huile. Il en est de même des infiniment petits. Tel contiendra des principes utiles ou inertes, tel contiendra et laissera exsuder des principes vénéneux. Tel vivra en bonne harmonie avec le globule sanguin, tel autre luttera contre lui et cherchera à le détruire soit en lui disputant l'oxygène, soit en l'empoisonnant comme dans les maladies infectieuses consécutives à certaines atteintes.

Ce sont les microbes antagonistes des globules, ce sont leurs toxines mêlées aux détritus septiques des cellules qu'ils ont nécrosées, ce sont enfin les résidus physiologiques que les organes malades ne peuvent éliminer régulièrement, qui causent ou compliquent les maladies.

Tous les efforts de la thérapeutique doivent donc tendre à prévenir l'entrée ou le développement des microbes pathogènes, et à assurer l'élimination des toxines microbiennes ou physiologiques.

1° Contre les microbes pathogènes la thérapeutique a trouvé dans l'acide phénique une de ses meilleures armes. S'il n'est pas, tant s'en faut, le seul microbicide, il est au moins le plus inoffensif pour l'organisme quand il est absolument pur, et le plus généralement utilisable.

2° Contre les toxines une fois formées, l'iodure de potassium et surtout l'iodure de potassium iodé sont un précieux secours. Dans l'Iodo-phénique nous avons associé l'ennemi des microbes à l'ennemi des toxines.

3° Contre l'accumulation des résidus physiologiques nous avons recours à tous les excitants des organes excréteurs : intestins, reins, glandes sudoripares, glandes salivaires. Ce sont les purgatifs salins, les diurétiques, les sudorifiques, les sialagogues et le fluidifiant du sang par excellence, l'ammoniaque associé à l'acide phénique dans le Phénate d'ammoniaque.

Désinfectants. — Nous ne donnons ce nom qu'aux agents qui jouissent de la propriété d'assainir soit les objets, soit les lieux infectés par un mal contagieux. Nous sommes trop loin du temps où le vinaigre et le sucre brûlés sur une pelle rougie étaient considérés comme des moyens d'assainissement efficaces, pour étendre cette appellation aux substances qui peuvent servir à masquer ou même à détruire momentanément les mauvaises odeurs. Elle doit au progrès des études microbiennes une précision telle qu'on ne peut l'appliquer qu'aux agents propres à anéantir les germes infectieux et à neutraliser leurs principes ou leur force morbifique.

Ces agents forment deux grandes catégories, désinfectants *physiques*, et désinfectants *chimiques*.

Dans le premier groupe nous trouvons la chaleur et le froid ; dans le second les diverses substances chimiques, gazeuses, liquides ou solides.

La chaleur est le plus puissant des désinfectants, à condition qu'elle soit assez élevée et que son action soit suffisamment prolongée. En effet, les microbes périraient par une exposition assez courte à une température de 100° ; mais les *germes* ou *spores* de ces microbes sont assez résistants pour qu'à des températures très élevées il faille joindre un séjour de plusieurs heures.

Le froid est aussi un puissant antiseptique, mais ce n'est pas un microbicide d'une puissance absolue ; les germes et certaines bactéries résistent à des températures très basses.

Enfin ni la chaleur ni le froid ne sont capables de faire disparaître une odeur persistante.

Il faut arriver au groupe des agents chimiques, pour trouver des produits à la fois microbicides, antiseptiques et capables de détruire les odeurs malsaines. Ce sont l'ozone, le chlore, l'iode, le brome, l'acide sulfureux, l'acide hypoazotique, le sulfate de cuivre, le sulfate de fer, le chlorure de zinc, l'essence de térébenthine et ses dérivés, etc., etc.

Quant au goudron de houille, à l'acide phénique et aux corps analogues, acide benzoïque, acide salicylique, résorcine, etc., ce sont surtout des antiseptiques (v. *ce mot*).

Toutefois ils peuvent être considérés comme désinfectants parce qu'après leur action, les germes étant détruits, la putréfaction et la mauvaise odeur ne peuvent plus se développer ; mais ils ont peu d'action directe sur les émanations gazeuses et les odeurs. Ce qui les rend précieux et souvent préférables aux agents chimiques d'une action plus générale, c'est leur innocuité sur l'organisme humain. (V. *Désinfection*.)

Désinfection. — Des considérations exposées dans l'article précédent découlent naturellement : 1° les précautions hygiéniques que doivent prendre ceux qui soignent les malades; 2° les règles à suivre pour la désinfection des locaux, du mobilier et des objets ayant servi à des malades surtout en temps d'épidémie.

1° Au lieu d'user pour sa toilette d'une eau ou d'un vinaigre parfumé, on doit se lotionner avec de l'eau filtrée additionnée chaque fois d'une quantité suffisante de glyco-phénique (1 cuill. à café par litre d'eau). On doit se servir du même mélange un peu plus concentré pour la toilette de la bouche, au lever, au coucher, avant et après les repas. L'eau phéniquée ayant servi aux ablutions pourra séjourner quelque temps dans les seaux à toilette découverts et ensuite sera vidée de préférence dans les éviers, dans les conduits des fosses d'aisances, en un mot dans tous les lieux d'où peut venir une émanation malsaine.

Pour ceux qui auront à panser des plaies, lavage au savon sulfo-phénique avant et après le pansement. Dans la chambre des malades et les pièces voisines, Glyco-phénique étendu de 3 fois son volume d'eau dans des assiettes ou des vases à large ouverture. Solution d'acide phénique à 20 p. c. dans les urinoirs et les vases de nuit.

En temps d'épidémie, arrosage des pavés et planchers à l'eau phéniquée; en laisser en permanence, et en user pour tous les lavages domestiques.

2° Passer les objets de literie, linge, etc., dans la vapeur à 120° ou laisser séjourner plusieurs heures dans l'étuve sèche.

Suspendre à des fils de fer, au-dessus d'une tôle, des mèches soufrées, les allumer dans le local fermé et n'y rentrer qu'après 48 heures. Lavage au pétrole des bois et fers de lits.

Digitale (feuilles de). — Très employées autrefois comme remède cardiaque; on leur préfère à tort aujourd'hui l'alcaloïde qui paraît en être un des principes actifs, *la digitaline.* Non seulement il existe au sujet des diverses digitalines une confusion chimique et posologique regrettable, mais il est loin d'être prouvé que la digitaline pure possède toutes les propriétés de la digitale. Dans cette incertitude, il nous paraît plus sage de nous en tenir aux anciennes préparations qui ont fait leurs preuves, et en particulier à la *macération de feuilles de digitale.* (V. *Macération.*)

Diurétiques. — Substances ayant la propriété d'augmenter la sécrétion des urines. L'eau est le premier des diurétiques ; aussi y a t-il nécessité de l'associer en assez grande quantité aux substances capables de provoquer ou de favoriser la diurèse.

Ces substances sont végétales ou minérales.

1. Les diurétiques végétaux sont : la digitale, la scille, le colchique ; puis, mais doués d'un pouvoir diurétique plus faible et agissant surtout avec le concours de l'eau qui leur sert de véhicule : la pariétaire, le chiendent, les queues de cerise, la reine des prés, la racine de petit houx, de fraisier, etc.

Le principal diurétique minéral est le nitrate de potasse.

1. *Tisane diurétique.*

Feuilles de digitale...	2 gr.
Sucre blanc...........	15 »
Oxymel scillitique	30 »
Eau bouillante........	1000 »

Triturer les feuilles avec le sucre, faire infuser dans l'eau, passer, et ajouter l'oxymel scillitique.

A prendre par petites tasses dans la journée, dans les cas d'hydropisie rebelle.

2. *Potion diurétique.*

Sirop d'asperges........	40 gr.
Oxymel scillitique......	40 »
Nitrate de potasse	0, 50
Décoction de chiendent.	100, 00

3. *Macération de feuilles de digitale.* (V. *Macérations.*)

4. *Pilules diurétiques.*

Scille en poudre.............	1 gr.
Digitale	0,50
Calomel	0,50
Sirop de gomme..............	q. s.

Pour 20 pilules, de 2 à 4 par jour.

Douche. — Projection d'eau sur le corps ou sur une de ses parties.

C'est de la température de l'eau, de la force de projection, de la durée de l'application et de la partie sur laquelle l'application a lieu que dépendent les effets des douches. De là la distinction entre les douches chaudes ou froides, les douches à haute ou à basse pression, les douches de longue ou de courte durée, les douches générales ou locales.

Les douches chaudes servent à provoquer les sueurs ou à déterminer une réaction générale. Associées aux douches froides, elles prennent des noms spéciaux. Suivies brusquement d'une douche froide, on les appelle *douches écossaises;* si l'alternance est plusieurs fois répétée, *douches alternatives.*

Les douches froides servent surtout à modifier la tension artérielle et le système nerveux.

Froides ou chaudes, écossaises ou alternatives, les douches ont sur le corps une action proportionnelle à leur force de projection, qui cependant ne doit pas être trop élevée (8 à 10 mètres de hauteur au maximum). Leur action paraît à peu près la même sur l'épiderme, car elle se manifeste toujours par une contraction du réseau capillaire superficiel. Mais elles diffèrent par la rapidité avec laquelle se fait la réaction et surtout par leur action sur le cœur.

Avec la douche froide, la contraction superficielle est énergique, le sang est violemment refoulé vers le centre. Aussi, après la douche, ne revient-il à la peau que graduellement, à mesure que la tension artérielle, subitement élevée, s'abaisse de nouveau. La réaction a quelquefois besoin d'être activée par des moyens artificiels, la marche, l'escrime, le mouvement. Avec la douche chaude, le resserrement capillaire cutané est moins sensible et le retour du sang à la peau beaucoup plus prompt et plus énergique, d'où chaleur à la peau plus élevée et plus rapide.

Avec la douche froide, le cœur est violemment excité dès la première projection d'eau. Cette excitation est beaucoup moins sensible avec la douche chaude; aussi tandis que la douche froide est contre-indiquée dans les affections organiques du cœur, les douches tièdes peuvent être appliquées; on peut même, en commençant par des douches de 30 à 35°, arriver à rendre tolérables et utiles des températures plus basses.

D'après les appareils qui servent à les donner, les douches se divisent en : douches de pluie, en cercle ou en jet.

D'après les organes qu'elles doivent atteindre on a : les douches ascendantes, vaginales, utérines, périnéales, etc.

La durée des douches générales doit être très courte, de quelques secondes à quelques minutes. Les douches locales peuvent avoir une durée plus longue.

En l'absence d'appareils, les douches peuvent être remplacées par des aspersions faites au moyen d'un seau qu'on verse entre les épaules après avoir mouillé le visage. La température des douches froides ainsi données ne doit pas être inférieure à 8 à 10°, et la réaction doit être favorisée par les moyens indiqués.

Drastiques. — Purgatifs énergiques procurant des selles abondan'es aux dépens des liquides propres de l'intestin et des organes annexes, foie et pancréas. Ces médicaments ne sont pas exempts de dangers, et on ne doit les employer que sur les indications du médecin. Les drastiques les plus connus sont le jalap, la coloquinte, le nerprun, l'ellébore, la scammonée, la gomme-gutte, l'euphorbe, l'huile de croton, l'aloès, l'agaric blanc.

Eau. — Il y a environ trente ans, le chimiste Dumas, pour décider la commission municipale à substituer l'eau de source à l'eau de Seine, fit voir, par expérience authentique, que l'eau de Seine mise dans un flacon bouché à l'émeri et d'une propreté parfaite, était trouble au bout de plusieurs jours de repos et dégageait une insupportable odeur d'œufs pourris et d'excréments, tandis que l'eau de source dans un flacon pareil était aussi claire qu'au moment où elle avait été recueillie, et sans aucune odeur.

Depuis, les études microbiologiques ont permis de démontrer que les prétendues eaux potables fournies par la Seine sont saturées non seulement de matières organiques, de principes excrémentitiels, mais encore de germes et de microbes pathogènes, entre autres celui de la fièvre typhoïde.

Mais les eaux de source amenées à Paris sont loin de suffire aux besoins de la consommation. Bien des villes sont même privées d'eaux de source. Là où elles manquent, la première précaution indispensable est de ne boire que de l'eau filtrée. Les filtres ordinaires laissant passer les microbes, on devra recourir aux filtres en porcelaine dégourdie, dits bougies filtrantes. A défaut, on fera bouillir l'eau à boire, et on l'aérera par agitation. Si l'on ne peut ni filtrer ni faire bouillir l'eau, on y mêlera à l'avance, par litre d'eau, soit une cuillerée d'alcool de vin à 90°, soit deux cuillerées de cognac ou de rhum, soit une demi-cuillerée de Glyco-phénique.

Eau antiseptique. — V. *Antiseptiques.*

Eau de goudron.

Goudron de Norwège..................	10 gr.
Eau distillée bouillante..............	1000 »

Mettre le goudron dans un pot de faïence, verser un peu d'eau bouillante, agiter vivement pour que le goudron soit très divisé, ajouter le reste de l'eau et laisser refroidir. Filtrer ensuite sur un filtre mouillé au préalable.

Eau de Montecristo. V. *Antiseptiques.*

Eau phéniquée.

> *Usage interne* 2/1000.
> Glyco-phénique..... 1 cuill. à bouche,
> Eau distillée........ 1000 gr.
> Mêlez.
> *Usage externe* 1/100.
> Glyco-phénique..... 5 cuill. à bouche.
> Eau distillée........ 1000 gr.
> Mêlez.

Embrocations. — Applications faites à l'aide de corps gras ou de préparations huileuses. Par extension, on a appelé *embrocations* les préparations elles-mêmes.

Nous recommandons surtout le mélange d'huile et de *Glyco-phénique*, au quart ou à la moitié, avec addition d'eau de Cologne pour les massages et frictions (Entorses, douleurs, etc.). V. *Fomentations.*

Emanateurs. — Appareils destinés à répandre des vapeurs médicamenteuses dans l'atmosphère des appartements ou dans l'air au moment où il est inspiré par le malade.

L'*Émanateur sec* (Chassaing) se charge, selon l'indication du médecin :

1. D'acide phénique simple, de 500 à 1000 gr.
2. D'acide phénique 500 gr. et d'iode métallique 5 gr.

L'*Émanateur humide* (Chassaing) se charge :

> 1. Ether.................. 150 gr.
>   Acide phénique......... 40 »
> 2. Ether.................. 100 »
>   Acide phénique........ 30 »
>   Camphre.............. 15 »

Au début d'un coryza, enlever le couvercle, essuyer le pourtour pour en ôter les parcelles caustiques, introduire le nez et la bouche dans l'émanateur même et aspirer rapidement par les narines pour bien faire pénétrer les vapeurs surtout du côté le plus pris, et les mettre en contact avec toute la muqueuse des voies respiratoires. Ces respirations doivent durer quelques minutes et être reprises au bout d'une demi-heure ou d'une heure jusqu'à amélioration.

Contre les affections de la gorge ou des bronches, surtout dans les cas de rhumes anciens, recouvrir l'émanateur, déboucher la vis latérale et celle du sommet; visser sur le bouton du sommet le tube de caoutchouc et aspirer fortement.

Si les vapeurs paraissent se dégager trop lentement, placer l'émanateur près du feu ou dans l'eau chaude.

Le contenu ne doit être changé que tous les 2 ou 3 ans si l'on a souvent chauffé l'appareil.

Pour couvrir l'odeur de l'acide phénique ou de l'iode on peut ajouter au mélange dans l'émanateur des poudres sèches d'iris, de bois de Santal ou d'autres substances aromatiques.

Faute d'émanateurs spéciaux, on peut placer les mélanges secs dans des vases à large ouverture, les mélanges humides dans des flacons à boucher après usage.

Emétiques. — V. *Vomitifs.*

Eméto-cathartiques. — Médicaments qui agissent en même temps comme vomitifs et comme purgatifs.

1. *Potion éméto-cathartique.*

Émétique..............	0,10
Sulfate de soude.......	15,00
Eau chaude............	250,00

En trois doses à un quart d'heure d'intervalle.

2. *Éméto-cathartique.*

Émétique..............	0,05
Sulfate de soude........	20,00

Faire dissoudre dans un litre de bouillon aux herbes. Un verre tous les quarts d'heure.

Emollients. — Médicaments qui relâchent les tissus des organes avec lesquels ils sont mis en contact.

1. Emollients mucilagineux : mauve, guimauve, gomme arabique, sucre, miel, lichen, etc.

2. Emollients huileux : huile d'amandes douces, d'olive, axonge benzoïnée, etc.

Emplâtres. — 1° *Onguents-emplâtres,* constitués par de la résine, de la cire et de l'huile avec association de substances médicamenteuses; tels l'emplâtre-vésicatoire, l'emplâtre de ciguë. Ils sont de consistance plus ferme que les onguents, de sorte que la température du corps les ramollit sans les faire couler.

2° *Emplâtres proprement dits,* toujours à base de savon de plomb. Les uns sont préparés avec l'intermédiaire de l'eau : emplâtre simple, emplâtre diachylon, emplâtre de Vigo, etc. Les autres sont les emplâtres *brûlés :* onguent de la Mère ou emplâtre brun.

Quelle que soit leur nature, tous ces emplâtres s'appliquent sur la peau de la même manière. On les étend sur de la toile ou de la peau blanche. Ils doivent avoir une consistance telle qu'ils puissent prendre le contour des formes et y adhérer, mais ils ne doivent pas être assez agglutinatifs pour pouvoir emporter l'épiderme quand on veut les enlever.

Empoisonnements. — Les secours à donner aux empoisonnés consistent : 1° à évacuer le poison le plus vite possible ; 2° à en neutraliser l'action par un contre-poison approprié ; 3° à favoriser l'élimination de la partie du poison qui a pu être absorbée ; 4° à réparer les désordres produits par une intoxication plus ou moins profonde. Ces deux derniers points sont réservés au médecin ; mais en son absence les personnes présentes doivent faire évacuer le poison et, si possible, administrer le contre-poison.

1° *Évacuation du poison.* — On l'obtient par les *vomitifs* si l'empoisonnement est assez récent pour que le poison soit encore dans l'estomac ; par les *vomitifs* et les *purgatifs* réunis *(éméto-cathartiques)* si le poison a eu le temps de passer dans l'intestin. En ce dernier cas quelquefois les purgatifs suffisent.

Pour provoquer le vomissement, chatouiller la luette ou le fond de la gorge avec une barbe de plume ou un tortillon de papier, et faire avaler de grandes quantités d'eau tiède. Tels sont les moyens que le premier venu peut et doit employer en attendant qu'on ait pu se procurer des vomitifs, tels que *tartre stibié*, 0,05 dissous dans demi-verre d'eau, à répéter trois ou quatre fois à quelques minutes d'intervalle ; *ipéca pulvérisé*, 1,50 gr. délayé dans de l'eau tiède, en 3 prises à quelques minutes d'intervalle.

Dans les cas où le malade résiste aux soins, on peut recourir aux injections hyp. d'*apomorphine*. Mais cette substance est si dangereuse qu'elle ne peut guère être employée que par le médecin.

Éméto-cathartique.

Tartre stibié 0,20
Sulfate de soude ou de magnésie... 60 »
Eau .... 1 litre.

A défaut ou en attendant, une poignée de sel de cuisine dans un litre d'eau.

Si le poison a été pris en lavement, administrer de grands lavements avec

Séné .... 20 gr.
Sulfate de soude ...... 50 »
Eau .... 1/2 litre.

2º *Contre-poisons.* — Les contre-poisons les plus efficaces sont les substances qui forment avec le poison ingéré la combinaison la plus insoluble ou la moins nocive. On voit par cette définition qu'il n'y a qu'un médecin doublé d'un chimiste qui puisse appliquer un contre-poison absolument approprié.

Nous ne pouvons donc, pour être utile, que donner une nomenclature alphabétique des substances toxiques ordinaires, en indiquant les substances usuelles ou connues de tous qu'on peut utiliser à titre de contre-poison en attendant le médecin.

Poisons.	Contre-poisons.
Acides (chlorhydrique, sulfurique, azotique, oxalique, chromique, etc.).	Eau de savon (savon blanc 15 gr., eau tiède 2000) ; magnésie calcinée délayée dans l'eau tiède ; bicarbonate de soude ; à défaut des précédents, blanc d'Espagne délayé dans de l'eau. Faire vomir.
Acide cyanhydrique (ac. prussique).	Action foudroyante presque impossible à combattre. S'il est très dilué, faire vomir aussitôt ; puis, après avoir donné demi-cuillerée à café d'eau de Javel dans de l'eau froide avec un peu de vinaigre, affusions d'eau froide sur la colonne vertébrale ; inspirations fréquentes d'eau de Javel vinaigrée. Continuer les vomitifs ; y joindre évacuations intestinales. Essayer dès l'abord le sulfate ferr.
Alcalis concentrés, sels fortement alcalins.	Eau vinaigrée à haute dose. Suc de citrons. Provoquer les vomissements de temps en temps pendant le traitement immédiat.
Alcaloïdes.	Poudre de quinquina, sciure de bois de chêne, et mieux décoction de quinquina ; solution de tannin ; iodure de potassium ioduré (id. de pot. 0,10 ; iode 0,30 ; eau 1000) ; vomitifs et purgatifs.
Alcool.	Ammoniaque liquide, 5 à 20 gt., dans un verre d'eau ; acétate d'ammon. ou esprit de Mindererus 10 gr. dans un verre d'eau ; carbonate d'ammon. Dans les cas d'ivresse très grave, faire vomir, purger, administrer l'ammon., frictions sur tout le corps et insufflation d'air.

Allumettes chimiques.	Faire vomir et donner essence de térébenthine émulsionnée si possible avec de la gomme ; magnésie bouillie avec de l'eau. Eviter de donner de l'huile.
Alun.	Eau de savon. Faire vomir.
Antimoine (Sels d').	Poudre de quinquina ou mieux infusion de noix de galle ou de quinquina. Faire vomir avant et pendant le traitement.
Arsénic.	Faute de mieux, huile ou lait ; magnésie hydratée, sesqui-oxyde de fer. Eméto-cathartique.
Argent (Nitrate d') pierre infernale.	Eau salée. Eméto-cathartique.
Atropine.	V. *Alcaloïdes.*
Baryte et ses sels.	Vomitif. Sulfate de soude ou de magnésie. Eaux minérales purgatives.
Belladone.	V. *Alcaloïdes.*
Cantharides.	Boissons mucilagineuses ; camphre ; charbon ; laudanum ; extrait d'opium. Si l'empoisonnement provient de l'application d'un vésicatoire trop grand, il est inutile de faire vomir, ce qui est indispensable quand le poison a été ingéré dans l'estomac.
Carbonate de soude, vulg. *cristaux de soude.*	V. *Alcalis concentrés.*
Champignons.	Faire vomir ; purger ; éther, puis émollients.
Chlorure de chaux.	Eau albumineuse, hyposulfite de soude en solution (20 gr. pour 1 litre d'eau). Faciliter le vomissement.
Ciguë.	V. *Alcaloïdes.*
Cuivre (Sels de).	Eau albumineuse. Solution d'un sulfure alcalin ; eau d'Enghien à haute dose ; huile ; prussiate jaune ; sulfure de fer hydraté ; faire vomir.
Cyanure de potassium.	Sulfate ferreux ; perchlorure de fer (V. Ac. *cyanhydrique*).

Eau de cuivre.	V. *Acides.*
Eau de Javel.	V. *Chlorure de chaux.*
Eau de laurier-cerise.	V. *Ac. cyanhydrique.*
Eau-forte.	V. *Acides.*
Emétique.	V. *Antimoine.*
Ergot de seigle.	Eméto - cathartique ; eau vinaigrée, éther, puis émollients.
Esprit de sel.	V. *Acides.*
Hypochlorites.	V. *Chlorure de chaux.*
Iode.	Hyposulfite de soude ; faire vomir, puis donner de l'empois d'amidon. En l'absence d'hyposulf. de soude, administrer d'abord l'emplois, puis faire vomir.
Jusquiame.	V. *Alcaloïdes.*
Laudanum.	Vomitifs ; quinquina en poudre en attendant qu'on en ait fait une décoction ; belladone ; café noir ; combattre le sommeil par tous les moyens.
Mercure (Sels de).	Vomitifs. Eau albumineuse à haute dose ; lait ; solution d'un sulfure alcalin ; eau d'Enghien.
Moules.	Phénate d'ammoniaque ; Eméto-cathartique, puis éther.
Morphine.	V. *Laudanum.*
Opium.	V. *Laudanum.*
Phosphore.	V. *Allumettes chimiques.*
Plomb (Sels de).	Vomitifs. Eau acidulée par l'acide sulfurique ; sulfate de soude ou de magnésie. Eméto-cath.
Potasse.	V. *Alcalis concentrés.*
Sel d'oseille.	V. *Acides.*
Sublimé corrosif.	V. *Mercure (Sels de).*

Strychnine.	Faire vomir immédiatement ; puis 1/4 de cuill. d'eau de Javel dans 1/2 litre d'eau vinaigrée ; poudre de quinquina ou mieux décoction de noix de galle ; insufflation d'air.
Zinc (Sels de).	Eméto-cathart.; bicarbonate de soude ; tannin ou substances tannantes en solution.

Escharotiques. — Médicaments destinés à désorganiser ou à détruire les tissus avec lesquels on les met en contact. Les plus usités sont l'acide sulfurique libre ou associé au charbon ou au safran (caustique de Velpeau), l'eau régale ; l'acide nitrique ; l'acide chromique; l'acide arsénieux ; la potasse et la chaux vive (caustique de Vienne, caustique de Fillos) ; le chlorure de zinc liquide ou solidifié par l'amidon (pâte de Canquoin) ; le nitrate d'argent ; l'alun ; le sulfate de cuivre ; le sublimé ; enfin l'un des plus importants, l'*acide phénique* (V. *Cautérisations*).

Traitement du Curé. (Pustule maligne). — Appliquer sur la pustule, sans l'ouvrir et en la couvrant entièrement, du sublimé en poudre, et l'entourer de diachylon ou de mastic frais, de manière à former un rebord qui arrête la poudre. Laisser agir jusqu'à ce que l'escarre se détache. Nous conseillons à ce moment le pansement à la vitelline phén.

L'usage du sublimé est dangereux et demande de grandes précautions. Il ne doit pas être posé sur la pustule ouverte ou écorchée, de crainte d'absorption et d'intoxication consécutive.

Pâte arsénicale de Manec. (Contre les cancroïdes.)

Arsenic.	1 partie.
Cinabre.	6 parties
Eponge calcinée.	3 parties

Pulvériser sur porphyre et mettre en pâte.

Cette formule, sauf de légères variations dans les doses, est identique à celle de la poudre du Frère Côme :

Acide arsénieux	1
Sulfure rouge	5
Eponge calcinée	2

Ce n'est pas sans doute pour cette imitation qui frise le plagiat que Manec a reçu le prix Montyon.

Expectorants. — Les expectorants ou *incisifs* sont des médicaments qui agissent sur la muqueuse pulmonaire et qu'on administre pour favoriser l'expulsion des matières qui obstruent les canaux bronchiques.

Les plus usités sont : l'oxyde d'antimoine ou antimoine dia-
phorétique ; le Kermès minéral ou oxysulfure d'antimoine
hydraté ; le carbonate d'amoniaque ; l'émétique ou tartre stibié ;
le polygala ; l'ipécacuanha.

1. Julep calmant expectorant.

Oxyde blanc d'antimoine
1 à 2 gr.
Extrait de belladone. . . 0,05
Sirop d'opium 30,00
Julep gommeux 150,00
Par cuill. toutes les heures.

2. Potion expectorante.

Kermès minéral . . . 0,05 à 0,20
Extrait de belladone. . . 0,05
Sirop de Desessartz . . . 50,00
Infusion de polygala. . . 150,00
Par cuill. toutes les heures.

3. Potion expectorante.

Carbonate d'ammon. . . 1 à 2 gr.
Eau-de-vie 30,00
Sirop de morphine. . . . 15,00
Julep gommeux. 105,00
Par cuill. toutes les heures.

4. Julep expectorant.

Tartre stibié. 0,05
Sirop diacode. 20,00
Julep gommeux. 100,00
Par cuill. toutes les heures.

Épithèmes antiseptiques. — Topiques préparés avec
un tissu antiseptique imperméable (gaze, gutta-percha, benjoin)
et une masse emplastique à base de caoutchouc et de gutta-
percha. Dans cette masse sont incorporés au préalable un ou
plusieurs médicaments. Ces épithèmes connus en Allemagne
sous le nom de *topiques d'Unna*, remplacent avantageusement
les emplâtres, sparadraps, pommades et onguents dans les
diverses affections de la peau. Les plus usités sont ceux d'acide
borique, d'acide salicylique, d'oxyde de zinc, de minium et de
cinabre, de naphtol, d'ichtyol, etc. L'acide phénique s'altérant
trop vite au contact de l'air et de l'humidité *serait dangereux*
pour cet usage.

Ergot de seigle. — V. *Hémostatiques* et *Seigle ergoté.*

Ergotine. — Extrait hydro-alcoolique d'ergot de seigle,
qu'il ne faut pas confondre avec l'*Ergotinine*, son principe
actif.

1. Pilules d'ergotine (Bouchardat).

Ergotine Bonjean. . . . . 5 gr.
Poudre de réglisse. . . . q. s.
Pour 60 pilules de 6 à 10 par jour

2. Potion d'ergotine (Gubler).

Ergotine Bonjean. . . . . 4 gr.
Eau distillée de menthe. . 90 »
Acide gallique. 0,50
Sirop d'essence de menthe 30 gr.

3. *Injection hypod. d'ergotine Bonjean* (Bernard).

Ergotine. . . . . 2 gr.
Eau. . . . . 15 »
Glycérine . . . . 15 »

4. *Collyre à l'ergotine.*

Eau de rose . . . . 20 gr.
Ergotine. . . . . 1 »
   Dix gouttes dans l'œil toutes
les 2 heures. Contre les phlegmasies.

Ergotinine. — Alcaloïde cristallisé découvert dans l'ergot de seigle par M. Tanret.

Solution d'ergotinine Tanret pour injections hypod.

Ergotinine. 0,20
Acide lactique. 0.20
Alcool. . . . . . . 2 centim. cubes
Eau de laurier cerise. . . . 20 c.c.
Eau distillée . . . . 100 c.c.

Chaque centim. cube de solution contient 2 milligr. d'ergotinine et correspond à 2 gr. d'ergot. Débuter par 1/4 de centim. cube soit 1/2 milligr et aller jusqu'à 5 milligr. soit 2 seringues et demie de Pravaz ou 1/2 de nos *seringues 100 gouttes.* Ne pas dépasser cette dose.

Sirop d'ergotinine Tanret.

1 cuill. à café contient 1/2 milligr. d'ergotinine = 0,50 d'ergotine.

Fébrifuges. — Ce nom ne convient qu'aux médicaments propres à *guérir les fièvres essentielles.* Tels sont : l'acide phé-nique, le sulfate de quinine, le quinquina, l'acide arsénieux. — Nous n'avons rien à ajouter ici à ce que nous en avons dit dans la première partie de cet ouvrage, v. *Fièvres.*

Quant aux médicaments propres à *diminuer la chaleur* et à *calmer les douleurs* dans les fièvres secondaires, nous les dési-gnons par le mot d'*antipyrétiques.*

Ces composés, dont le nom indique le rôle thérapeutique, sont des produits d'origine synthétique, dérivés indirects des goudrons de houille. Les principaux sont : l'*antipyrine* ou *analgésine* ; l'*antifébrine* ; la *phénacétine* ; l'*exalgine.*

L'*antipyrine* ou *analgésine*, en chimie la *dyméthyl-oxyqui-nisine*, poudre cristalline, inodore, de saveur amère, très so-luble dans l'eau, est un bon antithermique, mais surtout un puissant analgésique. Aussi la donne-t-on avec succès dans les cas de névralgies et de douleurs fulgurantes. On l'a préconisée aussi contre le mal de mer, l'hémoptysie etc. Toutefois l'emploi n'en est pas toujours sans inconvénient. Elle a produit des dé-sordres tenant à la mauvaise fabrication. L'antipyrine, dont les Allemands ont le monopole, est *à remplacer par l'analgésine,* de fabrication française. Dose : de 2 à 6 gr. par jour.

L'*antifébrine*, en chimie *acétanilide*, est aussi un analgésique dont l'emploi n'est pas sans dangers. On la donne à la dose de 0,50 centigr. à 3 gr. par jour en paquets de 0,25 à 0,50, mais l'action est à surveiller.

La *Phénacétine*, en chimie *para-acet-phénétidine*, poudre blanche, inodore, insipide, insoluble dans l'eau, un peu plus soluble dans l'eau acidulée, ce qui explique la lenteur relative de son action. A été employée dans la pneumonie, le rhumatisme et surtout les névralgies, en cachets de 0,25 à 0,30 plusieurs fois répétés.

L'*exalgine*, en chimie *méthyl-acétanilide*, le plus récent des antipyrétiques, a une action plus puissante que l'antipyrine et agit à des doses moitié plus faibles. Saveur légèrement amère. Très peu soluble dans l'eau. Dose : de 0,40 à 0,70 en une fois ou de 0,80 à 1 gr. en 2 fois dans les 24 heures.

M. Crombier, qui vient de faire une étude comparative des trois premiers de ces antipyrétiques, arrive aux conclusions suivantes : c'est l'antipyrine qui est l'antipyrétique le plus *actif*; c'est la phénacétine qui est le plus *inoffensif*; l'antifébrine a une rapidité d'action *intermédiaire* entre celle de l'antipyrine très rapide, et celle de la Phénacétine.

Ferrugineux. — Les globules du sang sont des êtres ayant vie, des microbes. A l'état de santé parfaite, le sang en contient 5 millions par centimètre cube. A l'état d'anémie extrême, il n'en contient que 2 millions et demi.

Les globules s'altèrent et diminuent de nombre sous l'influence de plusieurs causes : faiblesse héréditaire, altération des liquides dans lesquels ils vivent, albumine, fibrine, etc.; présence d'un excès de sucre, etc.; présence de microbes ennemis qui attaquent les globules ou leur dérobent leur nourriture; introduction surabondante dans l'économie de substances qui tuent le globule ou l'altèrent : mercure, plomb, cuivre, arsenic, quinine, morphine, chloral, cocaïne, etc.

Les expériences microscopiques ont démontré que, parmi les substances propres à favoriser la multiplication des globules, le fer tient la première place. Mais il faut leur fournir autre chose que du fer ou des sels de fer mal appropriés. Il est nécessaire en effet de combattre la cause de l'altération des globules pour qu'ils puissent utiliser les éléments de reconstitution.

Dans ce but, nous avons associé le plus puissant des antiseptiques et des dépuratifs, l'acide phénique, au meilleur des reconstituants, le fer. C'est à cette association que nous avons donné le nom *Phéno-fer*.

Il doit être administré après le premier aliment ou, dans les moments d'épidémie, dans les pays malsains, à la fin des repas.

La pléthore et l'état fébrile sont les seules contre-indications à l'emploi de ce médicament, utile dans tous les cas de faiblesse et d'anémie.

Fomentations. — Médicaments liquides qui servent à humecter quelques parties du corps et dont l'action est ou superficielle ou plus ou moins profonde. Tandis que les *embrocations* ont toujours pour véhicule un corps gras, le véhicule des *fomentations* peut être l'eau, le vin, le vinaigre, des eaux distillées, des alcoolats. On applique les fomentations soit froides, soit chaudes, au moyen d'une étoffe de laine ou de fil. Elles sont : aromatiques, émollientes, narcotiques, vineuses, vinaigrées.

Frictions. — « Les principaux moyens d'action sur la peau après la gymnastique et le travail corporel, a dit l'hygiéniste Bouchardat, sont les frictions, les bains, etc. Les frictions journalières et le massage sont d'une incontestable utilité, surtout pour les personnes oisives.... Ces frictions et ces massages ont pour résultat de maintenir la peau vive et souple... d'activer la formation des excrétions épidermoïdales qu'il importe tant à la santé de ne pas voir diminuer... Quand les fonctions de la peau languissent, on ne tarde pas à ressentir les effets de la misère physiologique. Si cette perversion est subite, apparaissent les congestions vers les séreuses, les muqueuses, le tissu cellulaire, d'où les phlegmasies de ces organes, suivies, quand les affections deviennent chroniques, de flux muqueux qui représentent les résidus épidermoïdaux qui ne se produisent plus naturellement quand les fonctions de la peau sont alanguies.... Quand cette accumulation se complique de misère physiologique, surviennent les manifestations physiologiques, des scrofules, des tubercules et des cancers. »

Nous ne saurions trop insister sur la nécessité des frictions *sèches* au gant de crin pour aider l'action des reconstituants, Phéno-fer, Elixir Phospho-ammoniacal, dans les cas de chlorose, d'anémie, d'insomnie, etc., maladies qui entraînent rapidement la misère physiologique.

Les frictions *médicamenteuses* se font avec les huiles, teintures, essences, etc. On les pratique avec la paume de la main, et on les prolonge jusqu'à ce que le médicament soit bien absorbé et la peau à peu près sèche.

Nous avons recommandé pour plusieurs maladies les frictions faites avec un mélange de *glyco-phénique* et d'*huile* avec addition d'alcool simple ou camphré, ou d'eau de Cologne.

Fumigations. — Expansions de gaz ou de vapeurs destinées soit à détruire les matières organiques de l'air, soit à produire un effet médicamenteux sur le corps ou une de ses parties malades.

Nous avons indiqué à propos du Croup et en parlant des Emanateurs (v. ces mots) l'effet énergique et bienfaisant des *vapeurs d'acide phénique* et la manière de les produire et de les utiliser. On peut utiliser de la même manière, selon les indications, toutes les substances volatiles et entraînables par la vapeur d'eau.

Les fumigations *sèches* s'obtiennent en projetant les produits dont on veut utiliser les vapeurs sur des charbons ardents ou sur des plaques ou des briques fortement chauffées.

Quelques-unes de ces fumigations produisent des vapeurs délétères ou irritantes : telles sont les fumigations de cinabre. Le malade doit en ces cas être placé dans des appareils spéciaux, où la tête soit absolument à l'abri des vapeurs.

Quelques fumigations *gazeuses* sont faites dans un but de désinfection : chlore, acide sulfureux, acide hypoazotique, acide phénique. (V. *Désinfectants.*)

Gargarismes. — Médicaments liquides contre les maladies de la bouche ou de la gorge, que l'on rejette sans en avaler après en avoir quelque temps baigné ces parties. Le lait, les décoctés mucilagineux ou astringents sont d'ordinaire la base des gargarismes ; on y ajoute du sirop de mûres, du miel rosat, du borax, des acides, etc.

1. *Gargarisme adoucissant.*

Racine de guimauve.... 15 gr.
Tête de pavot.......... No. 1
Eau.............. q. s. 300 gr.
Miel rosat............. 30 »

2. *Gargarisme boraté.*

Borate de soude........ 8 gr.
Infusion de feuilles de
ronces............... 250 »
Miel.................. 32 »

3. *Le meilleur gargarisme* contre la congestion des amygdales, le plus propre à combattre la prédisposition aux maux de la gorge et du larynx, le plus efficace contre les granulations et qui présente le rare avantage qu'il peut être avalé sans nul danger, est le gargarisme phéniqué.

> Glyco-phénique............ 1 cuillerée.
> Lait ou eau tiède... de 4 à 8 cuillerées.

Glycérine. — Nom substitué par Chevreul à celui de *Principe doux des huiles* que lui avait donné Scheele, qui découvrit cette substance en 1779. Ce n'est qu'en 1846 qu'elle fut appliquée à la médecine. Ses usages sont devenus innombrables depuis qu'on a reconnu ses propriétés adoucissantes et antiseptiques.

Il n'est pas indifférent d'employer une glycérine quelconque. Celle qui suffit pour l'usage externe peut être moins scientifiquement purifiée que celle qui sert aux usages internes, injection par voie stomacale ou rectale.

Toute glycérine doit être exempte des produits acides et toxiques que son mode de préparation peut y apporter et y laisser le plus souvent. Mais celle qu'on emploie aux usages internes ne doit être mélangée ni de glucose, ni de sirop de fécule, ni de sirop de sucre, ni de miel. Elle doit être incolore, inodore. Sa saveur doit être douce et sucrée, sans arrière-goût âcre ni amer. Elle ne doit donner ni réaction acide ni réaction alcaline avec les réactifs colorés. Elle doit se dissoudre dans l'eau et l'alcool en toutes proportions sans y occasionner le moindre trouble, et surtout sans y laisser le moindre précipité. Elle doit avoir une densité de 1,242 à la température de + 15° et même de 1,27 à ce degré; elle ne se congèle pas à — 36°. A la densité de 1,26 elle marque 30° à l'aréomètre Baumé. Cette vérification est facile à faire. C'est cette dernière glycérine qui entre dans toutes nos préparations phéniquées pour l'usage interne, et c'est avec la glycérine officinale la plus pure que se prépare notre Glyco-phénique.

Glyco-iodé (mélangé). — V. *Cautérisations.*

Granules. — V. *Pilules.*

Grenadier (Ec. de racine de) V. *Anthelminthiques.*

Guimauve, fleurs ou racines, V. *Emollients, Gargarismes.*

Hémostatiques. — Médicaments et procédés propres à arrêter les hémorragies internes ou externes.

Le principal hémostatique est le perchlorure de fer. Mais ce médicament a le grand défaut de prédisposer les parties qu'il touche à être envahies par des ferments de complication, tels que celui de l'érysipèle. Au début du siège, il fut préconisé par MM. Demarquay, Ricord et Nélaton, que suivit une troupe malheureusement trop docile ; de là provint la plus effrayante mortalité qu'on ait jamais vue. Tandis que nous perdions de 1 à 3 °/₀ de blessés à l'ambulance du Corps législatif, dirigée par les docteurs Mundy et Mosetig, et où les plaies étaient pansées à l'acide phénique, il en mourait 100 pour 100 à celle du Théâtre-Français.

Lorsque l'état-major des ambulances, croyant que la situation de l'ambulance du Corps législatif était la seule cause de sa salubrité relative, y envoya des typhoïdes et des érysipèles, les docteurs Mundy et Mosetig refusèrent la responsabilité d'une promiscuité qui pouvait devenir fatale à leurs blessés et se démirent. A peine ce local fut-il aux mains de la science officielle que la mortalité s'y éleva à 22 °/₀. Telle a été l'œuvre des hommes et du perchlorure du fer.

Ce produit précipite l'albumine et durcit la fibrine. C'est ainsi qu'il oblitère, employé sur de l'amadou, l'extrémité des vaisseaux. Pour détruire son action sûrement nocive, il faut recourir aux pansements phéniqués.

Le seigle ergoté agit comme astringent probablement sur les vaso-moteurs. Il est utile dans les hémoptysies et les hémorragies utérines. On le donne à l'intérieur récemment pulvérisé à la dose de 0,50 centigr.

Il peut être employé en injections hypodermiques à l'état d'*ergotine*, extrait hydro-alcoolique d'ergot de seigle, préparation de Bonjean, qu'il ne faut pas confondre avec l'*ergotinine*. (V. *Ces mots.*)

On a proposé aussi l'usage des *résineux.*

La tisane d'*urtica urens* donne quelquefois de bons effets.

— *Procédés pour arrêter les hémorragies externes.* — Les hémorragies sont en nappes, veineuses ou artérielles. Les hémorragies veineuses doivent être arrêtées par la compression et l'application de charpie râpée qu'on presse sur la plaie.

Le sang une fois arrêté, verser sur la charpie une goutte de Glyco-phénique pour détruire les ferments qui peuvent s'y trouver.

Si l'hémorragie est artérielle, l'arrêter par compression en attendant que la ligature de l'artère puisse être pratiquée.

Les hémorragies hémorroïdales s'arrêtent si l'on fait rentrer les bourrelets hémorroïdaux avec les doigts enduits d'huile phéniquée.

Huiles de foie de morue. — Ces huiles, comme toutes les huiles naturelles, contiennent des microbes de nature diverse et sont sujettes à une fermentation. Elles doivent donc être rendues aseptiques. Dans ce but nous faisons ajouter à l'huile la plus naturelle qu'on puisse trouver en Norwège de l'acide phénique pur à la même dose qu'à nos sirops. Elle est ainsi inaltérable, même dans les pays les plus chauds, et elle joint les propriétés thérapeutiques antifermentatives de l'acide phénique aux propriétés reconstituantes qui lui sont spéciales. La digestion en est plus facile que celle de l'huile ordinaire. Le goût et l'odeur en sont atténués autant qu'il se peut. Pour les avaler sans presque percevoir ce goût et cette odeur qu'on ne pourrait supprimer sans leur ôter leurs propriétés essentielles, mettre dans un verre à Bordeaux un peu de lait, de bouillon, de café ou de chocolat; mouiller les bords du verre, y verser ensuite la dose d'huile à prendre. Mettre dans un autre verre un peu du même liquide sans huile; de ce verre prendre une petite gorgée, l'avaler en partie; verser ensuite lentement dans la bouche le contenu du verre à huile, de manière à faire passer l'huile entre le liquide contenu dans la bouche et celui sur lequel elle surnage; aussitôt après avoir avalé, achever le contenu du verre qui n'a pas d'huile.

Huiles médicinales.

1. *Huile phéniquée.*

Huile d'amandes douces.	100 gr.
Acide phénique pur.	10 »

2. *Huile au phénate de quinine.*

Quinine pure récemment précipitée	1 gr.
Éther	10 »
Huile d'amandes douces rendue aseptique. . . .	30 »
Acide phénique pur	2 »

Dissoudre la quinine dans l'éther, ajouter l'huile d'amandes préalablement mêlée à l'acide phénique, et chauffer à une très douce température jusqu'à disparition de l'éther.

A employer en inj. hypod. dans les cas de fièvres rebelles, ou chez les malades que l'on ne peut visiter que rarement.

Hygiène. — Ensemble des pratiques et précautions propres à conserver la santé et à prévenir les maladies. La science de l'hygiène est la plus indispensable, mais peu de gens la possèdent et plus rares encore sont ceux qui s'astreignent à en observer les préceptes, les hommes étant enclins *à ne croire le mal que lorsqu'il est venu.*

Pour ceux qui auront lu le présent livre, et qui sauront que les deux principales causes de nos maladies sont les ferments héréditaires et les ferments venus de l'extérieur, le code et la pratique de l'hygiène seront simplifiés.

D'une part, nous avons tous plus ou moins à redouter des hérédités connues ou ignorées, et nous sommes exposés à l'éclosion et à l'évolution de germes qui attendent souvent des années pour se développer. D'autre part nous pouvons recevoir les ferments extérieurs par la peau, par les muqueuses, par le tube digestif, par les voies respiratoires. Or l'antisepsie nous fournit des moyens propres à nous préserver dans ces divers cas.

1° Il n'y a nul inconvénient et tout avantage à se tenir constamment sous l'influence de l'antiseptique par excellence pris à dose modérée et quotidienne. Une cuillerée de sirop d'*acide phénique*, ou quelques gouttes de *Glyco-phénique* dans un peu d'eau sucrée, peuvent retarder, rendre moins nuisible ou empêcher l'éclosion des germes héréditaires.

2° Les soins de la toilette, bains, lavages, frictions sèches, lotions antiseptiques à l'eau coupée de *Glyco-phénique*, d'*eau antiseptique*, d'*eau de Montecristo*, protègent la peau contre l'invasion des ferments et assurent l'intégrité des fonctions excrétorielles (V. *Frictions*).

3° L'emploi d'eaux de source ou d'eaux filtrées au filtre de porcelaine (V. *Eaux*), l'ingestion d'aliments bien cuits, et les lotions de la bouche et des dents à *l'eau glyco-phéniquée* avant et après les repas empêchent l'introduction de certains germes dans les voies digestives.

4° L'exercice modéré, les garde-robes régulières, le bon fonctionnement des organes excréteurs, reins, vessie et peau, assurent l'élimination des ferments pathogènes, de leurs excrétions, ainsi que des produits résiduels de la digestion et de la nutrition intra-cellulaire, parmi lesquels il en est d'éminemment toxiques (V. *Dépuratifs*).

5° La propreté des lieux d'habitation, la désinfection de tous les résidus de la vie domestique, surtout des résidus suspects, tels que les crachats des malades (V. *Tuberculose*), l'air sou vent renouvelé, purifié par des vapeurs ou émanations balsa miques et antiseptiques, surtout en temps d'épidémie (V. *Désin fectants*), mettent les poumons à l'abri des microbes qui s'introduisent par les organes de la respiration.

On voit que l'hygiène ainsi comprise est une partie essentielle de la médecine antiseptique, d'autant plus essentielle qu'elle suffit souvent pour dispenser d'avoir recours à la thérapeutique.

Incisifs. — V. *Expectorants.*

Inhalations. — V. *Emanateurs, Pulvérisateurs.*

Injections. — Médicaments destinés à pénétrer dans les cavités naturelles ou pathologiques du corps, ou sous le derme adipeux, dans les glandes, les productions morbides, kystes, abcès profonds, etc. Ces injections sont liquides ou de consis-tance' molle. Les premières ont d'ordinaire pour base un liquide aqueux, un glycérolé, et sont introduites au moyen d'une seringue ou d'un irrigateur. Les autres ont pour base : savon, beurres, huiles, mucilages et s'injectent au moyen de vessies métalliques terminées par un ajustage *ad hoc*, et de seringues ou de tubes de modèle spécial. Le premier de ces deux modes d'introduction est le plus avantageux d'ordinaire. Toutefois l'usage de seringues spéciales est nécessaire lorsque l'injection doit être portée directement en un point assez pro-fond, ainsi les injections abortives au nitrate d'argent contre la blennorragie, traitement que nous proscrivons d'ailleurs absolument.

Injections antiblennorragiques. — V. *Antiblen-norragiques.*

Injections hypodermiques ou sous-cutanées. — Nos injections *phéniquées* se font avec des solutions *spéciales* d'Acide phénique, d'Iodo-phénique, de Sulfo-phénique, de Phénate d'ammoniaque dans la glycérine hydratée. Elles sont d'ordinaire de 100 gouttes à partir de l'âge de 5 ans, de

50 gouttes jusqu'à cet âge. Celles de Phénate d'ammoniaque, assez douloureuses, doivent être réduites aussi à 50 gouttes et filtrées au moment d'être administrées. Dans les cas où il faut obtenir un effet plus prolongé, le véhicule employé est l'huile. (V. *Huiles*.)

Ces injections se font communément au ventre, aux fesses, à la partie interne des cuisses, au sein, sur les côtés de la poitrine, sauf les cas particuliers indiqués aux maladies spéciales.

Nous répétons et complétons ici ce que nous avons dit de la manière de les pratiquer. Remplir la seringue de 100 gouttes avant d'y placer l'aiguille ; chasser la bulle d'air, et s'assurer que le liquide passe bien par l'aiguille. Pincer la peau de la main gauche, prendre la seringue de la main droite par le tube, la placer dans la position d'une plume à écrire, l'une des oreillettes appuyée contre le haut de l'index ; enfoncer d'un coup l'aiguille dans le talus formé par la peau pincée, à un centimètre environ de la pointe du pouce, et l'enfoncer jusqu'à la virole. La retirer un peu et alors *seulement* placer l'index et le medius sous les oreillettes et le pouce sur le bouton du piston. On est ainsi assuré de ne pas injecter de liquide *pendant que l'aiguille traverse le derme* et de ne pas y produire de sphacèle. Pousser lentement l'injection, en s'arrêtant un moment s'il y a de la douleur, jusqu'à la fin de la course du piston. Après avoir retiré l'aiguille, souffler dedans, la munir de sa canetille et la tremper dans l'huile phéniquée à 10 %. — Pour injecter les trajets fistuleux, se servir de l'aiguille *mousse* courbe ou droite, et de l'aiguille *longue* pour les injections pénétrantes (kystes, tumeurs, glandes, etc.). Ces dernières sont quelquefois réduites à 10, 20 ou 30 gouttes. Cinq centim. cubes injectés dans la tumeur même et à sa base sont la dose au moyen de laquelle on fait avorter ou résoudre les furoncles, anthrax ou phlegmons, contre lesquels les pulvérisations phéniquées sont loin d'être toujours suffisantes.

Les injections *interstitielles* destinées à mortifier des tissus cancéreux, par exemple, peuvent n'être que de 4 ou 5 gouttes.

On utilise depuis quelque temps les injections hypodermiques dans le traitement de la syphilis. La formule suivante a été fort vantée :

Injection de Peptone mercurique.

Bichlorure de mercure	1 gr.
Chlorhydrate d'ammoniaque.	1,5
Peptone sèche	1,5
Glycérine.	15 »
Eau.	85 »

Dissoudre et filtrer. 20 gouttes pour chaque injection.

Cette préparation, très efficace, cause des douleurs presque insupportables par suite de la combinaison du sublimé avec les albuminoïdes du serum ou liquides des tissus. Aussi a-t-on cherché à supprimer l'action directe du sublimé en lui substituant le calomel, l'oxyde jaune de mercure ou le mercure divisé (huile grise) en suspension dans l'huile.

Nous considérons toutes les injections mercurielles comme plus ou moins dangereuses et nous leur préférons le procédé qui consiste à appliquer sur le côté un emplâtre au calomélas, très actif et sans danger de stomatite.

Emplâtre au calomélas :

Diachylon.	270 gr.
Calomélas.	100 »
Huile de ricin.	30 »

Faire fondre doucement et étaler au couteau pour éviter que le calomélas se précipite.

En général nous ne saurions trop nous élever contre l'emploi de substances non assimilables soit à titre de véhicule, soit à titre de médicaments (V. *Morphinisme*). De ce nombre est la vaseline liquide ; car ou elle s'élimine en nature et peut alors causer des embolies mortelles, ou elle n'est pas absorbée et peut en ce cas occasionner des abcès.

Ipécacuanha. — Les divers tempéraments étant diversement sensibles à l'action de l'ipéca, il ne peut y avoir de règle fixe pour les doses.

Pour les enfants, sirop d'ipéca avec addition de poudre en macération (1 centigr. de poudre pour 1 gr. de sirop). Donner ce mélange bien agité par cuill. à café toutes les 5 ou 10 minutes jusqu'à vomiturition. A ce moment administrer une dose plus forte pour déterminer le vomissement.

Pour les adultes, la macération est préférable. On met 10 à 15 gr. de racines d'ipéca dans 1/4 de litre d'eau tiède. On laisse macérer douze heures et on boit cette macération par gorgées à intervalles jusqu'à vomiturition. On détermine alors le vomissement par une dose plus forte (V. *Antidiarrhéiques.* — *Expectorants*).

Kermès. — V. *Expectorants.*

Lait. — On peut appliquer au lait ce que Bordeu a si justement dit du sang : « Le sang est de la chair coulante. »

Aliment complet par excellence, puisqu'il renferme tous les éléments du corps liquéfiés, épurés et assimilables, le lait est capable à lui seul d'entretenir la vie. Sa similitude avec le sang est si grande que, dans les cas d'hémorragie grave, on a vu injecter du lait à la place de sang et obtenir le même résultat.

Toutefois les effets qu'on peut obtenir de l'emploi du lait varient suivant l'animal producteur, suivant sa nourriture et surtout suivant l'état de sa santé et même suivant une disposition passagère.

On sait qu'il y a des estomacs absolument rebelles au lait en général ou à un lait déterminé, soit à cause de la variation de composition des différents laits, soit à cause de leur arome spécial. On sait également que les éléments constitutifs de chaque lait varient en poids suivant la nourriture de l'animal, au point que des accidents graves, parfois même mortels, ont pu survenir sans autre cause, chez des enfants soumis à l'allaitement artificiel. Nous avons surtout à insister sur les désordres que peut produire l'usage du lait fourni par un animal malade.

L'affection peut être de nature non infectieuse. En ce cas la maladie ayant toujours pour conséquence des modifications dans la nutrition des cellules, modifications traduites par un ralentissement ou une suractivité calorifique, et le lait étant formé par la fonte des cellules galactogènes, il faut admettre que les maladies influent sur sa composition et peuvent l'altérer jusqu'à lui donner une action nuisible. On a vu des enfants mourir pour avoir tété immédiatement après une vive colère ou une forte émotion éprouvée par leur mère. Il n'y aurait rien d'étonnant à ce que les maladies aiguës rendissent le lait capable de produire de pareils effets sur les enfants. Mais on n'a pas vu d'exemple de désordres graves survenus chez les adultes pour avoir bu sciemment ou non du lait d'animaux atteints de maladies non contagieuses.

Quant aux accidents dus à l'usage du lait fourni par des animaux atteints de maladies contagieuses, ils donnent matière à discussion, et sont en réalité très peu nombreux, car beaucoup de maladies infectieuses paraissent ne pas laisser passer leurs germes dans le lait sécrété. Faut-il admettre que le mamelon mammaire les arrête et agit comme une bougie filtrante, ou que les germes existant dans le lait sont détruits par les sucs et l'action de la digestion? C'est un point à éclaircir. Mais il suffit qu'il soit constant que le lait peut contenir des germes de tuberculose et communiquer la contagion, pour que nous considérions comme très utile la précaution de n'administrer surtout aux enfants que du lait bouilli. Que si cette opération fait perdre au lait quelques-unes de ses qualités-nutritives ou le rend difficile à supporter pour certains-estomacs, on pourra, au lieu de le faire bouillir, l'additionner d'une quantité suffisante de sirop d'acide phénique,. de Phénate d'ammoniaque ou de Sulfo-phénique.

Lavages. — On les fait soit dans un but de propreté et d'hygiène (V. *Toilette*), soit dans un but thérapeutique. Les médicaments qu'on emploie dans ce dernier cas prennent le nom de *lotions* (V. *ce mot*)..

Lavements.. — Médication précieuse, dont on peut user soit pour obtenir une action rafraîchissante, soit pour administrer les médicaments les plus énergiques,, soit enfin pour nourrir le malade qu'on ne peut alimenter par la voie stoma-cale. Aussi le nombre de formules de lavement est-il illimité.. Nous ne rapporterons que celles qui relèvent de la médecine antiseptique et celles des lavements nutritifs, renvoyant pour les autres aux divers articles où il en est fait mention (V. *Antidiarrhéiques*, *Emollients*, *Antiphlogistiques*, etc.) L'absorption des médicaments par l'intestin est des plus rapides et des plus complètes. C'est un fait dont il est essentiel de tenir compte dans la posologie.. C'est ainsi que pour les lavements au Glyco-phénique il faut non seulement modérer les doses (une à deux cuillerées à café), mais encore employer toujours le lait, l'eau de son, de guimauve, de lin, ou l'eau amidonnée, liquides qui modèrent l'action trop rapide de l'acide phénique. Au lieu de Glyco-ph. on peut utiliser les sol. diab. d'Ac. phénique, d'Iodo-ph. ou de Phén.. amm. à la dose de 1 à 2 cuill.. à soupe dans un quart de lavement à garder.

Lavements dépuratifs. Lavement d'eau de son additionné d'une cuillerée à café de Glyco-phénique; à prendre aussitôt après la garde-robe et à garder quatre heures.

Lavements nutritifs. Lavement à base de matières alimentaires, lait,, œufs, vin, bouillon, peptone.

Peptone de viande.	50 gr..
Jaune d'œuf.	N° 2.
Lait de vache	200 gr.

Laxatifs. — Médicaments produisant, un certain temps après leur ingestion, une sécrétion, intestinale modérée. Les principaux sont : la manne, la mercuriale, le séné, le miel, la rhubarbe, la glycérine,, etc.

La *poudre de Vichy*, dans laquelle il entre de la poudre de feuilles de séné lavé à l'alcool, de l'anis, du soufre, de la poudre de réglisse, est une très bonne préparation.

1. *Lavement laxatif.*	2. *Opiat laxatif.*
Feuilles de séné........ 15 gr.	Soufre sublimé............ 1 gr.
Sulfate de soude........ 10 »	Carbonate de magnésie... 2 »
Décoction émolliente.... 500 »	Miel blanc.............. 6 »
	Dose, de 10 à 40 gr.

Liniments. — Préparations médicamenteuses servant à frictionner la peau. Grâce à l'absorption des principes qui constituent les parties actives, leur action peut être assez profonde, surtout si l'on pratique le massage. Le plus souvent elles ont pour base des matières grasses liquides. Le savon entre aussi quelquefois dans leur composition : liniment *savonneux, Baume Opodeldoch.*

Liniment oléo-calcaire phéniqué.

Glyco-phén................ 100 gr.
Eau de chaux............. 20 »
Huile d'olive .... 40 »

Battre en mayonnaise; contre brûlures et ulcères.

Liqueur de Van Swieten. — V. *Mercurielles (préparations).*

Lithine (carbonate de). — V. *Carbonate.*

Lobelia (Sirop de).

Teinture de lobelia infl. de 50 à 200 gtes progressivement.
Teinture de digitale........ de 10 à 50 gtes.
Arséniate de soude........ de 0.30 à 0.50 centigr.
Sirop simple.............. 1.000 gr.

Par cuillerées à café, deux ou trois par jour, en même temps que le sirop d'Ac. phén. ou l'huile de foie de morue phén.

Lotions. — Préparations servant à laver quelques parties du corps en promenant à leur surface un linge trempé dans le liquide médicamenteux :

1. Lotion à l'acétate de plomb.

(Eau blanche.)

Sous-acétate de plomb
liquide................. 20 gr.
Eau commune.......... 98 »
Mêler : agiter chaque fois au moment du besoin.

2. Lotion mercurielle.

Bichlorure de mercure... 0.40
Eau distillée............. 120. »
Contre la vermine qui s'attache à certaines parties du corps.

3. Lotion antipsorique.

Foie de soufre........   60 gr.
Eau .... 1.000 »

4. Lotion au borate de soude.

Borate de soude.......... 2 gr.
Eau de rose............. 20 »
Eau de fleurs d'oranger.. 20 »
Contre les taches de rousseur.

5. Lotion cosmétique de Gowland.

1° Amandes amères............ 90 gr.
   Eau .... 500 »

Faites une émulsion et ajoutez

2° Sublimé corrosif............ 0.80 »
   Sel ammoniac............... 1.80 »
   Alcool .... 15. » »
   Eau de laurier cerise .... 15. » »

Macération. — Opération par laquelle on fait agir un corps liquide sur un produit médicamenteux solide ou mou à la température ordinaire ou à une température inférieure au degré d'ébullition. Le produit de la macération porte le nom de *ma-céré* ou *maceratum.*

Macération de digitale.

Prendre des feuilles de digitale cueillies peu de temps avant la florai·on et séchées à l'ombre ou entre deux feuilles de papier buvard, mais sans pression. Choisir de préférence la digitale des montagnes, notamment celle des Vosges. — Mettre une moitié de feuil'e dans une tasse avec demi-litre d'eau et laisser tremper à froid assez de temps pour que le suc de la plante se dissolve sans que la fermentation puisse commencer, soit de 4 à 8 heures selon la température. L'eau doit devenir un peu jaune et amère. On retire alors la feuille et l'on sucre la macération avec du sirop d'acide phénique, qui empêche toute fermentation. A boire par gorgées d'heure en heure ou à intervalles plus éloignés, selon l'intensité du mal : plus souvent dans les cas d'emphysème, accès de goutte, plus rarement dans les maladies du cœur. Dans ce dernier cas, s'il y a enflure, ajouter à la macération de 1 à 3 gr. de nitrate de potasse.

Macération d'Ipéca V. *Vomitifs.*

Massage. — La simple *application* de la main, les *frôlements*, les *frictions*, les *pressions*, les *percussions*, les *malaxations*, les *mouvements articulaires* constituent les diverses manipulations de la pratique du massage.

L'*application* de la main produit assez souvent de bons résultats dans les douleurs de ventre, la migraine, les névralgies. On a attribué ces effets à une influence magnétique. En réalité, c'est à la chaleur de la main, ou aux mouvements transmis par elle aux muscles et aux nerfs sous-jacents, dont le fonctionnement est ainsi modifié, qu'il faut attribuer la disparition de la douleur.

Les *frôlements* sont peu utilisés. Le fait que le chatouillement donne lieu à des mouvements involontaires pourrait être mis à profit dans certaines affections nerveuses.

Les *frictions* proprement dites (v. ce mot) précèdent le massage dans les cas d'entorse, dans les maladies des articulations.

Les *massages*, surtout en ces cas, doivent être pratiqués longuement, sans pression trop forte au début, avec la base du pouce plutôt qu'avec le bout, et de bas en haut. Elles doivent durer de 10 à 15 minutes. L'emploi du mélange d'huile, de Glyco-phénique et de camphre, dont nous avons parlé à l'article *Frictions*, est utile aussi pour les massages.

Les *pressions* sont une des pratiques du massage le plus communément employées en thérapeutique. La compression d'un nerf affecté de névralgie suffit parfois pour faire cesser la douleur ; les pressions abdominales amènent l'évacuation des gaz dans les coliques venteuses.

Un massage avec friction des deux mains à plat sur tout le torse, sur le tronc et le ventre rétablit les fonctions de la peau et peut être très utile dans l'anémie, les convalescences. etc.

Quant aux *percussions, malaxations, mouvements articulaires*, associés à l'hydrothérapie ou non, ce sont de précieuses pratiques dans l'orthopédie, les affections des muscles, du système nerveux, du système circulatoire, dans l'obstruction intestinale, etc., etc.

Liniments pour frictions et massage.

1. Glyco-phénique.. ⎱ parties
   Huiles d'olive ou de ⎰ égales
   lin..............

2. Huile d'olive fine ou d'amandes
   douces............... 2 parties.
   Glyco-phénique....... 1 »
   Eau de Cologne....... q. s.

Battre dans une bouteille au moment de l'usage.

Enduire largement les mains, faire pénétrer l'huile, et éviter le refroidissement en séchant aussitôt après le massage avec friction.

Mercurielles *(préparations).*

. Pommade au calomel.

Calomel................... 1 gr.
Axonge................... 9 »

2. Eau phagédénique jaune.

Bichlorure de merc....... 0.40
Eau pure............... 12.00
Eau de chaux 125.00
Dissoudre le sublimé dans l'eau
puis ajouter l'eau de chaux;
agiter chaque fois.

3. Gargarisme antisyphilitique.

Décoction de guimauve:. 200 gr.
Miel rosat .... 40 »
Liqueur de Van Swieten. 30 »
Cinq à six fois par jour.

4. Liqueur de Van Swieten.

Bichlorure de merc...... 1 gr.
Alcool à 90°............ 100 »
Eau distillée .... 900 »
Dissoudre le bichlor. dans l'alcool
et ajouter l'eau.
1 cuill. (0.015 mill. de bichlor.)
dans un verre d'eau sucrée.

5. Pilules de Dupuytren.

Chlorure mercurique porphy-
risé...................... 0.40
Extrait d'opium............ 0.20
» de gayac............. 0.40
Pour 10 pilules, 1 à 3 par jour
(Cod.)

6. Solution antiseptique (Déclat).

Sublimé.................. 1 gr.
Acide phénique......... 10 »
Acide borique .... 10 »
Alcool faible........... 1000 »

7. Pilules de protoiodure de merc.
(Ricord.)

Protoiod. de merc... ⎱
Thridace............. ⎰ a a, 5 gr.
Poudre de feuilles de
belladone ....
Extrait thébaïque.... 1 gr.
Mêler pour 100 pilules. Une le
soir.

8. Sirop de Gibert.

Biiodure de merc...... 1 gr.
Iodure de potassium.. 50 »
Eau .... 50 »
Sirop de sucre........ 2.400 »
Dissoudre le biiodure et l'iodure
dans l'eau et mêler au sirop.
1 cuill. à bouche (0.01 de biio-
dure et 0.50 d'iodure de pot.)

On a proposé tout récemment le *Phénate de mercure* comme un remède très énergique contre la syphilis constitutionnelle, à cause des propriétés antiparasitaires qu'il possède au plus haut degré. On l'administre en pilules, contenant chacune 0,02 centigrammes de médicament, d'abord à la dose de 2 par jour pour arriver progressivement à 6. Nous préférons l'administrer en sirop, pour éviter l'action directe du médicament sur une seule partie de la muqueuse stomacale.

Morphine. — Un des principes actifs de l'opium. (V. *Narcotiques*). Alcaloïde peu soluble dans l'eau froide et presque insoluble dans l'éther et dans l'huile, par suite peu usité en nature. Très employé au contraire à l'état de sels, le *chlorhydrate* principalement. Nous avons fait connaître aux *Maladies et Traitements* (v. *Morphinisme*) tous les dangers des injections de morphine.

Morphine (chlorhydrate de).

1. *Gouttes blanches* (Gallard).

Chlorhydr. de morph...... 1,10
Eau distil. de laurier cerise. 5.00
  Une ou deux gouttes sur un morceau de sucre avant chaque repas contre les gastralgies. — Nous préférons de beaucoup à ce médicament le sirop de Phénate d'ammoniaque.

2. *Sirop de morphine.*

Chlorhydr. de morph..... 0,05
Eau distillée.............. 1,00
Sirop de sucre préparé à
  froid................... 99,00

3. *Solution pour injections hypodermiques.*

Chlorhydr. de morphine... 0,40
Eau distillée............. 10, »
  Faire dissoudre et filtrer; 5 gouttes contiennent 0,01 centigr. de médicament.

Narcotiques. — Substances végétales et produits chimiques capables de produire l'assoupissement. L'opium et ses alcaloïdes occupent la première place dans ce groupe assez vaste; puis viennent l'hydrate de chloral, l'hypnone, l'uréthane, le somnal, le sulfonal et les *anesthésiques*. (V. ce mot.)

L'*opium*, suc concret obtenu par des incisions multiples sur les capsules du pavot somnifère à fleurs blanches, est utilisé en thérapeutique sous des formes pharmaceutiques diverses : Sirop d'opium, laudanum de Sydenham, laudanum de Rousseau, teinture d'opium, extrait d'opium, gouttes anglaises, etc. Son action est toujours due aux principes actifs, aux alcaloïdes qu'il contient à l'état de combinaison avec l'acide méconique; les principaux sont les suivants: *Morphine, codéine, papavérine, narcotine, thébaïne, laudanine, métamorphine, porphyroxine, opianine, crytopine, hydrocotarnine, rhœdine, lanthopine, laudanine, protopine, codamine, méconidine, etc.*

De ces alcaloïdes les uns sont *soporifiques*, les autres *convulsivants :* l'action de l'opium est donc une action complexe, une sorte de résultante. La morphine et les alcaloïdes soporifiques l'emportent cependant de beaucoup sur les convulsivants. Il s'ensuit que les effets de l'opium sont en majeure partie ceux de la morphine. En moyenne dix parties de bon opium agissent à peu près comme trois parties de morphine.

Le *chloral hydraté,* corps solide, cristallisé, obtenu par l'action du chlore sur l'alcool, est un soporifique précieux qui paraît agir par le chloroforme qu'il engendre en traversant l'organisme. On le donne en lavements, en potions, en sirop.

En potions et en sirop, le chloral agit à la dose de 1 gramme, et son action, si l'on augmente les doses, va depuis l'assoupissement jusqu'à un sommeil profond qui permettrait presque d'exécuter certaines opérations peu douloureuses.

En lavement, à la dose d'un gramme, il produit d'emblée son maximum d'effet.

1. *Sirop de chloral.*

Hydrate de chloral......	60 gr.
Alcool à 65°.............	50 »
Eau distillée...........	380 »
Sucre blanc	760 »
Eau de menthe.......	20 gouttes

1 cuill. à bouche contient 1 gr. de chloral.

2. *Potion de chloral.*

Sirop de chloral......... 2 gr.
Sirop de groseilles .. $\Big\}$ à à 25 gr
Eau ....

A prendre en une fois.

3. *Lavement de chloral.*

Hydrate de chloral .... 1 gr.
Eau de laitue......................... 150 gr.
Mucilage de gomme adragante .... q. s.

L'*hypnone* ou *acétophénone* a eu un moment de vogue. Mais son insolubilité dans l'eau en rend l'emploi assez difficile. Il est contre-indiqué dans les affections cardiaques.

Quant à l'*uréthane* ou *carbonate d'éthyl,* au *somnal* ou *éthyl-chloral-uréthane,* au *sulfonal,* leur introduction dans la thérapeutique est trop récente pour que nous insistions. Cependant les deux derniers paraissent propres à donner un sommeil bienfaisant exempt des phénomènes secondaires fâcheux que le chloral produit assez souvent.

Nitrate d'argent. — Nous prescrivons le plus souvent l'emploi de cette substance soit pour injections antiblennorragiques, soit pour la cautérisation des ulcères ou des granulations, surtout dans les affections de l'utérus, où elle produit des indurations du col et prédispose aux accidents consécutifs de la ménopause.

Opiats. — Médicaments offrant la consistance d'une pâte molle et formés de poudres délayées dans des sirops ou dans du miel. V. *Antiblennorragiques, antidiarrhéiques* et une formule très utile à l'art. *Purgatifs*.

Pansement. — Médication passagère ou à demeure des diverses plaies.

1º Plaies par *section*. Quand ces plaies produites par des instruments tranchants n'intéressent par les os, toucher les parties saignantes avec la *solution normale* d'acide phénique (acide ph. et alcool à parties égales); ne pas employer de cristaux à teinte rouge ; à demeure, vitelline phén. recouverte d'ouate ordinaire stérilisée.

Quand elles intéressent les os, même pansement, mais en évitant de toucher les parties osseuses avec la solution normale.

2º Plaies par *écrasement*. Si l'écrasement est grave, tel qu'en peut produire une voiture lourde passant sur un membre, mettre 5 gr. d'acide phén. blanc ou mieux 50 gr. de Glycophén. par litre d'eau dans une fontaine à robinet; laisser couler goutte à goutte sur le membre meurtri, préalablement lavé au Glyco-phén. pur avec un pinceau ou une éponge passée à l'eau bouillante, et enveloppé de linges trempés dans l'eau glyco-phéniquée (1 cuill. de Glyco-ph. par verre d'eau).

3º Plaies par *déchirure*. Toucher à la solution normale et même pansement que pour l'écrasement.

4º Plaies *opératoires*. V. *Opérations* aux *Maladies et traitements*.

Pansements à demeure.

1. Huile ou glycérine...	40 gr.		2. Alcool...............	200 gr.
Glyco-phénique.......	10 »		Eau.................	800 »
Teinture d'iode......	1 »		Glyco-phénique de 2 à 3 cuill.	

Recouvrir d'un taffetas gommé. Pour arrêter l'érysipèle.

25

Pansement (Objets de). — L'ouate et en général les objets de pansement phéniqués à l'avance sont de nul effet ou dangereux : ou l'acide phénique se volatilise, ou il s'altère par le séjour sur les matières qu'on en imprègne en formant de *l'acide rosacique* ou de la *rosaniline*, produits très irritants. Nous conseillons l'usage de l'ouate ordinaire passée dans un four après la cuisson du pain et aussitôt mise à l'abri de l'air et des poussières dans un flacon stérilisé, ou mieux employée aussitôt après le chauffage.

Pâtes. — On comprend sous ce nom plusieurs sortes de médicaments sans analogie entre eux : ainsi des substances destinées à être absorbées, telles que les *pâtes pectorales*, et des caustiques très énergiques, tels que la *pâte de Canquoin*, de *Vienne*, etc. Il y a enfin des pâtes qui ne peuvent être rangées dans aucune de ces deux catégories : ce sont les pâtes dont nous avons parlé à l'article *Injections* et que nous avons conseillé d'introduire au moyen de la vessie de peintre munie d'un ajustage spécial ou avec la sonde cylindrique à mandrin. Ces pâtes destinées à l'utérus ou à l'urètre doivent fondre ou se dissoudre facilement. (V. *Crayons*.) Elles ne peuvent donc renfermer que des substances solubles ou fusibles. Le savon, le beurre de cacao, le suif, la vaseline, l'huile, etc., en sont les excipients ordinaires. On leur associe le plus souvent des substances astringentes ou antiseptiques, et quelquefois les deux ensemble, comme dans les formules ci-dessous :

1. Savon râpé............ 60 gr.
   Beurre de cacao....... 40 »
   Tannin................ 4 »
   Acide phénique........ 2 »
   Râper le savon et le beurre de cacao, ajouter le tannin et l'acide phénique et pister dans un mortier jusqu'à mélange parfaitement homogène.

2. Beurre de cacao...... 60 gr.
   Suif purifié........... 10 »
   Huile d'amandes douces 10 »
   Cire blanche.......... 10 »
   Tannin................ 4 »
   Acide phénique........ 2 »
   Faire fondre et mélanger exactement, en ayant soin de n'ajouter l'acide phénique qu'au moment de couler.

Pédiluves. — Les pédiluves médicamenteux sont des bains de pieds additionnés de substances actives selon certaines règles : tel le *pédiluve sinapisé* dont l'effet dépend de la préparation.

Farine de moutarde............ 150 gr.
Eau........................ q. s.

On délaie la moutarde dans l'eau à peine tiède, on couvre le vase, on laisse en contact pendant quelques minutes, puis on réchauffe le bain avec de l'eau très chaude. En opérant ainsi, l'odeur de moutarde est très sensible; si l'on délaye la farine dans l'eau chaude, cette odeur est presque nulle. Cela tient à ce que l'essence de moutarde, principe actif de la moutarde, n'y préexiste pas à l'état libre : elle s'y forme sous l'influence de l'eau agissant sur des produits divers dont l'un est une substance albuminoïde coagulable par la chaleur, et qui n'agit plus lorsqu'on l'a portée à une température dépassant 60°. Mais si l'on délaie la moutarde dans l'eau froide, la réaction est immédiate et entière, et l'eau chaude qu'on ajoute ne peut plus rien empêcher.

Pilules. — Médicaments internes, de consistance de pâte ferme, auxquels on donne la forme de sphérules de différentes grosseurs.

Très petites, préparées au sucre de lait auquel on a très intimement mélangé des substances toxiques, elles prennent le nom de *granules* : granules de *Dioscoride*, contenant 1 milligr. d'acide arsénieux; granules d'*aconitine* au quart de milligramme; d'*arséniate de strychnine* au demi-milligr., etc.

Très grosses, de consistance un peu molle, on les appelle *bols*.

Quant aux pilules proprement dites, leur poids varie de 5 à 40 centigr. Nous avons déjà indiqué des formules aux articles *antidiarrhéiques*, *antiblennorragiques*, *préparations arsénicales*, etc.

1. *Pilules ante cibum.*

Aloès du Cap............ 10 gr.
Extrait de quinquina..... 5 »
Poudre de cannelle....... 2 »
Sirop d'absinthe......... 3 »
   Pour 100 pilules, de 1 à 2 avant le repas.

2. *Pilules toniques.*

Extrait de ratanhia....... 8 gr.
Fer réduit............... 2 »
Extrait mou de quinquina. 4 »
Extr. thébaïque.......... 0,20
   Pour 100 pilules, de 2 à 6 par jour en mangeant.

---

3. *Pilules de belladone* (Trousseau).

Extrait de belladone................. 0,01
Poudre de belladone................. 0,01

Pour une pilule.

Trousseau conseillait ces pilules contre l'épilepsie. Le premier mois le malade en prend une en se couchant; le 2ᵉ mois, deux; le 3ᵉ mois, trois, de manière à arriver, au bout de l'année, à la dose de 7 à 8 pilules chaque soir, mais en rétrogradant s'il se produit des accidents du côté de la vue ou de la gorge. Si la maladie paraît diminuer, on continue la même médication en augmentant tous les deux ou trois mois le nombre de pilules d'une chaque fois, et cela deux, trois ou quatre ans de suite. Ce traitement demande à être très exactement surveillé par le médecin. Nous préférons celui du Dr Gélineau.

Pommades.

1. Pommade antiseptique.

Vaseline.................. 100 gr.
Acide phénique........... 2,50
Bichlorure de mercure.... 0,10

2. Pommade ophtalmique.

Précipité rouge.......... . 0,20
Axonge................... 2,00

3. Contre le psoriasis.

Protoiodure de merc..... 4 gr,
Axonge................... 32 »

4. Contre les engorgements des glandes.

Biiodure de mercure..... 0,20
Iodure de potassium...... 1,50
Axonge................... 125 »

5. Contre le lupus.

Résorcine............... 10 gr.
Vaseline................ 100 »

6. Pommade antiherpétique.

Vaseline................ 30 gr.
Turbith,................ 2 »
Camphre................. 10 »

7. Contre la teigne.

Acide chrysophanique... 10 gr.
Vaseline................ 100 »

Poudres. — Il vaut mieux les prendre en dilutions qu'en bols ou en cachets, notamment l'*analgésine*, que nous substituons à l'*antipyrine* parce qu'elle ne cause pas de vomissements et qu'elle est exempte des inconvénients ordinaires de cette préparation allemande.

Les poudres utilisées pour pansements doivent être assez finement pulvérisées, mais il n'est pas utile qu'elles soient impalpables.

1. Poudre antiseptique.

Chlorate de potasse........ . 1
Acide salicylique........... 3
Pulvériser à part les deux substances et mêler avec précaution. Ce mélange, assez dangereux à effectuer, est très utile dans les pansements des cancroïdes, mais il est douloureux.

2. Contre la constipation.

Strychnine............... 0,001
Poudre de noix vomique.. 0,01
Magnésie calcinée........ 0,30
Pour un paquet, de 1 à 3 par jour.

2. Contre les dyspepsies acides.

Craie................. }
Magnésie.............. } àà 2 gr.
Rhubarbe............. }
Bicarbonate de soude }
Sous-carbonate de fer.... 1 gr.
Camomille pulvérisée 0,50
Vanille pulvérisée........ 0,50
  Pour 10 paquets. Un par jour en mangeant.

4. Poudre nutritive.

Poudre de peptone de
  viande de bœuf..... q. s.
à prendre délayée dans du bouillon gras.

3. Contre les dyspepsies alcalines.

Pepsine amylacée $\frac{c}{c}$........ 0,50
Acide tartrique............ 0,05
Mêler. Un paquet après chaque repas.

5. Poudre rafraîchissante diurétique.

Poudre de réglisse. . }
  »   de guimauve. } àà 1 gr.
Sel de nitre........... 0,20
Camphre 0,05
Sucre de lait......... 10, »
Sucre .... 10, »
  Mêler. Trois doses semblables par jour dans 300 gr. d'eau.

Prophylaxie. — Nous n'aurions presque qu'à répéter ici ce que nous avons dit au chapitre de l'hygiène, l'art de conserver la santé comprenant naturellement celui de se préserver des maladies, ou plutôt les deux sciences n'en formant qu'une seule, qui dérive de la connaissance des causes de nos affections. Ces causes, nous les avons indiquées dès 1865 dans notre premier traité, au moment où les savants attitrés parlaient encore des forces morbifiques, d'influence tellurique et des contages. Aujourd'hui, ces mêmes savants croient ou laissent croire que la doctrine microbienne et la thérapeutique antiseptique leur ont été de tout temps familières; qu'ils avaient vu et prévu tout ce qu'elles ont porté de nouveau dans la science médicale, et ils bénéficient d'une révolution qu'ils n'ont pas su faire ni pu empêcher.

Nous renvoyons nos lecteurs aux livres qui existaient avant 1865, qu'ils compareront à nos ouvrages antérieurs et notamment au volume intitulé : *de la curation des plaies pendant le siège de Paris*, Lemerre édit., 1873. Ils verront là comment se pratiqua en 1870 la prophylaxie contre les maladies infectieuses dans la médecine officielle.

Les germes ou ferments pathogènes pénètrent dans l'économie par la peau, l'air et les aliments. De plus, elle en contient souvent d'héréditaires qui n'attendent que le moment favorable pour éclore ou pour évoluer. La prophylaxie consiste à prévenir l'intrusion des ferments adventices ou à leur préparer un milieu où ils ne puissent pas vivre s'ils s'y introduisent, et à retarder sinon à rendre impossible l'éclosion des germes héréditaires.

Nous avons indiqué les moyens de rendre les diverses voies moins accessibles aux attaques de nos ennemis : lotions et gargarismes à l'eau glyco-phéniquée; inspiration de vapeurs phéniquées; cuisson parfaite des aliments, emploi des eaux de source ou purification parfaite des eaux dites potables; usage quotidien, pour tous ceux qui ont à redouter les effets d'une hérédité, des divers sirops ou solutions phéniquées. Toutes ces prescriptions doivent être plus strictement observées que jamais en temps d'épidémie. L'influenza qui vient de sévir nous a prouvé une fois de plus la vérité de nos inductions théoriques et de nos déductions pratiques. Nous avons conseillé, comme moyens prophylactiques :

1° Le matin à jeun, 1 cuill. soit de sirop d'*acide phénique* pur, dans de l'eau ou dans du lait, soit d'*huile de foie de morue phéniquée.*

2° Après chaque repas ou entre les repas un peu de *Vin antidiabétique.*

3° Plusieurs fois par jour, avant les repas et au moment du coucher, *Gargarisme* au *Glyco-phénique* étendu de 10 fois son volume d'eau.

Aucun de ceux qui ont suivi nos conseils n'a été frappé ou n'a subi d'atteintes graves.

Pulvérisateurs. — Instruments au moyen desquels on transforme les liquides médicamenteux en particules ténues comme celles de la vapeur, pour les projeter en poussière liquide dans les anfractuosités de l'économie : gorge, nez, oreilles, vagin ou sur les surfaces malades.

Les pulvérisateurs doivent avoir deux boules.

Les appareils à vapeur sont insuffisants. Il faut un bain prolongé et un lavage percussif. Le modèle Sautereau est celui que nous conseillons de préférence.

Pulvérisations. — Elles sont plus légères ou plus concentrées selon la gravité du mal et le lieu où elles sont faites. Elles sont plus efficaces à l'eau chaude.

Yeux et paupières. De 1 à 3 cuill. à café de *Glyco-phénique* par verre d'eau chaude.

Narines. 3 cuill. à café de *Glyco-ph.* par verre d'eau chaude au début du coryza ; une cuillerée à bouche pour *ozène, catarrhe nasal, rhume des foins;* 2 cuill. à bouche pour *ulcérations, tumeurs, épithélioma du nez* et de l'arrière-gorge. Pousser la pulvérisation aussi profondément que possible.

Gorge, bouche, larynx. De 1 à 3 cuill. à bouche par quart de litre d'eau, en augmentant selon la susceptibilité du malade.

Langue (psoriasis, herpès, plaques nacrées, épithelioma) :
Glyco-phén. de 1 à 3 cuill. à bouche.
Eau antiseptique 1 cuill. à café par quart de litre d'eau.

Peau (maladies de la) mêmes proportions.

Anthrax : 30 gr. de Glyco-phén. pour 150 d'eau au début ; porter le mélange à 50 0/0.

Utérus. A travers le spéculum, pulvér. avec une cuillerée de Glyco-phénique pour 5 d'eau chaude.

Purgatifs. — Médicaments augmentant le mouvement péristaltique des intestins, produisant en même temps une sécrétion abondante et l'expulsion de selles plus ou moins liquides. On les divise en *laxatifs* (V. ce mot), *drastiques* et *purgatifs salins.*

Les principaux drastiques sont la *gomme-gutte,* la *coloquinte,* le *jalap,* la *scammonée,* l'*aloès.* Les purgatifs salins les plus usités sont le *sulfate de soude,* le *sulfate de magnésie,* le *sel de Seignette,* la *magnésie calcinée* et le *citrate de magnésie.* Ils donnent lieu à des selles séreuses et causent peu d'irritation. Les drastiques au contraire n'agissent qu'en irritant l'intestin ; de là le danger de leur administration inopportune. La composition suivante nous a donné de bons résultats dans le traitement antiseptique des cas d'œdème, d'albuminurie, d'hydropisies :

Opiat purgatif.

Feuilles de séné pulv .	àà	4 gr.
Poudre de jalap.		
Poudre de scammonée	1	»
Calomel	0,40	»
Poudre de scille.	àà 0,20	»
Poudre de digitale.		
Sirop de nerprun	30,00	»
Miel	25,00	»
Glycérine	5,00	»

Faire une pâte homogène, à prendre par cuillerées à café tous les 3 à 5 jours.

Quinine. — Alcaloïde des quinquinas (V. *Ce mot*) possédant à un très haut degré la propriété fébrifuge. Presque insoluble dans l'eau ; soluble dans l'alcool, l'éther et l'eau chaude, on l'utilise rarement autrement que sous forme de ses divers sels, surtout le *sulfate*, en paquets, en pilules, en potions et en pommades. Pour les injections on ne peut guère se servir du sulfate qu'on ne peut solubiliser dans l'eau qu'avec l'adjonction de quelques gouttes d'acide sulfurique ; aussi lui préfère-t-on les sels directement solubles, *bromhydrate*, *lactate*, *sulfovinate*. Les solutions pour injections se préparent d'ordinaire à la dose de 1 gr. de sel pour 9 d'eau distillée. On les fait également dans l'huile ; *l'oléate de quinine* associé à l'acide phénique nous a donné d'excellents résultats (V. *Injections hypod.*)

Quinine (Sulfate de). — Il existe deux espèces chimiques de sulfate de quinine caractérisées par leur solubilité différente et leur teneur en alcaloïde. Ce sont le sulfate *basique* et le sulfate *neutre*.

Le sulfate *basique* est le sulfate des pharmacies. C'est le plus riche en principe actif, mais ce n'est pas le plus soluble. On l'utilise en cachets de 0, 25 centigr., de 2 à 4 par jour, et en lavements, où le sulfate est tenu en suspension dans l'eau par l'intermédiaire d'un jaune d'œuf ; en pilules simples ou composées ; en pommades dont l'excipient peut être l'axonge, la vaseline ou la lanoline, mais où le sulfate est toujours solubilisé par l'acide sulfurique ; en potions, en poudre, en sirops, en teintures, etc.

Quinine (Valérianate de). — Sel fébrifuge, antispasmodique et antinévralgique ; on l'administre en pilules, en lavements ou en potions.

Contre la migraine.

Valérianate de quinine	3,00
Poudre de digitale	1,50

30 pilules, une tous les soirs.

1. *Lavement.*		2. *Pilules.*	
Valérianate de quinine. .	0,50	Valérianate de quinine . .	2 gr.
Infusion de Valériane . .	150,00	Extrait de quinquina. . .	q. s.
		Pour 20 pilules de 2 à 3 par jour.	

Quinquinas. — Ecorces de différents arbres du genre *cinchona*, originaires des Andes (Amér. du Sud), cultivés depuis quelques années dans l'Inde et les colonies hollandaises, et que l'on distingue, suivant leurs couleurs et leur provenance, en quinquinas *gris, jaunes* et *rouges*.

Les quinquinas gris officinaux comprennent deux variétés provenant d'arbres divers : le quinquina *Huanuco* et le quinquina de *Loxa*. Les jaunes et les rouges, quel que soit leur nom spécifique, appartiennent chacun à une seule espèce. Les jaunes proviennent du *C. Calisaya*, les rouges du *C. Succirubra*.

Si toutes ces écorces contiennent les mêmes principes actifs : *quinine, cinchonine, quinidine, cinchonidine*, ces principes varient en poids dans les diverses écorces dans des proportions suffisantes pour que la thérapeutique ne les confonde pas dans l'usage.

Le quinquina gris est riche en cinchonine et pauvre en quinine, d'où son utilité comme tonique. Le quinquina jaune sera préféré quand il faudra surtout un fébrifuge, cette écorce devant fournir au moins 25 gr. pour mille de sulfate de quinine cristallisé.

Le quinquina rouge sera employé dans les cas où l'on voudra associer l'action tonifiante à l'effet fébrifuge.

La *Poudre* de quinquina jaune, mouillée de la veille, à avaler par cuillerées à café, est pour nous supérieure à toutes les préparations.

1. Décoction de quinquina.

Ecorce de quinquina (gris
  ou jaune, suivant l'or-
  donnance). . . . . . . 30 gr.
Eau distillée. . . . . . . 1 litre
  Faire bouillir jusqu'à réduction
à 1/2 litre. Par verres.

2. Tisane de quinquina.

Ec. de quinq. gris. . . . 20 gr.
Eau distillée bouillante. 1000 »
  Faire infuser 2 heures et passer. Par verres.

3. Lavement de quinquina.

Ec. de quinq. jaune con-
  cassé. . . . . 20 gr.
Eau commune . . . . . q. s.
  Faire bouillir jusqu'à 250 gr. et passer.

4. Vin de quinquina.

Ec. de quinq. gris . . . 50 gr.
Alcool à 60° . . . . . . 100 »
Vin rouge . . . . 1000 »
  Réduire le quinquina en poudre grossière, le mettre dans l'alcool pendant 24 heures en vase clos; ajouter le vin, faire macérer 10 jours en agitant de temps en temps. Passer avec expression. Filtrer. Même procédé avec les quinquinas jaunes ou rouges, mais à la dose de 25 gr. au lieu de 50.

Régime. — Bien que la déperdition journalière qu'éprouve
un adulte à l'état de santé par l'effet des excrétions cutanées,
pulmonaires, rénales et intestinales varie avec le climat et la vie
plus ou moins active, on peut admettre en moyenne qu'elle
s'élève à 1/25 du poids de l'individu. Les aliments étant les
seuls agents chargés de réparer cette perte et d'entretenir en
outre le jeu normal des divers organes, l'alimentation devra,
pour être rationnelle, renfermer les diverses substances indispensables à ce double but.

Les aliments sont *hydrocarbonés, azotés* ou *salins*: Ils ont
pour types, les premiers l'*amidon*, les *graisses*, les *huiles* ; les
seconds, l'*albumine*, la *viande* ; les derniers, les divers sels de
l'économie : *chlorure de sodium, phosphate de chaux, de soude,*
etc.

Ils ne peuvent guère se suppléer mutuellement. Toute ration
normale devra donc les admettre dans des proportions à peu près
invariables.

Expérimentalement ces proportions on été ainsi fixées : 1° 400
à 500 gr. de matière azotée fraîche, représentant 100 à 125 gr.
de matière sèche, correspondant à 16—25 gr. d'azote ;

2° 600 à 700 gr. de matières amylacées, représentant 300 gr.
de carbone ;

3° 25 gr. de sel marin et d'autres matières salines qu'on
ajoute d'ordinaire comme condiment ou qui font partie. inté-
grante des aliments des deux classes précédentes.

Ces proportions correspondent à 1000 gr. de pain et 300 gr.
de viande. C'est là le *régime normal.*

Si l'on vient à exagérer ces doses, il y a d'abord malaise ; puis
l'habitude de cette surabondance finit par dégénérer en besoin
et entraîne à la longue des maladies plus ou moins graves :
obésité, goutte, etc. Contre ces maladies et d'autres d'un autre
ordre, le régime *modifié* est le premier des remèdes.

Dans cette ordre d'idées nous étudierons :

1° Le régime contre l'obésité.

2° Le régime lacté contre l'albuminurie, l'hydropisie, etc.

3° Le régime antidiabétique.

A. *Régime contre l'obésité.* — L'homme ayant besoin d'une
somme normale de matières alimentaires de nature différente,
on ne peut songer à soumettre longtemps à la diète l'homme
obèse sous prétexte qu'il *se nourrit de lui-même.* Si le fait est
vrai quant aux substances hydrocarbonées, dont le rôle est
surtout de développer la chaleur nécessaire à la vie, les graisses
ne peuvent faire du muscle et comme l'homme obèse continue,

malgré son embonpoint, à excréter des matières azotées issues des muscles, l'ingestion de viande lui est indispensable. Il doit donc continuer à manger, et suivre un régime particulièrement riche et fortifiant. C'est en partant de ce principe qu'Harvey a institué le système connu sous le nom de *système de Banting*. Voici en quoi il consiste :

Pas d'aliments *féculents*, de *sucre*, de *lait*, de *vin de champagne* ni de *bière*.

Sont au contraire permis et doivent faire le fond de l'alimentation quotidienne : les *viandes*, le *poisson* (sauf le *saumon*), les *salades*, les *végétaux*, le *pain grillé*, le *bon vin rouge* ou celui de *Madère*. Sous l'influence de ce régime, Banting perdit en un an 45 livres, et des personnes maigres, en prenant le contrepied, réussirent à se donner de l'embonpoint.

Mais si ce régime convient aux lymphatiques, il n'est pas à conseiller aux tempéraments sanguins et bilieux qui peuvent en éprouver des congestions. De plus, il n'est pas aussi facile à suivre qu'il le paraît : il faut se modérer dans la quantité des viandes ; or les privations de ce genre sont pénibles à ceux qui ont péché par l'excès contraire. De plus il faut adjoindre à ces moyens des exercices hygiéniques assez fatigants, ce qui est encore une grave difficulté.

Pour parer à ces inconvénients, on a proposé une méthode mixte, à laquelle on a donné le nom de *cure de réduction*. Comme la précédente, elle repose 1° sur l'alimentation, 2° sur l'hygiène, mais elle utilise en outre certaines eaux minérales acidules renfermant du sulfate de soude, d'où une cause de laxation et par suite une déperdition plus grande permettant une nutrition plus abondante. De plus elle varie suivant qu'elle s'applique à des lymphatiques ou à des tempéraments bilieux ou sanguins.

Les aliments féculents et sucrés sont défendus, les aliments fortement azotés sont au contraire recommandés.

L'alimentation azotée est divisée en régime *rouge* conseillée aux lymphatiques et régime *blanc* pour bilieux et sanguins.

Le régime *rouge* comprend les viandes rouges et les préparations ferrugineuses s'il y a anémie.

Le régime blanc comprend les *viandes blanches*, les poissons, les huîtres, les aliments albumineux, le vin et pas de bière.

Dans les deux cas, on entretient la propreté par des bains froids, on se livre à la gymnastique, on se distrait autant que possible par des lectures attrayantes ; on ne dort guère plus de

6 à 7 heures, et jamais on ne fait de sieste. Tous les matins on prend des eaux de Marienbad.

B. *Régime lacté.* Le lait étant un aliment complet, qui renferme du beurre, du sucre, des sels, de l'eau et des matières azotées, parmi lesquelles la caséine et l'albumine, il semble au premier abord qu'il ne devrait pas être donné aux albuminuriques, plus que le sucre aux diabétiques. Mais, en réalité, dans l'albuminurie, il n'y a pas production excessive d'albumine ; il y a au contraire déperdition de ce principe, qui à l'état normal est intégralement utilisé. A la suite de l'altération des fonctions nutritives du sang, surviennent la dégénérescence graisseuse, puis les lésions du rein. Le lait, essentiellement réparateur, modifie heureusement la nutrition générale soit par ses matières grasses hydrocarbonées soit, par ses matières minérales, et les éléments anatomiques du rein profitent de cette modification ; l'albuminurie et l'hydropisie, conséquences de l'altération des fonctions, ne tardent pas à disparaître.

Les propriétés diurétiques du lait en font un remède précieux pour l'élimination des ptomaïnes dans les convalescences des maladies infectieuses, ainsi que dans les cas d'épuisement par surmenage, où l'accumulation des ptomaïnes est la principale cause du mal. Ses propriétés émollientes le rendent également utile dans les bronchites chroniques, les gastralgies et le carcinome stomacal. D'une manière générale nous prescrivons de 2 à 4 litres de lait en 24 heures sans autre nourriture d'aucune espèce. Si ce lait aigrit dans l'estomac, le sucrer avec 1 cuill. à bouche de sirop d'acide phénique par demi-litre. Non seulement le lait est ainsi digéré, mais il suffit quelquefois de modifier ainsi la première tasse pour que le reste de la dose quotidienne soit parfaitement toléré. Le mélange d'un peu d'eau de chaux peut donner un résultat analogue.

C. *Régime contre le Diabète.* — En vertu de ce principe que nous avons énoncé : les aliments de classe diverse ne peuvent pas se suppléer et chacun d'eux a presque exclusivement un rôle déterminé ; le sucre pas plus que la graisse ne peut se transformer en muscle, et *vice versa*, nous devons admettre que si, pour une cause quelconque, il y a surabondance d'un aliment dans l'économie par défaut de fonctionnement d'un organe, l'ingestion de ce même aliment ne pourra que nuire à l'organe déjà incapable de son travail normal. C'est ce qui a lieu dans le diabète, où l'organisme n'est plus apte à brûler la quantité normale de sucre qu'il produit. Dans ce cas il **y a** réellement surabondance et non déperdition de la matière sucrée. Contrairement donc à ce que nous avons fait pour l'albumineux en lui appliquant le régime lacté, nous proscrivons dans le diabète tout aliment sucré ou engendrant du sucre pendant la nutrition.

Le diabétique s'abstiendra donc absolument de farineux, de sucre sous toutes ses formes (1). Tel est le principe fondamental du traitement. Ensuite régime et médication appropriés au caractère de la maladie (2) (V. *Diabète.*)

Résorcine. — Phénol oxydé isomère de l'hydroquinone et pouvant être obtenu comme lui en partant de la benzine ou de l'acide phénique. C'est un antiseptique précieux très employé aujourd'hui contre certains ulcères de nature scrofuleuse ou spéciale, contre la coqueluche, et comme antipyrétique. Purifiée, la résorcine se présente sous forme de poudre blanche cristalline. Odeur faible, saveur sucrée et vaguement amère ; très soluble dans l'eau, l'alcool et l'éther, insoluble dans le chloroforme et le sulfure de carbone. — On la donne à l'intérieur de la dose de 2 à 5 gr. ; à l'extérieur, on l'utilise en pommades et en solution.

1. *Pommade à la résorcine.*

Contre l'eczéma aigu.
Résorcine . . . . 10 gr.
Vaseline . . . . 100 »

2. *Potion antipyrétique* (Ugo Bassi)

Résorcine . . . . . . 2 à 5 gr.
Eau distillée . . . . . 80 »
Eau de fl. d'oranger . 5 »
Sirop simple . . . . . 30 »
En deux ou trois prises.

3. *Solution antiseptique.*
Résorcine, 1 à 4 0/0 d'eau distillée.

Révulsifs. — Médicaments employés pour détourner l'action morbide vers un point plus ou moins éloigné de celui où elle se manifeste.

Les *sinapismes*, les *vésicatoires* et certains liquides ou volatils ou caustiques sont les révulsifs ordinaires.

(1) Au lieu de sucre les malades pourront recourir à la *saccharine*, substance dont le pouvoir sucrant est 300 fois plus grand que celui du sucre. Afin de la rendre plus rapidement soluble, on mêle à 5 gr. de saccharine 2 gr. de bicarbonate de soude.

(2) Le traitement *Martineau* (V. *Carbonate de lithine*), comporte une forte dépense de l'économie par des exercices assez violents pour amener des sueurs abondantes.

Nous traiterons à part des sinapismes et vésicatoires (V. *ces mots*), et nous ne parlerons ici que des liquides : l'*ammoniaque*, l'*huile de croton tiglium*, le *sulfure de carbone*, l'*iode* et l'*essence de moutarde*, l'*essence de térébenthine*, de *romarin*, etc.

On emploie le croton tiglium en frictions mêlée à l'huile. A Java où on l'extrait, les Malais qui ont besoin de cette médication n'ont qu'à se présenter à l'usine et à venir broyer les semences. Les émanations ou plutôt les essences volatiles qui se dégagent pendant le broyage suffisent pour opérer la révulsion, et ces ouvriers d'occasion qu'on ne paie pas disparaissent et sont remplacés par d'autres dès que les boutons ont fait leur apparition. Ce paiement en nature accommode les deux parties intéressées.

1. *Liniment révulsif.*

Huiles d'amandes douces 9 parties,
Ammoniaque liquide. . 2 »
Alcoolat de Fioraventi . 9 »

2. *Liniment révulsif.*

Huile de croton . . . . 1 partie.
Huiles d'olives. . . . . . 5 »

3. *Révulsif au sulfure de carbone.*

Versez le sulfure sur de l'ouate, appliquez et couvrez d'une feuille de taffetas gommé. Laissez quelques minutes, contre les sciatiques et les rhumatismes des membres.

4. *Embrocation révulsive.*

Iode . . . . 4 gr.
Iodure de potassium . . 2 »
Alcool . . . . 30 »

5. *Liniment révulsif.*

Essence de moutarde. . 2 gr.
Alcoolat de Fioraventi . 100 »

6. *Frictions révulsives.*

Essence de romarin . . 10 gr.
Essence de citron . . . 20 »
Alcool . . . . 150 »

Formule du Dr Bernard.

Iodure de potassium . . . . 10 gr.
Eau . . . . 10 »

Étendre au pinceau, laisser sécher, recouvrir avec la solution révulsive :

Acide tartrique. . . . . 10 gr.
Eau . . . . 10 »

Salicylique (Acide). — Antiseptique énergique, mais qui a l'inconvénient d'occasionner des troubles cérébraux passagers, et qui ne pourrait être éliminé facilement par les reins fatigués ou malades.

Nous l'employons avec succès contre le diabète ; associé à la glycérine et au vin de Madère, il forme notre *Vin antidiabétique*.

Sages-femmes. — L'Académie de Médecine, dans sa séance du 11 février 1890, a voté *(à l'unanimité moins deux voix)*, sur les conclusions de la commission, « qu'il y avait lieu de permettre aux sages-femmes l'emploi de substances propres à empêcher la propagation des maladies puerpérales. Les sages-femmes, pour plus de simplicité et pour éviter les erreurs ne devront recourir qu'à un seul antiseptique, le sublimé, dont la dose sera toujours la même. Elles pourront donc obtenir chez les pharmaciens des paquets de sublimé composés, à la dose de 0,25 centigr. pour un litre d'eau, et des doses de 30 gr. de vaseline au sublimé à 1 pour 1000. »

Le sublimé est un antiseptique puissant, mais comme l'a dit un des membres de l'Académie, c'est *le plus dangereux* des antiseptiques.

1° Depuis qu'il est employé en obstétrique, il a causé 16 cas d'intoxication mortelle accusés par le rapporteur, qui croit toutefois plusieurs de ces cas discutables (1).

2° Dans les cas de diarrhée, d'albuminurie, d'entérite, de gingivite, il peut produire des intoxications, comme l'a affirmé sans être contredit un membre de l'Académie.

3° Les chirurgiens anglais insistent sur le danger que présentent les injections au sublimé au 1/4000 après l'accouchement si le liquide séjourne dans le fond des organes, chose bien difficile à empêcher dans la position horizontale.

L'acide phénique, jusqu'ici employé depuis 8 ans par les sages-femmes agréées, n'a pas, selon le rapporteur M. Budin, *produit d'accidents dignes d'être notés.*

En conséquence l'antiseptique inoffensif a été remplacé par un antiseptique toujours dangereux, trop souvent mortel.

Devant ce parti pris, nous avons, dans le Journal *la Médecine des Ferments* n° 39, exposé aux sages-femmes les résultats de nos études sur l'antisepsie des accouchements et nous avons formulé en conseils les principes qui ont présidé à notre longue pratique. Nous répétons ici ces conseils à l'usage de celles qui n'ont que des lumières insuffisantes sur l'antisepsie et de celles surtout qui, en l'absence du médecin, hésiteront à administrer un antiseptique dont l'emploi peut être contre-indiqué par une affection qu'elles ne sont pas tenues de savoir reconnaître et diagnostiquer.

L'accouchement est une opération sanglante accomplie par

(1) Depuis le vote de l'Académie on a signalé trois nouveaux cas de mort par intoxication dus au sublimé dans les hôpitaux de Paris (V. *Méd. des Ferments*, N° 40).

la nature aidée de la science obstétricale et de ses manœuvres. Or, toute opération doit être faite selon les lois de l'antisepsie. (V. *Opération.*) Dès 1865 (V. *Nouvelles applications de l'acide phénique*, Paris, Delahaye) nous avons signalé la contagiosité de la péritonite puerpérale, et indiqué l'acide phénique comme un médicament capable d'arrêter la contagion.

Pour assurer l'innocuité aux médicaments phéniqués (V. *Acide phénique*) nous avons, entre autres préparations, composé et fait exécuter dans des conditions spéciales une solution glycérinée qui porte le nom de *Glyco-phénique*, destinée surtout à l'usage externe, mais assez pure pour pouvoir être aussi donnée à l'intérieur. Ce produit, où l'acide phénique pur est incorporé à l'état naissant à la glycérine aseptique hydratée, est dosé à 10 %; il demande un outillage, des moyens et une pratique qu'on ne peut exiger de tous les pharmaciens.

Il s'emploie 1° pur, 2° mêlé à l'huile, 3° mêlé à l'eau.

Nous recommandons de ne pas l'employer pur en compresses à demeure, surtout aux mains, aux jambes et aux pieds.

1° *Glyco-phénique pur.*

Il sert à la sage-femme : 1° à laver les instruments, ciseaux, etc. 2° à cautériser par contact les écorchures qu'elle peut avoir aux mains ; 3° à toucher au pinceau une ou plusieurs fois les déchirures qui peuvent se produire pendant l'accouchement.

2° *Huile glyco-phéniquée ou Glyco-phénique mêlé à l'huile.*

Mettre dans un flacon huile d'olive, de noix ou d'amandes douces et Glyco-phénique par moitié ; agiter le flacon assez longtemps pour mélanger les deux substances, puis laisser reposer. L'huile se séparera du Glyco-phénique et surnagera, mais après s'être chargée d'environ 6 % d'acide phénique.

La sage-femme se servira de cette huile pour graisser sa main dans toutes les explorations antérieures ou postérieures à l'accouchement, ses ciseaux préalablement lavés au glyco-phénique pur, le fil et le petit linge nécessaires après la section du cordon.

Elle l'emploiera largement au moment du passage, pour deux raisons : 1° elle obtiendra ainsi une légère anesthésie ou diminuera la sensibilité de la muqueuse vaginale si fortement dilatée ; 2° elle préservera l'enfant des dangers de l'ophtalmie purulente qui se contracte si souvent au contact des liquides septiques pendant le passage.

S'il est nécessaire de pénétrer dans les organes pour aller

détacher le placenta, elle en enduira la main et toute la partie du poignet qui doit entrer dans le corps de l'accouchée ; si l'on doit faire usage du forceps, on l'enduira complètement d'huile phéniquée après l'avoir lavé au glyco-phénique pur.

Enfin en battant du glyco-phénique et de l'huile à parties égales avec un jaune d'œuf, elle obtiendra la *Vitelline phéniquée* qui lui servira, étendue sur un linge ou de l'ouate, pour les pansements à demeure des déchirures touchées au glyco-phénique pur. Ce même mélange avec *deux* parties d'huile pour *une* de glyco-phénique lui donnera la *vitelline faible*, servant aux mêmes usages chez les malades plus sensibles à l'action de l'acide phénique.

3° *Glyco-phénique mêlé à l'eau, ou Eau glyco-phéniquée.* Ce mélange se fait à trois degrés :

1° à 2 pour cent (1 cuillerée de glyco-phénique dans 9 cuillerées d'eau), pour les mains de la sage-femme après lavage au savon et à la brosse.

2° à 1 pour cent (1 cuillerée de glyco-phénique dans 9 cuillerées d'eau) pour la première injection vaginale à pratiquer aussitôt après le décollement du placenta.

3° à 1/2 pour cent et au-dessous (1 cuillerée de glyco-phénique dans 19 cuillerées d'eau ou plus), pour les injections vaginales à pratiquer deux fois par jour pendant 10 jours et pour toutes les toilettes de l'accouchée. Ces injections et toilettes doivent se faire avec de l'eau ayant bouilli et portée à 20° au moment de l'usage.

Supposons maintenant une sage-femme appelée pour un accouchement.

Elle n'approchera pas la parturiente sans s'être lavé les mains et les ongles au savon et à la brosse, et les avoir passées et frottées un moment dans une seconde eau contenant 2 pour cent de glyco-phénique. Dans le cas de deux visites consécutives, cette précaution devra être prise au moment de quitter la première malade et renouvelée en arrivant chez la seconde.

Le changement de vêtements étant impraticable, la sage-femme devra avoir, en nombre suffisant, des espèces de blouses fermées au cou et couvrant toute la robe. Elle mettra sa blouse avant d'approcher la malade, la quittera chez elle, l'y laissera, et quand elle cessera de la visiter, fera lessiver la blouse et même la fera tremper dans l'eau bouillante si l'accouchée a présenté une affection quelconque, maladie de peau, boutons, anthrax, suppuration sur une partie quelconque du corps.

Dès l'arrivée elle préparera ses médicaments, l'huile phéniquée d'abord, dont elle doit se servir pour toutes les explorations et tous les examens. Elle lavera ses instruments au glyco-phénique pur.

L'accouchement commencé, s'il y a lieu de se servir de corps gras pour faciliter le passage, elle emploiera largement l'huile phéniquée.

L'enfant venu, elle coupera le cordon aux ciseaux lavés comme nous l'avons dit et trempés dans l'huile phéniquée ainsi que le fil et le petit linge à placer au nombril de l'enfant.

Le nouveau-né est très sensible à l'action de l'acide phénique. Il y a donc lieu de ne pas employer cette substance pour les soins à lui donner.

Avoir de l'huile rendue aseptique par le chauffage préalable et refroidie. Au moyen de cette huile et de linges plucheux bien secs, nettoyer l'enfant une partie après l'autre, jamais tout le corps à la fois — car le nouveau-né a d'autant plus besoin de respirer par la peau que le fonctionnement de ses poumons est plus neuf. Pour la même raison et à cause de sa sensibilité nerveuse, nous conseillons de ne pas le plonger dans l'eau dès sa naissance, mais d'attendre plusieurs jours avant de lui donner des bains généraux.

Quant à l'accouchée, dès la délivrance, pratiquer une injection d'eau glyco-phéniquée à 1 pour cent (V. ci-dessus). Cette injection doit être donnée ou froide ou très chaude si l'écoulement de sang est abondant. Placer sur la vulve un linge imbibé d'huile phéniquée ; s'il produit un peu d'irritation, ce qui est à surveiller, doubler la quantité d'huile pour diminuer celle de glyco-phénique.

Tous les jours pratiquer deux injections vaginales d'eau glyco-phéniquée à 1/2, 1/3 pour cent.

Faire prendre tous les jours, pour faciliter la contraction de la matrice et le retour au volume normal, en commençant deux heures après la délivrance, une cuillerée à café de glyco-phénique dans un grand verre d'eau très sucrée, à prendre en 4 ou 5 fois.

Dans tous les cas qui ne réclameront pas l'assistance du médecin, les sages-femmes peuvent être assurées qu'elles mettront, en suivant ces conseils, leurs accouchées hors de toute atteinte des maladies infectieuses. Nous leur affirmons avec la même assurance qu'elles n'auront jamais d'accidents du fait de l'antiseptique employé suivant nos prescriptions. Il n'y a jamais nulle contre-indication à l'emploi soit de l'eau, soit de l'huile glyco-phéniquée. C'est une affirmation dont nous prenons toute la responsabilité. Le sublimé même à la dose de 1 pour 4000

peut être toxique. Aux doses que nous indiquons, l'acide phénique ne le sera *jamais* et suffira *complètement* aux besoins de
la pratique obstétricale.

Savon médicinal, V. *Pâtes.*

Savons antiseptiques. — Parmi les nombreux ferments
que l'air tient en suspension, il en est qui se déposent à la
surface du corps, sur les mains et le visage, dans les cheveux et
la barbe, les uns capables de pénétrer l'épiderme, sorte de ver-
nis qui se renouvelle sans cesse, les autres attendant qu'une
gerçure, une écorchure, un ramollissement entr'ouvent ce ver-
nis pour se glisser dans les tissus et produire des maladies
diverses. De là l'utilité des lavages fréquents, la nécessité d'employer pour ces lavages des substances dissolvantes qui facilitent la chute des écailles de l'épiderme dans son renouvelle-
ment, et surtout de recourir aux substances antiseptiques
propres à combattre les germes qui échappent aux lavages
simples et restent attachés soit aux parties velues, soit aux
orifices des pores. C'est dans ce but que nous conseillons des
savons contenant divers antifermentatifs, les uns d'usage général, les autres de destinations spéciales.

Savon à l'acide phénique et à l'acide borique. Type des
savons antiseptiques, à employer pour le lavage des mains, du
visage, des pieds, du corps entier au moment du bain, pour
prévenir l'envahissement si facile des maladies de la peau,
obtenir la guérison des pluches, des croûtes de lait dans l'enfance, etc.; d'usage indispensable en temps d'épidémie, après
le contact avec les malades, leurs vêtements, leur linge, surtout
pour les personnes qui ont la peau délicate ou sujette aux
éruptions, aux crevasses et aux gerçures.

Savon au Phénate d'ammoniaque. — Plus spécialement destiné aux personnes rhumatisantes, à celles qui ont la peau
acide, cassante, et des dispositions à ces éruptions vésiculaires
qui déterminent des démangeaisons et indiquent une alcasinité
insuffisante du sang et des liquides récrémentitiels. Propre à
combattre les maladies de peau déclarées avec dépouillement
du derme, dartres vives, ulcérations, varices, plaques rouges
invétérées, etc.

Savon au Sulfo-phénique. — Il est indiqué dans les maladies
chroniques de la peau, dartres sèches, herpès, dartres ulcérées.

Très efficace contre les maladies de peau des animaux domestiques, maladies souvent contagieuses pour l'homme et surtout pour l'enfant.

Sinapismes. — Cataplasmes à base de farine de moutarde qu'il faut préparer selon les principes exposés à l'art. *Pédiluves sinapisés.*

Pour supprimer les difficultés de la préparation, on a imaginé des papiers recouverts de farine de moutarde privée d'huile, et qu'il suffit de tremper dans l'eau froide pour les rendre immédiatement applicables. Depuis cette invention, les anciens sinapismes sont délaissés, mais à tort, car les papiers sinapisés ont une action violente, instantanée et douloureuse: celle du sinapisme véritable est plus douce, plus durable et plus efficace.

On obtient une action révulsive tempérée, mais souvent très utile, en étendant un peu de poudre de moutarde préalablement délayée dans l'eau froide sur un cataplasme de graine de lin.

Sirops. — Outre nos sirops spéciaux, où les antiseptiques sont enrobés dans le sucre, nous recommandons la formule suivante de *Sirop contre la coqueluche :*

Dans un flacon de notre sirop au *Phénate d'ammoniaque,* ajouter suivant l'âge et l'effet à obtenir de 0,30 à 0,60 de poudre de racine de Belladone récoltée avant la floraison de la plante. Agiter chaque fois le flacon pour répartir également la poudre insoluble qui se dépose. Administrer *après* les quintes de toux, une cuillerée à café par chaque 6 mois d'âge, ainsi :

Pour les enfants 5 à 6 mois, 3 fois par jour, une cuillerée à café, à mêler à pareille quantité de lait de la nourrice.

Enfants 6 à 12 mois, 3 fois par jour, 2 cuillerées à café; ainsi de suite jusqu'à 4 ans, où l'on atteint la dose suffisante de 10 cuillerées à café 3 fois par jour.

Solution normale. — Nous donnons ce nom au médicament obtenu par la formule suivante :

> Acide phénique pur.. 50 **gr.**
> Alcool............ 50 »

pour cautérisations au pinceau.

Stimulants-Purgatifs.

Paquets composés.

Magnésie.............. ⎫	
Rhubarbe............. ⎪	2,50
Colombo............. ⎬	
Bi-carbonate de soude.. ⎭	
Sous-carbonate de fer ..	0,50
Noix vomique.........	0,20

Pour 10 paquets.

Strychnine (Arséniate de). — La formule pour injections hypodermiques proposée par nous et substituée par les D⁾ˢ Pinnoy, Heylen et Van Bogaerts d'Anvers à leur formule primitive (V. *Tuberculose*) est la suivante :

Arséniate de strychnine.................... 0,30
Glycérine aseptique hydratée....... 60,00

De 5 à 15 gouttes de cette solution dans 95 — 85 gouttes de notre solution d'acide phénique pour injections hypodermiques.

Thymol. — Antiseptique moins puissant que l'acide phénique. On lui attribue à tort, comme à ce dernier, la propriété acide quand on l'appelle *acide thymique*. A distinguer de l'essence de thym de laquelle on l'extrait d'habitude. Le thymol existe dans cette essence associé à divers carbures (cymène, thymène, etc.). On l'obtient en agitant l'essence avec une solution concentrée de soude caustique et en précipitant ensuite par l'acide chlorhydrique. Il se présente sous forme de cristaux d'odeur agréable, rappelant celle du thym, de saveur piquante et poivrée, peu solubles dans l'eau, très solubles dans l'alcool et l'éther.

1. *Solution antiseptique* (Giraldi).	2. *Autre sol. antiseptique.*
Thymol............... 2 gr.	Phénol absolu.......... 50 gr.
Alcool............... 100 »	Thymol............... 2 »
Eau .... 900 »	Alcool............... 50 »
	Eau .... q. s. pour un litre.

Tisanes. — Boissons médicamenteuses préparées par infusion, digestion, macération ou décoction de diverses substances dans l'eau, qu'on sucre ou qu'on édulcore avec du miel et plus utilement avec du sirop d'acide phénique.

Règles pour faire les tisanes.

1° Les feuilles, les fleurs doivent être traitées par *infusion*, les racines par *décoction*.

2° Les *macérations* se conservant moins bien que les infusions devront être d'usage plus rare.

3° Lorsqu'on introduit des sels, des acides, des sirops dans les tisanes, il ne faut les ajouter qu'après que le liquide a été filtré.

1. Tisane d'Arnica.

Fleurs d'arnica.......... 4 gr.
Eau bouillante.......... 1 litre.
    Faire infuser pendant une heure et passer à travers une toile serrée. Préparer de même les tisanes de fleurs de *camomille, coquelicot, matricaire, sureau.*

2. Tisane de bourrache.

Fleurs de bourrache .... 8 gr.
Eau bouillante.......... 1 litre.
    Faire infuser demi-heure et passer pour enlever les poils, qui irritent la gorge. — Préparer de même fleurs de *guimauve, mauve, houblon, pied de chat, tussilage, bouillon blanc, violettes, petite centaurée, roses rouges.*

3. Tisane d'armoise.

Feuilles d'armoise....... 10 gr.
Eau bouillante.......... 1 litre.
    Faire infuser une heure et passer. De même : feuilles de *capillaire, bourrache, chicorée, fumeterre, oranger, pariétaire, pensée sauvage, saponaire.*

4. Tisane d'hyssope.

Feuilles d'hyssope ...... 5 gr.
Eau bouillante.......... 1 litre.
    Infuser une heure et passer. De même : feuilles de *lierre terrestre, mélisse, sauge, menthe.*

5. Tisane de chiendent.

Chiendent coupé........ 20 gr.
Eau distillée........... q. s.
    Faire bouillir le chiendent une heure dans la quantité d'eau nécessaire pour avoir un litre de tisane. Passer.

6. Tisane de gentiane.

Racine de gentiane...... 5 gr.
Eau distillée froide..... 1000 »
    Faire macérer 6 heures et passer. De même : *réglisse, quassia amara, rhubarbe.*

7. Tisane de salsepareille.

Salsepareille fendue et coupée
                    50 gr.
Eau distillée........... q. s.
    Faire macérer 2 heures dans un peu plus d'un litre d'eau, porter ensuite à l'ébullition, retirer du feu et laisser digérer 2 heures. Passer, laisser reposer et décanter.

8. Tisane de saponaire.

Racine de saponaire incisée
                    20 gr.
Eau dist. bouillante .... 1000 »
    Faire infuser 2 heures et passer. De même : *asperges, grande consoude, douce-amère, fraisier, patience, bourgeons de pin, quinquina.*

9. *Tisane de valériane.*

Racine de valériane..... 10 gr.
Eau tiède.............. q. s.

La racine doit être cueillie avant la floraison et séchée à l'ombre.

Mettre à macérer le soir dans eau tiède et le matin projeter la racine dans de l'eau bouillante. Laisser infuser et mêler l'eau de la macération à celle de l'infusion. Cette tisane est préférable aux *valérianates d'ammoniaque*, de zinc ou de *quinine*.

10. *Tisane contre l'hémoptysie.*

Urtica urens........... 20 gr.
Eau bouillante......... 1000 »

Faire infuser, passer, et sucrer au sirop d'acide phénique. Par gorgées toutes les demi-heures. En même temps que cette tisane, poudre récente d'*ergot de seigle*, 1 gr. par jour, en quatre ou cinq fois.

11. *Tisane antiasthmatique* (V. *Antiasthmatiques*).

Toilette. — Au lieu d'eaux ou de vinaigres parfumés, 1 cuillerée de Glyco-phénique dans les eaux de lavage et quelques gouttes dans de l'eau tiède pour la toilette de la bouche. Les injections de propreté au Glyco-phénique suffisent pour faire cesser les démangeaisons et les pertes blanches qui les occasionnent, à moins qu'elles ne proviennent d'altérations graves.

Toniques. — Nous avons déjà eu l'occasion de dire qu'il n'y a pas à proprement parler de médicaments sthéniques, asthéniques, altérants, reconstituants, mais qu'il y a des médicaments *guérissants*, qui sont les seuls vrais remèdes. Nous dirons à propos des toniques qu'il n'y a de vrais toniques que les médicaments guérissants appliqués à propos. Le fer, le quinquina, sont toniques lorsqu'ils ont une action curatrice à exercer et qu'ils sont appropriés à la nature du mal à combattre. Le mercure, puissant reconstituant et par conséquent tonique à une certaine période de la syphilis, devient débilitant au moment où il faut l'éliminer par l'iodure de potassium.

Toutefois nous conservons le mot de *toniques* auquel nous ne laissons qu'une valeur relative et nous comprenons sous ce titre :

1° Les substances qui agissent en attaquant la cause de la faiblesse, les quinquinas et leurs succédanés par exemple.

2° Celles qui, modifiant le sang ou la nutrition générale en stimulant l'appareil gastro-intestinal, et en augmentant l'appétit, favorisent l'élimination des ptomaïnes : le fer, le manganèse, les analeptiques, la pepsine, les peptones, les phosphates ammoniacaux et non acides, les amers, etc.

1º Les quinquinas sont toniques parce qu'ils sont parasiticides et dépuratifs. Leurs succédanés, *cucalyplus, salicine, apiol* ne peuvent les remplacer. Mais leur puissance échoue contre certaines fièvres rebelles si on ne leur adjoint comme auxiliaire l'acide phénique.

2º Le fer et le manganèse se fixant sur les globules, en augmentent la vitalité, et par suite contribuent à leur multiplication.

Les analeptiques exercent plutôt leur action sur la charpente osseuse, les muscles et la matière cérébrale.

Les amers, dont le nombre est considérable, sont de puissants adjuvants des remèdes parasiticides : gentiane, quassia, colombo, ményanthe, écorce d'oranges amères, etc. La noix vomique, l'un des plus importants, a pour principe actif la strychnine, qu'on emploie surtout sous forme de sulfate.

Contre la dyspepsie.

Sulf. de strychnine............. 0,05
Eau 90,00
Sucre....................... 10,00

Une cuillerée à café tous les matins dans un verre de macération de camomille romaine.

Urines. — Nous croyons utile de donner aux malades quelques indications sur les symptômes que présentent les urines et les moyens pratiques de s'assurer, en l'absence du médecin, s'il y a lieu de recourir à ses soins dans certains cas où, par ignorance, on pourrait laisser s'aggraver une maladie qu'il vaut toujours mieux attaquer dès le début.

Sucre dans les urines. — Quand on ressent une faiblesse dont on ne peut percevoir la cause, accompagnée de soif exagérée et d'un affaiblissement de la vue, il y a lieu de s'assurer si l'urine ne contient pas de sucre. Divers moyens peuvent en révéler la présence.

1º S'assurer en goûtant si l'urine a une saveur sucrée.

2º En laisser tomber des gouttes sur une étoffe de laine, et, quand elles sont sèches, voir si les taches blanchissent en les grattant avec l'ongle.

3º Mettre dans une éprouvette ou une fiole un peu d'urine, introduire une pastille de potasse caustique et chauffer. Si l'urine contient du sucre, elle se colore en brun foncé. On peut se rendre compte par ce moyen de l'augmentation ou de la diminution de la quantité de sucre. Cette quantité est toujours à calculer relativement à la production d'urine qui a lieu en un temps donné, 24 heures par exemple, beaucoup d'urine contenant relativement moins de sucre que peu d'urine produite dans le même temps.

Albumine dans les urines. — Dans plusieurs maladies générales, scarlatine, variole, diphtérie, typhoïde, pneumonie ; à la suite de l'élimination par les reins des microbes qui les produisent ; dans les néphrites caractérisées (néphrite *a frigore*), l'urine contient de l'albumine. Ce produit peut s'y rencontrer sans altération du rein, par le fait d'une élaboration insuffisante ou vicieuse des matières azotées dans l'organisme.

Quand les urines sont peu abondantes, pâles et un peu troubles, et que ce symptôme se manifeste pendant un état morbide, il y a lieu de soupçonner la présence de l'albumine dans les urines.

Pour s'en assurer, on prend une éprouvette ou une cuillère de fer ou d'argent et on chauffe l'urine. Quant elle devient plus claire, qu'elle prend peu à peu un aspect laiteux et qu'on voit se précipiter de petits fragments semblables à des fragments de blanc d'œuf ; si d'ailleurs l'urine en se refroidissant conserve sa couleur laiteuse, c'est qu'elle contient de l'albumine.

Le *Moniteur thérapeutique* du 3 Mars 1890 indique les procédés suivants :

Mettre une goutte d'urine sur du papier sans colle, buvard ou à filtrer, et l'exposer à 2 ou 3 centim. au-dessus du verre d'une bonne lampe à pétrole à mèche ronde de préférence, en évitant de laisser roussir le papier.

L'urine normale laisse une tache à peine visible, sans liséré, quelquefois jaune pâle.

L'urine albumineuse laisse une tache jaunâtre ou jaune rougeâtre sans liséré ou avec liséré très faible.

L'urine sucrée laisse une tache jaune brun, brunâtre, brune, brun foncé, suivant la quantité de sucre, et toujours avec un liséré très net.

Vaseline. — Substance neutre, inodore, insipide, blanche, blonde ou brune suivant son degré de pureté, ayant l'aspect d'une pâte mucilagineuse, homogène, onctueuse, cédant facilement sous le doigt. Succédané précieux de l'axonge, du cérat et des excipients habituels des pommades, sur lesquels il a le grand avantage de ne pas rancir. On l'extrait des pétroles d'Amérique, constitués exclusivement par des carbures d'hydrogène directement inoxydables, d'où la propriété de la vaseline de ne subir aucune altération au contact de l'air. Cette propriété est si marquée que tout au plus si, après une longue exposition au soleil, on finit par percevoir dans la vaseline une légère odeur de pétrole.

La vaseline liquide, qu'on appelle *huile de vaseline*, est privée des produits non volatils des pétroles, des paraffines qui, avec les huiles lourdes, constituent la vaseline pâteuse. Mais cette plus grande volatilité relative ne lui donne aucune propriété différente. Elle n'est pas plus que l'autre absorbable par l'organisme. Par quelque voie qu'elle soit ingérée, elle ne peut être assimilée et, si elle vient à s'accumuler, elle peut produire des désordres graves.

Les substances insolubles et inassimilables ne pouvant surtout être introduites dans les veines par injection, directe ou indirecte, sans risquer de produire des embolies dangereuses et même mortelles, nous proscrivons absolument la vaseline à titre de véhicule des substances injectables et n'en admettons l'emploi que dans les pommades.

Pour cet usage, comme elle ne peut être altérée par l'air ou les microbes, elle a une grande valeur thérapeutique. L'on peut regarder comme certain que dans peu de temps, seule ou associée à des résines, à des baumes, etc., la vaseline aura remplacé les pommades et onguents rances des anciennes pharmacopées.

Vermifuges. (V. *Anthelmintiques.*)

Vésicatoires. — Médicaments dont l'application sur la peau détermine l'apparition d'ampoules remplies d'un liquide séreux. Le principe vésicant est d'ordinaire la cantharide.

On appelle aussi vésicatoire la plaie faite au moyen de ce topique.

Les vésicatoires sont, suivant le besoin, de diverses formes et de diverses tailles ; les plus grands, d'ordinaire oblongs, sont les vésicatoires proprements dits. Plus petits et ronds, ils prennent le nom de *mouches*. Ils sont *volants* ou *permanents.*

Les vésicatoires volants sont destinés à produire une révulsion locale, rapide et légère. L'ampoule une fois formée, on la perce sans enlever l'épiderme et on la panse à la vitelline faible. Ces révulsifs peuvent être utiles dans la phtisie, où ils agissent sur les congestions locales sans épuiser le malade. Quand les vésicatoires permanents ont produit l'ampoule, on détache l'épiderme et on entretient la plaie avec des pommades épispastiques. Pour les sécher, on les panse à la vitelline faible.

Pour prévenir l'action nuisible que les cantharides exercent sur la vessie, il faut toujours saupoudrer le vésicatoire de camphre pulvérisé, ou donner un ¼ lavement camphré.

Vichy. (V. *Bains, Eaux.*) — Les eaux chaudes sont moins bonnes transportées que prises à la source; les froides se conservent mieux.

On ne doit pas faire usage des eaux de Vichy en mangeant. Elles détruisent l'acidité naturelle indispensable à la digestion et forcent l'estomac à une secrétion plus abondante. Une fois que la digestion est faite, s'il se produit des aigreurs, il y a une acidité anormale à combattre : telle la formation d'acide lactique, fréquente dans les dyspepsies. A ce moment un demi-verre à bordeaux d'eau de Vichy est utile : le bi-carbonate de soude qu'elle contient rencontrant un acide plus puissant, déplace l'acide carbonique et forme un sel nouveau, lactate ou chlorhydrate de soude, propre à favoriser la seconde digestion, qui doit être *alcaline*, la première étant *acide*.

L'eau de Vals, *Source du Parc*, possède des propriétés analogues à celles de Vichy et nous a donné de bons résultats

---

Vitelline.

1. *Vitelline forte.*		2. *Vitelline faible.*	
Huile d'olive..	2 cuill. à bouche.	Huile d'olive............	2 cuill.
Glyco-phén....	2 » »	Glyco-phén.............	1 »
Jaune d'œuf..	N° 1.	Jaune d'œuf............	N° 1.

Vomitifs. — Faire macérer dans une grande tasse d'eau 4 à 5 gr. de racine d'ipécacuanha pendant 12 heures, en agitant plusieurs fois. Boire de cette macération par gorgées le matin jusqu'à vomituration; à ce moment, prendre une dose plus forte pour déterminer le vomissement facile et complet.

Lorsqu'on emploie le sirop d'ipéca pour les enfants, il faut toujours y ajouter de la poudre d'ipéca dans la proportion du 20° en poids, soit 1 gr. 50 de poudre pour 30 grammes de sirop à faire boire par cuillerées à café toutes les dix minutes ; donner une cuillerée à dessert dès que l'enfant est pris d'envie de vomir.

FIN

PIÈCES JUSTIFICATIVES

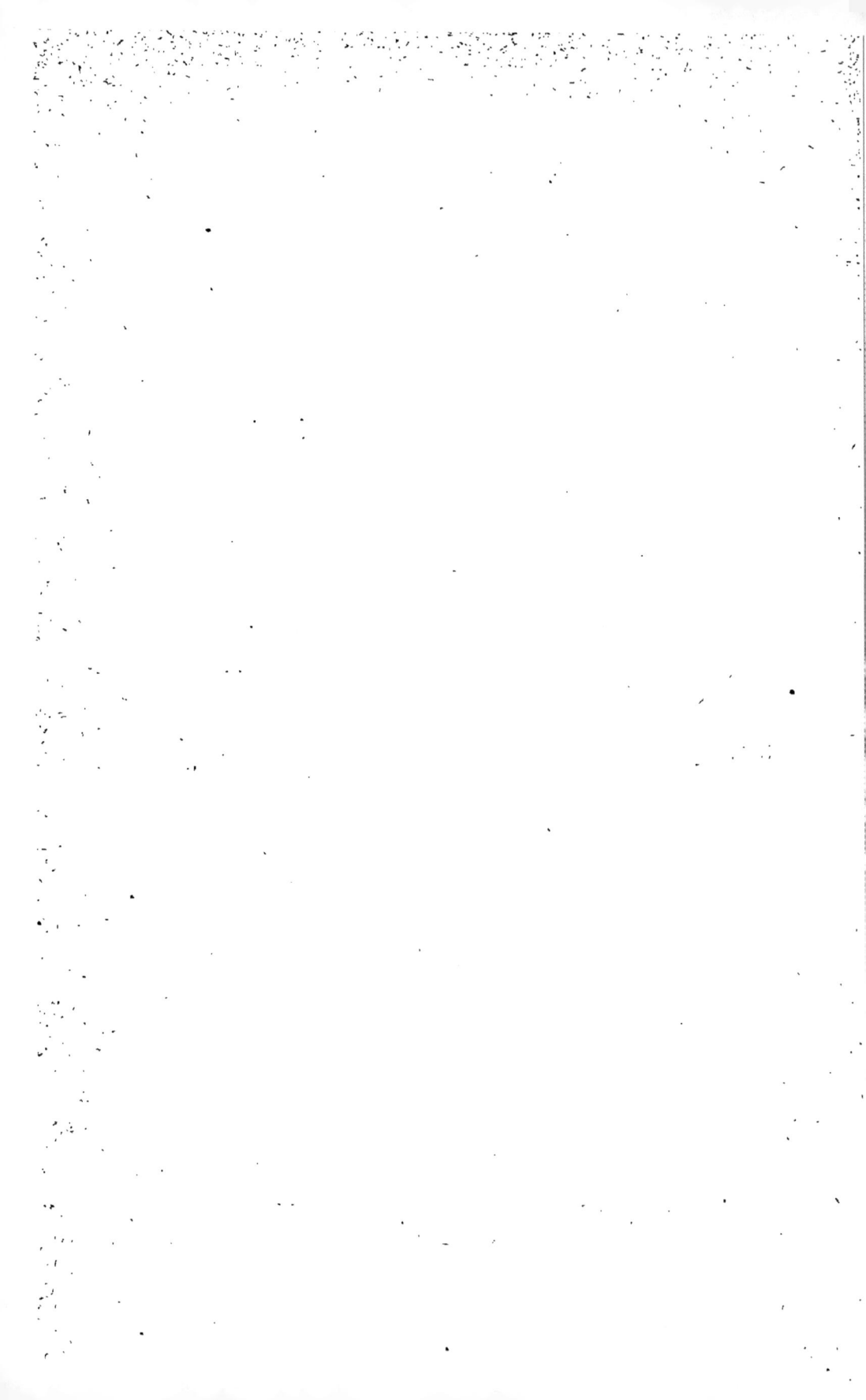

PIÈCES JUSTIFICATIVES.

Nous n'avons ni le dessein ni la possibilité de rassembler ici toutes les pièces à l'appui de nos affirmations et de nos revendications. Elles sont trop nombreuses ou trop étendues pour être reproduites en entier. Mais en formulant une dernière fois et ces affirmations et ces revendications, nous reproduirons les pièces les plus courtes, nous analyserons les plus longues et nous indiquerons d'une manière précise les ouvrages, livres ou publications où se trouvent les preuves de nos dires. C'est par cette sorte de catalogue que nous terminerons les polémiques forcées que nous avons eu à soutenir depuis trente ans, sans prendre sur le temps dû à nos études et à nos malades. Ce que les vivants n'ont pas accordé au vivant, nous voulons dire la simple justice, les historiens à venir de la médecine au XIXe siècle l'accorderont au mort. Si nous avons lutté, ce n'était ni ambition ni vaine gloriole ; c'est que l'équité, la vérité, nous en faisaient un devoir, et nous n'avons nul regret de nos ardeurs d'autrefois. Nous les ranimerions au besoin, mais pour les conquêtes à faire. Pour celles qui sont faites, nous les fixerons par les constatations qui suivent, sans rentrer en lice pour les défendre. Nous avons la prétention sinon d'écrire l'histoire, puisque ceux qui la font ne sont pas ceux qui l'écrivent, du moins de rédiger des documents historiques sur des faits acquis. Nous soumettons respectueusement notre œuvre au jugement de l'équitable avenir. Nous sommes donc fondé à vouloir nous en assurer toute la responsabilité.

I.

Le principe de la doctrine microbienne a été formulé par Raspail, qui écrivait en 1843 dans le *Médecin des Familles* :

« Mes recherches m'ayant amené à admettre que le plus grand nombre des maladies émanent de l'invasion des parasites internes et externes et de l'infection par les produits de leur action désorganisatrice; d'un autre côté ayant en vue de simplifier la médication autant que je venais de simplifier la théorie médicale, je ne pouvais pas arrêter ma préférence sur une substance meilleure que le camphre dans le double but d'étouffer la cause immédiate du mal et d'en neutraliser les effets. »

En 1865, à la suite des discussions des hétérogénistes et des panspermistes, représentés les uns par MM. Pouchet, Joly et Musset, les autres par M. Pasteur, reprenant sur de nouvelles données et après expériences sur un médicament plus assimilable, plus diffusible et plus maniable que le camphre, la formule de Raspail, à la page de 27-28 de mon livre intitulé *Nouvelles applications de l'acide phénique en médecine et en chirurgie,* oct. 1865, Delahaye, éd., j'écrivais :

« Partout où il y a altération d'un liquide ou d'une
» substance organique, cette altération est occasionnée
» par l'action physiologique d'êtres vivants dont les
» germes pullulent dans l'air comme des parcelles de
» limon abondent dans l'eau bourbeuse de la Gironde,
» par exemple. Partout donc où l'on pratique une
» solution de continuité, l'air pénètre et avec l'air des
» germes qui peuvent se développer jusque dans l'in-
» térieur des vaisseaux où les entraîne la circulation,
» etc. »

Page 149 :
» Il nous paraît certain que des êtres végétaux ou

» animaux, c'est-à-dire des ferments, pénètrent dans
» l'économie par la respiration et avec les aliments. Ces
» ferments décomposent et désorganisent le sang comme
» ils décomposent les autres liquides organisés. Ce doit
» être la vraie cause du choléra, etc. »

────────

II.

Le 2 janvier 1865, était présenté à l'Académie des Sciences un mémoire imprimé en octobre de la même année, où il est établi que nous avons le droit de revendiquer la *première application de l'acide phénique* à la thérapeutique chirurgicale et médicale de diverses maladies.

Première application de l'acide phénique

1° à la **gangrène traumatique**, faite le 30 nov. 1861, dans l'établissement des Frères St-Jean-de-Dieu, en présence des Docteurs Gros et Maisonneuve, p. XII.

Le Dr Lemaire a fait connaître ses recherches sur l'acide phénique de septembre 1862 à mai 1863, après avoir suivi à l'Hôtel-Dieu les applications que le Dr Maisonneuve y faisait de cette substance qu'il n'avait connue que par l'expérience publique à laquelle il avait assisté.

La discussion de priorité et les pièces à l'appui se trouvent dans notre *Traité de l'acide phénique*, Paris, Lemerre, 1874, p. 39-120. Nous nous bornons ici à rappeler 1° que M. Lemaire dans son livre de 1863 déclare lui-même « n'avoir pas encore appliqué l'acide phénique à la médecine interne de l'homme. »

2° Que d'ailleurs il nous eût été difficile de puiser en 1861 des documents dans un livre paru en 1863.

2° à la **prophylaxie et à la curation de la péritonite puerpérale** (p. 31).

3° aux **brûlures** (p. 37).

4° aux **infiltrations urineuses** consécutives (p. 40).

5° aux **affections cancéreuses**. Guérison d'un *cancroïde* *ulcéré de la langue* en 1864 (1). V. les planches qui accompagnent l'observation, et les lettrés de M. P., le malade guéri (p. 67 et suivantes).

6° au traitement des **maladies de la peau** : *guérison d'un lupus* datant de 24 ans (p. 97).

7° aux maladies **septicémiques et épidémiques :** *fièvre typhoïde, rougeole,* etc. (p. 110).

8° aux affections **pseudo-membraneuses,** *diphtérie,* etc. (p. 153).

9° aux maladies de **l'utérus** (p. 159).

10° aux **affections des muqueuses,** *aphtes, muguet,* aux affections de **l'appareil respiratoire** (p. 169).

11° aux **piqûres de mouches charbonneuses** (p. 177).

12° à la cautérisation de morsures faites par les **animaux rabiques** (p. 180).

III.

1° A l'appui de l'histoire sommaire du pansement de Lister que nous avons donnée dans notre avant-propos, p. 13, nous imprimons ici le rapport de M. Gosselin sur le prix Boudet.

Commissaires : MM. Pasteur, Vulpian, Marey, Bouley, Gosselin, *rapporteur.*

« Conformément à un vœu exprimé avant sa mort par M. Boudet, Mme Boudet et ses fils ont mis une somme de *six mille francs* à la disposition de l'Académie des Sciences pour la donner en prix à la fin de 1880, à l'auteur qui aurait fait faire un progrès à l'art de guérir, en s'inspirant des travaux de M. Pasteur sur la fermentation et les organismes inférieurs.

» La commission a cherché d'abord si, en partant des vues de M. Pasteur, quelqu'un avait fait faire un progrès au traitement des maladies internes. Plusieurs médecins ont bien eu l'espérance, en donnant l'acide phénique à l'intérieur, de produire dans la variole et dans la fièvre typhoïde des effets heureux qu'ils auraient expliqués par une action hypothétique sur des germes invisibles, présumées causes de la maladie ; mais cette espérance ne s'est pas réalisée, au moins d'une façon irréfutable et irrécusable pour tout le monde.

» De même depuis que M. Pasteur a montré par ses belles expé-

---

(1) Maintenue sans récidive jusqu'en 1890.

riences sur les cultures de la bactérie du charbon l'importance que ce microbe paraît avoir dans l'origine et le développement des maladies charbonneuses, on a pu espérer qu'un traitement curatif, institué en vue de tuer le parasite ou un traitement préservatif destiné à empêcher son développement, découlerait de ces notions. Mais jusqu'ici les faits n'ont pas encore répondu à l'attente légitime provoquée par les travaux de notre éminent confrère. La commission connaissait bien les tentatives de M. Davenne pour traiter la pustule maligne de l'homme par les injections sous-cutanées de teinture d'iode ou d'acide phénique en vue de détruire les bactéridies. Elle connaissait aussi les expériences de Toussaint sur l'inoculation vaccinale du sang charbonneux modifié par une élévation de température, celles de MM. Artoing, Cornevin et Thomas sur les effets préservatifs des injections intra-veineuses de ce même produit, mais ces tentatives et expériences n'ont pas encore abouti à des résultats assez complets pour que votre commission puisse affirmer au nom de l'Académie des découvertes thérapeutiques réelles et incontestées. Elle reconnaît seulement qu'il y a là un beau champ d'investigation ouvert, elle félicite ceux qui y sont engagés, et elle les encourage de tous ses vœux et de toutes ses sympathies.

» Mais ce qui n'a pas eu lieu encore jusqu'ici pour la thérapeutique médicale s'est produit pour la thérapeutique chirurgicale. Deux chirurgiens célèbres, M. Alph. Guérin en France et M. Joseph Lister en Angleterre, ont eu le bonheur, en s'inspirant des travaux de M. Pasteur, de doter la Chirurgie de moyens puissants qui ont amoindri au delà de toute espérance les accidents mortels consécutifs aux grandes plaies accidentelles ou opératoires. Nous n'avons pas à revenir longuement sur le pansement inventé de M. Alph. Guérin, puisque la commission n'a pu choisir ce dernier pour le concurrent heureux. Liée par les termes mêmes de la fondation, elle ne peut partager le prix Boudet. Elle a donc dû se laisser guider par ce fait que le progrès dû à M. Alph. Guérin, tout important et utile qu'il ait été dans le principe, n'a cependant pas eu des applications aussi étendues et n'a pas été aussi universellement adopté et proclamé que celui de M. Lister.

» Le point de départ de M. Lister est d'ailleurs le même que celui de M. Alph. Guérin. Pour eux les germes atmosphériques sont les causes de la décomposition putride et des résorptions dangereuses qui se font à la surface et dans la profondeur des plaies. Mais, tandis que M. Alph. Guérin pensait, en tamisant l'air dans le coton, empêcher l'arrivée des germes sur la blessure, M. Lister a visé à la destruction de ces mêmes germes autour des plaies. Immersion préalable des mains du chirurgien

et de ses instruments dans l'acide phénique, pulvérisations phéniquées, lotions phéniquées de la partie blessée avant, pendant
et après l'opération, introduction d'un drain phéniqué, enve-
loppement par une gaze et une toile imperméables phéniquées
préparées à l'avance, ligatures phéniquées au catgut pour les
artères, M. Lister a tout fait pour détruire les germes, et, guidé
par cette pensée, il est arrivé à la série de moyens dont l'ensemble
constitue ce qu'il a appelé le pansement antiseptique, et ce que
les chirurgiens contemporains ont très justement nommé le pansement de Lister.

» Les résultats donnés par ce pansement, le monde entier les
connaît : ce sont des guérisons plus rapides et sans suppuration
dans le cas où la réunion immédiate a pu être faite et a réussi,
des guérisons moins compliquées d'accidents dans ceux où la
suppuration a été inévitable, une proportion très réduite de l'infection purulente, une diminution du nombre et de la gravité des
érysipèles.

» En présence de changements si heureux introduits par
M. Lister dans le traitement des plaies, votre commission a dû
reconnaître que les travaux de ce chirurgien répondaient plus
que tous les autres à l'intention exprimée par M. Boudet.

» Qu'on me permette cependant de placer ici une réflexion :
c'est certainement parce que les opinions de M. Pasteur sur la
fermentation l'ont guidé, que M. Lister est arrivé aux résultats
remarquables dont il vient d'être question ; mais de ce que les
faits sont réels et incontestés, ce n'est pas une raison pour que
la théorie qui leur a donné naissance soit à l'abri de toute
objection et surtout qu'elle soit la seule admissible.

» J'ai pour ma part appelé l'attention (comptes rendus 29 septembre, 6 octobre et 17 novembre 1879) sur un mode d'action
des antiseptiques dont ne s'est pas occupé M. Lister : je veux
parler de la modification toute spéciale imprimée au sang et à
nos tissus par le contact même de l'agent antiseptique, et aussi
bien par celui des alcools que par celui des phénols, dont s'est
occupé exclusivement M. Lister. De ce contact résulte ce que
j'ai appelé l'imputrescense absolue, ou tout au moins une diminution notable pour nos liquides de l'aptitude à s'altérer et à
devenir putrides, quand bien même les germes atmosphériques
ne seraient pas détruits, d'où cet agrandissement du champ des
innovations créées par M. Lister, qui consiste à utiliser pour
certains cas des agents plus puissants et plus faciles à préparer
que ceux du chirurgien anglais, et à traiter par des antiseptiques
plus efficaces, non seulement les plaies qui se préparent à suppurer, mais aussi les cavités qui ont suppuré déjà et dont l'exposition à l'air peut devenir dangereuse. »

: Cette réserve faite sur la question théorique, la commission reconnaît que M. Joseph Lister a inventé, en s'appuyant sur les travaux de M. Pasteur, une thérapeutique chirurgicale des plus importantes, et à l'unanimité elle vous propose de lui décerner le prix Boudet. »

L'Académie adopte les conclusions du Rapport.

(Comptes rendus, année 1880, p. 54 sqq).

2° *Voir en outre*

Les numéros 7, 25 et 26 de notre journal la *Médecine des Ferments*, et notre *Traité de l'Acide phénique*, Paris, Lemerre, 1874, p. 940.

3° *Lettre du Dr Péan.*

Paris, 22 novembre 1872.

Mon cher Confrère,

Vous me demandez si, longtemps avant Lister, je n'ai pas employé dans ma pratique l'acide phénique dont vous aviez reconnu l'efficacité.

Je m'empresse de vous répondre que depuis longtemps j'avais constaté les effets avantageux de ce médicament, lorsque les travaux de Lister, qui sont incontestablement inférieurs aux vôtres, ont paru. Je vous offre, etc.

PÉAN.

4° Lister, accusé de plagiat, par son maître le Dr Simpson, au bout d'une discussion qui dura plusieurs années, répondit « qu'il ne s'était pas donné comme ayant le premier appliqué l'acide phénique à la chirurgie. Sa lettre à M. Pasteur (10 février 1874) n'élève pas non plus cette prétention.

« ... *du système antiseptique que, depuis ces neuf dernières années, je tâche d'amener à la perfection.* »

V. Avant-propos, p. 14, la lettre où, après vérification, Pasteur nous écrit :

« *Vous avez donc, en effet, d'après la date citée dans votre opuscule la priorité ce que j'ignorais.* »

5° *Extrait d'une communication du professeur Sédillot à l'Académie des Sciences, séance du 11 mars 1878.*

« M. Pasteur avait annoncé en 1860 qu'il préparait la voie à l'étude de l'origine des maladies. En 1861, M. le Dr Déclat fut le premier à faire usage de l'acide phénique dont il avait reconnu et constaté les propriétés antiseptiques et il publia à ce sujet un livre qui eut beaucoup de retentissement.

En 1867, M. le Professeur Lister fait connaître sa méthode d'opérations et de pansements phéniqués... »

IV.

Première guérison de la pustule maligne par un traitement interne.

« M. Boulay croit devoir se faire l'interprète d'une revendication de priorité qui lui a été faite à l'occasion de la communication qu'il a faite à l'Académie sur les propriétés curatives de l'acide phénique. Le 4 janvier 1865 M. Déclat a envoyé à l'Académie un mémoire manuscrit sur les applications médicales de cet acide en médecine et en chirurgie. Dans ce mémoire, imprimé depuis, se trouve le récit d'un cas de guérison de pustule maligne par l'administration de l'acide phénique intus et extra. M. Boulay a vérifié le fait et se fait un devoir de le rapporter. »

(Comptes rendus officiels des séances de l'Académie des Sciences, 1er semestre de 1859, n° 4, p. 199).

V.

Premières applications des injections hypodermiques d'acide phénique.

V. *Médecine des Ferments*, n° 9 (1875), p. 2, où il est établi qu'en *1863* j'appliquai la méthode hypodermique imaginée par le Dr Wood, importée en France par M. Béhier pour les injections de morphine, à l'injection de liquides antiseptiques.

— Que le *21 Mai 1869* je les indiquais contre le charbon et le sang de rate dans un pli cacheté déposé à l'Institut.

— Qu'en *Mai 1866* j'avais remis au professeur Sédillot, à Strasbourg, une seringue de 80 gouttes en l'engageant à essayer les injections hypodermiques dans les cas de pyohémie et de complications chirurgicales.

— Que les premiers essais de cette méthode faits par les Drs Barraut et Jessier à l'île Maurice datent de *juillet 1868*, et que ce n'est qu'en *février 1869* qu'ils furent renouvelés par MM. Titeca et Casine à l'hôpital militaire d'Anvers, contre les fièvres intermittentes, à une époque où les injections hypodermiques étaient depuis longtemps dans notre pratique courante

---

VI.

Premières applications de l'ensemble de la **thérapeutique antiseptique** : *boissons, injections hypodermiques, applications externes, inhalations, pulvérisations* (V. Traité de l'acide phénique, 1874).

1° au *charbon*, sang de rate, p. 350 et suiv.

2° au *croup, angines couenneuses, diphtérie*, p. 499.

3° au *choléra*, p. 604.

V. En outre *Médecine des Ferments*, n° 27 (1884).

Guérison par le Dr Filleau d'un cas de choléra constaté par le médecin inspecteur de la mairie du IXe arrondissement, et sa lettre dont nous extrayons le passage suivant :

Paris, 30 septembre 1883.

» ... La maladie s'est terminée par la guérison. Je suis tellement convaincu que ce résultat est dû aux injections sous-cutanées et aux ingestions de sirop phéniqué, que je crois devoir vous en attribuer tout

l'honneur à vous qui êtes sans conteste le promoteur de
la méthode antiseptique et le père de l'acide phénique.

Dr FILLEAU.

4° aux *fièvres intermittentes.*

V. l'avis placé en tête de notre livre : *Nouvelle méthode de
traitement des fièvres intermittentes.* Paris, Lemerre, 1875,
détaché du traité de l'acide phénique de 1874. Première guérison *en 1868.*

5° *à la fièvre typhoïde.*

Premières expériences : V. *Nouvelles applications,* 1865, p. 111.

Nous nous sommes plaints de l'obstination de l'état-major des
ambulances, à fermer l'oreille à toutes nos propositions, à nos
plus pressantes adjurations, au moment où la fièvre typhoïde
décimait nos troupes pendant la guerre de 1870.

Toute la correspondance qui prouve ce mauvais vouloir homicide est imprimée dans notre *Traité* de 1874, p. 767 et suiv.
Nous n'en reproduisons que des extraits. J'avais demandé *à être
chargé d'un service de typhoïques.* L'intendance m'adressa au
Baron Larrey, chef du service de santé militaire.

J'écrivis à M. le Baron Larrey :

Monsieur et honoré Maître,

Je vous adresse la copie d'une note que je reçois de l'intendance relativement à la proposition *orale* que je vous ai faite
de me charger d'un service spécial de fièvres typhoïdes. Vous
m'avez dit que vous ne pouviez recommander l'usage de l'acide
phénique à vos collègues ou à vos subordonnés. Je me suis
donc adressé directement à l'intendance, qui paraît disposée à
créer ce service, si vous en approuvez la création. Je vous
réitère que n'ayant jamais perdu de malades atteints de la fièvre
typhoïde depuis 1864... Je vous réitère également que j'accepte
la surveillance du confrère que vous désignerez à cet effet, et
qui vous tiendra quotidiennement au courant des résultats.

Dr DÉCLAT.

Note de l'intendance. Un des sous-intendants a répondu :

« Qu'il conviendrait que le docteur Déclat s'entendît
avec le docteur Larrey de telle manière que la demande

fût faite officiellement par le directeur en chef du service médical de l'armée et qu'il pensait que M. l'Intendant Blaisot prendrait en grande considération cette demande, et qu'il serait pris des mesures pour affecter un local aux malades atteints de fièvre typhoïde ou de typhus. »

Réponse de M. le Baron Larrey :

Paris, 31 janvier 1871.

Mon cher Confrère,

La création d'un service spécial des fièvres typhoïdes traitées par la tisane phéniquée ne serait possible, comme vous me le demandez, ni dans les hôpitaux, ni dans les ambulances militaires, pas plus, sans doute, que dans les établissements civils, parce qu'aucun médecin ne peut imposer à d'autres ses croyances thérapeutiques. Saisissez l'Académie de cette question, soit par un mémoire, soit par une communication, ou bien publiez un travail à ce sujet, et vous obtiendrez plus que par la décision d'une mesure contraire aux égards bien mérités par les médecins des hôpitaux.

LARREY.

Nouvelle lettre au Baron Larrey :

... J'ai trop le respect de la liberté scientifique pour vouloir imposer à d'autres ma manière de voir et les convaincre autrement que par la persuasion et par les faits, et c'est justement pour cela que je vous demande la chose la plus simple du monde et qui serait en même temps la plus hygiénique :

Comme médecin requis, désignez-moi un service quelconque et faites que l'on dirige dans ce service les malades menacés ou atteints de fièvre typhoïde. Cela se fait pour la variole ; il serait hygiénique, je le répète, de le faire pour la fièvre typhoïde...

Dr DÉCLAT.

Réponse de M. le Baron Larrey.

Monsieur et cher Confrère,

Puisque vous n'avez négligé ni les communications

académiques, ni la publicité... vous pourriez maintenant obtenir son emploi *(celui de l'acide phénique)* dans le service des hôpitaux ou des ambulances de la part de quelque obligeant confrère. Mais comprenez bien que je ne pourrais prescrire ni même recommander cette médication spéciale aux médecins.

Je souhaite vivement la réalisation de vos espérances à l'égard de l'acide phénique, mais, encore une fois, je ne puis en imposer l'essai à personne.

Agréez, etc.   LARREY.

6° à la Fièvre jaune.

Traitement phéniqué indiqué d'après l'analogie, V. *Traité de l'ac ph*. 1874, p. 692.

Premières guérisons au Sénégal, V. *Médecine des Ferments*, n° 21 (1880).

Guérisons et lettres du Dr de Lacaille (Rio-de-Janeiro), 1881, V. *Méd. des Ferm*. n° 25 (1882). — Nouvelles guérisons, n° 27 (1884).

7° à la tuberculose.

Première guérison d'une phtisie galopante obtenue en avril 1872, V. *Traité de l'ac. ph*. 1874, p. 1058.

Application de notre traitement par le Dr Filleau V. Son observation dans la *Méd. des Ferm*., n° 32 (1887).

VII.

Créations de médicaments. — Associations de l'acide phénique.

Glyco-phénique, Iodo-phénique, Sulfo-phénique, Phénate d'ammoniaque.

Exposition de 1878. — Médaille de bronze.

Phéno-fer,

Antiseptiques à base d'acide phénique, préparations faites par équivalents, exécutées par Sautereau, chimiste, rue Linois, 18, Paris :

Sulfo-phénate de Zinc, — de cuivre, — de baryte, — d'ammoniaque.

Phénate de quinine, — de cocaïne, — de caféine, — de zinc, — de soude, — de potasse, — de chaux, — d'éthyle, — de méthyle.

Camphre phéniqué; chloral phéniqué; résorcine phéniquée; glycérine phéniquée.

Phéno-iodure d'Hydragyrum et de Potassium. Acétate de Phényle.

Métacrésylol.

Acide phénique saturé de soufre.

Iodoforme cristallisé dans l'acide phénique.

L'ensemble des documents ci-dessus rapportés ou indiqués démontre que la **méthode antiseptique**, c'est-à-dire l'ensemble des procédés propres à introduire par toutes les voies dans l'organisme des remèdes capables de détruire les ferments, d'arrêter leur évolution, d'éliminer les toxines qu'ils produisent ou dont ils causent l'accumulation, nous appartient et doit compter à l'actif de la science française.

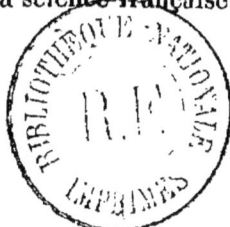

FIN

TABLE DES MATIÈRES.

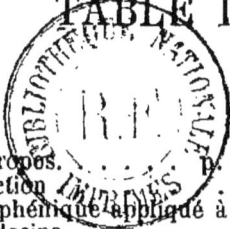

9 Janvier   *92 Salle 13*

482   TABLE DES MATIÈRES.

FIN.

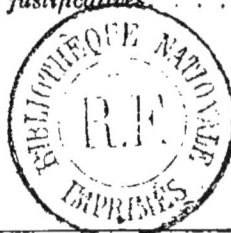

IMPRIMERIE CHAIX, RUE BERGÈRE. 20, PARIS. — 16328-7-90.